FREUD, O NASCIMENTO DA PSICANÁLISE COMO TÉCNICA TERAPÊUTICA E TEORIA SOBRE A CLIVAGEM DINÂMICA DA PSIQUE

DESENHO DE UM MÉTODO, DELINEAMENTO DE UM CAMPO DE INVESTIGAÇÃO

Com uma apresentação sobre o seu percurso intelectual anterior a 1900 e esclarecimentos sobre as traduções de suas obras em português

Estudos de introdução à teoria psicanalítica: a partir de comentários e esquemas ilustrativos a 'Cinco lições de psicanálise' e a outros textos
(Volume 1)

Editora Appris Ltda.
1.ª Edição - Copyright© 2025 dos autores
Direitos de Edição Reservados à Editora Appris Ltda.

Nenhuma parte desta obra poderá ser utilizada indevidamente, sem estar de acordo com a Lei nº 9.610/98. Se incorreções forem encontradas, serão de exclusiva responsabilidade de seus organizadores. Foi realizado o Depósito Legal na Fundação Biblioteca Nacional, de acordo com as Leis nos 10.994, de 14/12/2004, e 12.192, de 14/01/2010.

Catalogação na Fonte
Elaborado por: Josefina A. S. Guedes
Bibliotecária CRB 9/870

H771f 2025	Honda, Helio 　　Freud, o nascimento da psicanálise como técnica terapêutica e teoria sobre a clivagem dinâmica da psique: desenho de um método, delineamento de um campo de investigação / Helio Honda. – 1. ed. – Curitiba: Appris, 2025. 　　456 p. ; 27 cm. – (PSI). 　　Inclui bibliografia. 　　ISBN 978-65-250-7868-7 　　1. Freud, Sigmund, 1856-1939. 2. Psicanálise – Teoria 3. Psicanálise – História. 4. Metapsicologia. I. Título. II. Série. 　　　　　　　　　　　　　　　　　　　　　　CDD – 150.1952

Livro de acordo com a normalização técnica da APA

Editora e Livraria Appris Ltda.
Av. Manoel Ribas, 2265 – Mercês
Curitiba/PR – CEP: 80810-002
Tel. (41) 3156 - 4731
www.editoraappris.com.br

Printed in Brazil
Impresso no Brasil

Helio Honda

FREUD, O NASCIMENTO DA PSICANÁLISE COMO TÉCNICA TERAPÊUTICA E TEORIA SOBRE A CLIVAGEM DINÂMICA DA PSIQUE

DESENHO DE UM MÉTODO, DELINEAMENTO DE UM CAMPO DE INVESTIGAÇÃO

Com uma apresentação sobre o seu percurso intelectual anterior a 1900 e esclarecimentos sobre as traduções de suas obras em português

Estuãos de introdução à teoria psicanalítica: a partir de comentários e esquemas ilustrativos a 'Cinco lições de psicanálise' e a outros textos
(Volume 1)

Appris editora

Curitiba, PR
2025

FICHA TÉCNICA

EDITORIAL	Augusto Coelho
	Sara C. de Andrade Coelho

COMITÊ EDITORIAL E CONSULTORIAS

- Ana El Achkar (Universo/RJ)
- Andréa Barbosa Gouveia (UFPR)
- Antonio Evangelista de Souza Netto (PUC-SP)
- Belinda Cunha (UFPB)
- Délton Winter de Carvalho (FMP)
- Edson da Silva (UFVJM)
- Eliete Correia dos Santos (UEPB)
- Erineu Foerste (Ufes)
- Fabiano Santos (UERJ-IESP)
- Francinete Fernandes de Sousa (UEPB)
- Francisco Carlos Duarte (PUCPR)
- Francisco de Assis (Fiam-Faam-SP-Brasil)
- Gláucia Figueiredo (UNIPAMPA/ UDELAR)
- Jacques de Lima Ferreira (UNOESC)
- Jean Carlos Gonçalves (UFPR)
- José Wálter Nunes (UnB)
- Junia de Vilhena (PUC-RIO)
- Lucas Mesquita (UNILA)
- Márcia Gonçalves (Unitau)
- Maria Margarida de Andrade (Umack)
- Marilda A. Behrens (PUCPR)
- Marília Andrade Torales Campos (UFPR)
- Marli C. de Andrade
- Patrícia L. Torres (PUCPR)
- Paula Costa Mosca Macedo (UNIFESP)
- Ramon Blanco (UNILA)
- Roberta Ecleide Kelly (NEPE)
- Roque Ismael da Costa Güllich (UFFS)
- Sergio Gomes (UFRJ)
- Tiago Gagliano Pinto Alberto (PUCPR)
- Toni Reis (UP)
- Valdomiro de Oliveira (UFPR)

SUPERVISORA EDITORIAL	Renata C. Lopes
PRODUÇÃO EDITORIAL	Adrielli de Almeida
REVISÃO	Camila Dias Manoel
DIAGRAMAÇÃO	Andrezza Libel
CAPA	Lívia Costa, Pedro de Carvalho Honda
REVISÃO DE PROVA	Colméia Studios

COMITÊ CIENTÍFICO DA COLEÇÃO PSI

DIREÇÃO CIENTÍFICA Junia de Vilhena

CONSULTORES
- Ana Cleide Guedes Moreira (UFPA)
- Betty Fuks (Univ. Veiga de Almeida)
- Edson Luiz Andre de Souza (UFRGS)
- Henrique Figueiredo Carneiro (UFPE)
- Joana de Vilhena Novaes (UVA |LIPIS/PUC)
- Maria Helena Zamora (PUC-Rio)
- Nadja Pinheiro (UFPR)
- Paulo Endo (USP)
- Sergio Gouvea Franco (FAAP)

INTERNACIONAIS
- Catherine Desprats - Péquignot (Université Denis-Diderot Paris 7)
- Eduardo Santos (Univ. Coimbra)
- Marta Gerez Ambertín (Universidad Católica de Santiago del Estero)
- Celine Masson (Université Denis Diderot-Paris 7)

Aos mestres que iluminaram nossos caminhos nos estudos em filosofia da psicanálise e da psicologia, cujos ensino e estilo exemplares são fontes de inspiração permanentes

Osmyr Faria Gabbi Jr.
Luiz Roberto Monzani[+]
Bento Prado Jr.[+]
José A. Damásio Abib

La connaissance
est eau claire qui passe
et coule sans cesse

(Kakei)

SUMÁRIO

INTRODUÇÃO 15
    1. Origem do texto e agradecimentos.. 15
    2. Sobre o conteúdo, aspectos metodológicos e objetivos gerais dos estudos de introdução à teoria psicanalítica...... 16
    3. Objetivo específico e conteúdo deste volume... 21
    4. Fontes bibliográficas utilizadas... 28

**ESCLARECIMENTOS PRELIMINARES:
FREUD, QUEM É ELE? PSICANÁLISE, QUE É ELA? TEORIA PSICANALÍTICA COMO METAPSICOLOGIA E ALGUMAS ESPECIFICIDADES DO VOCABULÁRIO FREUDIANO**

CAPÍTULO I
ASPECTOS DO PERCURSO INTELECTUAL INICIAL DE FREUD, PARTE 1 (1874-1891): DA FORMAÇÃO EM MEDICINA ÀS APROXIMAÇÕES INICIAIS AO PROBLEMA DA HISTERIA 33
    1. Formação em medicina, interesse pela filosofia e pesquisas em anatomia e fisiologia 33
    2. Preparação para a prática médica e investigações sobre a cocaína 35
    3. Estágio com Charcot em Paris: início de uma reviravolta metodológica... 35
    4. *Début* na clínica médica, tradução de Charcot e encontro com Fliess... 37
    5. Primeiros trabalhos sobre histeria e hipnose: interesse pelo método catártico criado por Breuer e espanto diante dos experimentos de Bernheim com a sugestão pós-hipnótica.. 37
    6. O papel dos afetos na influência do psíquico sobre o corporal e o sentido da terapêutica psicológica 39
    7. Em torno das condições psíquicas das perturbações da linguagem: introdução das noções de representação de objeto e representação de palavra em *Sobre a concepção das afasias*, de 1891.. 44

CAPÍTULO II
ASPECTOS DO PERCURSO INTELECTUAL INICIAL DE FREUD, PARTE 2 (1892-1895): MÚLTIPLAS FRENTES DE TRABALHO, CONFLUÊNCIA DE RESULTADOS 49
    1. Aproximação à ideia de conflito psíquico em *Um caso de cura por hipnose*, de 1892-1893..................... 51
    2. O diagnóstico diferencial entre paralisias orgânicas e paralisias histéricas e a hipótese de um prejuízo representacional na psicogênese da histeria... 52
    3. Parceria com Breuer e formulações sobre o mecanismo psíquico dos fenômenos histéricos: aproximação de Freud à hipótese da defesa na explicação da histeria 56
    4. Proposições para uma nova nosografia das neuroses: origens de uma psicopatologia de orientação psicanalítica.... 61

CAPÍTULO III
ASPECTOS DO PERCURSO INTELECTUAL INICIAL DE FREUD, PARTE 3 (1894-1897): A HIPÓTESE DA SEDUÇÃO NA PRIMEIRA TENTATIVA FREUDIANA DE EXPLICAÇÃO DAS NEUROSES E SEU ABANDONO 67
    1. Uma tentativa inicial de explicação das neuroses: a hipótese sobre o papel da sedução infantil na equação etiológica, a sexualidade genital e o mecanismo do a posteriori na concepção freudiana de trauma psíquico ... 69
        1.1. A reescrita freudiana da equação etiológica das neuroses, o trauma psíquico e a hipótese de uma vivência de sedução sexual na infância.. 69

 1.2. A sexualidade genital e o mecanismo psíquico do trauma a posteriori na teoria da sedução...............71
2. Sonhos e processos inconscientes, memória e ressignificação: sobre algumas reflexões freudianas desenvolvidas em paralelo ao trabalho com a teoria da sedução e o crescimento de seu interesse por uma abordagem metapsicológica dos processos psíquicos..74
 2.1. Algumas hipóteses iniciais de Freud sobre o possível modo de organização do material psíquico patogênico evocado pelo trabalho recordativo do paciente e a dinâmica das representações: "A psicoterapia da histeria", abril de 1895..75
 2.2. A descoberta do sentido inconsciente do sonho: 24 de julho de 1895..76
 2.3. Esboço de uma explicação dos processos inconscientes: a concepção de um aparelho neuropsíquico em "Projeto de uma psicologia", setembro-outubro de 1895...77
 2.4. Apontamentos sobre o curso subsequente das reflexões metapsicológicas de Freud até o esboço de uma definição inicial de metapsicologia..79
 2.5. Hipóteses sobre o caráter inconsciente dos processos de memória e sua ressignificação: a carta a Fliess de 6 de dezembro de 1896..80
3. A descrença na realidade das cenas de sedução infantil relatadas por pacientes e as suspeitas iniciais sobre o papel da fantasia: em torno da carta a Fliess de 21 de setembro de 1897...85
 3.1. Sobre algumas das razões a justificar a descrença na hipótese da realidade das cenas de sedução relatadas por pacientes...85
 3.2. A ressignificação nos processos de memória e a hipótese sobre o caráter fictício das cenas de sedução: advento da ideia de fantasia..88
 3.3. Algumas consequências decorrentes da descrença na realidade das cenas de sedução e do reconhecimento do papel das fantasias nas neuroses: questionamentos sobre as possibilidades de cura, implicações para o manejo do tratamento e abertura para novas reflexões...89

CAPÍTULO IV
ASPECTOS DO PERCURSO INTELECTUAL INICIAL DE FREUD, PARTE FINAL (1897-1898): A AUTOANÁLISE E SEU PAPEL NA DESCRENÇA DA HIPÓTESE DA SEDUÇÃO, NO DESVELAMENTO DE IMPULSOS SEXUAIS INFANTIS E NA COMPREENSÃO DO PAPEL DAS FANTASIAS INCONSCIENTES...93

1. Incursões na autoanálise e intensificação das dúvidas em relação à pertinência da teoria da sedução na explicação das neuroses..94
2. O aprofundamento da autoanálise, a descoberta de impulsos infantis incestuosos em si próprio e o problema de sua generalização como fenômeno universal..97
3. As analogias iniciais de Freud dos impulsos infantis incestuosos e das fantasias inconscientes deles derivadas com o mito de Édipo e o drama de Hamlet...100
4. Algumas hipóteses sobre a matéria-prima da psique inconsciente levantadas na sequência da autoanálise: a ideia de zonas erógenas, o caráter polimorfo dos impulsos sexuais infantis e o problema da repressão do prazer..........103

CAPÍTULO V
SOBRE O PROBLEMA DA GENERALIZAÇÃO DAS DESCOBERTAS AUTOANALÍTICAS E ALGUMAS DE SUAS IMPLICAÇÕES EPISTEMOLÓGICAS: ADENDO AOS COMENTÁRIOS SOBRE A AUTOANÁLISE DE FREUD..115

1. Retomada do problema da generalização por Freud de descobertas autoanalíticas e sua possível justificação na identidade metodológica entre autoanálise e tratamento padrão..116

2. Elementos para pensar uma fundamentação à hipótese de uma identidade metodológica entre autoanálise e tratamento padrão 119
    2.1. Sobre o caráter inferencial do conhecimento em psicanálise: as considerações de Freud sobre a problemática dos estados subjetivos alheios, da atribuição de consciência ao outro e da justificação do inconsciente . 119
    2.2. Algumas hipóteses metapsicológicas sobre o processo de identificação, o julgar primário e a significação da experiência. 121
    2.3. Considerações adicionais sobre a identificação e o caráter inconsciente da inferência subjacente à atribuição de consciência ao outro 124
3. A apreensão inferencial de conteúdos inconscientes, no tratamento padrão e na autoanálise 127
4. A dupla orientação da percepção na produção de conhecimento, a identidade metodológica entre autoanálise e tratamento padrão e algumas de suas implicações epistemológicas 131

CAPÍTULO VI
ALGUNS ESCLARECIMENTOS SOBRE O PAPEL DA TEORIA PSICANALÍTICA NO QUADRO DA PSICANÁLISE, AS OBRAS DE FREUD NA LINHA DO TEMPO E SUAS TRADUÇÕES EM PORTUGUÊS . . 135

1. Alguns esclarecimentos sobre o papel da teoria psicanalítica no quadro da psicanálise. 135
    1.1. Uma definição madura de psicanálise e o lugar da teoria psicanalítica 135
    1.2. Teoria psicanalítica como metapsicologia 136
2. Uma visão de conjunto sobre os escritos freudianos. 139
    2.1. Síntese esquemática do percurso intelectual inicial de Freud anterior a 1900 139
    2.2. Escritos de Freud na linha do tempo. 140
3. Particularidades de algumas versões das obras de Freud disponíveis em português 141
4. Sobre a tradução para o português de alguns termos técnicos do vocabulário freudiano 144

PRIMEIRA PARTE:
NASCIMENTO DA PSICANÁLISE COMO TÉCNICA TERAPÊUTICA E TEORIA SOBRE A CLIVAGEM DINÂMICA DA PSIQUE: DESENHO DE UM MÉTODO, DELINEAMENTO DE UM CAMPO DE INVESTIGAÇÃO

CAPÍTULO VII
JOSEF BREUER E O USO DA HIPNOSE NO TRATAMENTO DA HISTERIA: O MÉTODO CATÁRTICO E AS HIPÓTESES SOBRE A DISSOCIAÇÃO DA CONSCIÊNCIA NAS ORIGENS DAS IDEIAS PSICANALÍTICAS DE FREUD. 153

1. Considerações de Freud sobre o caso Anna O. de Breuer e as limitações dos métodos da medicina tradicional na abordagem da histeria 154
2. O acolhimento do sofrimento de Anna O. por Breuer, o uso da hipnose e a invenção do método catártico no tratamento da histeria 156
3. A adoção por Freud do método catártico de Breuer, as primeiras considerações sobre seus resultados clínicos e a caracterização geral da histeria a partir do caso Anna O.: o histérico sofre de reminiscências 159
4. As hipóteses centrais da concepção de Breuer sobre a formação do sintoma histérico derivadas do caso Anna O.: a retenção de afeto na gênese de traumas psíquicos, a dissociação da consciência e os estados hipnoides . . 161
    4.1. A retenção de afeto na gênese de traumas psíquicos. 161
    4.2. A dissociação da consciência e o sintoma como expressão de traumas psíquicos 163
    4.3. O fator determinante da dissociação da consciência para Breuer: os estados hipnoides 166

CAPÍTULO VIII
O ABANDONO DA HIPNOSE POR FREUD E A IMPORTÂNCIA DOS EXPERIMENTOS DE BERNHEIM COM A SUGESTÃO PARA O ADVENTO DE UMA NOVA MODALIDADE DE MANEJO CLÍNICO: A TÉCNICA DA PRESSÃO NO TRATAMENTO EM VIGÍLIA COMO PRECURSORA DO MÉTODO TERAPÊUTICO DA PSICANÁLISE 169

    1. O abandono da hipnose por Freud: da impossibilidade de continuar a fazer uso do método catártico de Breuer à abertura para novas possibilidades de manejo clínico 170

        1.1. Sobre algumas das razões do abandono da hipnose por Freud e os novos impasses com a técnica 170

        1.2. A importância para Freud das demonstrações experimentais de Bernheim com a sugestão pós-hipnótica para a superação dos impasses com a técnica 172

    2. Hippolyte Bernheim e o artifício da pressão na testa do paciente: sua apropriação por Freud e as justificativas para a condução do tratamento em vigília 175

    3. Os ensaios de Freud com a técnica da pressão no tratamento em vigília como precursores do método de associação livre 178

CAPÍTULO IX
IMPLICAÇÕES TEÓRICAS EXTRAÍDAS POR FREUD DA NOVA TÉCNICA DE TRATAMENTO EM VIGÍLIA: OS CONCEITOS DE RESISTÊNCIA E REPRESSÃO NA ORIGEM DE UMA CONCEPÇÃO DINÂMICA DE CLIVAGEM PSÍQUICA 185

    1. Alguns comentários sobre a hipótese da degeneração hereditária nas concepções tradicionais sobre a dissociação da consciência 186

    2. Rumo a uma concepção dinâmica de clivagem psíquica: a descoberta freudiana da resistência e a formulação do conceito de repressão 189

        2.1. A descoberta clínica da resistência e sua formulação conceitual 189

        2.2. Como se origina a resistência? A formulação do conceito de repressão 192

    3. Condições para a ocorrência de repressão e seus efeitos: conflito psíquico e clivagem dinâmica da psique... 196

        3.1. O conflito psíquico: seu desencadeamento e instalação 196

        3.2. A clivagem dinâmica da psique 201

    4. Parênteses para pensar algumas implicações da nova concepção dinâmica de clivagem psíquica 203

        4.1. Sobre o caráter sociocultural da repressão 204

        4.2. Mecanismos de defesa patológicos e mecanismos de defesa normais 207

        4.3. Especificidade da concepção psicodinâmica de Freud 212

    5. A fórmula de Freud para a formação de sintoma baseada na concepção dinâmica de clivagem psíquica 214

        5.1. Sintoma como formação substitutiva deformada de um desejo inconsciente reprimido: uma aproximação inicial 214

        5.2. Dois problemas a serem investigados na sequência dos estudos: o prazer oculto sob o sintoma e o processo de deformação do reprimido 217

CAPÍTULO X
UM RIO, DOIS CANAIS: EXPLORANDO ALGUMAS HIPÓTESES ECONÔMICAS DE FREUD PRECURSORAS À FORMULAÇÃO DO PRINCÍPIO DE PRAZER COMO REGULADOR DO FUNCIONAMENTO PRIMÁRIO DA PSIQUE 221

    1. A imagem freudiana do rio com dois canais e alguns destinos possíveis do afeto 222

    2. Explorando algumas hipóteses iniciais de Freud sobre a regulação dos processos neuronais: subsídios para a compreensão do sentido econômico do princípio de prazer 228

2.1. Das suposições iniciais sobre uma tendência geral a manter constante a excitação intracerebral às hipóteses sobre a relação entre afeto e representação 229

2.2. Da ficção de um princípio de inércia neurônica à compreensão da tendência à constância como reguladora do funcionamento neuropsíquico: alguns comentários a partir de "Projeto de uma psicologia", de 1895.... 230

2.3. Importância da concepção econômica de Freud sobre a dor e o desprazer para a compreensão do princípio de prazer como regulador do funcionamento primário da psique 237

3. Breves indicações sobre o papel das hipóteses econômicas de Freud no aprofundamento da concepção psicodinâmica: a oposição entre princípio de prazer e princípio de realidade e a complexidade da regulação do funcionamento psíquico 239

4. Para concluir: importância do fator econômico para a compreensão do prazer oculto sob a dor do sintoma.... 241

CAPÍTULO XI
AS DESCOBERTAS DE FREUD SOBRE O PROCESSO DE DEFORMAÇÃO DO REPRIMIDO NAS NEUROSES: IMPORTÂNCIA DAS HIPÓTESES SOBRE A DINÂMICA DAS REPRESENTAÇÕES E A ESTRATIFICAÇÃO DO PSIQUISMO PARA A COMPREENSÃO DO SINTOMA COMO UMA FORMAÇÃO SUBSTITUTIVA 245

1. Retomada e síntese de algumas ideias iniciais de Freud sobre o processo psíquico determinante das neuroses: retorno do reprimido e sintoma como formação substitutiva deformada de um desejo inconsciente 247

2. Algumas hipóteses metapsicológicas iniciais de Freud sobre a dinâmica das representações e a estratificação do psiquismo: subsídios para uma compreensão aproximativa dos principais mecanismos psíquicos responsáveis pela deformação do reprimido 251

    2.1. As três modalidades de estratificação do material psíquico patogênico distinguidas por Freud 253

        2.1.1. Estratificação cronológica 254

        2.1.2. Estratificação concêntrica 255

        2.1.3. Estratificação lógica 257

    2.2. Introdução da noção de ponto nodal e a complexificação da dinâmica das representações na estratificação lógica 259

    2.3. Os pontos nodais e a imagem de árvores genealógicas invertidas entrelaçadas na figuração das conexões associativas de representações na estratificação lógica 262

3. Condensação e deslocamento como principais mecanismos psíquicos inconscientes responsáveis pela deformação do reprimido: alguns comentários aproximativos 264

4. Balanço parcial: algumas consequências teórico-clínicas decorrentes das descobertas sobre a deformação do reprimido nas neuroses e do reconhecimento por Freud da complexidade da dinâmica das representações 272

    4.1. Possibilidade de fundamentar de forma mais segura a fórmula do sintoma como formação substitutiva deformada do reprimido e a explicação do prazer oculto sob o sofrimento neurótico 272

    4.2. Aprofundamento da compreensão sobre o conflito psíquico, a formação de compromisso e a determinação múltipla do sintoma 272

    4.3. Uma consequência importante decorrente do aprofundamento da compreensão do conflito psíquico: a hipótese das representações com objetivo 274

    4.4. Reconhecimento da indistinção entre representações pertencentes ao material patogênico e representações pertencentes às funções normais do Eu: impossibilidade de separar o normal do patológico 275

    4.5. Reavaliação do objetivo geral do trabalho terapêutico: da remoção de um corpo estranho à dissolução de uma infiltração 277

CAPÍTULO XII
A GENERALIZAÇÃO POR FREUD DAS DESCOBERTAS SOBRE O PROCESSO DE DEFORMAÇÃO NAS NEUROSES E A COMPREENSÃO DE OUTROS FENÔMENOS COMO FORMAÇÕES SUBSTITUTIVAS: O CASO DOS PENSAMENTOS ESPONTÂNEOS COMUNICADOS PELO PACIENTE, DOS CHISTES E DOS ATOS FALHOS 281

    1. A deformação do reprimido na formação de sintoma: um modelo metapsicológico para pensar outros fenômenos como formações substitutivas 284

    2. Os pensamentos espontâneos comunicados pelo paciente como formações substitutivas deformadas do desejo inconsciente reprimido: preliminares à fundamentação da técnica freudiana de tratamento de neuroses 287

    3. O chiste como exemplo de atuação do processo de deformação e produção de formações substitutivas para além da patologia 296

    4. A valorização freudiana do fenômeno dos atos falhos e a descoberta de processos de deformação e produção de formações substitutivas na vida cotidiana 303

        4.1. Das opiniões tradicionais à concepção alternativa de Freud sobre os atos falhos 305

        4.2. O mecanismo psíquico dos atos falhos e o processo de deformação 309

        4.3. Algumas indicações de Freud sobre o papel do mecanismo de condensação na troca de termos opostos em lapsos verbais: um exemplo da atuação do processo de deformação nos atos falhos 313

    5. Algumas considerações a título de balanço parcial 320

CAPÍTULO XIII
UM CASO ESPECIAL DA GENERALIZAÇÃO POR FREUD DAS DESCOBERTAS SOBRE O PROCESSO DE DEFORMAÇÃO NAS NEUROSES: O SONHO COMO FORMAÇÃO SUBSTITUTIVA ANÁLOGA AO SINTOMA 323

    1. Algumas observações de Freud sobre a atitude tradicional em relação aos sonhos 326

    2. "Breve excursão pela área dos problemas do sonho": a identidade entre sonho e sintoma, a realização de desejo, a deformação onírica e a distinção entre conteúdo manifesto e conteúdo latente 328

        2.1. Uma tese geral de Freud: a identidade entre sonho e sintoma 328

        2.2. Uma tese específica derivada da consideração de vivências oníricas de crianças: sonhos são realizações de desejo 329

        2.3. Sonhos de adultos como realizações de desejos inconscientes: o papel da deformação onírica 331

        2.4. A distinção entre conteúdo manifesto e conteúdo latente do sonho 332

    3. O trabalho do sonho: processo de transformação do conteúdo latente em conteúdo manifesto 334

        3.1. A clivagem entre dois sistemas psíquicos e o trabalho do sonho 336

        3.2. As operações psíquicas do trabalho do sonho: com destaque ao papel da condensação e do deslocamento 338

            3.2.1. A condensação na transformação do conteúdo latente em conteúdo manifesto 338

            3.2.2. O deslocamento na transformação do conteúdo latente em conteúdo manifesto 341

            3.2.3. A consideração pela representabilidade e a elaboração secundária na transformação do conteúdo latente em conteúdo manifesto 344

    4. Sobre duas observações adicionais de Freud em relação aos fenômenos oníricos: o simbolismo nos sonhos e o sonho de angústia 351

    5. Para concluir 353

CAPÍTULO XIV
O EMPREGO FREUDIANO DA TÉCNICA DE TRATAMENTO DE NEUROSES: A ESCUTA DOS PENSAMENTOS ESPONTÂNEOS COMUNICADOS PELO PACIENTE COMO VIA DE ACESSO AO INCONSCIENTE 357

    1. Retomada e síntese de alguns pressupostos teóricos da técnica 358

    2. A técnica de tratamento de neuroses aprimorada por Freud a partir das descobertas sobre o processo de deformação do reprimido: a escuta dos pensamentos espontâneos comunicados pelo paciente e o estabelecimento da regra fundamental de associação livre 361

        2.1. Uma caracterização geral sobre o curso de uma escuta analítica dos pensamentos espontâneos comunicados pelo paciente 361

        2.2. Algumas manifestações da resistência identificadas por Freud no curso do tratamento: interrupções, recusas e outras dificuldades do paciente para prosseguir com a comunicação das ocorrências espontâneas 363

        2.3. A introdução da regra fundamental de associação livre: um novo artifício técnico preventivo contra a resistência? 364

    3. Esboço de esquema com comentários sobre o curso possível do trabalho analítico baseado na escuta dos pensamentos espontâneos comunicados pelo paciente 366

    4. Alguns destinos alternativos do desejo reprimido liberado pelo tratamento psicanalítico 371

        4.1. Substituição da repressão por mecanismos de defesa normais e integração do desejo antes reprimido ao patrimônio egoico: um ganho possibilitado pelo amadurecimento psíquico 371

        4.2. Sublimação dos instintos sexuais reprimidos: transformação da meta sexual do instinto e sua reorientação para metas socialmente valorizadas — o exemplo das produções artísticas 373

        4.3. Necessidade e direito à satisfação direta de parte dos impulsos sexuais reprimidos: breves considerações de Freud sobre a natureza animal do ser humano, os limites da sublimação e as consequências prejudiciais do recrudescimento da repressão dos instintos 377

CAPÍTULO XV
O EMPREGO DA TÉCNICA DE TRATAMENTO DE NEUROSES (COMPLEMENTO): SOBRE ALGUMAS MODULAÇÕES INTRODUZIDAS POR FREUD NO MANEJO A PARTIR DA COMPREENSÃO DA TRANSFERÊNCIA COMO UMA FORMAÇÃO SUBSTITUTIVA 381

    1. Transferência como formação substitutiva deformada do reprimido 382

    2. Sobre alguns desenvolvimentos adicionais de Freud na teoria da transferência, as novas modulações introduzidas no manejo do tratamento e algumas recomendações éticas decorrentes da implicação do terapeuta na transferência 387

        2.1. Correlação entre resistência e repetição na intensificação das manifestações transferenciais e seu aproveitamento prático 388

        2.2. Manejo e análise da transferência como via privilegiada para o desvelamento de conteúdos inconscientes reprimidos 391

        2.3. Algumas questões sobre ética levantadas por Freud a partir do reconhecimento da implicação do terapeuta na transferência e da problemática da contratransferência 393

    3. Alguns comentários sobre o processo de elaboração e o sentido de cura na terapêutica psicanalítica 396

        3.1. O caráter penoso e lento do processo de elaboração das resistências 396

        3.2. A travessia da elaboração, o crescimento psíquico e o sentido de cura no processo terapêutico da psicanálise 398

CAPÍTULO XVI
A INTERPRETAÇÃO DE SONHOS COMO "VIA RÉGIA PARA O CONHECIMENTO DO INCONSCIENTE": DA IDENTIDADE TEÓRICA ENTRE SONHO E SINTOMA À IDENTIDADE NO MANEJO DA TÉCNICA PSICANALÍTICA ... 405

   1. Retomada e síntese de algumas formulações teóricas que justificariam a tese freudiana da identidade entre sonho e sintoma ... 407

   2. Algumas diretrizes sugeridas por Freud para o manejo na interpretação de sonhos e sua identidade com a técnica de tratamento de neuroses ... 409

   3. Esboço de esquema com comentários sobre as possíveis etapas do trabalho de interpretação de sonhos ... 413

   4. Sobre algumas orientações de Freud para quem pretende interpretar os próprios sonhos (um complemento aos comentários sobre a autoanálise), seguido de observações sobre os limites da interpretação ... 417

      4.1. A interpretação de sonhos na autoanálise de Freud ... 417

      4.2. Algumas orientações de Freud para quem deseja interpretar os próprios sonhos ... 418

      4.3. O problema da sobreinterpretação e a relativização das potencialidades da interpretação ... 420

      4.4. A hipótese do umbigo do sonho e os limites da interpretação ... 421

CAPÍTULO XVII
ALGUNS ELEMENTOS PARA PENSAR A FUNDAMENTAÇÃO TEÓRICA DO MÉTODO DA PSICANÁLISE ... 425

   1. Síntese esquemática da concepção freudiana das formações substitutivas do inconsciente a partir da tese da identidade entre sonho e sintoma: preliminares a uma justificação teórica da técnica ... 425

   2. Elementos para uma fundamentação metapsicológica do método psicanalítico ... 427

      2.1. A noção de representação com meta e o sentido do determinismo psíquico ... 428

      2.2. A distinção entre dois níveis de associação de ideias: as associações superficiais e as associações profundas ... 432

      2.3. Freud e os dois pilares metapsicológicos do método da psicanálise ... 434

CONSIDERAÇÕES FINAIS ... 439

REFERÊNCIAS ... 447

INTRODUÇÃO

1. Origem do texto e agradecimentos

Freud, o nascimento da psicanálise... é o primeiro volume de um conjunto de estudos introdutórios sobre a teoria psicanalítica. O texto resulta de anotações de aula elaboradas ao longo de alguns anos de docência em disciplina de teoria psicanalítica de curso de graduação em psicologia. A ideia de organizá-las na forma de um material didático mais bem ordenado e acessível aos estudantes surgiu no seio das mudanças decorrentes da adoção do ensino remoto emergencial no período de pandemia da Covid-19. Habituado ao ensino presencial em disciplinas teóricas, nas quais a análise de textos é acompanhada de discussões *tête-à-tête* acrescidas de outros recursos expressivos — ilustrações esquemáticas no quadro-negro, projeções de diapositivos, expressões gestuais etc. —, o ensino remoto impôs uma difícil tarefa de recriação de conteúdos e adaptação de estratégias didáticas a meios mais restritos de expressão e transmissão.

Em face desses desafios, a recepção positiva dos estudantes em relação aos primeiros esboços do material didático recriado para as aulas on-line serviu de incentivo para prosseguir na elaboração de esquemas e comentários aos textos a serem estudados. O material preparado para cada aula era disponibilizado com antecedência e utilizado como instrumento auxiliar no estudo da bibliografia primária em sala virtual. A expectativa era a de que comentários acompanhados de esquemas ilustrativos pudessem servir aos estudantes como uma espécie de guia para a leitura dos textos de Freud e reflexão sobre os conteúdos estudados, almejando com isso amenizar um pouco das limitações didáticas impostas pelo ensino remoto.

O trabalho ora apresentado é, portanto, resultado de um encontro em que a angústia diante de uma situação prenhe de dificuldades novas pôde ser pouco a pouco elaborada, impulsionando um aprendizado mútuo. Graças à receptividade por parte dos estudantes, foi possível fazer de uma sala virtual um espaço comum facilitador, que possibilitou vivenciar o exercício da docência de forma estimulante e divertida, mesmo em tempos adversos. Sou, por isso, profundamente grato às alunas e aos alunos de Teoria Psicanalítica do curso de graduação em Psicologia da Universidade Estadual de Maringá pela parceria interessada — manifesta na dedicação ao estudo dos textos, no feedback em discussões on-line e em consultas por e-mail — e pelo incentivo para tornar o conteúdo do material didático disponível a um público mais amplo.

Agradeço também a todos os estudantes de graduação e pós-graduação, orientandas e orientandos de prática de pesquisa em psicologia, de iniciação científica e de mestrado, com quem tive a satisfação de trabalhar nos últimos anos; diálogos sempre afetuosos e questionamentos desafiadores possibilitaram amadurecer muitas das ideias reproduzidas neste material. Agradeço igualmente aos servidores técnicos e docentes do Departamento de Psicologia e do Programa de Pós-Graduação em Psicologia pela convivência amigável e profícua ao crescimento intelectual e pessoal. Agradeço ainda à Fundação Sigmund Freud, de Viena, pelo fornecimento da fotografia do jovem psicanalista apresentada na capa; à Sarah Hönigschnabel, do setor de arquivo da referida Fundação, pela atenção e gentileza com que esclareceu minhas dúvidas sobre a situação dos direitos autorais de outras imagens cogitadas para a capa; e ao meu querido filho, Pedro, pelo auxílio na solução de algumas dificuldades técnicas com as ilustrações elaboradas para o livro e na arte da capa. Meu reconhecimento à Capes, ao CNPq e à FAPESP pelos investimentos na forma de auxílio à pesquisa concedidos em diferentes etapas de minha formação e docência, sem os quais este trabalho não teria sido possível.

2. Sobre o conteúdo, aspectos metodológicos e objetivos gerais dos estudos de introdução à teoria psicanalítica

Conforme assinalado, a nova configuração adquirida pelo material didático, do qual o tema do nascimento da psicanálise se tornou parte relevante, resultou principalmente do aprendizado auferido a partir de ensaios com estratégias didáticas alternativas, por meio dos quais buscamos adequar-nos às mudanças impostas pela adoção do ensino remoto emergencial no período da Covid-19. Por essa razão, para situar a discussão apresentada neste volume no quadro mais amplo e redesenhado dos estudos de introdução à teoria psicanalítica, trazemos algumas considerações sobre o processo de recriação e adaptação do conteúdo que podem servir de justificativas para o método de exposição adotado.

O objetivo da disciplina de teoria psicanalítica é oferecer, ao estudante que até então não teria tido contato sistemático com a psicanálise, conhecimentos introdutórios sobre as ideias de Sigmund Freud (1856-1939). O programa desdobra-se em discussões preparatórias que compreendem a apreciação de aspectos gerais de sua vida e obra, até alcançar o foco da disciplina, a saber, o estudo dos conceitos básicos da teoria psicanalítica e das principais remodelações teóricas promovidas pelo autor ao longo de suas investigações.

Ao visar esse objetivo, a estratégia didática no ensino presencial sempre consistiu no estudo de alguns textos teóricos tidos como incontornáveis quando se deseja compreender os conceitos centrais da psicanálise freudiana. Entre eles, o capítulo sétimo de *A interpretação dos sonhos*, de 1900 (Freud, 1900/2019a), *Três ensaios sobre a teoria da sexualidade*, de 1905 (Freud, 1905/2016f), *Além do princípio do prazer*, de 1920 (Freud, 1915/2010l), e *O eu e o id*, de 1923 (Freud, 1923/2011b). Antes, porém, como discussão preparatória, costumávamos fazer um exame sumário da biografia do autor, seguido de considerações igualmente sumárias sobre o desenvolvimento inicial de sua obra, em geral guiados pelo relato apresentado em *Cinco lições de psicanálise*, de 1910 (Freud, 1910/2013c), texto das conferências ministradas nos EUA em 1909, no qual faz uma exposição sintética sobre as origens da psicanálise e os progressos até antão alcançados.

Em razão da opção metodológica que privilegiava o estudo intensivo dos textos, ao invés de uma abordagem extensiva, a bibliografia primária no ensino presencial de teoria psicanalítica compreendia basicamente os quatro trabalhos freudianos mencionados. Devido, porém, à densidade teórica dessas obras, mesmo esse número reduzido de textos nunca podia ser trabalhado a contento. Do capítulo sétimo de *A interpretação dos sonhos*, por exemplo, costumávamos destacar apenas algumas seções diretamente relacionadas à teoria inovadora de Freud sobre a estrutura e o funcionamento da psique humana, conhecida como primeira tópica do aparelho psíquico, na qual distingue os sistemas ou instâncias psíquicas do Inconsciente e do Pré-consciente/Consciente.

Pela mesma razão, em *Três ensaios sobre a teoria da sexualidade*, a atenção recaía sobre os dois primeiros ensaios, por meio dos quais buscávamos compreender, respectivamente, algumas justificativas teóricas de Freud para propor um conceito novo de instinto e a descrição de certas manifestações instintuais típicas da infância, mediante a qual o autor distingue certas etapas do desenvolvimento psicossexual da criança. Essas formulações teóricas serviriam de base para a proposição freudiana conhecida como primeiro dualismo instintual, entendido como um conflito entre instintos sexuais e instintos de autoconservação.

Apesar de dificuldades no enfrentamento desses textos, sobretudo para iniciantes, com a explicitação dos conceitos da primeira tópica do psiquismo, de 1900, e do primeiro dualismo dos instintos, de 1905, estaríamos em condições de compreender ou ao menos vislumbrar as linhas mestras que constituiriam a teoria psicanalítica, ossatura teórica que sustentaria desde a prática terapêutica em uma clínica psicanaliticamente orientada, até as interpretações sobre os sonhos, os fenômenos artísticos e socioculturais em geral. Em outras palavras, o estudo intensivo dos dois textos mencionados possibilitaria compreender os fundamentos teóricos da psicanálise, conforme inicialmente estabelecida por Freud e praticada ao longo de quase duas décadas pelos primeiros psicanalistas.

A partir de 1920, estimulado pelo debate no interior do movimento psicanalítico, Freud teria considerado algumas razões clínicas e teóricas para promover remodelações conceituais às concepções psicanalíticas iniciais. Como no enfrentamento dos dois textos anteriores, o estudo das principais obras freudianas que tratam dessas inovações teóricas também restava aquém do desejável. Por exemplo, a defesa apresentada por Freud em *Além do princípio do prazer*, de 1920, em favor de uma autonomia da agressividade humana em relação ao instinto sexual e às consequências decorrentes da introdução do novo conceito de instinto de morte, que impõem a reconfiguração do dualismo instintual, devido à complexidade dos argumentos aí expostos, em geral era apenas objeto de comentários gerais.

Em seu lugar, a exploração dos aspectos principais do segundo dualismo dos instintos, concebido como um conflito entre instinto de morte e instintos de vida — passando a ser reunidos sob esta última denominação os instintos sexuais e os instintos de autoconservação –, era realizada a partir do estudo do capítulo quarto de *O eu e o id*, de 1923. Nesse capítulo, Freud retoma as hipóteses sobre o instinto de morte e o segundo dualismo dos instintos, buscando articulá-las a uma nova forma de entender a configuração do aparelho psíquico. Também em relação a essa nova concepção sobre a estruturação da psique, apresentada em 1923, conhecida como segunda tópica do aparelho psíquico, a ênfase dos estudos era dada aos capítulos segundo e terceiro de *O eu e o id*, a fim de explicitar os argumentos sobre os quais Freud procura justificar a proposição dos conceitos de Id, de Eu e de Super-Eu[1]. Era também ao longo do estudo do processo de formação do Super-Eu que costumávamos explorar alguns aspectos da concepção freudiana sobre o complexo de Édipo, na qual considera as consequências psíquicas do direcionamento dos impulsos instintuais infantis às figuras parentais.

Resumidamente, essa era a estratégia mediante a qual buscávamos, ao longo de alguns anos de docência no ensino presencial de teoria psicanalítica, atender ao objetivo e recobrir o conteúdo da disciplina.

*

---

[1] Ou: Id, Ego e Superego; ou: Id, Eu e Supra-Eu; ou ainda: isso, eu e supereu, dependendo das opções adotadas pelo tradutor do original freudiano *Es*, *Ich* e *Über-Ich*, respectivamente. Comentários sobre a tradução de alguns dos conceitos centrais da teoria psicanalítica são apresentados a seguir, no Capítulo VI, seção de comentários sobre a tradução de alguns termos técnicos do vocabulário freudiano.

Em face das dificuldades inerentes ao estudo dos escritos teóricos de Freud, que poderiam ver-se intensificadas nas aulas on-line introduzidas no período da Covid-19, ao refletir sobre algumas alternativas para a readequação do conteúdo ao ensino remoto, acabamos adotando uma nova estratégia didática. Preservamos o tratamento dos temas considerados centrais da teoria psicanalítica, mas deslocamos a perspectiva de abordagem e ampliamos o foco do trabalho. Abrimos inicialmente mão do estudo intensivo de textos de caráter teórico e passamos a utilizar como guia para orientar as discussões em sala virtual o relato freudiano exposto no referido texto de *Cinco lições de psicanálise*, cuja linguagem acessível nos pareceu mais adequada às novas condições de ensino.

Por tratar-se de um texto de conferências, as descrições sintéticas apresentadas em linguagem mais simples e direta em *Cinco lições* possibilitam uma compreensão inicial e aproximativa sobre as origens médicas da psicanálise, a formulação de alguns dos conceitos básicos da teoria psicanalítica e o desenvolvimento das investigações freudianas até 1909. A partir dessa leitura de reconhecimento, pode-se recorrer a textos adicionais que tratam de modo mais específico de cada fenômeno e conceitos mencionados nas conferências, a fim de analisar melhor o assunto e aprofundar a discussão que interessa. Destarte, as conferências de Freud serviram-nos como guia no estudo dos conceitos psicanalíticos e na exploração em variados graus de profundidade dos diferentes temas aí tratados.

Para se ter uma ideia da abrangência do conteúdo das *Cinco lições de psicanálise*, na *primeira lição*, por exemplo, Freud descreve o contexto teórico-clínico no qual teria iniciado sua atividade na clínica das neuroses. Esse *début* teria sido marcado sobretudo pela adoção de uma técnica de tratamento de neuroses baseada na hipnose e pelo compartilhamento das hipóteses teóricas a ela associadas, propostas por outros autores. Na *segunda*, descreve o desenvolvimento inicial da psicanálise como técnica e teoria. Levado a abandonar a hipnose, Freud teria passado a trabalhar com o paciente em vigília, deparando-se com novas dificuldades no manejo, cujos esforços de superação teriam proporcionado as descobertas técnicas e teóricas decisivas para o advento da psicanálise. A *terceira lição* pode ser considerada uma apresentação sobre o método psicanalítico, seus fundamentos e o delineamento inicial do campo de investigação que seria próprio à psicanálise, pois Freud busca demonstrar a legitimidade da generalização das descobertas teóricas e técnicas realizadas em investigações sobre as neuroses para a explicação e interpretação de uma vasta série de fenômenos psíquicos, como os sonhos, os chistes, os atos falhos etc.

A *quarta* consiste em uma espécie de resenha a *Três ensaios sobre a sexualidade*, de 1905, na qual o autor discorre acerca de suas descobertas sobre a sexualidade e as justificativas para a proposição do conceito psicanalítico de instinto e a concepção de um primeiro dualismo instintual, além de descrever as etapas por ele distinguidas para uma nova compreensão sobre o desenvolvimento psíquico e sexual infantil, o complexo de Édipo e conceitos relacionados. Por fim, na *quinta lição* o autor apresenta algumas ponderações sobre as perspectivas da abordagem terapêutica proposta pela psicanálise, nas quais faz um breve balanço sobre o alcance e limites da técnica terapêutica então estabelecida; considera também uma descoberta clínica adicional feita no curso do tratamento psicanalítico das neuroses, o fenômeno da transferência, além de reforçar suas críticas sobre as resistências à psicanálise.

Como se pode notar, apesar de sintéticas, as descrições presentes em *Cinco lições* proporcionam uma boa visão de conjunto sobre o advento e os desenvolvimentos técnicos e teóricos que constituem a base inicial da psicanálise freudiana. Além de ter se revelado uma estratégia didática mais adequada à transmissão dos fundamentos da teoria psicanalítica ao iniciante, pois começa com a discussão de um texto de mais fácil acesso, *Cinco lições* possibilitou a adoção de um critério diferente daquele utilizado no ensino presencial para selecionar e organizar o conteúdo a ser estudado, resultando em uma configuração mais satisfatória e coerente com o percurso freudiano.

Ao lado dos tópicos nucleares da teoria psicanalítica, foi possível abrir espaço para tratar de modo mais equitativo temas abordados apenas de forma superficial e indicativa no ensino presencial, como o processo de nascimento da psicanálise e as hipóteses maduras do autor sobre o complexo de Édipo. Por exemplo, o estudo mais demorado das *duas primeiras lições*, nas quais Freud sugere algumas etapas que se poderiam distinguir no início de sua prática médica com as neuroses, proporciona-nos uma compreensão encadeada sobre o processo de gestação e nascimento da psicanálise como técnica terapêutica e teoria sobre a clivagem dinâmica da psique. A explicitação desse processo é imprescindível para se compreender o sentido das implicações talvez mais significativas do conteúdo da *terceira lição*, uma vez que as indicações aí apresentadas sobre os fundamentos e alcance do método psicanalítico baseiam-se na generalização das descobertas técnicas e teóricas sobre as neuroses, relatadas na *segunda lição*. Em suma, tais análises demonstrariam que, ao estabelecer um método, Freud delineia igualmente um novo campo de investigação.

Na medida em que revela um quadro de referência histórico e conceitual que organizaria e orientaria as formulações posteriores do autor no campo da teoria como no da técnica, a clarificação das proposições contidas nas *três primeiras lições* proporcionaria um instrutivo operador de leitura, que favoreceria uma compreensão mais justa sobre o sentido dos desenvolvimentos posteriores da psicanálise freudiana. A consideração dessas implicações foi determinante na concepção da nova estratégia expositiva, refletida na configuração apresentada por nossos estudos.

Com base nesse critério, o plano geral dos estudos de introdução à teoria psicanalítica foi concebido em três grandes eixos. O eixo central trata da explicitação do processo de nascimento da psicanálise, com o que se desenharia um método e se delinearia um campo de investigação próprios. Tendo em vista o terreno epistemológico delineado, um segundo eixo abrangente recobriria os desenvolvimentos da teoria psicanalítica, tanto o estabelecimento das concepções iniciais sobre o aparelho psíquico, de 1900, e a teoria dos instintos, de 1905, como também as remodelações teóricas efetuadas por Freud a partir de 1920, além de suas novas hipóteses sobre o complexo de Édipo. Por fim, em vista do caráter introdutório desses estudos, um eixo inicial foi concebido no intuito não apenas de municiar o iniciante com alguns esclarecimentos preparatórios que podem ser úteis ao enfrentamento dos textos freudianos, mas também com o objetivo secundário de servir como uma contextualização complementar ao assunto tratado no eixo principal.

Para desenvolver os temas abarcados por esses três eixos, estudos específicos foram organizados em cinco partes temáticas. Estas são precedidas pela apresentação de *Esclarecimentos Preliminares* sobre Freud e a psicanálise, o sentido da teoria psicanalítica e certas particularidades das traduções dos escritos freudianos em português. A *Primeira Parte* baseia-se no exame das *três primeiras* e trechos da *quinta* das *Cinco lições* de Freud e trata de explicitar o processo de nascimento da psicanálise como técnica terapêutica e teoria sobre a clivagem dinâmica da psique. Os *Esclarecimentos Preliminares* e a *Primeira Parte* compõem o presente volume.

Em um segundo, serão reunidos os estudos desenvolvidos nas partes restantes: a *Segunda Parte* tem por base o capítulo sétimo de *A interpretação dos sonhos*, de 1900, e trata da constituição da primeira teoria do aparelho psíquico. A *Terceira* tem como referência principal a *quarta* das *Cinco lições de psicanálise*, de 1910, que consiste em uma espécie de resenha de *Três ensaios sobre a teoria da sexualidade*, de 1905, e trata da formulação da primeira teoria dos instintos e das descrições sobre as manifestações da sexualidade infantil. A *Quarta Parte*, mediante a consideração do papel propulsor dos instintos sexuais no funcionamento do psiquismo, busca articular a concepção de 1905 sobre os instintos e a sexualidade infantil com a teoria do aparelho psíquico de 1900 para pensar o desenvolvimento da psicossexualidade humana. Por fim, com o apoio de outros textos teóricos, a *Quinta Parte* trata das principais remodelações introduzidas na teoria psicanalítica após 1920; além do segundo dualismo dos instintos e o novo modelo de aparelho psíquico, nesta parte também são examinadas as hipóteses tardias de Freud sobre o complexo de Édipo, a partir das quais se busca considerar algumas de suas contribuições para pensar o processo de construção da identidade psicossexual.

*

Em termos metodológicos, na nova estratégia as descrições de fenômenos clínicos e hipóteses teóricas apresentadas por Freud de forma sintética em *Cinco lições* foram tomadas como ponto de partida para a elaboração de comentários e esquemas ilustrativos, a fim de auxiliar na compreensão do assunto estudado. No caso de descrições consideradas insuficientes para uma compreensão adequada aos nossos objetivos, para ajudar no aprofundamento do estudo dos conceitos e processos psíquicos envolvidos, aos comentários iniciais foram aduzidas observações complementares, baseadas em bibliografia adicional. Ou seja, além de esquemas, os comentários inicialmente aproximativos foram acompanhados, sempre que necessário e possível, de observações complementares extraídas de outros textos de Freud. Em suma, para fundamentar as descrições relacionadas a um fenômeno clínico ou a um conceito psicanalítico, apresentadas de forma demasiado breve em *Cinco lições*, buscamos extrair de outros textos freudianos e indicar no material didático as significações mais profundas, em geral descritas em linguagem conceitual.

Talvez essa forma de organizar a exposição possa contribuir para mostrar como as descrições freudianas mais acessíveis sobre um determinado fenômeno, presentes na superfície de um texto e expressas em linguagem ordinária, encontram-se indissociavelmente articuladas a uma significação mais profunda, apreensível unicamente pela linguagem conceitual da teoria psicanalítica. Nesse nível, em que os conceitos designam processos psíquicos inconscientes envolvidos na produção do fenômeno em estudo, as descrições conceituais podem exibir uma significação não apenas transfenomenal, no sentido de que ultrapassa o plano das constatações empíricas, mas na maioria das vezes contrafenomenal, pois pode contrariar a compreensão fenomenológica inicial.

Essa estratégia, que consiste em partir de significações superficiais de fácil apreensão, presentes em textos de leitura mais acessível, para depois tentar indicar as significações conceituais profundas, inspira-se no próprio método freudiano. Como aprenderemos, ao interrogar-se sobre o sentido de um fenômeno qualquer, Freud sempre começa pela análise do conteúdo manifesto, isto é, pela descrição do fenômeno conforme acessível à percepção consciente, à observação direta — como a escuta das queixas do paciente sobre o sofrimento que o acomete, a escuta do relato do sonho conforme descrito pelo sonhador etc. —, para tentar alcançar o conteúdo oculto ou inconsciente, cujo desvelamento conceitual possibilitaria compreender seu sentido.

Conforme costumamos observar em sala de aula, embora pautada em fontes primárias, uma discussão sobre as origens da psicanálise e o desenvolvimento das concepções freudianas orientada por relatos presentes em *Cinco lições de psicanálise* tende a permanecer num plano aproximativo, introdutório. Por isso, talvez a função dos comentários e esquemas ilustrativos aqui apresentados possa ser comparada ao trabalho de um guia turístico: este não pode oferecer ao turista que busca, em um período limitado de tempo, conhecer uma grande cidade, rica em detalhes históricos e arquitetônicos, senão visitas breves por regiões e edificações reconhecidas como as mais relevantes, acompanhadas de esclarecimentos sucintos e outras indicações selecionadas, que proporcionam vivências e conhecimentos apenas aproximativos.

Posteriormente, na medida em que disponha de tempo e demais condições, de posse do conhecimento aproximativo adquirido e das indicações recebidas, a pessoa interessada seria capaz de retornar à cidade e buscar penetrar por própria conta mais fundo na exploração de determinadas regiões de interesse, percorrer suas vielas e conhecer as particularidades de sua história e constituição arquitetônica, construindo sobre elas um conhecimento próprio paulatinamente mais amplo e aprofundado. Por comparação, não se pretende aqui oferecer senão comentários introdutórios de caráter instrumental ao estudo de Freud.

3. Objetivo específico e conteúdo deste volume

O objetivo principal dos estudos apresentados neste volume é reconstruir o processo de nascimento da psicanálise, a partir das indicações de Freud contidas nas *três primeiras* das *Cinco lições de psicanálise*, de 1910. Antes, porém, de entrar nessa discussão, oferecemos alguns esclarecimentos preparatórios que podem ser úteis ao iniciante no enfrentamento dos textos freudianos. Essa parte, intitulada *Esclarecimentos Preliminares*, recobre os Capítulos I a VI, e trata de aspectos da biografia intelectual de Freud anterior a 1900, da abrangência da psicanálise e do papel da teoria psicanalítica, além de algumas diferenças existentes entre as traduções de sua obra em português.

A discussão central do volume é desenvolvida na *Primeira Parte*, que se estende dos capítulos VII ao XVII. Por meio da explicitação das ideias iniciais de Freud sobre a histeria e as neuroses, relatadas na *primeira* e *segunda* lições, buscamos mostrar inicialmente como uma técnica de tratamento e uma concepção dinâmica sobre o processo de formação do sintoma neurótico, que já contempla alguns dos conceitos básicos da teoria psicanalítica, teriam sido forjadas ao longo de reflexões sobre os resultados clínicos obtidos nos primórdios de seu trabalho na clínica médica. Tal constatação justificaria falar de nascimento da psicanálise como técnica terapêutica e teoria sobre a clivagem dinâmica da psique bem antes da fundação oficial dessa nova disciplina, tida como marcada pela publicação de *A interpretação dos sonhos* em 1900.

Depois, analisamos os argumentos apresentados na *terceira lição*, mediante os quais Freud defende a extensão do modelo teórico das neuroses para a explicação de uma série de fenômenos psíquicos, como os sonhos, os atos falhos, os chistes, a transferência etc. Decisiva para essa generalização teórica teria sido a demonstração de que fenômenos neuróticos e fenômenos oníricos, que constituíam objetos de duas linhas emblemáticas de suas investigações iniciais, podiam ser explicados a partir de uma base conceitual única. Além da identidade teórica entre sonho e sintoma, justificado por esse denominador comum, veremos que o autor defende igualmente a extensão do emprego da técnica desenvolvida no tratamento de pacientes neuróticos para a análise e interpretação de sonhos e outras manifestações psíquicas.

A explicitação das formulações conceituais e dos princípios do manejo do tratamento de neuroses, relatados nas *duas primeiras lições*, e a consideração do emprego ampliado desse aparato técnico e conceitual, descrito na *terceira*, possibilitariam compreender, além do entrelaçamento entre técnica e teoria na concepção freudiana, como o autor, concomitantemente ao desenho de um método, circunscreve um novo campo de investigação, que seria próprio à nascente psicanálise. Destarte, em vista da conformação adquirida pelos estudos apresentados neste volume, ele pode ser lido como uma introdução à psicanálise, considerada, obviamente, não como uma exposição abrangente da disciplina, mas voltada à explicitação do sentido do projeto psicanalítico de Freud a partir de suas origens.

Cumpre esclarecer que uma porção do conteúdo da *Primeira Parte*, particularmente os comentários elaborados a partir das *duas primeiras lições*, pode sobrepor-se às descrições cronológicas sobre o percurso intelectual inicial do autor apresentadas em *Esclarecimentos Preliminares*, pois recobrem o mesmo período de cultivo do terreno clínico e teórico em que emerge a psicanálise. Para tentar evitar repetições em excesso, diferentemente do critério cronológico, a ênfase nas discussões da *Primeira Parte* será conferida à explicitação da lógica interna que preside a articulação das ideias freudianas, tanto em relação às etapas do processo de constituição da técnica de tratamento como na formulação dos primeiros conceitos psicanalíticos.

Vale também observar que, em função da orientação didática desses estudos, buscamos fazer uso dos próprios títulos dos capítulos para reforçar as conexões entre os conteúdos apresentados; para tanto, abrimos mão da concisão e da elegância em favor dos mais expressivos que pudemos formular para informar o tema geral de cada capítulo e seu desdobramento específico ao longo das seções e subseções.

*

Nos capítulos I a V fazemos uma apresentação de Freud, com foco em seu perfil intelectual, mediante comentários sobre alguns aspectos de seu percurso acadêmico e profissional de 1874 a 1898, anteriores portanto à fundação oficial da psicanálise. A consideração de alguns dos interesses científicos específicos do autor e da evolução de suas reflexões sobre o problema das neuroses, desenvolvidas ao longo de um período considerado pré-psicanalítico, vislumbra o contexto em que teriam sido estabelecidos os alicerces da psicanálise.

Ainda em se tratando de *Esclarecimentos Preliminares*, oferecemos no capítulo VI, inicialmente, alguns subsídios com vistas a auxiliar o iniciante a formar de partida uma ideia provisória sobre o que se entende por psicanálise e sua abrangência. Esses comentários serão baseados na análise de uma formulação madura de Freud para definir a disciplina, a partir da qual buscaremos explorar o papel nela desempenhado pela teoria psicanalítica, entendida como uma metapsicologia. Depois, para se ter uma visão de conjunto da obra freudiana em ordem cronológica, elaboramos um esboço de linha do tempo na qual são dispostos seus escritos mais conhecidos e realizações profissionais relevantes. Por fim, apresentamos alguns esclarecimentos sobre as diferentes traduções de suas obras disponíveis em português, bem como indicações mais específicas sobre as opções dos tradutores para verter alguns dos conceitos centrais da teoria psicanalítica.

No capítulo VII, que dá início às discussões da *Primeira Parte*, dedicada à reconstrução do processo de nascimento da psicanálise, são examinadas as opiniões de Freud, apresentadas na *primeira lição*, sobre os achados clínicos e teóricos de seu amigo e parceiro científico Josef Breuer e a importância dessas ideias no impulsionamento das primeiras hipóteses psicanalíticas. A partir do uso da hipnose, Breuer teria desenvolvido um procedimento de remoção de sintomas histéricos, batizado de método catártico, capaz de promover alívio ao sofrimento da paciente.

Para tentar explicar o estado de coisas psíquico subjacente aos fenômenos clínicos observados, ele teria levantado a hipótese de que o sintoma histérico seria a expressão de traumas psíquicos, concebidos como decorrentes de afetos não adequadamente exteriorizados, mantidos represados em regiões da psique inacessíveis à consciência. A contextualização de Freud ajudar-nos-ia a compreender como, para enfrentar os problemas clínicos postos pela histeria e as neuroses em geral, a adoção por ele próprio da hipnose e do método catártico de Breuer no tratamento de seus pacientes teria proporcionado impulso importante na etapa inicial de sua atividade como médico.

Os temas presentes na *segunda lição* são de capital importância para os nossos objetivos, pois nela Freud busca esclarecer passo a passo suas descobertas iniciais sobre a histeria e as neuroses, tanto em relação ao emprego de uma técnica inovadora de tratamento como no que concerne às primeiras formulações teóricas, obtidas a partir de observações clínicas e reflexões próprias. Pela importância das indicações contidas nesta lição, os comentários foram organizados em dois capítulos, um voltado à explicitação dos desenvolvimentos técnicos, outro à consideração das hipóteses teóricas.

Embora a adoção da técnica hipnótica tenha proporcionado progressos em seu trabalho clínico, buscaremos no capítulo VIII conhecer algumas das razões que teriam levado o autor a abrir mão do recurso à hipnose, deparando-se a seguir com dificuldades para prosseguir com o uso do método catártico de Breuer, pois este teria como condição a indução do paciente ao estado de sonambulismo. Essa etapa de incertezas com a técnica de tratamento seria decisiva para Freud desenvolver suas ideias de forma independente das de Breuer, pois, apesar do abandono da hipnose, ao colocar o autor diante de novos impasses técnicos teria possibilitado uma abertura para a experimentação de novas modalidades de manejo clínico. Apoiado em outros autores, veremos que Freud teria passado a conduzir o tratamento com o paciente em estado normal de vigília, chegando por essa via a estabelecer a regra fundamental do tratamento psicanalítico, a associação livre.

No capítulo IX buscaremos compreender como as reflexões acerca dos fenômenos observados no tratamento em vigília rendem ao autor uma compreensão inovadora sobre o processo de formação de sintoma, cujas formulações conceituais constituirão a base inicial da teoria psicanalítica. Manifestações como interrupções, bloqueios ou mesmo recusas na comunicação de conteúdos evocados nas associações de ideias e outras interferências comportamentais teriam atraído a atenção do autor sobre possíveis fatores psíquicos contrários ao andamento do tratamento em operação no paciente. No bojo dessas reflexões é que seriam forjados os conceitos psicanalíticos de resistência, repressão, conflito psíquico, deformação, formação substitutiva etc., alicerces da concepção dinâmica de Freud sobre a clivagem psíquica que explicaria a histeria e as neuroses em geral.

Essas novas formulações teóricas fundamentariam uma concepção igualmente nova de sintoma como expressão deformada de conteúdos psíquicos reprimidos. Por outro lado, para se compreender adequadamente a emergente concepção psicanalítica de sintoma, será necessário esclarecer o enigma expresso pela incongruência verificada entre a configuração apresentada pelas manifestações sintomáticas e o conteúdo psíquico suposto como reprimido que o explicaria. Quer dizer, será necessário esclarecer o processo psíquico responsável pelas transformações sofridas por um desejo inconsciente até sua manifestação como sintoma, o processo de deformação.

Antes, porém, para subsidiar as discussões subsequentes, inclusive a relativa ao processo de deformação do reprimido na formação de sintoma, abriremos um parêntese no capítulo X para explorar uma metáfora mencionada por Freud na *primeira lição*, concernente às hipóteses econômicas operantes em suas investigações sobre os processos psíquicos. A imagem é a de um rio que se desdobra em dois canais. Ela serviria para ilustrar a hipótese de que excitações originadas endogenamente e não adequadamente exteriorizadas restariam acumuladas, ocasionando investimentos excessivos de funções psíquicas ou corporais, como no transbordamento das águas em um dos canais em razão do bloqueio do fluxo pelo outro.

As reflexões de Freud sobre os processos afetivos levam-no a novas hipóteses, como a de que elevações no nível excitativo são acompanhados de sensações de desprazer, de modo que as funções neuropsíquicas seriam reguladas por uma tendência básica — a evitação ou fuga ao desprazer —, caracterizada por descargas automáticas de excitações mediante reação motora ou pelo pensar. Buscaremos mostrar como essas hipóteses iniciais seriam precursoras do que mais tarde viria a ser conhecido como princípio de prazer.

A articulação dos conceitos dinâmicos de repressão, resistência e conflito psíquico às hipóteses sobre a regulação da economia psíquica permitiria a Freud aprofundar a compreensão sobre o sintoma. Apesar da repressão, cuja finalidade consistiria em impedir a exteriorização livre e normal de excitações instintuais consideradas inapropriadas, devido à pressão exercida pela tendência a evitar acúmulos de tensão interna, no contexto do conflito psíquico instalado, o sintoma consistiria em uma via de escape alternativa, involuntária e parcial de excitações vinculadas a desejos inconscientes reprimidos.

Da exploração dessas hipóteses econômicas iniciais de Freud resultaria um ensinamento importante sobre a concepção psicanalítica sobre as neuroses, a saber, a compreensão de que, sob a dor e sofrimento manifestos como sintoma, ocultar-se-ia de modo deformado um ganho de prazer parcial, uma satisfação auferida de forma inconsciente. Portanto, entre outras contribuições para os nossos estudos, como o esclarecimento de certo apego do paciente neurótico ao sofrimento e das dificuldades técnicas daí decorrentes, a consideração dessa face oculta do sintoma auxiliar-nos-ia a avançar na compreensão do enigma do processo psíquico de deformação do reprimido nas neuroses.

Feitas essas explorações sobre o fator econômico inerente aos processos psíquicos, buscaremos compreender o processo de deformação. As primeiras indicações sobre esse processo figuram no final da *segunda lição*, sendo mencionado de forma recorrente ao longo da *terceira*, pois a deformação do reprimido na formação de sintoma constitui um modelo teórico, a partir do qual Freud passaria a explicar uma vasta série de fenômenos, como os sonhos, os chistes, os atos falhos etc. Com base nessa generalização teórica, o autor defende também que a técnica desenvolvida no tratamento de neuroses pode ser legitimamente empregada na interpretação de sonhos e dos demais fenômenos mencionados, evidenciando-se nessa exposição o sentido e alcance da concepção teórica e do método freudiano.

Em virtude da importância, amplitude e variedade dos temas tratados na *terceira lição*, em cuja exposição se encontram mesclados aspectos teóricos e técnicos fundantes da psicanálise, os comentários elaborados para desenvolvê-los estender-se-ão pelos sete capítulos restantes. Examinaremos separadamente o aspecto teórico e o técnico. Consideraremos primeiro o processo de deformação, pois trata-se de um conceito central não apenas na explicação freudiana de sintoma e da série de manifestações psíquicas mencionadas, mas na fundamentação do manejo singular empregado por Freud tanto no tratamento de neuroses como na interpretação de sonhos e de outros fenômenos.

Assim, no capítulo XI trataremos de reunir alguns subsídios teóricos que possam nos auxiliar a compreender ao menos aproximativamente como Freud teria começado a entender o processo de deformação ao qual o reprimido é submetido em sua trajetória rumo a exteriorização na forma de sintoma. Enfrentaremos dificuldades na execução dessa tarefa, pois as formulações teóricas mais apropriadas seriam aquelas apresentadas em obras freudianas posteriores ao período pré-psicanalítico aqui examinado, como a primeira tópica do aparelho psíquico, de 1900, não esclarecida na *terceira lição*, lugar em que o autor se limita a registrar a necessidade de considerá-la.

Na inconveniência de recorrer a essas concepções conceitualmente avançadas sem introduzir problemas demasiadamente complexos ao estágio presente de nossos estudos, para obter uma ideia aproximada sobre o modo de atuação da deformação, buscaremos apoio em algumas das primeiras hipóteses levantadas pelo autor para tentar compreender a conformação e o dinamismo inerente ao psiquismo, presentes em *A psicoterapia da histeria* (Freud, 1895/2016e), capítulo freudiano que integra a obra conjunta com Breuer, intitulada *Estudos sobre a histeria*, de 1895 (Breuer & Freud, 1895/2016a).

Essas hipóteses seminais de Freud sobre a dinâmica das representações e a estratificação do psiquismo teriam sido levantadas para tentar compreender o modo possível de ordenação, na psique do paciente, das representações correspondentes às lembranças evocadas ao longo do tratamento. A partir da constatação do curso tortuoso apresentado pelas associações de ideias comunicadas pelo paciente, caracterizado por avanços e retornos recorrentes, veremos que Freud concebe a psique como um espaço recortado por estratos concêntricos, ao longo dos quais as representações distribuídas desde a periferia ao núcleo estariam conectadas por trilhas associativas entrelaçadas.

Para melhor caracterizar esse estado de coisas e traduzir teoricamente suas constatações empíricas, Freud distingue três critérios ou modos em que o material psíquico se encontraria organizado. A forma mais simples seria a disposição cronológica do material psíquico, em que as representações correspondentes às vivências estariam ordenadas segundo a sequência temporal em que teriam sido vivenciadas. No tratamento, porém, as lembranças tenderiam a ser evocadas em ordem inversa, primeiro as mais recentes e só depois as mais antigas.

A constatação de interrupções e bloqueios na comunicação do paciente exigiria a consideração de um segundo critério de organização do material psíquico, mediante o qual as representações estariam ordenadas de forma concêntrica, em diferentes camadas, segundo o grau de resistência predominante em cada estrato psíquico. As representações inscritas em estratos mais profundos apresentariam maior grau de resistência, enquanto o grau mais leve nas localizadas em estratos superficiais as tornaria mais facilmente evocáveis nas associações do paciente. Além da estratificação cronológica e da concêntrica, Freud teria distinguido uma terceira modalidade de organização psíquica ainda mais complexa, que denomina estratificação lógica, critério segundo o qual as representações se veriam associadas de acordo com seu conteúdo.

Poder-se-ia perguntar: como essas hipóteses rudimentares conseguem auxiliar-nos a fazer uma ideia sobre o processo de deformação do reprimido no sintoma? Ora, ao levar adiante essas formulações, veremos que Freud concebe a ideia de que o espaço psíquico seria perpassado por ramificações de trilhas associativas de representações, formadas a partir daqueles critérios topológicos e dinâmicos. Começaria assim a compreender o caminhar tortuoso evidenciado pelo curso das associações livres do paciente em tratamento, caracterizado por idas e vindas, interrupções e retomadas, como podendo ser figurado como trilhas associativas quebradiças, resultantes do conflito dinâmico entre as impulsões de um desejo inconsciente reprimido e os diques psíquicos impostos contra a sua exteriorização. Sob a pressão da resistência, a deformação do desejo reprimido até sua expressão na forma de sintoma seria operada por mecanismos psíquicos inconscientes, entre os quais o autor menciona na *terceira lição* a condensação e o deslocamento.

Tentaremos mostrar como as hipóteses freudianas sobre a dinâmica das representações e a estratificação do psiquismo constituiriam um rudimento de explicação metapsicológica capaz de jogar alguma luz sobre a fórmula segundo a qual o sintoma não seria senão um mero substituto deformado do reprimido, o que levaria o autor a introduzir um novo conceito, o de formação substitutiva. Veremos que, mais do que uma explicação para a formação de sintomas nas neuroses, ao reconhecer o caráter geral das hipóteses sobre a dinâmica das representações e a topologia do psiquismo, Freud ver-se-ia justificado a dar um passo determinante para o avanço de sua teorização. Ele teria encontrado justificativas para generalizar o conhecimento sobre o processo de deformação na produção de neuroses para a explicação de outros fenômenos — como os sonhos, os chistes, os atos falhos etc. — considerados formações substitutivas análogas ao sintoma. Dada a importância dessa generalização para a compreensão do alcance explicativo da teoria psicanalítica em vias de elaboração, o exame da concepção freudiana sobre as diferentes formações substitutivas elencadas na *terceira lição* será feito em dois capítulos.

Examinaremos no capítulo XII três dos exemplos de formações substitutivas descritos por Freud: o primeiro diz respeito aos pensamentos espontâneos comunicados pelo paciente em tratamento, concebidos pelo autor como formações substitutivas deformadas do reprimido análogas ao sintoma; o segundo concerne ao fenômeno do chiste, que serviria para mostrar como o processo psíquico de deformação se faria presente também entre fenômenos não patológicos; o terceiro refere-se à categoria dos atos falhos, costumeiramente tidos como fenômenos corriqueiros, cuja valorização por Freud como fenômenos dignos de apreciação científica teria mostrado como mecanismos psíquicos responsáveis pela deformação do reprimido na produção de sintoma se encontrariam atuantes na vida cotidiana.

O capítulo XIII será dedicado inteiramente à introdução de alguns elementos conceituais da concepção freudiana sobre os sonhos, cuja compreensão equipara-se na ordem das descobertas realizadas pelo autor à do sintoma nas investigações sobre as neuroses. Exploraremos alguns aspectos do que Freud denomina trabalho do sonho, em cuja elucidação teria reencontrado a maioria dos mecanismos psíquicos responsáveis pela deformação do reprimido na produção de sintoma, em particular os mecanismos de condensação e deslocamento.

Analogamente aos sintomas, sonhos seriam formações substitutivas deformadas de conteúdos inconscientes. Em suas formulações sobre os fenômenos oníricos, o autor distingue entre conteúdo manifesto do sonho, isto é, o sonho como recordado pelo sonhador, e conteúdo latente do sonho – ou pensamentos oníricos latentes, constituídos de material inconsciente. Homólogo do processo de deformação nas neuroses, veremos que o trabalho do sonho seria constituído por uma série de mecanismos psíquicos que atuariam sobre o conteúdo latente levando à sua expressão deformada como conteúdo manifesto.

A descoberta de que mecanismos psíquicos idênticos participariam tanto da formação de sintomas como na produção de sonhos, além de chistes, atos falhos e outros fenômenos, permitiria a Freud dar um passo significativo na articulação da conceituação psicanalítica então em desenvolvimento, reconhecida como constituindo uma concepção geral capaz de explicar fenômenos patológicos e normais. Além de proporcionar consistência à teoria psicanalítica, o reconhecimento de uma identidade entre dois fenômenos emblemáticos entre suas investigações iniciais, o sonho e o sintoma, implicaria na compreensão igualmente decisiva concernente à unidade da técnica de tratamento de neuroses e da técnica de interpretação de sonhos, oferecendo-nos elementos para pensar uma fundamentação teórica do método da psicanálise.

Assim, encerrados os comentários sobre a parte teórica do conteúdo da *terceira lição*, os três capítulos seguintes serão dedicados à explicitação de alguns elementos da técnica freudiana fundada naquela teoria. Na segunda metade da conferência, Freud considera o emprego da técnica psicanalítica no desvelamento de conteúdos inconscientes de três formações substitutivas, a saber, na escuta dos pensamentos espontâneos comunicados pelo paciente no tratamento de neuroses, na interpretação de sonhos e na análise de atos falhos. A essas três vias de acesso ao inconsciente, acrescentar-se-ia o manejo do fenômeno da transferência, apenas mencionado na *terceira lição* e tematizado de modo breve na *quinta*. Descoberta no trabalho clínico, a transferência é caracterizada por sentimentos intensos manifestos pelo paciente em relação ao terapeuta, cuja interpretação constituiria uma via privilegiada para o desvelamento de conteúdos inconscientes reprimidos no tratamento de neuroses.

Como se trata aqui de oferecer apenas indicações instrumentais, nos capítulos que se seguem comentaremos apenas dois exemplos de emprego freudiano da técnica. No capítulo XIV exploraremos algumas sugestões iniciais de Freud sobre o emprego da técnica de tratamento das neuroses. Para tanto, elaboramos primeiro uma síntese de suas formulações iniciais sobre a técnica de tratamento em vigília e nele o papel da regra fundamental de associação livre; depois, por meio de comentários a um esquema, veremos que o procedimento técnico consistiria basicamente na escuta dos pensamentos espontâneos comunicados pelo paciente, mediante a qual se buscaria obter algum acesso a conteúdos inconscientes reprimidos que solucionariam um sintoma. Exploraremos ao final algumas indicações constantes da *quinta lição*, nas quais Freud considera alguns destinos alternativos do desejo até então inconsciente reprimido tornado consciente pelo tratamento psicanalítico. Na consideração de um desses destinos, teremos a chance de entrar em contato e explorar outra modalidade de processamento psíquico — análoga à deformação e ao trabalho do sonho —, a sublimação, que explicaria as produções artísticas e socioculturais em geral.

Como um complemento ao capítulo anterior, apresentamos no capítulo XV alguns comentários sobre o fenômeno da transferência e seu aproveitamento por Freud como recurso técnico no tratamento de neuroses. Buscaremos mostrar que, ao compreender as manifestações transferenciais na situação clínica como mais uma modalidade de formação substitutiva do inconsciente, Freud introduz algumas novas modulações à técnica inicialmente empregada no tratamento. Veremos que o manejo passaria a ser orientado não apenas pela escuta das livres ocorrências comunicadas pelo paciente, mas principalmente pela análise e interpretação das manifestações transferenciais. Como a introdução dessas novas modulações técnicas implica uma compreensão mais abrangente e aprofundada sobre as possibilidades e o sentido de cura proporcionada pela terapia psicanalítica, examinaremos ao final algumas considerações do autor em relação às potencialidades e limitações do que concebe como o processo de elaboração das resistências por parte do paciente.

O capítulo XVI será dedicado à exploração da técnica freudiana de interpretação de sonhos. Procuraremos mostrar que, com base na identidade teórica defendida por Freud entre sonho e sintoma, o procedimento analítico mediante o qual busca desvelar o sentido oculto dos sonhos não difere do empregado no tratamento de neuroses. Tratar-se-ia de começar pela escuta e análise das comunicações oferecidas pelo sonhador acerca do conteúdo manifesto do sonho, a fim de tentar alcançar o conteúdo latente, que possibilitaria compreender o sentido dos fragmentos oníricos inicialmente desprovidos de coerência ou articulação. Ainda no que concerne ao emprego da técnica, antes de encerrar, examinaremos algumas orientações do autor para quem deseja interpretar os próprios sonhos. Além de servir de complemento ao tema da autoanálise, considerado no exame do percurso inicial do autor, dado que Freud considera aí algumas dificuldades técnicas decorrentes das características constitutivas do material onírico, veremos que o exame dessas recomendações autoanalíticas pode ser útil à compreensão do que o autor concebe como o limite da interpretação de sonhos.

Como encerramento, exploraremos no capítulo XVII algumas implicações que se poderia extrair das teses defendidas por Freud acerca da identidade teórica e técnica entre sonho e sintoma. Esboçaremos primeiro uma síntese da concepção freudiana das formações substitutivas do inconsciente, a fim de obter um vislumbre dos contornos do campo fenomenal que o autor teria delineado para a psicanálise. Depois, consideraremos algumas formulações sintéticas do autor sobre a relação entre técnica e teoria que podem ser úteis para começarmos a pensar a fundamentação metapsicológica do método psicanalítico.

4. Fontes bibliográficas utilizadas

Dados os objetivos desses estudos e os critérios metodológicos que os orientam, as discussões são pautadas por indicações constantes dos textos de Freud. Foram utilizados e referenciados, preferencialmente, aqueles que figuram na versão das obras completas do autor, traduzidas diretamente do alemão por Paulo César de Souza, publicadas pela Companhia das Letras (Freud, 2010ss.). Como essa coleção ainda não se encontra publicada em sua integralidade, textos ausentes foram citados pela edição em castelhano das obras completas de Freud, traduzidas também do alemão por José Luis Etcheverry, publicada na Argentina por Amorrortu Editores, de Buenos Aires (Freud, 1976ss.)[2].

A não ser para indicações esparsas orientadas à verificação de interpretações complementares ou controversas em relação ao sentido de algum conceito, não recorremos a textos de comentadores de Freud ou a obras de introdução à psicanálise. Dado, porém, o fato de que a compreensão dos conceitos psicanalíticos pode revelar-se difícil numa leitura direta dos textos freudianos, principalmente para iniciantes, para auxiliar com esclarecimentos adicionais aos conteúdos estudados, lançamos mão do *Vocabulário da psicanálise* de Laplanche e Pontalis (1967/2001). Em suas entradas, essa obra, publicada originalmente em 1967, oferece esclarecimentos úteis acerca de praticamente todos os conceitos que compõem a teoria psicanalítica, além daqueles necessários para a compreensão da psicanálise freudiana como um todo.

Desde a contribuição inaugural de Laplanche e Pontalis, passamos a contar com dicionários análogos mais amplos do ponto de vista temático e atualizados em termos históricos e bibliográficos (cf., p. ex., Mijolla, 2002/2005). Nossa opinião, porém, continua sendo a de que, para esclarecimentos específicos sobre os conceitos freudianos, sobre as variações de sentido no uso

---

[2] Vale esclarecer que, em fevereiro de 2025, durante a fase de edição deste livro, foram lançados pela Companhia das Letras os dois volumes então restantes, o primeiro, que reúne os escritos pré-psicanalíticos, e o vigésimo, constituído de índices, completando assim essa coleção em 20 volumes das obras completas de Freud em português.

dos termos verificadas ao longo de seus escritos, e, principalmente, indicações para a localização de determinado conceito no rol das obras de Freud, o *Vocabulário* permanece um instrumento de pesquisa indispensável.

Além da indicação de verbetes do *Vocabulário da psicanálise*, sempre que necessário, lançaremos também mão do aparato bibliográfico oferecido pelo tradutor para o inglês das obras completas de Freud, James Strachey, que apresenta, para cada texto constante da coleção, um comentário introdutório em que indica o contexto de sua elaboração e esclarece os vínculos com outros textos relacionados (cf., p. ex., Strachey, 1957/2006f). O tradutor britânico oferece ainda notas, inseridas em certas passagens relevantes dos textos freudianos, com esclarecimentos adicionais, precisões conceituais e remissões intertextuais úteis a quem busca identificar e percorrer trilhas de sentido que possibilitam apreender o desenvolvimento e as articulações internas inerentes aos conceitos que compõem a teoria psicanalítica. Como esse aparato bibliográfico não é encontrado na coleção das obras de Freud que utilizaremos, publicada pela Companhia das Letras, quando for o caso, citaremos Strachey pela edição das obras completas em castelhano, publicadas por Amorrortu Editores.

As fontes bibliográficas a que recorremos são constituídas, portanto, por basicamente esses três conjuntos de materiais: obras de Freud em português, verbetes constantes de *Vocabulário* de Laplanche e Pontalis e algumas indicações de Strachey. Obviamente, é recomendável e mesmo desejável que se busque ter acesso a textos de comentadores da obra freudiana, até mesmo para testar, por meio do diálogo com outros autores, a compreensão paulatinamente adquirida sobre os conceitos estudados. Sem nos deixar prender por fixações dogmáticas a uma compreensão relativa dos textos primários ou enredar por leituras acríticas de comentadores, a crítica exercida pelo diálogo com outros autores auxilia-nos a identificar diferentes possibilidades de leitura e interpretação, favorecendo uma compreensão compartilhada e menos subjetiva sobre o sentido e alcance do empreendimento legado por Freud, nossa aspiração com estes estudos.

ESCLARECIMENTOS PRELIMINARES: FREUD, QUEM É ELE? PSICANÁLISE, QUE É ELA? TEORIA PSICANALÍTICA COMO METAPSICOLOGIA E ALGUMAS ESPECIFICIDADES DO VOCABULÁRIO FREUDIANO

CAPÍTULO I

ASPECTOS DO PERCURSO INTELECTUAL INICIAL DE FREUD, PARTE 1 (1874-1891): DA FORMAÇÃO EM MEDICINA ÀS APROXIMAÇÕES INICIAIS AO PROBLEMA DA HISTERIA

O objetivo deste capítulo e dos três seguintes é fazer uma apresentação sobre o perfil intelectual de Freud, mediante a consideração de alguns momentos marcantes de sua vida e de algumas atividades por ele desenvolvidas no período que antecede a fundação oficial da psicanálise, em 1900. Não nos estenderemos pela etapa madura de sua trajetória intelectual, porque, com o estudo da constituição e das transformações da teoria psicanalítica, objeto do volume subsequente, teremos oportunidade de acompanhar esse aspecto do processo criativo do autor ao longo do desenvolvimento de sua obra. Ao dedicar-nos ao exame de seu percurso inicial, buscaremos conhecer um pouco do contexto científico e profissional em que emergiriam suas interrogações sobre o problema das neuroses e seriam esboçadas as primeiras hipóteses cujo desenvolvimento entrariam na composição de alguns dos conceitos centrais da teoria psicanalítica.

A exposição é guiada pelo critério cronológico e a seleção dos temas foi baseada na cronologia resumida elaborada por Mannoni (1968/1994), encontrando-se, no primeiro volume da biografia de Freud realizada por Jones (1989), descrições mais extensas sobre o assunto. Embora a apresentação que elaboramos perfaça um bloco temático único, para manter certa proporcionalidade em relação à extensão dos demais capítulos, os comentários foram distribuídos em quatro capítulos.

Neste primeiro são destacados alguns fatos históricos relevantes na formação do jovem Freud, como a realização de algumas pesquisas que teriam contribuído para o desenvolvimento de suas ideias científicas, as primeiras incursões pela clínica médica e o papel de alguns autores e concepções que teriam ajudado a balizar o percurso inicial do autor. Os três capítulos subsequentes prosseguem com a apresentação, sempre com base no critério cronológico, de descrições sobre atividades, publicações e reflexões teóricas subsequentes, desenvolvidas até meados de 1898. Apenas a discussão feita no capítulo V apresenta certa especificidade, pois, diferentemente das descrições anteriores, busca analisar alguns aspectos metodológicos implicados na autoanálise de Freud, tematizada no capítulo IV.

1. Formação em medicina, interesse pela filosofia e pesquisas em anatomia e fisiologia

Sigmund Freud nasceu em Freiberg na Morávia (atual Pribor, República Tcheca) em 6 de maio de 1856. Quatro anos depois, sua família muda-se para Viena, lugar em que viverá praticamente toda a sua vida, abandonando-a apenas em junho de 1938, ao partir para o exílio em Londres, onde morre em 23 de setembro de 1939.

A educação escolar do jovem Freud inicia-se com a entrada no *Gymnasium* de Viena, em 1865, concluindo os estudos secundários em 1873. Ao longo desse período, teria estudado várias línguas estrangeiras, como o francês, o inglês, o italiano e o espanhol, além de latim e grego. Ingressa na Universidade de Viena em 1874. Embora disciplinas de humanidades tivessem sido excluídas da grade curricular do curso medicina, Freud teria por iniciativa própria frequentado, ao longo de cinco semestres, as preleções de filosofia ministradas por Franz Brentano, filósofo recém-chegado à universidade.

Segundo revela a correspondência de juventude de Freud com Eduard Silberstein, que recobre o período de 1871 a 1881 (Boerlich, 1995), tal seria o interesse do jovem estudante de medicina pela filosofia, que teria entrado em conversações com Brentano e planejado fazer um doutorado em filosofia sob sua orientação[3]. Por seus conhecimentos sobre a língua inglesa, Brentano teria sugerido o nome de Freud a Theodor Gomperz, filósofo austríaco que buscava um tradutor para alguns dos escritos do pensador britânico John Stuart Mill, cujas ideias eram discutidas nas preleções de filosofia frequentadas pelo jovem universitário[4]. Os escritos de Mill traduzidos por Freud integram o volume 12 das obras completas do filósofo britânico editadas em alemão por Theodor Gomperz, publicadas em 1880. Relatos sobre o trabalho de tradução podem ser igualmente lidos em sua correspondência de juventude[5].

Ao longo da formação em medicina, Freud teria iniciado pesquisas nas quais se tornaria especialista, voltadas à anatomia e à histologia do sistema nervoso. A partir de 1876 passa a desenvolver pesquisas no Laboratório de Fisiologia da Universidade de Viena, dirigido por Ernst Brücke, professor de orientação científico-naturalista que, segundo Bernfeld (1944), teria exercido forte influência sobre a educação científica do jovem pesquisador. Nessa época Freud passaria uma temporada em Trieste, na Itália, trabalhando em pesquisas sobre anatomia e histologia, das quais resultariam seus primeiros artigos acadêmicos, publicados em 1877, um sobre o sistema nervoso da lampreia e outro sobre as glândulas sexuais das enguias. Além desses dois artigos, para se ter uma ideia dos temas das publicações iniciais do autor, sobretudo no campo da neurologia, vale consultar o sumário bibliográfico anexado a seu *curriculum vitae* (Freud, 1897/2006i) apresentado em 1897 por ocasião da concorrência a uma vaga de professor adjunto na Universidade de Viena.

O trabalho no laboratório de Brücke teria proporcionado ao jovem estudante a chance de entrar em contato com pesquisas das mais avançadas à época sobre histologia do sistema nervoso, precursoras de descobertas que resultariam na proposição do conceito de neurônio por Waldeyer em 1891. Seria também nas relações pessoais estabelecidas ao longo do trabalho no laboratório que Freud travaria conhecimento com um pesquisador 14 anos mais velho, com quem estabeleceria um forte laço profissional e de amizade, o médico e pesquisador em fisiologia Josef Breuer. Além de conduzir Freud, depois de formado, em suas primeiras incursões pela clínica médica, veremos que certas hipóteses clínicas de Breuer sobre a histeria teriam servido de ponto de partida para o desenvolvimento das primeiras concepções freudianas sobre o assunto, precursoras ao advento da psicanálise.

Ainda na condição de estudante, ao longo do ano de 1879, Freud seguiria os cursos de psiquiatria ministrados por Theodor Meynert, cujas concepções sobre a memória e a estrutura e funcionamento do córtex cerebral serão posteriormente, no escrito sobre as afasias, objeto de duras críticas por parte de nosso autor. Em 1880, Breuer inicia o tratamento de Bertha Pappenheim, caso clínico que duraria cerca de 2 anos e que, 15 anos mais tarde, com a publicação de seu relato num livro conjunto com Freud, viria a ser conhecido como caso *Anna O*. No ano seguinte, 1881, Freud conclui os exames finais do curso de medicina.

---

[3] Cf., por exemplo, cartas de 22/23 de outubro de 1874; 8 de novembro de 1874; 7 de março de 1875; 13 de março de 1875; 27 de março de 1875; e 19 de setembro de 1875.

[4] Cf., por exemplo, cartas de 22/23 de outubro de 1874 e de 7 de março de 1875.

[5] Cf. as duas cartas datadas de 10 de agosto de 1879, uma redigida em espanhol, outra em alemão.

2. Preparação para a prática médica e investigações sobre a cocaína

O jovem médico recém-formado nutriria o desejo de prosseguir na carreira acadêmica, como pesquisador, na expectativa de alcançar uma futura nomeação como *Professor* — termo alemão que designa um posto geralmente nomeado pelo governo e que apresentaria algumas especificidades em países de língua alemã e outros europeus, para o qual se requereria uma extensa formação acadêmica e experiência em pesquisa, que incluiria, depois da defesa de uma tese de doutoramento, a defesa de uma segunda tese chamada de *Habilitation*. Devido, porém, à condição familiar financeiramente limitada, e social e politicamente prejudicada, como imigrante e judia, que não só dificultaria sua manutenção enquanto buscasse algum posto acadêmico, mas principalmente diminuía as chances de uma nomeação, Freud teria sido aconselhado por seus professores, em particular por Ernst Brücke, a seguir carreira na clínica médica. Além disso, nessa época, o jovem autor teria conhecido Martha Bernays, com quem pretendia se casar, necessitando ganhar a vida. Assim, em meados de 1882, inicia um estágio como médico no Hospital Geral de Viena. É nesse mesmo período que Breuer teria relatado sobre a interrupção do tratamento de Bertha Pappenheim, iniciado dois anos antes, cujos resultados e descobertas teriam deixado fortes impressões sobre Freud.

Ao longo dos anos seguintes, o autor dedica-se à preparação para a clínica médica, mas não abandona seu interesse por pesquisas de caráter acadêmico. Em 1883, por exemplo, ocupa por quase um semestre o cargo de médico assistente no serviço de psiquiatria da Universidade de Viena, dirigido por Meynert, e em 1884 desenvolve pesquisas sobre a cocaína, buscando isolar suas propriedades anestésicas. Estas últimas teriam, no entanto, suscitado controvérsias, tornando-se conhecidas como o episódio da cocaína. Na expectativa de auxiliar no tratamento de seu amigo e também pesquisador no laboratório de fisiologia, Ernst von Fleisch-Marxow, que sofria com a dependência de morfina, Freud teria prescrito o uso de cocaína e contribuído para o agravamento de seu estado de saúde e sua dependência agora em relação à nova droga.

Embora já houvesse publicado um artigo oriundo dos resultados parciais das pesquisas com a cocaína, e outros prestes a vir a lume no ano seguinte, o episódio teria levado o autor a abandonar a investigação. Poucos anos depois, prosseguindo nessa linha de pesquisa, Carl Koller conseguiria isolar as propriedades anestésicas da coca, que teria passado a ser amplamente utilizada na medicina, tornando-se mundialmente reconhecido pela descoberta. Os artigos de Freud sobre o tema, análises de outros autores sobre o episódio da cocaína e assuntos correlatos encontram-se reunidos em Bick (1974/1989).

As pesquisas sobre a cocaína não teriam sido as únicas realizadas por Freud nesse período. Ainda em 1884, o autor teria desenvolvido um método inovador de coloração de tecidos nervosos, tendo alcançado algum reconhecimento com a publicação de seus resultados em inglês, na revista *Brain* (cf. Freud, 1897/2006i).

3. Estágio com Charcot em Paris: início de uma reviravolta metodológica

Em 1885, Freud é nomeado *Privatdozent* na Universidade de Viena, cargo mais ou menos equivalente ao de professor auxiliar, que possibilita ao nomeado proferir conferências sobre a área de sua especialidade. É nessa condição que o autor obtém uma bolsa de estudos para realizar um estágio em neuropatologia, sob a supervisão do médico francês Jean-Martin Charcot, no

Hospice de la Salpêtrière, em Paris. Ao longo de cinco meses, de outubro de 1885 a fevereiro de 1886, Freud teria travado conhecimento com as ideias para ele inovadoras de Charcot em relação ao tratamento de sintomas considerados histéricos.

No incipiente sistema de classificação de doenças disponível na época, a histeria era considerada uma perturbação refratária a uma apreensão clara pelos princípios organicistas da neuroanatomia e neurofisiologia. O chamado método anatomopatológico estabelecia que, assim como os demais sofrimentos físicos eram compreendidos como decorrentes de prejuízos em outros sistemas ou órgãos do corpo, a explicação dos sintomas considerados histéricos ou neuróticos deveria ser buscada em lesões do sistema nervoso. Todavia, em vista de dificuldades na verificação das supostas lesões, sobretudo em pacientes jovens e aparentemente saudáveis fisicamente, a tendência era considerar os sintomas histéricos como simulações, aos quais se prescreviam tratamentos paliativos, como a hidroterapia. Nesse contexto, ao estabelecer uma metodologia diferenciada na investigação dos fenômenos histéricos, Charcot teria sido um dos responsáveis pela renovação do olhar médico e científico em relação à histeria (cf. Trillat, 1986/1991).

Em seu enfrentamento do problema, embora não tivesse abandonado a crença no método anatomopatológico, Charcot deixaria deliberadamente de lado a busca de explicações neuroanatômicas e neurofisiológicas do fenômeno histérico, para privilegiar uma abordagem descritiva, baseada na observação e caracterização das diferentes formas em que os sintomas histéricos se manifestavam. Sob o olhar de Freud, os resultados obtidos por Charcot mostravam-se incomparavelmente mais promissores do que a abordagem médica tradicional. As descrições de Charcot sobre algumas fases que constituiriam o ataque histérico típico, o uso da hipnose como instrumento auxiliar na reprodução experimental de sintomas histéricos, as preleções sobre as perturbações da linguagem, nas quais demonstra a necessidade de recorrer à psicologia para compreender as afasias, toda essa novidade teria abalado profundamente o modo de pensar de Freud, então calcado em princípios da anatomia e da fisiologia do sistema nervoso.

Dada a importância para os nossos objetivos, vale a pena ler um relato do próprio autor acerca da reviravolta intelectual provocada pelas ideias de Charcot, presente em carta de 24 de novembro de 1885, enviada dois meses depois de sua chegada a Paris para a sua então noiva, Martha Bernays. Relata ele:

> Estou realmente muito bem instalado agora e acho que estou mudando muito. Vou lhe contar em detalhe o que está me afetando. Charcot, que é um dos maiores médicos e homem cujo bom senso raia pelo gênio, está simplesmente virando pelos ares meus ideais e minhas opiniões. Às vezes saio das suas aulas como de Notre-Dame, com uma ideia inteiramente nova da perfeição. Mas ele me exaure; quando venho de um contato com ele não tenho mais nenhum desejo de trabalhar nas minhas coisas idiotas; há três dias não faço nenhum trabalho e não tenho sentimentos de culpa. Meu cérebro está saturado como depois de uma noite no teatro. Se a semente algum dia dará algum fruto não sei, mas o que sei é que nenhum outro ser humano jamais me afetou desta maneira. [...] Quando chego a casa sinto-me completamente resignado e me digo: Os grandes problemas são para os homens de 50 a 70 anos; para os jovens como nós há a própria Vida. Minha ambição seria satisfeita por uma longa vida passada em aprender a compreender algo do mundo. (Freud, 1960/1982, p. 219).

A importância das ideias de Charcot no direcionamento dos novos rumos tomados pela reflexão científica e atividade médica de Freud costuma ser vista como provocando uma verdadeira guinada, uma vez que nosso autor teria desembarcado em Paris como neuropatologista e deixado a cidade quase como um psicólogo. O relatório do estágio foi apresentado pelo autor e publicado em 1886 (Freud, 1886/2006a). Desde então, perspectivas futuras em relação a uma abordagem não mais anatomista nem fisiologista no estudo dos fenômenos histéricos e neuróticos em geral teriam passado a habitar o espírito de Freud. A demonstração teórica segundo a qual, na abordagem da histeria, faz-se necessário efetuar uma mudança de chave, desde uma abordagem baseada em princípios neuroanatômicos para uma de caráter psicológico, encontra-se, como veremos no capítulo seguinte, claramente exposta pelo autor em um artigo originado de conversações com Charcot nos tempos da Salpêtrière, mas que viria a ser publicado tardiamente em francês, em 1893 (cf. Freud, 1893/2006h).

4. *Début* na clínica médica, tradução de Charcot e encontro com Fliess

Alguns meses depois de retornar de Paris, em setembro de 1886, Freud casa-se com Martha Bernays. Neste ano, apadrinhado por Breuer, que já era um clínico reconhecido, Freud teria seu *début* na prática médica em consultório particular. Além disso, como reflexo de seu entusiasmo pelas ideias de Charcot, trabalha rapidamente na tradução do texto das conferências ministradas pelo médico parisiense no ano anterior, publicando sua tradução em alemão antes do aparecimento do original francês de *Lições sobre as enfermidades do sistema nervoso* (cf. Freud, 1886/2006b).

Em 1887 Freud teria começado a fazer uso da hipnose como recurso terapêutico. Nesse mesmo ano inicia uma correspondência com o otorrinolaringologista de Berlim Wilhelm Fliess, que teria assistido a algumas de suas conferências na Universidade de Viena, com quem estabelece uma forte amizade, marcada por uma intensa troca de ideias científicas até 1904. As cartas de Freud para Fliess foram reunidas, publicadas inicialmente em edição selecionada, e posteriormente em sua totalidade (cf. Masson, 1985/1986). Ao longo da correspondência, o autor compartilha com o amigo os grandes temas e problemas com que se depara no trabalho clínico com pacientes histéricos e neuróticos de todo tipo, confidenciando-lhe e submetendo em tempo real ao crivo de Fliess suas hipóteses teóricas mais recentes sobre a histeria e as neuroses, os sonhos e outros fenômenos psíquicos, hipóteses que, como estudaremos, entrariam na composição dos alicerces da psicanálise. Junto às cartas, Freud endereça a seu interlocutor também rascunhos de trabalhos que viriam a ser publicados no período, constituindo a correspondência com Fliess um material bibliográfico valoroso para a compreensão do processo de gestação e nascimento da psicanálise.

Desde então, Freud encontrar-se-ia cada vez mais envolvido com a clínica das perturbações histéricas e neuróticas, intensificando e estendendo o escopo de suas reflexões em busca de uma teoria capaz de explicar as neuroses em geral e servir de base para o estabelecimento de uma técnica de tratamento para suas variadas formas de manifestação.

5. Primeiros trabalhos sobre histeria e hipnose: interesse pelo método catártico criado por Breuer e espanto diante dos experimentos de Bernheim com a sugestão pós-hipnótica

Em 1888 são publicados alguns verbetes redigidos por Freud para um dicionário de medicina geral, valendo mencionar entre eles o verbete intitulado *Histeria* (Freud, 1888/2006c), no qual discute desde elementos históricos relacionados a esse quadro patológico, até as modalidades de tratamento preconizadas à época, passando pela descrição da sintomatologia e a evolução clínica do quadro. No intuito de contribuir para o aprimoramento da técnica terapêutica e dos estudos sobre a hipnose, publica também em 1888 outra tradução de sua lavra (cf. Freud, 1888/2006d), desta feita de um livro sobre o uso terapêutico da sugestão em hipnose, de autoria do médico e hipnotizador de Nancy, na França, Hippolyte Bernheim. Verifica-se nessa época um forte interesse de Freud pelo fenômeno do hipnotismo, em particular pela sugestão pós-hipnótica, conforme descrito por Strachey (1966/2006a) em texto introdutório aos trabalhos sobre hipnose e sugestão publicados por Freud entre 1888 e 1892.

Além disso, seria dessa época um dos acontecimentos mais significativos para o desenvolvimento da prática clínica de Freud, a saber, a adoção de um procedimento terapêutico específico para a remoção de sintomas histéricos, denominado método catártico. Conforme veremos, esse método desenvolvido por Breuer ao longo do tratamento de Bertha Pappenheim era inteiramente centrado no uso da hipnose. Dado que no estado normal de vigília a paciente pouco ou nada sabia dizer sobre a origem de seus sofrimentos, Breuer teria descoberto que, ao induzi-la ao estado de sonambulismo hipnótico e solicitar-lhe que procurasse se lembrar, ela era capaz de encontrar, mediante o encadeamento de lembranças, um caminho para as recordações até então inacessíveis. Ainda sob hipnose, ao relatar as circunstâncias nas quais teria se originado um determinado sintoma, a exteriorização verbal parecia funcionar como uma catarse de afetos represados, proporcionando alívio em relação ao sintoma.

Em 1889 Freud viaja até a cidade francesa de Nancy, acompanhado de uma paciente conhecida como *Cäcilie M.*, com o intuito de que fosse examinada por Bernheim. Nessa ocasião, Freud teria ficado tão impressionado com os experimentos de sugestão pós-hipnótica realizados pelo médico francês, sobretudo com as implicações teóricas e técnicas que deles poderiam ser extraídas, que o aprendizado decorrente dessa experiência viria a ser reiteradamente apresentado pelo autor em diferentes textos que compõem a obra psicanalítica. De modo breve, uma crença predominante entre os médicos da época — entre eles Charcot e Breuer — acerca das condições e efeitos da hipnose era a de que lembranças de vivências tidas em estado de sonambulismo hipnótico seriam inacessíveis ao estado normal de consciência. A suposição era a de que algo como uma barreira dividiria a psique entre, de um lado, a consciência normalmente operante na vigília e, de outro, uma espécie de segunda consciência. Tal barreira só poderia ser transposta mediante o uso da hipnose, que garantiria acesso aos conteúdos presentes na parte da consciência excluída dos processos normais, como exemplificado pelo método catártico de Breuer.

Contrariando a crença predominante, Bernheim teria demonstrado experimentalmente que lembranças de vivências tidas sob hipnose, supostas como inacessíveis à consciência normal do paciente posteriormente desperto, poderiam ser por este acessadas mediante pequenos artifícios técnicos empregados pelo hipnotizador. Induzido ao estado de sonambulismo hipnótico, o paciente recebia de Bernheim injunções ou comandos para que realizasse determinadas ações após ser despertado da hipnose — daí o nome de sugestão pós-hipnótica. Despertado e recobrando o estado normal de vigília, o paciente logo colocava em operação as ações então sugeridas pelo médico, ações estas em geral inadequadas e risíveis. Bernheim então passaria a questionar o paciente acerca da razão de tais ações.

Não tendo inicialmente acesso às motivações reais de seu comportamento — a sugestão feita pelo médico durante a hipnose —, o paciente passaria a formular justificativas *ad hoc*, a fim de conferir algum grau de racionalidade às ações, sem sucesso. Nesse momento, Bernheim entraria com seus artifícios técnicos, a saber, começaria com a solicitação para que o paciente se esforçasse para recordar, durante o estado de hipnose, o ocorrido. Diante das resistências manifestas pela fala de que nada lhe ocorria, o médico reforçaria sua solicitação com incentivos verbais, ao final garantindo que, quando lhe tocasse a testa com a mão, alguma ideia ou imagem seria despertada e assim se recordaria das motivações de seu comportamento. Bernheim teria, assim, demonstrado experimentalmente a improcedência da crença dominante acerca de uma suposta dissociação psíquica na histeria, intransponível para os esforços da consciência em seu estado normal de vigília.

Nas discussões apresentadas na *Primeira Parte*, teremos oportunidade de conhecer em detalhes o aproveitamento feito por Freud dos experimentos de Bernheim para chegar a uma modalidade de tratamento em vigília, precursora da técnica psicanalítica. Talvez a importância dos experimentos de Bernheim com a sugestão hipnótica para o avanço de certas reflexões de Freud só encontre equivalente no papel exercido pelas concepções de Charcot sobre a histeria para a transição de uma abordagem neuropatológica para uma psicológica; ambos os autores parecem ter desempenhado papel decisivo no desenvolvimento de ideias freudianas no período que antecede a fundação oficial da psicanálise.

6. O papel dos afetos na influência do psíquico sobre o corporal e o sentido da terapêutica psicológica

Em um belo e instrutivo artigo publicado em 1890, intitulado *Psychische Behandlung (Seelenbehandlung)* ou *Tratamento psíquico (tratamento da alma)*[6], Freud (1890/2006e) revela não apenas uma compreensão particular sobre o sentido da terapêutica psicológica, mas sobretudo um entendimento já bastante claro acerca do caráter refratário de certa categoria de sofrimento psíquico em relação às explicações baseadas apenas em conhecimentos de fisiologia e anatomia do sistema nervoso. De origem grega, a palavra "psique" teria como correspondente alemão o termo "*Seele*", alma, como no subtítulo do artigo, *Seelenbehandlung*, tratamento da alma. Daí que tratamento psíquico não deveria ser entendido como uma modalidade de tratamento voltada unicamente aos cuidados de patologias psíquicas ou patologias *da* vida anímica, mas corresponderia ao tratamento tanto de sofrimentos psíquicos como de sofrimentos corporais manejado *a partir* do psíquico ou da alma (*Seele*). Isso porque, como antes indicado, a classe de sintomas psíquicos e corporais em consideração na histeria e outras neuroses resultaria em geral de perturbações na esfera anímica. Em outras palavras, os sintomas histéricos e neuróticos, manifestem-se eles no plano corporal ou na esfera psíquica, seriam compreendidos como psicogênicos.

Dada a importância dessas ideias para a compreensão do sentido da teoria psicanalítica e do método da psicanálise como um todo, leiamos algumas palavras do autor: "'Tratamento psíquico' quer dizer, antes, tratamento desde a alma – seja de perturbações anímicas ou corporais – com recursos que de maneira primária e imediata influenciem sobre o anímico do homem" (Freud, 1890/2006e, p. 115). Em defesa da legitimidade de uma modalidade terapêutica capaz de abordar tanto sintomas corporais como psíquicos a partir de intervenções sobre o anímico, Freud faz uma breve reconstrução sobre a evolução da medicina, desde um período por ele considerado pouco frutífero, em que a prática médica seria orientada por princípios metafísicos ou panteístas, até os

---

[6] Convém observar, conforme esclarece Strachey (1966/2006a), que, nas primeiras edições cronológicas das obras de Freud, devido a imprecisões quanto à data de sua publicação original, esse texto teria sido erroneamente reunido junto ao volume de trabalhos de 1905.

progressos alcançados sob a influência do advento das ciências da natureza. A ascensão de uma medicina científico-naturalista teria, porém, levado a uma situação paradoxal, pois, ao tempo que teria produzido avanços no conhecimento da anatomia e dos processos fisiológicos do corpo e do sistema nervoso, dispensaria os fenômenos psíquicos de uma investigação científico-naturalista, relegando-os às considerações de não cientistas e às abordagens filosóficas.

Apesar da disjunção entre uma investigação científico-naturalista dos processos corporais e o estudo filosófico da psique ou alma, Freud reconhece que ao longo de seu desenvolvimento a medicina moderna teria passado a se interessar pelo estudo dos fenômenos psíquicos, considerando-os, todavia, como desprovidos de causalidade própria, ou seja, dependentes de processos físicos do sistema nervoso. Convencido acerca das limitações de uma abordagem unilateral, como a que privilegia a direção somatopsíquica na relação entre o físico e o psíquico, o autor concebia a possibilidade de interação recíproca entre ambas as dimensões e, sobretudo, de influência do anímico sobre o corporal. Escreve ele:

> A relação entre o corporal e o anímico (no animal como no homem) é de ação recíproca; mas no passado a outra parcela dessa relação, a ação do anímico sobre o corpo, recebeu pouca atenção aos olhos dos médicos. Pareciam temer que se concedessem certa autonomia à vida anímica, deixariam de pisar o terreno seguro da ciência. (Freud, 1890/2006e, p. 116).

A visão reducionista do psíquico ao corporal já teria, no entanto, sofrido certa relativização desde anos recentes à publicação do artigo, mas isso devido ao acúmulo de fenômenos patológicos, como os sintomas corporais verificados na histeria, refratários às explicações da medicina científico-naturalista e ao método anatomopatológico de investigação. Resultados como os obtidos por Charcot e outros em seus estudos sobre o fenômeno histérico, nos quais teriam constatado a ausência de lesões anatômicas palpáveis nessa classe de sofrimento, levariam à suposição de que consistiriam em perturbações funcionais do sistema nervoso. Segundo as considerações de Freud:

> Os médicos se viram assim frente à tarefa de investigar a natureza e a origem das manifestações patológicas no caso dessas pessoas nervosas ou neuróticas, chegando a esse descobrimento: ao menos em alguns desses enfermos, os signos patológicos não provinham senão de uma *influência alterada de sua vida anímica sobre seu corpo*. Portanto, a causa imediata da perturbação deve ser buscada no anímico. (Freud, 1890/2006e, p. 118).

Apesar de encontrar-se distante da compreensão dos fatores últimos responsáveis pelas alterações na esfera anímica, a partir das quais o corpo passaria a sofrer influências patológicas na forma de sintomas, Freud considera que "a ciência médica havia encontrado aqui a articulação para entender em sua plena dimensão o aspecto descuidado até então: a relação recíproca entre corpo e alma" (Freud, 1890/2006e, p. 118). Quer dizer, de acordo com a reconstrução freudiana, dificuldades em explicar os fenômenos histéricos com base em pressupostos da anatomia e da fisiologia do sistema nervoso, isto é, mediante identificação de lesões anatômicas que explicariam os sintomas histéricos, teriam levado a suspeitas de que resultariam de alterações no âmbito da psique.

Com isso, além da direção explicativa antes considerada, a somatopsíquica, na qual os fenômenos psíquicos seriam concebidos como efeitos de processos físicos do sistema nervoso, cuja explicação continuaria válida para certos casos, resultados obtidos no estudo da histeria teriam levado à consideração de uma direção explicativa inversa, da psique para o corpo, ou psicossomática. Ainda que baseada em uma parcela apenas dos casos, a possibilidade de que alterações na esfera psíquica exerçam influência sobre funções corporais, levando a modificações secundárias na forma de sintomas físicos, resultaria, segundo a opinião de Freud, em uma concepção inovadora sobre a relação entre o psíquico e o corporal.

Segundo a concepção interacionista defendida pelo autor, além das influências correntemente reconhecidas do corpo sobre a psique, alterações em processos psíquicos seriam capazes de levar a modificações no âmbito das funções corporais. Daí, conforme veremos a seguir, a necessidade de um diagnóstico diferencial que proporcione ao clínico algum discernimento sobre as fontes prováveis do sofrimento do paciente — se somatogênica ou psicogênica —, necessário a uma intervenção terapêutica apropriada. Em se tratando de sofrimentos de ordem psicogênica, manifestem-se eles na forma de sintomas corporais ou de perturbações psíquicas, caberia a uma terapêutica psicológica buscar compreender e intervir sobre a psique e as alterações nela verificadas, com vistas a facilitar condições anímicas favoráveis ao restabelecimento integral do enfermo.

Em relação aos recursos técnicos apropriados ao tratamento anímico, por constituir uma forma de intervenção capaz de produzir efeitos transformadores sobre os estados psíquicos do paciente, a hipnose consistiria em um dos procedimentos recomendados. Mas o autor destaca sobretudo o uso da palavra como recurso terapêutico privilegiado nessa modalidade de tratamento. Em seus termos:

> Um recurso desse tipo é sobretudo a palavra, e as palavras são, por isso, o instrumento essencial do tratamento anímico. O leigo poderá achar difícil conceber que perturbações patológicas do corpo e da alma possam ser eliminadas mediante "meras" palavras do médico. Pensará que está sendo incentivado a acreditar em magia. E não estará tão equivocado; as palavras de nossas conversas cotidianas não são outra coisa que magia atenuada. (Freud, 1890/2006e, p. 115).

A opinião do autor em relação ao caráter atenuado da magia da palavra utilizada no tratamento psíquico moderno resulta de considerações históricas sobre as formas originárias da terapêutica psíquica, oriundas de práticas curativas de povos da antiguidade, nas quais seria comum o uso de fórmulas mágicas e outros recursos oraculares. Além disso, destacar-se-ia outra característica, relacionada à personalidade do terapeuta, "rodeada por uma aura de prestígio que proviria diretamente do poder divino, pois em seus começos a arte de curar estava nas mãos de sacerdotes" (Freud, 1890/2006e, p. 123).

O papel da palavra no tratamento psíquico estaria relacionado à própria concepção interacionista na relação entre psique e corpo, uma vez que ela consistiria em um meio privilegiado por suas capacidades de produzir alterações sobre o estado psíquico de uma pessoa. Considere-se, por exemplo, a recepção da notícia de um acontecimento triste e as reações corporais que a acompanham, como as secreções lacrimais no choro, ou a recepção de uma boa-nova e os estados psíquicos de alegria e as manifestações corporais variadas que podem acompanhá-la. Assim, embora considere que "só após estudar o patológico aprende-se a compreender o normal" (Freud, 1890/2006e, p. 123), vivências afetivas caracterizadas por alterações de intensidade das excitações na esfera psíquica, acompanhadas de manifestações corporais igualmente intensificadas, não seriam particularidades de fenômenos patológicos, mas igualmente reconhecidas pelo saber comum. O desenvolvimento do conhecimento científico teria, porém, possibilitado lançar nova luz sobre o enigma da influência de condições psíquicas sobre o corpo e compreender mais claramente o processo envolvido, relacionado à expressão das emoções. Freud (1890/2006e, p. 118) escreve a respeito:

> O mais cotidiano e corrente exemplo de influência anímica sobre o corpo, que qualquer um pode observar, é a chamada "expressão das emoções".[7] Quase todos os estados anímicos que um homem pode ter se exteriorizam na tensão e relaxação de seus músculos faciais, na atitude de seus olhos, no afluxo sanguíneo em sua pele, no modo de emprego de seu aparato fonador e na postura de seus membros, sobretudo das mãos. [...] Se enquanto um homem realiza certas atividades anímicas for possível submetê-lo a um exame mais atento, verificam-se outras consequências corporais delas em alterações de seu pulso, nas alterações da distribuição do sangue no interior de seu corpo etc.

Além de evidenciar a influência exercida por alterações ocorridas na esfera psíquica sobre as mais variadas funções corporais, a expressão das emoções consiste em um processo na maioria das vezes involuntário a quem a experimenta. Por isso, o autor considera as alterações corporais correspondentes como uma reação pouco útil à pessoa, sobretudo quando envolve um estado anímico cuja significação se pretende ocultar, já que as alterações corporais resultantes da expressão emocional involuntária denunciariam o estado afetivo. Assim, sobretudo na atividade clínica, modificações corporais como o rubor, a tensão ou relaxação dos músculos faciais, os movimentos dos olhos, das mãos e expressões corporais em geral constituiriam signos valiosos, por meio dos quais se poderia inferir acerca de possíveis estados psíquicos subjacentes. Leiamos suas palavras:

> Estas alterações corporais quase nunca resultam úteis a quem as experimenta. Ao contrário, se se pretende ocultar aos outros seus processos anímicos, muitas vezes estorvam seus propósitos. Mas servem aos outros como signos confiáveis a partir dos quais podem inferir os processos anímicos, e em geral se confia mais neles que nas manifestações verbais simultâneas, deliberadas. (Freud, 1890/2006e, p. 118).

Além dessas considerações gerais sobre o fenômeno da expressão das emoções, evidências mais claras acerca da influência de processos psíquicos sobre funções corporais seriam verificadas em certos estados psíquicos especiais, como os caracterizados pela ira, por aflições anímicas, pelo êxtase sexual e afins, nos quais as reações corporais aparecem tão indissociavelmente ligadas àqueles. Tais fenômenos marcados pela intensificação de excitações no estado psíquico e por manifestações corporais igualmente intensas teriam sido designados pela psicologia da época como afetos. Segundo as palavras de Freud, "Em certos estados psíquicos descritos como 'afetos', a coparticipação do corpo é tão evidente e tão ampla que muitos pesquisadores do anímico chegaram a pensar que a natureza dos afetos consistiria apenas nas suas exteriorizações corporais" (Freud, 1890/2006e, p. 118).

---

[7] Conforme indicado pelo autor em textos posteriores, "expressão das emoções" refere-se às formulações de Darwin em *A expressão das emoções nos homens e nos animais*, obra publicada pelo biólogo britânico em 1872. Referências explícitas às ideias de Darwin e ao papel da expressão das emoções na formação de sintomas corporais podem ser verificadas nas análises críticas ou epícrise dos relatos dos casos clínicos de Freud intitulados *Sra. Emmy von N.* e *Srta. Elisabeth von R.*, ambos publicados em Breuer e Freud (1895/2016a).

No entanto, ressalva o autor, apesar de não serem acompanhadas de exteriorizações corporais tão notáveis, outros estados afetivos precisariam ser igualmente considerados como da ordem dos afetos, pois exerceriam igualmente influência sobre o corpo, ainda que de modo discreto, atuando de forma crônica. Seria, por exemplo, o caso de estados psíquicos penosos ou depressivos, como o luto ou outras aflições anímicas prolongadas, que tenderiam a comprometer a nutrição corporal, da qual poderia resultar um enfraquecimento geral das funções físicas. Leiamos as palavras do autor:

> ... os afetos, e quase com exclusividade os depressivos, passam a ser com grande frequência causas patogênicas tanto de enfermidades do sistema nervoso com alterações anatômicas registráveis, quanto de enfermidades de outros órgãos; nestes últimos casos cabe supor que a pessoa afetada teria desde antes a propensão, até então ineficaz, a contrair essa enfermidade. (Freud, 1890/2006e, p. 119).

Por outro lado, se afetos depressivos podem contribuir para o desenvolvimento de patologias orgânicas, estados psíquicos de coloração afetiva positiva, caracterizados pela alegria e felicidade, tenderiam a influenciar positivamente o conjunto das funções corporais, florescendo e mesmo rejuvenescendo traços gerais da pessoa. Daí também o papel de expectativas negativas, como o estado psíquico de angústia, na contração de enfermidades e, por outro lado, o papel de expectativas positivas, como a esperança ou mesmo a fé, no processo de cura. No que concerne à possível relação entre os estados afetivos predominantes na pessoa e a variação no grau de resistência à contração de enfermidades Freud menciona a observação de alguns médicos, segundo os quais "a propensão a contrair tifo e disenteria é muito maior entre os integrantes de um exército derrotado que entre os vencedores" (Freud, 1890/2006e, p. 119).

O autor prolonga-se na exploração de outros estados afetivos nos quais a influência do psíquico sobre o corporal mostrar-se-ia evidente. Entre outras considerações, observa que a vontade e a concentração de atenção psíquica são capazes de influenciar processos corporais, tanto como inibidores ou como promotores de enfermidades orgânicas. Outro fenômeno capaz de ser influenciado por atividades psíquicas como a atenção seria a dor, que constituiria manifestação corporal cuja consideração envolveria necessariamente condições psíquicas. Embora dores de origem psicogênica possam ser, às vezes, vistas como menos dignas de consideração se comparadas a dores causadas por danos físicos visíveis, para Freud essa comparação seria injusta, pois "qualquer que seja sua causa, ainda que seja a imaginação, as dores não deixam de ser menos reais nem menos fortes" (Freud, 1890/2006e, p. 120).

Em suma, apesar de muitos psicólogos da época privilegiarem as manifestações corporais agudas na consideração dos afetos, inúmeros outros estados psíquicos igualmente afetivos revelam que as exteriorizações corporais podem ser menos perceptíveis, manifestando-se de forma crônica. Esta parece constituir uma ressalva importante, pois, conforme assinalado anteriormente, para o autor, a expressão corporal das emoções pode servir de meio para inferências acerca dos estados psíquicos que a motivam, não consistindo senão um aspecto do processo afetivo. Em outras palavras, parece que o interesse do autor em relação aos afetos não se restringiria às suas exteriorizações corporais, mas voltar-se-ia sobretudo para a compreensão dos fatores responsáveis pelas alterações ocorridas em estados psíquicos dos quais seriam a expressão. Essa opinião parece corroborada pela extensão com que o autor compreende os processos afetivos, entre os quais considera o próprio pensar. Senão vejamos:

Os afetos em sentido estrito se destacam por uma relação muito particular com os processos corporais; mas, a rigor, todos os estados anímicos, ainda os que possamos considerar "processos de pensamento", são em certa medida "afetivos", e de nenhum estão ausentes as exteriorizações corporais e a capacidade de alterar processos físicos. Mesmo a tranquila atividade de pensar em "representações" provoca, dependendo do conteúdo destas, permanentes excitações sobre os músculos planos e estriados. (Freud, 1890/2006e, pp. 119-20).

Assim, a partir da consideração de variados processos de expressão das emoções, acompanhados de exteriorizações corporais de diferentes graus de intensidade e extensão, decorrentes de alterações patológicas ou não patológicas de estados psíquicos, Freud chega à compreensão de que a afetividade é inerente a toda atividade psíquica. Para ele, analogamente às exteriorizações corporais mais evidentes, decorrentes de estados psíquicos afetivamente mais intensos, como os sintomas da patologia histérica, associações de ideias ou de representações que constituem o pensar, o imaginar, o desejar etc., levam igualmente a manifestações corporais, ainda que discretas e menos visíveis. Tome-se, por exemplo, a imaginação do prato preferido no estado de fome e as reações glandulares dela decorrentes, ou as reações de prazer manifestas por um estudante diante da compreensão de um problema, cuja solução teria sido há muito acalentada. Resulta, portanto, da concepção freudiana que toda ideia ou representação psíquica é afetiva, ou seja, toda ideia, todo complexo representacional será compreendido como investido de excitações, destacando-se duas hipóteses que se verificarão centrais na teorização sobre os processos psíquicos: por um lado, a hipótese de uma soma de excitação ou quota de afeto, por outro, a noção de representação ou ideia.

Enfim, pelo que vimos anteriormente, acerca do impacto das ideias de Charcot sobre as concepções científico-naturalistas de Freud, parece que menos de cinco anos depois, em *Tratamento psíquico*, de 1890, nosso autor começa a situar as novas possibilidades vislumbradas sobre o tratamento e a compreensão dos fenômenos histéricos e neuróticos numa região epistemológica distinta, discernida a partir da consideração da evolução histórica e metodológica da medicina e do advento das ciências naturais. Por isso, além de oferecer indicações inovadoras sobre o sentido da terapêutica psicológica e as primeiras aproximações em relação ao papel dos afetos nos processos psíquicos, esse artigo constitui uma referência relevante para começarmos a compreender a especificidade epistemológica do empreendimento ao qual Freud empenhará a vida.

7. Em torno das condições psíquicas das perturbações da linguagem: introdução das noções de representação de objeto e representação de palavra em *Sobre a concepção das afasias*, de 1891

Parece que pouco a pouco Freud consegue reunir elementos consistentes para levar adiante suas reflexões e posicionar-se de forma propositiva no tabuleiro científico sobre a histeria e as neuroses, empenhando seus esforços para pensar tanto os problemas da técnica de tratamento como as hipóteses teóricas que possibilitam aproximar-se das condições psíquicas que explicariam a formação de sintomas histéricos e neuróticos em geral.

Nesse ritmo, entre as publicações do autor que aparecem em 1891, encontra-se um estudo sobre o fenômeno das afasias (Freud, 1891/2013a), no qual busca avaliar criticamente os fundamentos e alcance explicativo da concepção então dominante sobre o assunto, a concepção localizacionista das funções corticais. Esta buscava explicar diferentes modalidades de perturbação da linguagem remetendo-as a lesões ou alterações anatômicas localizadas em supostos centros cerebrais específicos. Por exemplo, perturbações de ordem sensorial da linguagem, como dificuldades na compreensão da palavra ouvida, seriam explicadas pela suposição de alterações anatômicas presentes na área cortical responsável pelos processos sensoriais da linguagem, conhecida como área de Broca. Já as perturbações motoras da fala seriam relacionadas a prejuízos na área do córtex responsável pelas funções motoras da linguagem, a área de Wernicke.

No ambiente científico vienense, o grande propagador dessas teorias seria o ex-professor de psiquiatria de Freud, Theodor Meynert, cujas ideias são eleitas como alvo central da crítica do autor. Recorrendo a resultados obtidos por outros pesquisadores, Freud busca demonstrar as limitações e em certos casos mesmo a impossibilidade lógica de explicações formuladas a partir da teoria das localizações anatômicas das funções cerebrais.

Para formular uma concepção alternativa considerada mais adequada às evidências clínicas, o autor toma os elementos teóricos necessários de empréstimo a alguns autores britânicos. Do neurologista John Hughlings Jackson, por exemplo, proviriam os pressupostos metodológicos que estabelecem a necessidade de distinguir no estudo dos processos da linguagem o lado psicológico do lado anatômico. Proviria ainda de Jackson uma concepção evolucionista centrada na hipótese de uma estratificação das funções corticais, que se verificará útil às reflexões freudianas posteriores sobre o desenvolvimento do psiquismo.

Para aprofundar suas hipóteses psicológicas sobre as afasias, Freud teria buscado em ideias de John Stuart Mill — conhecidas desde as preleções de Brentano e da tradução de alguns dos textos do filósofo britânico — o conceito de representação de objeto, ao qual articularia um outro conceito, já utilizado por autores como Charcot, o de representação de palavra. A partir do critério metodológico jacksoniano e da articulação entre representação de objeto e representação de palavra, Freud concebe uma espécie de aparelho de linguagem. Em termos gerais, uma representação — ideia ou noção — é concebida como uma espécie de imagem mental formada com base na experiência que se tem com as coisas do mundo. Para Freud, e para a visão empirista à qual estaria filiado, seria a partir da inscrição de representações nos sistemas de memória que se abriria a possibilidade de reevocar em pensamento vivências tidas no passado, de lembrar-se de algum objeto com o qual se entrou alguma vez em contato e de comunicar verbalmente o conteúdo da recordação.

A representação de objeto corresponderia a traços mnêmicos ou marcas deixadas na memória pelo contato experiencial com algum objeto real. E como a experiência com os objetos concretos são proporcionadas pela atuação combinada de diferentes órgãos sensoriais, uma representação de objeto deve ser entendida como uma representação complexa, composta por vários elementos mnêmicos associados: por exemplo, um elemento sensorial visual, consistindo em marcas mnêmicas deixadas pela experiência visual que se tem de um objeto; um elemento sensorial tátil, resultante de um contato epidérmico ou manual com o objeto; um elemento sensorial acústico, decorrente de alguma percepção sonora que acompanha o contato com o objeto, e assim por diante.

Por definição, portanto, uma representação de objeto precisa ser compreendida como um complexo representacional aberto, pois, aos vários elementos que entraram em sua composição inicial, podem ser associados elementos novos, resultantes de conhecimentos adicionais que se pode adquirir sobre tal objeto no decorrer da experiência. Reproduzimos a seguir a figuração apresentada por Freud (Figura 1).

Figura 1- Esquema para a representação de objeto

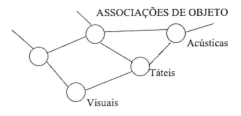

Fonte: O autor, a partir de Freud (2013a, p.102)

Já a representação de palavra corresponderia a traços mnêmicos ou marcas deixadas na memória pela percepção auditiva da palavra enunciada por outra pessoa. Analogamente à representação de objeto, também a representação de palavra é compreendida como uma representação composta, complexa, não um elemento simples. Seus componentes mnêmicos seriam: o elemento sensorial acústico da palavra, entendido como marcas mnêmicas deixadas pela percepção da palavra ouvida, a imagem acústica; o elemento cinestésico da palavra articulada, correspondendo às marcas mnêmicas ligadas às inervações musculares do aparelho de fonação, estabelecidas quando se adquire a capacidade de falar, a imagem de movimento; o elemento sensorial visual da palavra escrita, consistindo em marcas mnêmicas deixadas pela experiência após a aprendizagem da leitura, a imagem de leitura; e o elemento cinestésico da palavra escrita, relacionado às marcas mnêmicas ligadas às inervações musculares necessárias para a escrita, estabelecidas quando se adquire a capacidade de escrever, a imagem de escrita. Esses seriam os quatro elementos mnêmicos que comporiam a representação de palavra, conforme o esquema de Freud, reproduzido a seguir (Figura 2).

Figura 2- Esquema para a representação de palavra

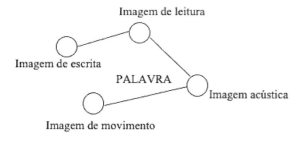

Fonte: O autor, a partir de Freud (2013a, p.102)

Diferentemente da abertura da representação de objeto para o incremento de novos elementos mnêmicos, decorrentes de experiências perceptuais adicionais com o objeto concreto correspondente, o Freud considera a representação de palavra um complexo fechado, pois, após a aquisição da capacidade de compreender a palavra ouvida, de comunicar-se pela fala, de escrever e de compreender a palavra escrita, a realização da função básica da linguagem não requereria componentes adicionais.

A significação de uma palavra pressuporia a associação entre a representação linguística e a representação de objeto correspondente. No entanto, diferentemente da opinião de autores como Charcot, para quem a associação entre a representação de palavra e a representação de objeto poderia se dar por quaisquer de seus elementos mnêmicos, para Freud (1891/2013a, p. 102) essa conexão associativa seria estabelecida entre o elemento sensorial acústico da primeira e o elemento visual da segunda. Reproduzimos o esquema freudiano (Figura 3):

Figura 3- Esquema para a associação entre representação de objeto e representação de palavra

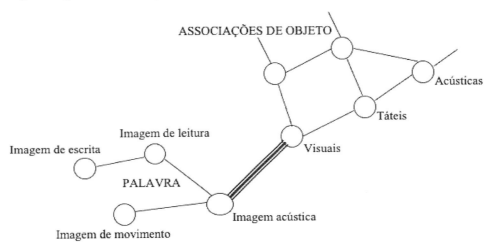

Fonte: O autor, a partir de Freud (2013a, p 102)

Esses componentes representacionais povoariam os diferentes centros corticais e estariam ligados por terminações nervosas aos órgãos responsáveis pela audição e fonação, cujo circuito associativo configuraria uma espécie de aparelho de linguagem. Seria, portanto, em decorrência de alterações nos elementos mnêmicos que compõem as representações de palavra e as representações de objeto, ou de alterações nas associações que unem esses dois complexos representacionais, não de lesões anatômicas em centros cerebrais, que resultariam perturbações afásicas, seja no âmbito da fala articulada ou em sua compreensão.

Dessa nova concepção teórica resultaria necessariamente a proposição de uma nova nomenclatura freudiana para classificar as diferentes formas de afasia. Em razão da importância dessas proposições para os desenvolvimentos teóricos subsequentes de Freud, em seu ensaio introdutório à edição em inglês do livro sobre as afasias, Stengel (1953) considera o aparelho de linguagem concebido em 1891 um precursor — espécie de irmão mais velho — do modelo de aparelho psíquico que encontraremos exposto nove anos depois no capítulo teórico de *A interpretação dos sonhos*, de 1900 (Freud, 1900/2019e).

Mais duas observações que podem ser úteis para os nossos objetivos. Obviamente, como Freud supõe no processo de formação da representação de palavra, o ser humano não dispõe de capacidades linguísticas desde o início. Embora a capacidade de falar de uma criança pequena seja desenvolvida com o tempo, é plausível considerar que registros sensoriais acústicos da palavra ouvida comecem bem antes da aquisição da fala, daí a suposição freudiana de que restos mnêmicos da palavra ouvida sejam os mais primitivos nos sistemas de memória.

Com a formação das representações de objeto não seria diferente, pois uma criança pequena apresentaria no início capacidades perceptuais e intelectuais precárias, que também são aprimoradas ao longo da maturação e da experiência com seu entorno. Significa dizer que, assim como a capacidade de compreender a palavra ouvida e de falar, a capacidade de representar e compreender a realidade de um mundo permeado por objetos também é aprimorada ao longo de experiências vitais, no início ao ser amparada, cuidada e alimentada pelo outro auxiliar, mas igualmente depois na relação mais autônoma com o próximo.

O aprimoramento da capacidade de compreensão da realidade poderia, portanto, ser explicado pela concepção de uma representação de objeto entendida como uma representação complexa aberta, capaz de expansão à medida que novos conteúdos, fornecidos por experiências igualmente novas, são associados aos elementos mnêmicos preexistentes. Mas a ideia de reorganização mnêmica a posteriori dos elementos que compõem uma representação de objeto, possibilitada pela aquisição de novos conhecimentos sobre a realidade, também pode impor a necessidade de abandonar, total ou parcialmente, o conhecimento estabelecido inicialmente, em favor de uma significação renovada e mais bem adaptada à realidade sobre algum objeto da experiência ou em relação às lembranças de alguma vivência do passado. Veremos que essa possibilidade de ressignificação de conteúdos mnêmicos, inerente à vida psíquica, será decisiva para a compreensão psicanalítica da experiência humana, conforme desenvolvida pela psicanálise freudiana.

CAPÍTULO II

ASPECTOS DO PERCURSO INTELECTUAL INICIAL DE FREUD, PARTE 2 (1892-1895): MÚLTIPLAS FRENTES DE TRABALHO, CONFLUÊNCIA DE RESULTADOS

A partir de 1892, mobilizado por interrogações clínicas instigantes e hipóteses de trabalho pouco a pouco menos obscuras sobre a natureza das perturbações histéricas e fenômenos relacionados, Freud dedica-se a várias atividades, cujos resultados se revelariam promissores. Como estamos adentrando uma etapa que consideramos importante no percurso do autor, na qual se poderia distinguir diversas frentes de pesquisa, para termos uma visão preliminar de conjunto dessas realizações, listaremos em ordem cronológica as principais atividades desenvolvidas nessa fase. Feito isso, seções específicas serão abertas para comentários mais extensos sobre os temas considerados relevantes para tentarmos obter um vislumbre sobre o horizonte subsequente da trajetória do autor.

Em tradução de sua lavra, Freud publica em 1892 mais uma obra de Bernheim sobre o hipnotismo, intitulada *Novos estudos sobre hipnotismo, sugestão e psicoterapia* (cf. Strachey, 1966/2006b). Inicia também a tradução de um segundo livro de Charcot, intitulado *Lições das terças-feiras no Salpêtrière*, contendo as preleções ministradas em 1887-1888, sequência das frequentadas durante o estágio em Paris em 1885-1886. De acordo com Strachey (1966/2006c), essa tradução seria publicada em partes, ao longo de dois anos, até sua versão final de 1894. A edição alemã será acrescida de uma quantidade extensa de notas elaboradas pelo tradutor, mediante as quais critica algumas das opiniões de Charcot, procedimento em relação ao qual Freud busca desculpar-se posteriormente, reconhecendo-o não apenas como uma infração a direitos autorais, mas como uma deselegância para com o autor.

Em dezembro de 1892 e janeiro de 1893, vem à luz em duas partes um artigo no qual Freud analisa os resultados obtidos com o uso da técnica da sugestão pós-hipnótica na eliminação de dificuldades de amamentação apresentadas por uma jovem mãe (Freud, 1892-1893/2006f). Para os nossos objetivos, interessantes nesse relato de caso são as hipóteses de caráter psicológico levantadas para tentar explicar o quadro clínico. Tudo se passaria como se a paciente fosse dominada por duas correntes de pensamento contrastantes, uma impulsionada pela vontade de exercer as funções maternas e outra carregada de dúvidas em relação à própria capacidade, responsável por minar a força da primeira. Por sua relevância como intuição precursora a uma formulação central nos desenvolvimentos futuros de Freud, a concepção de conflito psíquico, o artigo será objeto de comentários em seção específica, a seguir.

Em agosto de 1893 morre Charcot. Em homenagem, Freud (1893/2023a) publica um necrológio, cuja leitura nos ajuda não só a fazermos ideia do profundo respeito e admiração que o autor nutria pelo mestre do Salpêtrière, mas serve igualmente para entrarmos em contato com algumas das ideias do médico parisiense. É nesse mesmo ano que aparece um artigo, tardiamente publicado em francês, intitulado *Algumas considerações para um estudo comparativo das paralisias motoras orgânicas e histéricas* (Freud, 1893/2006h), cuja problemática central se vincula às discussões travadas com Charcot durante o estágio em Paris em 1885-1886. Conforme examinaremos a seguir, nesse artigo o autor elabora uma argumentação na qual reúne conhecimentos disponíveis sobre a anatomia do sistema nervoso, a fim de demonstrar como certas formas de paralisias motoras não podiam ser explicadas pelos princípios da neurologia, havendo a necessidade de estabelecer um diagnóstico diferencial entre paralisias motoras de fundo orgânico ou neurogênicas e paralisias motoras refratárias às explicações produzidas a partir do método anatomopatológico, as paralisias corporais psicogênicas ou histéricas. Talvez esse artigo possa ser considerado uma espécie de síntese dos esforços reflexivos envidados por Freud desde as conversações com Charcot; uma síntese do lento movimento de transição de uma abordagem baseada em princípios da neuropatologia até alcançar clareza suficiente para demonstrar a necessidade de uma abordagem psicológica para as perturbações histéricas. A relevância teórica e metodológica das ideias apresentadas no artigo pode ser apreciada pela menção de Freud, logo na abertura, de que se trata de uma reflexão análoga à ensaiada em 1891, no livro sobre as afasias. Apresentaremos a seguir, em tópico à parte, comentários mais detalhados sobre esse artigo.

Nesse período Freud já trabalhava em uma promissora frente de pesquisas, na qual conta com a colaboração de Breuer. Juntos, desde meados de 1892, somariam esforços no intuito de avançar na compreensão e tratamento da histeria. Alguns resultados parciais desse trabalho foram publicados em 1893, na forma de uma *Comunicação preliminar*, na qual informam a descoberta de um mecanismo psíquico capaz de esclarecer a gênese dos sintomas histéricos (Breuer & Freud, 1893/2016b). Esse trabalho seria republicado ao lado dos principais resultados da pesquisa conjunta, reunidos e organizados no livro intitulado *Estudos sobre a histeria* de 1895 (Breuer & Freud, 1895/2016a), momento em que a parceria já revelava sinais de incompatibilidade, sobretudo em relação aos pressupostos teóricos, conforme reconhecido pelos autores no prefácio da obra.

Levado, por suas reflexões clínico-teóricas, a afastar-se cada vez mais das posições de Breuer, ainda fundadas em pressupostos anatômicos e fisiológicos sobre o sistema nervoso, Freud tendia a abraçar uma visão aquisicionista e psicológica em relação à causação das neuroses, reforçada pelo reconhecimento de limitações nas abordagens organicistas tradicionais, como demonstrado no artigo de 1893 sobre as paralisias histéricas. Essa visão de Freud na consideração da etiologia das neuroses poderá ser verificada em outras frentes de trabalho desenvolvidas no período. De todo modo, as ideias apresentadas no livro assinado com Breuer, articuladas a outras hipóteses em gestação no espírito do autor, revelar-se-iam decisivas para o avanço de suas reflexões rumo ao estabelecimento de uma concepção alternativa própria sobre os processos da histeria e das neuroses em geral. Pela importância para o desenvolvimento das ideias freudianas, alguns dos resultados das investigações realizadas em parceria com Breuer serão objeto de comentários mais extensos, a seguir.

Ao longo dessa fase criativa, à medida que parece pressentir firmarem-se as hipóteses sobre os mecanismos psíquicos que possibilitariam explicar de forma inovadora a gênese dos fenômenos histéricos e neuróticos, por volta de 1893-1896 Freud abre outra linha de pesquisa, voltada à reescrita do sistema precário então disponível de classificação dos quadros de enfermidade neurótica. Por exemplo, resulta dessas reflexões a proposição de uma nova entidade clínica, a neurose obsessiva, nomenclatura que permanece até os dias de hoje. A atividade de inovação nosográfica desenvolvida por Freud insere-se no campo da psicopatologia, mas, como se pode suspeitar, não no de uma psicopatologia de base organicista ou neurológica, como a psiquiátrica. Dada a novidade da perspectiva psicossomática em construção, voltada para a compreensão do mecanismo psíquico responsável pela geração de um determinado sintoma, tratar-se-ia aqui de trabalhos que inaugurariam uma psicopatologia, de orientação psicanalítica. Alguns comentários mais detalhados sobre a reescrita freudiana da nosografia também serão apresentados a seguir.

A convergência dos resultados das múltiplas atividades desenvolvidas no período contribuiria para reforçar e justificar a pertinência de um novo ponto de vista epistemológico no enfrentamento do problema das neuroses. Destacar-se-ia aqui o planejamento e a dedicação efetiva de Freud para firmar uma abordagem de caráter psicológico que valoriza a experiência vivida na explicação das perturbações histéricas e outras formas de neurose. Tal empreendimento se tornou conhecido na literatura psicanalítica como teoria do trauma de sedução ou simplesmente teoria da sedução. Como um dos resultados mais relevantes decorrentes dos esforços de Freud nessa etapa de suas reflexões, o espaço mais adequado para sua discussão seria na sequência das atividades elencadas anteriormente. Contudo, devido à extensão adquirida pelos comentários elaborados sobre o assunto, postergamos o exame de alguns dos problemas que envolvem a teoria da sedução para o capítulo seguinte.

1. Aproximação à ideia de conflito psíquico em *Um caso de cura por hipnose*, de 1892-1893

Conforme antecipado, no artigo Freud discute os resultados positivos obtidos mediante o uso da sugestão pós-hipnótica no tratamento de uma jovem mãe. A paciente teria desenvolvido diversos sintomas corporais, como dores, vômitos, dificuldades para beber e se alimentar, o que a impedia de amamentar o filho recém-nascido. Chamado em auxílio, Freud teria submetido a paciente à hipnose e recorrido à técnica de Bernheim. Mediante injunções e outras formas de convencimento, assegurava à jovem mãe que ela era capaz de amamentar, que não sentiria dores ou outras indisposições, que amamentar o filho era a sua maior vontade, que deveria repreender os familiares cobrando deles que lhe alimentassem e lhe dessem de beber, e assim por diante.

As sugestões teriam alcançado sucesso e livrado a paciente dos sintomas, restituindo-lhe o bem-estar e as capacidades necessárias para exercer adequadamente as funções maternas. Os sintomas teriam, porém, reaparecido quando de uma segunda e terceira maternidades. Em todas elas Freud teria sido chamado, adotado o mesmo procedimento de sugestão pós-hipnótica, obtido sucesso no desaparecimento dos sintomas e assim restituído à paciente as condições para realizar a amamentação e demais cuidados maternos.

Em suas reflexões sobre o processo terapêutico, dadas as condições gerais de uma paciente jovem e fisicamente saudável, que reduziam a probabilidade de se tratar de algum comprometimento de fundo orgânico, o autor levanta hipóteses de caráter psicológico para tentar chegar a uma explicação para aqueles sintomas corporais. Na esteira de outras reflexões em curso, como as apresentadas em 1890 no artigo sobre o *Tratamento psíquico* e as hipóteses de 1891 sobre as perturbações psíquicas da linguagem, a suposição levantada por Freud era a de que podia se tratar de fatores psicogênicos.

A ideia era a de que duas correntes de pensamento de conteúdos opostos teriam entrado em confronto no espírito da jovem mãe, uma impulsionada pelo anseio de poder amamentar a criança e realizar as funções maternas, outra dominada por inseguranças, desconfianças e expectativas negativas em relação à própria capacidade de desempenhar adequadamente as tarefas que lhe seriam esperadas. Nesse cenário psíquico, formado por ideias antitéticas, o anseio de realizar as funções maternas, manifesto pela corrente de pensamento consciente, ver-se-ia minado em sua potência por expectativas negativas representadas pela segunda corrente de pensamento. No conflito entre duas cadeias ideativas opostas, a força afetiva da cadeia de expectativas negativas teria sobrepujado a do pensamento consciente e se apoderado de algumas inervações corporais, do que resultaria a expressão sintomática manifesta no caso.

Não se trata aqui, obviamente, senão de um esboço de explicação psicológica de alguns sintomas corporais considerados histéricos; no entanto, veremos ao longo de nossos estudos que, em hipóteses incipientes como as levantadas nesse artigo de 1892-1893, encontrar-se-iam em gérmen intuições teóricas que, florescidas, possibilitariam a Freud formular um dos conceitos centrais da teoria psicanalítica, o conceito de conflito psíquico.

2. O diagnóstico diferencial entre paralisias orgânicas e paralisias histéricas e a hipótese de um prejuízo representacional na psicogênese da histeria

Em *Algumas considerações para um estudo comparativo das paralisias motoras orgânicas e histéricas*, de 1893, Freud (1893/2006h) busca desenvolver um problema posto por certos sintomas corporais que resistiriam a uma explicação pelos métodos da neuroanatomia, restando à margem dos saberes constituídos. Nas linhas iniciais do artigo, ao esclarecer as razões do atraso na publicação, Freud esclarece que o enfrentamento desse problema teria sido sugerido pelo próprio Charcot em 1885-1886.

O autor apresenta uma síntese dos conhecimentos então estabelecidos sobre o sistema nervoso — como a distribuição ramificada de fibras nervosas desde o córtex, passando pela base da medula, até a periferia do corpo —, a fim de demonstrar a relação necessária existente entre o saber da neuroanatomia e a conformação de sintomas corporais de fundo neurológico, como as paralisias motoras. Em outras palavras, dependendo da área do sistema nervoso afetada por uma lesão, o efeito necessariamente esperado em um membro servido pelas inervações comprometidas é que apresente uma paralisia mais intensa na região distal — a mão, os dedos, por exemplo — do que na região proximal — o braço e o ombro.

Essa seria a conformação esperada para uma paralisia motora orgânica, isto é, provocada por alterações neurológicas. Freud distingue relações mais específicas e diferenças entre a conformação de um sintoma ocasionado por lesões medulares e a de sintomas decorrentes de lesões corticais, mas podemos prescindir desse detalhamento nos comentários gerais aqui apresentados. Portanto, com base nos dados fornecidos pelo exame clínico das características manifestas de uma paralisia — qual o membro acometido, qual a extensão do comprometimento, a intensidade etc. —, o médico neuropatologista estaria em condições de, com base em teorias estabelecidas, inferir a provável área do sistema nervoso — se a região da medula ou do córtex — que teria sido afetada por uma lesão ou outras alterações anatômicas.

A partir desses argumentos Freud busca demonstrar como certos tipos de paralisia consideradas histéricas não podiam ser explicadas pelas leis conhecidas sobre o sistema nervoso, baseados em princípios neuroanatômicos. Por exemplo, como explicar a paralisia apenas do braço, em um paciente que guardava intactos os movimentos da mão e do ombro? A forma manifesta dessa paralisia desafiaria frontalmente as teorias estabelecidas sobre a anatomia do sistema nervoso e a correspondência necessária entre lesões corticais ou medulares e a conformação do sintoma na periferia do corpo. Porque, além de comprometer mais intensamente a parte distal do que a proximal de um membro, dependendo da localização e da extensão da lesão, a consequência esperada seria não só que o membro superior fosse amplamente afetado, mas em algum grau também o membro inferior e outras áreas do hemisfério corporal, como a face.

Em linguagem mais específica, o método chamado anatomopatológico estabelece que as perturbações supostas como de origem orgânica são explicadas por alterações anatômicas, como lesões e tumores que comprometeriam certas funções coordenadas pelo sistema nervoso. Resultariam daí sintomas como as paralisias motoras orgânicas, cujas características manifestas corresponderiam à extensão do prejuízo cortical ou medular. Ao contrário destas, considera Freud,

> [...] a lesão das paralisias histéricas deve ser completamente independente da anatomia do sistema nervoso, posto que *a histeria se comporta em suas paralisias e outras manifestações como se a anatomia não existisse, ou como se* não tivesse notícia alguma *dela*. (Freud, 1893/2006h, p. 206).

Portanto, segundo os princípios da neuroanatomia, como explicar uma paralisia do braço apenas?

Ao demonstrar as limitações do método anatomopatológico na explicação de certas formas de paralisia motora, Freud estaria levantando argumentos em favor da necessidade de formular uma nova concepção, apropriada à abordagem e à explicação dos fenômenos histéricos e neuróticos. Dadas as dificuldades envolvidas no problema e o domínio ainda insatisfatório do assunto, o objetivo na parte conclusiva do artigo consiste apenas em levantar algumas hipóteses que pudessem contribuir para as reflexões sobre o tipo de lesão ou a natureza das alterações em jogo nas paralisias histéricas. Por isso esclarece que "se trata somente de indicar a linha de pensamento que pode conduzir a uma concepção que não contradiga as propriedades da paralisia histérica, no que ela difere da paralisia orgânica cerebral" (Freud, 1893/2006h, p. 207).

Para tanto, começa pela análise de algumas expressões correntes na neurologia e psiquiatria da época, às quais se recorreria para explicar casos em que não se verificavam lesões cerebrais palpáveis, como na histeria. Dada nossa dificuldade de traduzir em termos mais simples a linguagem técnica utilizada, sobretudo no início da argumentação freudiana, buscaremos reproduzi-la com o apoio de citações e paráfrases. Segundo o autor, em analogia a uma lesão orgânica, falava-se de uma lesão funcional ou lesão dinâmica, compreendida como capaz de produzir modificações — às vezes passageiras — na função desempenhada por um órgão ou no dinamismo que caracteriza seu funcionamento normal. Segundo Freud (1893/2006h, p. 207), "Uma alteração assim seria, por exemplo, uma diminuição da excitabilidade ou de uma qualidade fisiológica que no estado normal permanece constante ou varia dentro de limites determinados".

O próprio autor reconhece, porém, que esse entendimento sobre o que consistiria uma lesão funcional ou dinâmica não corresponderia senão a uma maneira levemente distinta de se referir a uma lesão orgânica, afinal, apesar de não se verificarem alterações anatômicas palpáveis, a suposição seria a de que se trataria de modificações fisiológicas transitórias — produzidas por edemas, por exemplo — no estado das excitações do sistema nervoso, alterações essas em geral não aparentes nem detectáveis numa autópsia. Argumenta Freud (1893/2006h, p. 207): "Suponhamos que o tecido nervoso se encontre em um estado de anemia passageira: sua excitabilidade ver-se-á diminuída por esta circunstância. Não se pode evitar considerar as lesões orgânicas mediante esse expediente".

Em outras palavras, ainda que se dispusesse no vocabulário médico de termos alternativos para tentar distinguir uma lesão funcional ou dinâmica de uma lesão anatômica propriamente dita, tratar-se-ia de uma nomenclatura própria às abordagens neuroanatômicas e fisiológicas sobre as patologias do sistema nervoso. Significa dizer que, do ponto de vista explicativo, as paralisias motoras, sejam elas causadas por lesões anatômicas palpáveis ou ocasionadas por modificações funcionais passageiras, seriam em última instância explicadas como causadas por alterações corticais orgânicas. Em suma, lesões funcionais ou dinâmicas estariam subsumidas aos mesmos princípios explicativos da neuroanatomia. Freud estaria denunciando assim uma argumentação circular, pois, conforme demonstrado anteriormente, certas formas de paralisia motora seriam refratárias às explicações pelos métodos da anatomia patológica.

Para prosseguir na busca de esclarecimentos sobre o tipo de alteração funcional envolvida nas paralisias motoras histéricas, inspirado pelas preleções de Charcot, Freud observa que, para estudar a histeria, é necessário passar para o terreno da psicologia. Em suas palavras:

> Procurarei mostrar que pode existir uma alteração funcional sem lesão orgânica concomitante, ao menos sem lesão grosseira palpável, mesmo através da análise mais delicada. Em outros termos, darei um exemplo apropriado de uma alteração funcional primitiva; para tanto, não peço senão que me permita passar ao terreno da psicologia, inevitável quando se ocupa da histeria. (Freud, 1893/2006h, p. 207).

Veremos assim serem levantadas algumas hipóteses iniciais sobre as possíveis alterações de ordem representacional na explicação do fenômeno enigmático de uma paralisia motora restrita ao braço. A hipótese seria a de que a representação do braço na psique é que estaria de algum modo comprometida, teria sofrido algum tipo de alteração funcional — que precisaria ser esclarecida —, donde resultaria a formação do sintoma histérico.

Foi mencionado antes que a histeria desconhece as regras da neuroanatomia. Para esclarecer esse fenômeno, Freud (1893/2006h, p. 207) seguiria as ideias do psicólogo e neurologista francês Pierre Janet ao considerar que

> ... é a concepção trivial, popular, dos órgãos e do corpo em geral a que está em jogo nas paralisias histéricas, assim como nas anestesias etc. Esta concepção não se baseia em um conhecimento aprofundado da anatomia nervosa, senão em nossas percepções táteis e, sobretudo, visuais.

Talvez convenha retomar alguns dos comentários feitos anteriormente ao livro de 1891 sobre as afasias, nos quais indicamos que a concepção de um objeto, isto é, sua representação psíquica, é compreendida por Freud como uma espécie de imagem mental formada a partir da experiência com objetos concretos com os quais a pessoa entra em contato, tem experiência. Ora, a hipótese levantada agora é a de que a representação psíquica de braço seria formada com base em percepções do membro próprio e de outrem e na significação comum que se atribui a braço na experiência cotidiana — a parte do membro superior que se desenha sob o vestido, diria o autor no caso de uma paciente histérica.

Assim, se for possível demonstrar que os sintomas histéricos resultam de alterações funcionais no âmbito das representações, tornar-se-ia possível compreender por que as paralisias motoras histéricas são refratárias a explicações baseadas nas teorias estabelecidas pela anatomia do sistema nervoso. Daí a conclusão do autor (Freud, 1893/2006h, pp. 207-208): "A lesão da paralisia histérica será, então, uma alteração da concepção {representação}, da ideia de braço, por exemplo. Mas de que tipo é essa alteração para produzir a paralisia?"

Para Freud, entre as ideias ou representações que compõem o eu oficial, encontrar-se-iam as representações relativas ao corpo da pessoa, inscritas a partir de vivências que envolvem sensações e percepções do próprio corpo. Por isso, apesar da integridade anatômica e fisiológica do substrato neurológico responsável pelas funções de um membro, do ponto de vista psicológico, uma alteração na representação psíquica do braço seria capaz de prejudicar sua participação no circuito associativo junto às demais representações corporais presentes no eu, tudo se passando como se para o paciente o braço não existisse, o que explicaria a paralisia motora. Nos termos do autor, "a lesão seria então *a abolição da acessibilidade associativa da concepção de braço*. Este se comporta como se não existisse para o jogo das associações" (Freud, 1893/2006h, p. 208).

Mas, conforme a questão posta anteriormente, em que poderiam consistir as alterações sofridas pela representação psíquica do braço, que chega a impedir sua participação junto aos processos associativos do pensar? As indicações de Freud a esse respeito remetem às considerações sobre os afetos, conforme vimos em *Tratamento psíquico (Tratamento anímico)*, de 1890, constituindo o par afeto-representação elementos centrais da nova explicação psicológica em vias de elaboração. O autor levanta a hipótese de um valor afetivo vinculado às representações, recorrendo, para tanto, a comparações com exemplos tomados da vida social.

Um desses exemplos proviria de uma história em que um súdito não queria mais lavar suas mãos, porque seu rei a havia tocado. Nesse exemplo e em outros análogos, poder-se-ia inferir que, com o vínculo associativo entre as mãos — isto é, sua representação psíquica — e a representação do rei, aquela teria adquirido por transferência um valor afetivo proveniente da quantidade de afeto investida nesta. Desse modo, a recusa a lavar as mãos poderia ser compreendida como uma rejeição contra novas relações que pudessem prejudicar o valor afetivo adquirido pelo contato com o monarca. Em outras palavras, dada sua ligação associativa com representações de alto valor afetivo, correspondentes à imagem do rei, tudo se passa como se a representação das mãos tivesse sido superinvestida pela intensidade afetiva de que estaria provido o complexo representacional do rei, restando como que isolada e impedida de entrar em associação com outras representações do eu. Nos termos de Freud: "O valor afetivo que atribuímos à primeira associação de um objeto repugna fazê-lo entrar em associação nova com um outro objeto e, em consequência, torna-o a ideia desse objeto inacessível à associação" (Freud, 1893/2006h, p. 208).

A explicação da paralisia histérica do braço seria idêntica. Tratar-se-ia de um vínculo associativo da representação de braço com outras representações ou complexo representacional de outros objetos ou de vivências investidas de alto valor afetivo. Há, porém, uma novidade no caso do sintoma histérico. Com base em resultados obtidos no tratamento de outros casos de histeria, Freud esclarece que o vínculo associativo em questão seria inconsciente, de modo que o paciente nada saberia acerca da ligação entre a representação de braço e outras representações ocultas carregadas de afeto. Em seus termos:

> [...] em todos os casos de paralisia histérica verifica-se *que o órgão paralisado ou a função abolida encontra-se envolvida numa associação subconsciente que é provida de grande valor afetivo, e pode-se mostrar que o braço fica livre tão logo esse valor afetivo se desfaz*. Então, a concepção de braço existe no substrato material, mas ela não é acessível às associações e impulsos conscientes, porque toda sua afinidade associativa, por assim dizer, está saturada numa associação subconsciente[8] com a lembrança do acontecimento, do trauma, que produziu essa paralisia. (Freud, 1893/2006h, pp. 208-209).

Vemos assim que, além de operar teoricamente com as noções de representação e afeto, entre suas hipóteses de trabalho Freud já contaria com a ideia de processos inconscientes. Em relação ao caráter psicológico das hipóteses manejadas pelo autor, valem algumas considerações. Embora talvez não satisfatoriamente explicitada em nossa descrição resumida dos argumentos freudianos, após demonstrar as insuficiências de princípios da neuroanatomia para o esclarecimento de certas formas de paralisia motora consideradas histéricas — agora em vias de fundamentação como psicogênicas —, o autor deixa claro que o substrato material do córtex que corresponderia à representação é suposto como intacto. Dado que o problema que restaria por ser esclarecido diz respeito ao tipo de alteração psíquica que afetaria o desempenho funcional de uma representação, ao efetuar a transposição para o terreno da psicologia, as investigações freudianas teriam como objetivo chegar a uma nova explicação para a gênese de paralisias motoras não explicadas pelas regras da anatomia do sistema nervoso. Portanto, essa espécie de psicologia popular das representações esboçada por Freud a partir de Janet, para começar a explicar as paralisias histéricas, consistiria em um vislumbre inicial de uma psicologia autônoma em relação à anatomia e à fisiologia do sistema nervoso. Estaríamos, em suma, adentrando os umbrais de uma nova psicologia.

De todo modo, seria apenas aos poucos que o autor passaria a firmar algumas hipóteses psicológicas e travar as batalhas científicas que lhe possibilitarão estabelecer uma metodologia e uma concepção psicológica novas para explicar a histeria e as neuroses em geral. Em analogia ao método anatomopatológico, poder-se-ia designá-la um método psicopatológico. Como se avançasse alguns passos em relação às formulações de *Tratamento psíquico*, de 1891, Freud buscará explicar os sintomas histéricos e neuróticos, manifestem-se eles corporal ou psiquicamente, mediante a elucidação das condições psicológicas que as determinariam, ou seja, pelo desvelamento do mecanismo psíquico inconsciente responsável pela geração do sintoma. Veremos a seguir que um passo importante dentro desse programa de pesquisas teria sido dado no trabalho conjunto com Breuer.

3. Parceria com Breuer e formulações sobre o mecanismo psíquico dos fenômenos histéricos: aproximação de Freud à hipótese da defesa na explicação da histeria

A partir de 1892 até meados de 1895, Freud desenvolve em parceria com Breuer pesquisas que visam elucidar o processo de formação de sintomas histéricos. Os primeiros frutos do trabalho conjunto já apareceriam no ano seguinte, com a publicação do artigo intitulado *Sobre o mecanismo psíquico de fenômenos histéricos: Comunicação preliminar* (Breuer & Freud, 1893/2016b), no qual

---

[8] Em nota a essa passagem, Strachey esclarece ser esta "uma das raríssimas ocasiões (e talvez a mais antiga) em que se apresenta a palavra [subconsciente] nos escritos de Freud" (cf. Freud, 1893/2006h, p. 209, nota 9).

tornam públicos alguns resultados preliminares de suas investigações sobre a histeria. Nele, os autores expõem uma concepção inicial sobre o mecanismo psíquico que levaria à formação do sintoma histérico.

O artigo será reproduzido com o mesmo título no primeiro capítulo do livro conjunto intitulado *Estudos sobre a histeria*, publicado dois anos depois em 1895 (Breuer & Freud, 1895/2016a). Esta obra é organizada em quatro capítulos. Além do primeiro, intitulado *Sobre o mecanismo psíquico de fenômenos histéricos: Comunicação preliminar (Breuer e Freud) (1893)*, o segundo capítulo apresenta relatos de casos clínicos, sendo um de Breuer, o caso *Anna O.*, transcorrido cerca de 15 anos antes, entre 1880-1882, mais quatro histórias clínicas de Freud: o caso *Emmy von N.*, o caso *Lucy R.*, o caso *Katharina* e o iniciado no outono de 1892, o caso *Elisabeth von R*. O terceiro capítulo, redigido por Breuer, traz uma fundamentação teórica para os estudos clínicos sobre a histeria, relatados no anterior. O quarto, intitulado *Psicoterapia da histeria*, leva a assinatura de Freud e discute o manejo aprimorado ao longo da condução dos casos clínicos, além de levantar algumas hipóteses teóricas que se poderiam derivar dos resultados do tratamento.

Enfim, pela relevância das concepções aí apresentadas sobre as neuroses, *Estudos sobre a histeria* constitui uma obra imprescindível para se compreender não apenas o manejo clínico que conduz Freud ao estabelecimento da técnica psicanalítica, mas, como veremos, principalmente o esboço de uma concepção espacial sobre a psique e hipóteses inovadoras sobre a dinâmica das representações, que antecipam muito do que encontraremos em formulações freudianas mais elaboradas. Em discussões da *Primeira Parte*, buscaremos explicitar essas hipóteses freudianas, a fim de analisar o seu papel no processo de nascimento da psicanálise como técnica terapêutica e da teoria sobre a clivagem dinâmica da psique.

As investigações que desembocam na publicação do livro conjunto têm como ponto de partida reflexões sobre os resultados obtidos por Breuer no tratamento do caso *Anna O*. Dado que encontraremos o essencial desses resultados relatado por Freud na primeira das *Cinco lições de psicanálise*, de 1910, para evitar repetições, reservamos os comentários sobre as formulações técnicas e teóricas de Breuer para o capítulo VII. Aqui, apresentaremos apenas algumas indicações gerais, necessárias para subsidiar a compreensão dos trabalhos de Freud indicados na etapa subsequente de seu percurso intelectual. Basta-nos, portanto, mencionar que, ao longo do tratamento, Breuer teria lançado mão da hipnose para buscar conhecer as possíveis motivações dos sintomas trazidos por *Anna O*. O autor teria verificado que a verbalização acompanhada pela exteriorização do afeto relacionado a lembranças de vivências desprazíveis, até então inacessíveis ao estado normal de consciência, resultava em certo alívio da paciente em relação ao sofrimento ocasionado pelo sintoma.

O sucesso terapêutico com o uso da hipnose teria estimulado o autor a generalizar o procedimento hipnótico, buscando investigar cada um dos sintomas por meio da mesma técnica, obtendo da paciente relatos verbais e exteriorizações emocionais de lembranças de vivências carregadas de afeto, em relação às quais a paciente nada sabia dizer em estado normal de vigília. Assim, ao longo do tratamento de *Anna O.*, Breuer teria estabelecido uma técnica terapêutica, denominada método catártico (cf. o verbete *Catártico (método –)*; Laplanche & Pontalis, 1967/2001, pp. 60-62), pois a verbalização acompanhada da exteriorização de afeto em estado de sonambulismo hipnótico assemelhava-se a uma catarse, mediante a qual a paciente parecia livrar-se de uma carga afetiva então represada, reação que promovia alívio em relação a um sintoma, ainda que temporariamente.

A reflexão sobre esses resultados práticos teria possibilitado ao autor levantar algumas hipóteses inovadoras sobre o mecanismo responsável pela formação de um sintoma histérico. Esses sintomas resultariam de lembranças de vivências desagradáveis carregadas de afeto represado, pois este não teria sido adequadamente solucionado psiquicamente nem eliminado mediante reações motoras. Evidências clínicas justificariam o estabelecimento de uma correlação entre retenção de afeto e sintoma manifesto, no corpo ou na psique, restando por esclarecer o processo mediante o qual a carga afetiva ligada às lembranças desagradáveis chegava a manifestar-se como sintoma. Para fazermos uma ideia desse mecanismo psíquico, precisamos considerar duas hipóteses teóricas consideradas no trabalho conjunto entre os autores, e que teriam servido de ponto de partida para as reflexões independentes de Freud.

Uma das hipóteses relaciona-se ao fator afetivo ou carga de afeto. Como vimos, desde *Tratamento psíquico*, de 1890, o afeto já era reconhecido por Freud como constitutivo dos processos psíquicos, ou seja, toda representação seria, em maior ou menor grau, carregada de afeto. A reflexão sobre esse componente quantitativo ou econômico levaria os autores à formulação de um princípio regulador do funcionamento do sistema nervoso, caracterizado pela tendência a manter constante o nível de excitação interna. No capítulo teórico de *Estudos sobre a histeria*, redigido por Breuer, ele esclarece que o princípio derivado dessas suposições é atribuído a Freud. Em suas palavras, a "remoção do excesso de excitação é uma necessidade do organismo e aqui nos deparamos, pela primeira vez, com o fato de que existe no organismo uma '*tendência a manter constante a excitação intracerebral*' (Freud)" (Breuer, 1895/2016b, p. 198). Como se observa, é o próprio Breuer que apresenta o nome de Freud entre parênteses, a fim de indicar a paternidade desse princípio.

Com base nesse princípio, afetos relacionados a impressões de vivências desagradáveis, que não teriam sido adequadamente exteriorizadas, restariam retidas na psique, podendo dar origem a traumas psíquicos (cf. o verbete *Trauma ou traumatismo (psíquico)*; Laplanche & Pontalis, 1967/2001, pp. 522-527). A outra hipótese diz respeito a uma dissociação da consciência entre a porção tida como relacionada ao eu oficial da pessoa, denominada consciência normal, e uma segunda consciência, na qual se encontrariam representadas as lembranças de vivências carregadas de afeto não exteriorizado. Assim, bem antes das considerações de Freud sobre o fenômeno da expressão das emoções em *Tratamento psíquico*, de 1890, desde as descobertas iniciais no caso *Anna O.*, as intuições de Breuer já levavam à suspeita de que o sintoma histérico seria uma forma de expressão, corporal ou psíquica, de afetos associados a vivências traumáticas. A hipótese, portanto, seria a de que as impressões mnêmicas dessas vivências encontrar-se-iam inscritas numa porção isolada da consciência, inacessíveis aos esforços rememorativos do paciente em seu estado normal de consciência, por isso a necessidade da hipnose, procedimento capaz de abrir acesso a conteúdos psíquicos até então inacessíveis.

Conforme anunciamos anteriormente, a intenção aqui consiste em apresentar apenas indicações mínimas sobre o tema, pois teremos oportunidade de estudar em detalhes os processos subjacentes às formulações técnicas e teóricas de Breuer no caso *Anna O.* e as apropriações dessas ideias por parte de Freud. No entanto, para compreender o desenvolvimento das formulações propriamente freudianas expressas por outras frentes de trabalho mencionadas em tópicos subsequentes deste relato sobre seu percurso intelectual, é necessário considerar um ponto central de algumas divergências de fundo crescentes entre os dois pesquisadores. Trata-se das suspeitas cada vez mais fortes de Freud em relação ao caráter adquirido da histeria, em contraposição ao papel atribuído por Breuer às condições orgânicas predisponentes na determinação da dissociação da consciência e da formação do sintoma histérico. Além de servir de subsídio ao exame de etapas seguintes do percurso intelectual inicial de Freud, esse esclarecimento é importante, porque ajuda-nos a vislumbrar o território que desde essa época Freud vem delineando e preparando para arquitetar suas próprias concepções sobre as neuroses.

Evidências textuais indicam que o motivo principal do afastamento gradual de Freud em relação às posições de Breuer desdobrar-se-ia em dois temas. O primeiro teria a ver com as suspeitas cada vez mais reforçadas pelos dados clínicos em relação ao papel da sexualidade na formação dos sintomas[9]. Articulado a este, o segundo seria a defesa também cada vez mais incisiva de Freud em relação ao caráter adquirido das neuroses; ou seja, em vez de partir de pressupostos oriundos da doutrina da hereditariedade, buscava compreender o trauma psíquico como o principal fator responsável pelo desencadeamento de sintomas, sobretudo em vivências relacionadas à sexualidade, dispensando aquelas pressuposições dúbias.

Em suma, o afastamento de Freud em relação a Breuer manifestar-se-ia cedo e envolveria divergências em torno do fator determinante da histeria, isto é, em última instância, uma problemática que envolve a explicação da dissociação psíquica na histeria. A esse respeito, desde 1893, em rascunho enviado a Breuer para subsidiar a redação do texto da *Comunicação preliminar* sobre o mecanismo psíquico dos fenômenos histéricos, o autor já listava três possíveis fatores que impediriam a livre exteriorização do afeto e levariam à formação de grupos psíquicos separados, carregados de excitação. Na discussão, Freud considera o ataque histérico, mas as suposições sobre os fatores responsáveis pela retenção do afeto na psique valeriam igualmente para pensar a dissociação da consciência e o trauma psíquico. Em suas palavras, esses fatores poderiam ser de natureza diversa:

> [1] seja porque os enfermos, por medo de penosas lutas anímicas, não se interessaram em solucioná-lo, [2] seja porque o pudor e as circunstâncias sociais o proibiram (como no caso das impressões sexuais), ou, por último, [3] porque essas impressões foram recebidas em estados em que o sistema nervoso se encontrava incapacitado. (Freud, 1940-1941/2006g, p. 190).

Comecemos pelo último fator indicado por Freud, a saber, "[3] porque essas impressões foram recebidas em estados em que o sistema nervoso se encontrava incapacitado". De acordo com essa alternativa, a dissociação da consciência poderia ser explicada em razão de impressões mnêmicas de uma vivência terem sido inscritas na memória durante a vigência de certos estados de incapacidade do sistema nervoso. Trata-se aqui de referência a certas condições funcionais ou orgânicas do sistema nervoso, supostas por Breuer para explicar a formação de estados psíquicos separados, presentes na base dos sintomas histéricos. Em analogia ao estado de sonambulismo induzido por hipnose, Breuer denomina-os estados hipnoides (cf. o verbete *Estado hipnoide*; Laplanche & Pontalis, 1967/2001, pp. 160-162), nos quais a pessoa cairia espontaneamente, caracterizados por ausências ou vazios de consciência; enfim, estados espontâneos de consciência alterada.

---

[9] Cf., por exemplo, a seção inicial de *Contribuição à história do movimento psicanalítico*, de 1914, na qual Freud (1914/2012b) apresenta um breve relato das descobertas realizadas em parceria com Breuer, suas divergências teóricas em relação às concepções do parceiro de pesquisas e algumas das dificuldades encontradas, até mesmo entre o círculo médico em que mantinha relações profissionais e de amizade, devido a sua defesa do fator sexual como determinante das neuroses.

Para Breuer, devido a uma predisposição do sistema nervoso, o paciente histérico entraria espontaneamente no estado hipnoide, no qual se veriam comprometidos os desempenhos psíquicos normais. Por essa razão, impressões mnêmicas de vivências tidas durante estados hipnoides estariam prejudicadas em seu encadeamento associativo com as demais representações presentes na porção normal da consciência, restando como um grupo psíquico separado. Portanto, mediante a hipótese de uma predisposição do sistema nervoso, explicar-se-ia não apenas a dissociação da consciência, mas também a inacessibilidade dos conteúdos da segunda consciência pelos recursos disponíveis ao paciente em estado normal de vigília. No entanto, a principal dificuldade apresentada pela hipótese dos estados hipnoides residiria na indeterminação que envolve a ideia de predisposição. Em suma, atribuir a uma suposta predisposição a queda espontânea em estados alterados de consciência, como os estados hipnoides, não constituiria senão uma pressuposição carente de demonstração, como seria a doutrina da hereditariedade.

Freud, por outro lado, debruça-se sobre os outros dois fatores listados na citação *supra*, mediante os quais busca demonstrar que a formação de grupos psíquicos separados não se deve a predisposição hereditária, tácita na hipótese dos estados hipnoides, mas resultaria de dificuldades da própria pessoa em lidar com o conteúdo afetivo envolvido numa vivência desagradável. Trata-se de formulações iniciais da hipótese freudiana da defesa (cf. o verbete *Defesa*; Laplanche & Pontalis, 1967/2001, pp. 107-110). A partir de observações clínicas, encontrar-se-ia em desenvolvimento nas reflexões de Freud a hipótese de que se trataria de uma espécie de defesa psíquica acionada intencionalmente, como se virasse as costas para um problema de difícil solução, conforme indicada na referida citação: "[1] seja porque os enfermos, por medo de penosas lutas anímicas, não se interessaram em solucioná-lo, [2] seja porque o pudor e as circunstâncias sociais o proibiram (como no caso das impressões sexuais)". Quer dizer, sobretudo em vivências de cunho sexual, para não ter de lidar com conteúdos inconciliáveis ou que entram em conflito com valores e ideais morais que compõem o eu oficial, a pessoa defende-se mediante o acionamento de mecanismos psíquicos de defesa, impedindo a exteriorização do afeto, retendo-o na psique.

Assim, ao defender-se do afeto inconciliável, as forças motivadoras da defesa confrontar-se-iam com a tendência imposta pelo princípio regulador das funções psíquicas, a tendência à constância das excitações intracerebrais. Nesse confronto entre as forças defensivas, que bloqueiam a exteriorização do afeto, e a tendência à constância, cuja regulação automática possibilitaria livrar-se de todo aumento de excitação, a defesa sairia vitoriosa e o afeto ver-se-ia retido na esfera psíquica. Mas isso ao custo de um desequilíbrio na economia interna. Resultaria daí um agrupamento de representações carregado de excitação — trauma psíquico —, mantido afastado do restante da vida psíquica pelas forças defensivas agora mantidas de forma duradoura.

Portanto, ao contrário de Breuer, para Freud a formação de grupos psíquicos separados precisaria ser vista como adquirida, ou seja, produzida pela própria pessoa ao impedir a — ou defender-se da — exteriorização de um afeto inconciliável. Trata-se desde já de hipóteses relacionadas ao mecanismo psíquico de defesa proposto como central na explicação psicanalítica das neuroses, a repressão ou recalcamento, cujos fundamentos clínicos serão tratados nos comentários à *segunda* das *Cinco lições de psicanálise*. Por ora, prossigamos com indicações de outras frentes de trabalho abertas pelo autor, nas quais assistimos a alguns avanços adicionais em relação à hipótese da defesa como fator determinante na histeria e neuroses em geral.

4. Proposições para uma nova nosografia das neuroses: origens de uma psicopatologia de orientação psicanalítica

Indicamos anteriormente que, entre as diferentes frentes de trabalho pelas quais Freud se enverada nesse período, encontra-se o esforço em contribuir para a melhoria do incipiente sistema de classificação de perturbações neuróticas então em voga. Esse sistema contemplava dois grandes quadros, o da histeria (cf. o verbete *Histeria*; Laplanche & Pontalis, 1967/2001, pp. 211-212) e o da neurastenia (cf. o verbete *Neurastenia*; Laplanche & Pontalis, 1967/2001, pp. 295-296), cujos contornos demasiado amplos e caracterizações vagas permitiriam a inclusão de uma mesma variedade de sintomas tanto em um quadro como no outro, situação que, aos olhos de Freud, fazia dele um instrumento diagnóstico pouco útil ao cotidiano da clínica. Por exemplo, o quadro da histeria seria tão amplo que contemplava uma vasta gama de sintomas, como ideias fixas, ações obsessivas, paralisias e anestesias, além de diversos outros refratários às explicações médicas correntes. Já no quadro da neurastenia, incluir-se-ia outra variedade sintomatológica abrangente, incluindo desde estados generalizados de enfraquecimento ou astenia física e psíquica e sintomas depressivos afins, supostos como de fundo nervoso, até sintomas opostos, caracterizados pelo excesso, como ataques agudos de angústia e estados crônicos relacionados, como taquicardia, comportamentos hiperativos, insônia, entre outros.

Em relação às possíveis causas dos sintomas agrupados nesses dois quadros, vimos que as explicações correntes na medicina da época tendiam a convergir para a suposição de que se tratava de lesões palpáveis do sistema nervoso; quando não fossem passíveis de verificação, a suposição seria a de alterações fisiológicas transitórias, ocasionadas por edemas ou algum tipo de prejuízo, ainda que passageiro e não estrutural, envolvendo o sistema nervoso (cf. o verbete *Neurose*; Laplanche & Pontalis, 1967/2001, pp. 296-299). Porém, conforme também vimos em comentários a outros trabalhos freudianos desse período, os sintomas histéricos e neuróticos eram assim considerados justamente por mostrarem-se refratários aos métodos da anatomia patológica; daí o direcionamento do interesse do autor para os domínios da psicologia.

Indicamos alguns resultados representativos da exploração ainda fronteiriça desse novo território de pesquisas, ao comentar algumas das hipóteses de Freud baseadas no conceito de representação, propostas no livro de 1891 sobre as afasias, e no artigo de 1893 sobre as paralisias histéricas. Depois, a parceria com Breuer revelou novos avanços em relação à compreensão do mecanismo psíquico da histeria. Pois bem, na medida em que teria obtido algum êxito na distinção mais precisa de mecanismos psíquicos responsáveis pelo aparecimento de sintomas histéricos e neuróticos específicos, o trabalho de inovação nosográfica revela avanços adicionais de Freud em suas explorações sobre a dinâmica das representações. Quer dizer, a partir dos resultados parciais obtidos no trabalho com Breuer, acerca do mecanismo psíquico responsável pela geração do sintoma histérico, Freud estenderia o mesmo raciocínio para tentar explicar as demais modalidades de sintomas considerados neuróticos.

Para compreender esses desenvolvimentos, precisamos levar principalmente em conta a hipótese freudiana da defesa, concebida como a entrada em operação de forças psíquicas que se opõem à tendência à constância, responsável por impulsionar reações automáticas e aleatórias com vistas ao rebaixamento da intensidade de excitações originadas. Conforme vimos anteriormente, bloqueios na exteriorização de afeto — como no caso de sucesso da defesa — ocasionariam uma elevação na intensidade das excitações na esfera psíquica, criando na psique as condições econômicas que podem dar origem a traumas psíquicos e, consequentemente, a sintomas.

Guiado por essas suposições, Freud dedica-se a duas atividades analíticas convergentes. A primeira seria inspirada pelos estudos de Charcot, voltada para a caracterização da morfologia dos sintomas histéricos observados na prática clínica. Mediante descrição e estudo das características de cada sintoma, Freud reúne sintomas comuns em um grupo único, obtendo assim alguns agrupamentos típicos, cada um composto por sintomas morfologicamente similares. A segunda, baseada na extensão do mecanismo psíquico da histeria para tentar compreender outras formações neuróticas, voltar-se-ia ao aprofundamento do conhecimento sobre o funcionamento psíquico subjacente a cada agrupamento de sintoma. Com base nessas reflexões, Freud teria conseguido estabelecer a correspondência de cada agrupamento sintomático a mecanismos psíquicos específicos. Quer dizer, a hipótese era a de que o processo responsável pela geração de cada classe de sintomas corresponderia a um determinado mecanismo psíquico, enfim, que a predominância de um modo típico de funcionamento psíquico seria a responsável pelo aparecimento de certos sintomas. Quais seriam esses mecanismos psíquicos típicos?

No caso dos fenômenos histéricos, Freud teria selecionado e retirado do amplo quadro tradicional da histeria sintomas como paralisias, anestesias e outras alterações sensoriais e funcionais corporais sem comprometimento neurológico palpável, conforme o diagnóstico diferencial apresentado no artigo de 1893 sobre as paralisias motoras orgânicas e histéricas. Com isso, perturbações em funções corporais, como paralisias, anestesias etc., passariam a conformar uma categoria sintomática renovada, o novo quadro da histeria, reescrito por Freud. O mecanismo psíquico típico responsável pela geração dessa variedade de sintomas corporais foi denominado conversão (cf. o verbete *Conversão*; Laplanche & Pontalis, 1967/2001, pp. 103-105).

A conversão designaria o processo psíquico mediante o qual uma quantidade intensificada de afeto desprazível associado a representações de certas vivências, impulsionada pela pressão e automatismo da tendência à constância, quando impedida em sua exteriorização pela defesa, pode ser transferida do psíquico para o somático. Ou seja, por meio do mecanismo psíquico de conversão, o afeto ver-se-ia canalizado para alguma inervação corporal, sobrecarregando-a e dando origem a perturbações funcionais, como as paralisias histéricas. Assim, no novo desenho proporcionado pela concepção psicogenética esboçada por Freud, o conjunto de sintomas reunidos no quadro renovado da histeria passava a ser explicado por um mecanismo psíquico único, a conversão do afeto do psíquico ao corporal.

Por outro lado, ao refletir sobre sintomas como ideias fixas e comportamentos repetitivos — então reunidos junto aos sintomas corporais no extenso quadro tradicional da histeria —, Freud cogita a presença de um fator afetivo comum a esses sintomas. Isso porque a fixidez em torno de certas ideias ou representações, por exemplo, denunciaria algo como uma intensidade anormal de excitação envolvida nesses processos psíquicos. Essas suspeitas proviriam de observações clínicas de ideias recorrentemente insistentes, expressas pela fala do paciente — como uma ideia fixa —, ou comportamentos repetitivos refratários ao esforço consciente de inibição — como as ações obsessivas. Analogamente aos resultados obtidos com a reconfiguração dos sintomas corporais histéricos, Freud teria sido capaz de isolar um mecanismo psíquico típico para explicar tais sintomas obsessivos.

Diferentemente da conversão histérica, o afeto traumático retido junto a representações de certas vivências tenderia a permanecer no âmbito da psique, sofrendo deslocamento pelas cadeias de pensamento, sobreinvestindo e intensificando desse modo a carga afetiva já disponível em uma representação alheia, dando origem a ideias fixas ou pensamentos obsessivos. Tal sobreinvestimento afetivo poderia expandir-se para além da representação e disseminar-se pelas inervações musculares a ela associadas, levando à geração de ações obsessivas. Ao refletir sobre esse processo, Freud delimita um novo mecanismo psíquico de defesa, o mecanismo de substituição de representações ou ideias, explicando por meio dele o aparecimento de um grupo de sintomas reunidos sob uma nova nomenclatura, a neurose obsessiva (cf. Freud, 1895/2023d; cf. também o verbete *Neurose obsessiva*, Laplanche & Pontalis, 1967/2001, pp. 313-314).

Mediante a delimitação inicial desses dois mecanismos psíquicos, conversão e substituição, Freud busca explicar de uma maneira nova sintomas correntemente observados na clínica das neuroses. E, ao selecionar do quadro corrente sobre a histeria os sintomas marcados pela compulsão, reunidos sob uma nova nomenclatura, a neurose obsessiva, restariam do antigo quadro histérico sintomas como paralisias, anestesias e outras perturbações corporais que comporiam o quadro depurado da histeria. Portanto, na nova gramática freudiana, um quadro clínico amplo, no qual se encontrava reunida uma variedade de sintomas caracterizados de forma vaga e imprecisa, dá origem a duas novas entidades clínicas, a neurose obsessiva, centrada no mecanismo psíquico de substituição, e o quadro reescrito da histeria, organizado em torno do mecanismo psíquico de conversão. Enfim, dois quadros novos pensados a partir de uma perspectiva psicogênica.

Paralelamente, refletindo sobre outras modalidades sintomáticas então reunidas no grupo da neurastenia, como as caracterizadas pela angústia, Freud buscará elucidar o processo responsável pela geração desse afeto, terminando por compreendê-lo como sendo de fundo somático e de caráter sexual genital. A relação da sexualidade com a angústia e demais sintomas neurastênicos era uma suspeita antiga de Freud, encontrando-se discussões sobre o tema desde as primeiras cartas enviadas a Fliess. Mas é por volta de 1894-1895 que o autor esboça algumas ideias mais claras sobre a genitalidade adulta, compreendendo o processo de sua produção como análoga a uma secreção de substâncias sexuais.

Essas ideias teriam sido esboçadas no Rascunho G, intitulado *Melancolia*, enviado a Fliess em 7 de janeiro de 1895 (Freud, 1986b). Nele, o autor esboça um instrutivo esquema para representar o processo sexual adulto normal. Encontram-se representadas pelo diagrama as fontes somáticas — por exemplo, as glândulas genitais — e o que o autor denomina grupo sexual psíquico — isto é, o conjunto das ideias ou representações psíquicas relacionadas à sexualidade. Fibras condutoras ligariam a base somática da sexualidade ao grupo psíquico, de modo que, ao alcançarem certo nível de intensidade, as excitações produzidas pelas glândulas genitais seriam conduzidas até a psique, investindo as representações sexuais e ativando o pensamento e a motilidade à procura de algum objeto favorável. A obtenção da satisfação sexual produziria o alívio da tensão, reequilibrando temporariamente o sistema, até o surgimento de novas excitações e a reativação do ciclo sexual. Reproduzimos a seguir (Figura 4) o diagrama esboçado por Freud:

Figura 4 - Diagrama de Freud para o processo sexual normal

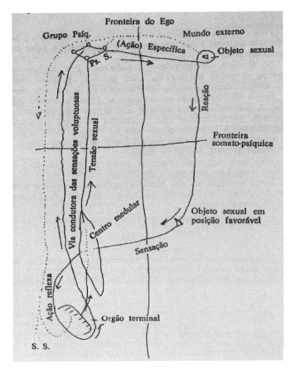

Fonte: Freud, 1986b, p 100

A partir do esquema da sexualidade normal, Freud levanta algumas hipóteses para pensar a origem da angústia. As excitações genitais originadas em glândulas sexuais, não encontrando formas adequadas de eliminação, por exemplo, em razão de um exercício genital insatisfatório, como o coito interrompido, tenderiam a ser acumuladas até o limite em que, por meio de um mecanismo físico, seriam transformadas em angústia. Tais hipóteses teriam sido esboçadas no Rascunho E, intitulado *Como se origina a angústia*, enviado a Fliess em carta de 6 de junho de 1894 (Freud, 1986a).

Nessa época, a angústia seria entendida pelo autor como resultante do acúmulo de excitação sexual genital não satisfeita, cuja transformação leva à sua exteriorização na forma de sintomas então considerados neurastênicos: ataques de angústia e outros sintomas corporais angustiosos crônicos, como taquicardia, sudorese excessiva, entre outros. No quadro amplo da neurastenia, além de sintomas caracterizados pelo excesso — baseados na angústia —, encontrar-se-iam igualmente sintomas que pareciam ser caracterizados pela falta, manifestos na forma de uma fraqueza ou astenia física e psíquica generalizada, como depressões em graus variados. Que faz Freud?

A partir da reunião de um grupo de sintomas marcados pela angústia e da suposição de um mecanismo físico envolvido em sua produção, Freud retiraria essa variedade de sintomas do quadro amplo da neurastenia. Ao isolá-la, considera dispor de justificativas para propor uma outra e nova entidade clínica, a neurose de angústia (Freud, 1895/2023e; 1895/2023f; cf. também o verbete *Neurose de angústia*, Laplanche & Pontalis, 1967/2001, pp. 302-304). Quer dizer, analogamente à revisão que teria efetuado no quadro da histeria, ao agrupar os sintomas caracterizados pela angústia e excluí-los do velho quadro da neurastenia, Freud estaria promovendo uma depuração neste último.

Excluído o grupo sintomático da neurose de angústia, os sintomas restantes, marcados pela astenia física e psíquica, comporiam o quadro enxuto da neurastenia, cujo mecanismo produtor envolveria uma espécie de diminuição crônica no nível de excitações sexuais genitais. Tal rebaixamento crônico seria ocasionado, segundo as hipóteses freudianas do período, por certas práticas sexuais da vida presente do paciente que seriam inadequadas à satisfação — como a masturbação contumaz —, nas quais a excitação genital somática seria eliminada antes de alcançar a intensidade necessária para ativar adequadamente o grupo psíquico e as funções eróticas correspondentes. Ou seja, a contumácia de certos exercícios sexuais inadequados poderia levar a um rebaixamento energético crônico, o que explicaria os sintomas neurastênicos, manifestos por prejuízos na potência do pensar e o do agir coordenado na busca de algum objeto de satisfação genital real. Portanto, também da análise do quadro da neurastenia Freud extrai dois novos quadros, o da neurose de angústia e o quadro reescrito da neurastenia.

Para organizar as quatro entidades clínicas propostas, Freud faz a distinção entre neuroses de fundo psíquico e neuroses de fundo físico. Às primeiras ele designa psiconeuroses, pois teriam em sua origem algum mecanismo psíquico que envolveria lembranças de vivências do passado carregadas de afeto, daí seu caráter psicogênico (cf. o verbete *Psiconeurose*; Laplanche & Pontalis, 1967/2001, p. 389). Já as segundas são denominadas neuroses atuais, dado que os sintomas que as caracterizariam seriam originados por processos físicos associados à vida sexual presente (cf. o verbete *Neurose atual*; Laplanche & Pontalis, 1967/2001, pp. 299-301). Sob a denominação de psiconeuroses, Freud reúne o novo quadro da neurose obsessiva, o quadro reescrito da histeria e, sob a rubrica de neuroses atuais, o novo quadro da neurose de angústia e o quadro reescrito da neurastenia.

Além dos artigos já indicados, o trabalho de inovação nosográfica realizado por Freud nesse período pode ser verificado em outros artigos publicados entre 1894 e 1896 (cf., p. ex., Freud, 1894/2023c; 1896/2023h). Os avanços alcançados na delimitação de diferentes categorias de sintomas neuróticos e na compreensão dos possíveis mecanismos psíquicos envolvidos em cada quadro sintomático revelam que, na base das considerações de Freud, encontra-se o reconhecimento cada vez mais ostensivo sobre o papel da sexualidade na determinação das neuroses, como veremos tematizado nas atividades examinadas a seguir.

CAPÍTULO III

ASPECTOS DO PERCURSO INTELECTUAL INICIAL DE FREUD, PARTE 3 (1894-1897): A HIPÓTESE DA SEDUÇÃO NA PRIMEIRA TENTATIVA FREUDIANA DE EXPLICAÇÃO DAS NEUROSES E SEU ABANDONO

Vimos anteriormente que, inspirado pelas concepções de Charcot, Bernheim e outros, para tentar compreender o fenômeno histérico, Freud teria iniciado um trânsito desde o território epistemológico de sua especialidade inicial, a neuropatologia, para os domínios da psicologia. O reconhecimento acerca da importância das proposições iniciais de Breuer de um mecanismo psíquico para a histeria, a compreensão paulatina da defesa psíquica como elemento determinante para a compreensão do quadro clínico e, a partir daí, a distinção de mecanismos típicos de defesa predominantes em classes singulares de neurose conformariam as bases para levar adiante um projeto de explicação para as perturbações histéricas e neuróticas de fundo psíquico.

Os resultados das investigações realizadas nessa orientação tornaram-se conhecidos na literatura psicanalítica como teoria da sedução (cf. o verbete *Sedução (Cena de –, Teoria da –)*; Laplanche & Pontalis, 1967/2001, pp. 469-472). Nela, em detrimento do valor correntemente atribuído a fatores hereditários na explicação das neuroses, o autor passa a conferir peso etiológico a lembranças de conteúdo sexual relatadas por pacientes em tratamento segundo as quais teriam sofrido seduções sexuais na infância. Assim, dado que os pressupostos subjacentes à teoria da sedução levam o autor a valorizar a experiência inscrita na biografia do paciente — o fator experiencial na determinação das neuroses —, as proposições freudianas estariam em franca oposição aos partidários da hereditariedade.

Vale notar, acerca do caráter aquisicionista e psicológico do projeto freudiano, que uma pretensa explicação psicológica das neuroses pode ainda ser ancorada sobre pressupostos neurológicos, conforme pensava o velho Comte. Tratar-se-ia nesse caso de uma psicologia desprovida de autonomia epistemológica, já que predominariam pressupostos segundo os quais as funções ou os mecanismos psíquicos descritos estariam fundados em condições neurológicas. Quer dizer, é possível trabalhar com hipóteses psicológicas, distinguir mecanismos psíquicos para explicar o desencadeamento de sintomas histéricos e neuróticos, e, ainda assim, permanecer dentro de um quadro de referência como o próprio à neuroanatomia e à neurofisiologia patológicas.

Essa parece ter sido a postura de médicos como Breuer e Charcot, e psicólogos como Janet, para quem as hipóteses sobre a dissociação da consciência e outras alterações funcionais consideradas em investigações sobre a histeria seriam vistas, em última instância, como decorrentes de comprometimento orgânico. Quanto a Freud, apesar da almejada transição para a psicologia, nessa etapa de seu percurso o autor não teria encontrado ainda um terreno relativamente seguro para sustentar uma abordagem propriamente psicológica, restando suas proposições sobre bases epistemologicamente incertas. Fruto de uma reflexão progressivamente mais consistente em termos psicológicos, encontraremos esse feito apenas em 1900, com a proposição de hipóteses inovadoras sobre a estrutura e funcionamento psíquicos, que constituiriam as bases de uma nova abordagem psicológica em *A interpretação dos sonhos*.

Voltando ao enfoque organicista na explicação de perturbações histéricas e neuróticas, nos casos em que comprometimentos cerebrais palpáveis não pudessem ser verificados, ainda assim a suposição prevalente seria a de prejuízos nervosos de fundo hereditário. A suposição de uma degeneração hereditária favoreceria a concepção de que deteriorações do sistema nervoso seriam as responsáveis pela dissociação da consciência em uma pessoa até então aparentemente saudável, que passaria a partir daí a apresentar sintomas histéricos. A esse respeito, Freud (1894/2023c, p. 51) esclarece:

> Segundo a teoria de Janet, a cisão da consciência é um traço primário da mudança histérica. Baseia-se numa fraqueza inata da capacidade para a síntese psíquica, na estreiteza do "campo da consciência" (*champ de conscience*), que atesta, como um estigma psíquico, a degeneração dos indivíduos histéricos.

De acordo com essa visão, a histeria e as demais formas de neurose deveriam ser consideradas enfermidades causadas por processos degenerativos que, em razão de predisposição hereditária, teriam passado a exercer influências nocivas em um determinado momento da vida da pessoa, resultando em prejuízos no sistema nervoso, manifestos na forma de sintomas corporais e psíquicos.

Contrário a essas ideias, em *A hereditariedade e a etiologia das neuroses*, publicado em francês em 1896, por exemplo, Freud (1896/2023g, p. 141) qualifica esse tipo de abordagem totalizante como uma *petitio principii*, ou petição de princípio, pois, ao reivindicar uma determinada forma de explicação — no caso, a da degeneração hereditária —, sem prestar a devida fundamentação, ela exclui de antemão todas as outras explicações possíveis. Em outras palavras, dado que a histeria é desde o início considerada uma enfermidade hereditária, para os partidários dessa doutrina, a possibilidade de uma explicação do fenômeno histérico por uma abordagem aquisicionista estaria excluída a priori.

Para compreendermos o sentido da formulação freudiana da teoria da sedução, convém, portanto, considerar esse contexto teórico-metodológico dominado pela suposição de uma hereditariedade que tudo explica, pois este seria um dos pontos de vista tradicionais criticados por Freud em vários de seus textos (cf., p. ex., Freud, 1894/2023c; 1895/2023d; 1896/2023g). A teoria da sedução expressaria o primeiro esforço do autor na tentativa de elaborar um modelo aquisicionista não só para explicar a histeria, mas igualmente outras perturbações neuróticas de fundo psíquico. Apesar das expectativas com o projeto e dos esforços intelectuais empregados para firmar as hipóteses que dão corpo à teoria da sedução, certas inconsistências e contradições levariam o autor a desacreditá-la.

Embora as realizações guiadas por esse projeto constituam um episódio relevante do percurso clínico e teórico de Freud, merecendo por isso uma investigação detalhada, em vista dos objetivos introdutórios deste livro, o exame da complexa rede de hipóteses que formam a teoria da sedução será feito apenas em linhas gerais, a fim de reservar uma extensão maior aos comentários sobre as prováveis motivações de sua descrença e as perspectivas teóricas abertas a partir dela. Entre a seção inicial que trata de examinar a proposição de Freud e a seção final que lida com as razões de sua descrença e as consequências daí decorrentes, inserimos uma seção intermediária para apresentar indicações sobre alguns interesses paralelos do autor em relação às possibilidades de uma abordagem por ele qualificada como metapsicológica. Como aprenderemos, trata-se de um tipo de investigação psicológica que avança para além da faceta consciente dos fenômenos para analisar os processos psíquicos inconscientes. A intenção é mostrar como as reflexões metapsicológicas iniciais de Freud, sobretudo as relacionadas a certas propriedades inerentes aos processos psíquicos subjacentes à memória, podem ter pesado para o descrédito crescente que culminaria no abandono da acalentada teoria da sedução.

1. Uma tentativa inicial de explicação das neuroses: a hipótese sobre o papel da sedução infantil na equação etiológica, a sexualidade genital e o mecanismo do a posteriori na concepção freudiana de trauma psíquico

A partir da recorrência de relatos de pacientes em tratamento, de que teriam sofrido algum tipo de abuso sexual na infância, o autor teria começado a suspeitar de um possível elo entre o quadro sintomático atual e as vivências precoces de natureza sexual. Convencido pouco a pouco acerca da nocividade de tais vivências sexuais infantis, e dado o interesse em garantir a efetividade do trabalho terapêutico para além de tratamentos paliativos, como as prescrições justificadas pela abordagem baseada na degeneração hereditária, ao buscar generalizar o papel determinante do fator vivencial na explicação das neuroses, a pretensão de Freud seria demonstrar que tais sofrimentos são adquiridos, o que justificaria não apenas um prognóstico positivo, mas a expectativa de chances reais de cura.

Além de artigos já indicados, a correspondência com Fliess (Masson, 1985/1986), em particular as cartas que recobrem os anos de 1893 a 1894, permite acompanhar o progressivo abandono de Freud de descrições baseadas na hereditariedade até a clara defesa do caráter adquirido das neuroses. Atente-se, por exemplo, à referência ao enfoque psicológico e ao caráter adquirido de uma extensa gama de sintomas histéricos e neuróticos no subtítulo de um artigo já mencionado, publicado em 1894: *As neuropsicoses de defesa: Ensaio de uma teoria psicológica da histeria adquirida, de muitas fobias e obsessões, e certas psicoses alucinatórias* (Freud, 1894/2023c).

1.1. A reescrita freudiana da equação etiológica das neuroses, o trauma psíquico e a hipótese de uma vivência de sedução sexual na infância

A respeito dessa transição para uma abordagem aquisicionista, os esforços de Freud podem ser sintetizados pela tentativa de reformular a equação etiológica então dominante, mediante o destronamento do principal componente da fórmula, com vistas a melhor expressar a combinação de diferentes fatores nocivos da qual resultaria uma neurose. Freud (1896/2023g) decompõe a equação etiológica tradicional e mostra que nela o fator hereditário ocupa posição central, sendo as demais variáveis, como vivências nocivas da infância e da vida adulta — fator experiencial — e a condição física e psíquica geral da pessoa, consideradas secundárias ou fatores meramente desencadeantes. De acordo com a equação tradicional, portanto, dado o peso conferido ao fator hereditário, este seria considerado determinante na explicação do quadro clínico. Assim, a suposição de que uma predisposição hereditária era determinante na explicação do quadro clínico tendia a justificar o prognóstico e orientar o tratamento, que não restaria senão paliativo.

Ao buscar reescrever a equação etiológica, Freud desloca o fator hereditário de sua posição central, passando a conferir valor determinante ao fator experiencial evidenciado pela clínica, a vivência de sedução relatada pelo paciente como sofrida na infância. Ao lado desse fator sexual específico, elevado a primeiro plano na equação freudiana, ver-se-iam combinados outros fatores secundários, como possíveis dificuldades existenciais atuais e condições físicas e psíquicas gerais do paciente, passando o fator hereditário a figurar como apenas mais um entre os coadjuvantes. Em outros termos, Freud (1896/2023g) passa a considerar a vivência sexual precoce como o fator determinante na causação das psiconeuroses, na ausência do qual mesmo fatores hereditários, supostos como presentes, sozinhos não seriam capazes de levar ao desencadeamento de sintomas.

Para continuar, lembremo-nos da definição de trauma psíquico esboçada por Freud no rascunho enviado a Breuer em 1893: "Torna-se trauma psíquico qualquer impressão que impõe ao sistema nervoso dificuldades de solução mediante o trabalho do pensar associativo ou por reação motora" (Freud, 1940-1941/2006g, p. 190). Não nos esqueçamos também da tendência a manter constante o nível de excitação interna, tendência que regularia automaticamente as reações de descarga motoras e psíquicas em face de todo aumento de tensão. Assim, desde 1893 no artigo conjunto sobre o mecanismo psíquico dos fenômenos histéricos, entende-se por trauma psíquico um processo originado pela elevação no montante de afeto associado a uma representação ou complexo representacional, cujo acúmulo tenderia a ocasionar perturbações no funcionamento psíquico ou em inervações corporais.

Essas ideias também figuraram nos comentários à nosografia freudiana, quando vimos que o excesso de excitação retido na esfera psíquica — trauma psíquico — tende a desencadear reações defensivas aleatórias, visando desfazer-se a todo custo do excesso afetivo e restituir o estado de equilíbrio econômico regulado pela tendência à constância. Nesse caso, o excesso de afeto poderia transbordar pelas inervações musculares, glandulares e outras reações corporais, ou a tentativa de reequilíbrio quantitativo poderia se dar mediante reações psíquicas, na forma de deslocamentos do afeto pelas cadeias de pensamento; em ambos os casos, reações impulsionadas por excessos traumáticos de afeto conseguiriam levar à formação de sintomas corporais e psíquicos classificados como histéricos ou obsessivos. A pergunta, por quais razões um paciente sofre majoritariamente de sintomas corporais psicogênicos e outro é acometido por sintomas psíquicos, apresenta-se como um novo problema que atrairá a atenção de Freud, o problema da escolha da neurose (cf. o verbete *Escolha da neurose*; Laplanche & Pontalis, 1967/2001, pp. 153-154).

Feitos esses apontamentos, vale reafirmar que a teoria freudiana do trauma de sedução apresenta uma complexidade que não será possível explorar nos limites desta discussão introdutória. Além disso, ela é cingida de controvérsias não só devido ao próprio sentido dos termos sedução, abuso e violência sexuais e ao debate teórico acerca do abandono ou preservação dessas ideias na obra freudiana (cf., p. ex., Laplanche, 1986/1988; Malcolm, 1983; Masson, 1984; Monzani, 1989b), mas principalmente em razão de dificuldades adicionais trazidas pela releitura realizada na esteira de Ferenczi (1933/1982b) sobre o papel do fator traumático na compreensão contemporânea da teoria psicanalítica.

Em vista dessas dificuldades, examinaremos de forma breve apenas o mecanismo concebido pelo autor para pensar a emergência de um trauma psíquico; dispositivo que não contempla uma relação linear de causa e efeito, em que o impacto precoce de um agente supostamente nocivo produziria imediatamente efeitos em termos de perturbações histéricas e neuróticas. Isso porque os efeitos sintomáticos que Freud pretende explicar como resultantes de vivências infantis de sedução teriam, de forma enigmática, eclodido apenas a posteriori, em geral na vida adulta ou logo após a puberdade, conforme evidenciariam dados clínicos de pacientes adultas como os apresentados no caso *Katharina* (Freud, 1895/2016c) e em vinhetas do caso *Emma* (Freud, 1950/2003b). Quer dizer, curiosamente, sintomas não seriam verificados imediatamente após a sedução sexual relatada como sofrida em etapa precoce da vida, mas a eclosão de um quadro histérico ou neurótico se daria posteriormente, na vida adulta.

Obviamente o autor não desconsidera a nocividade inerente às agressões de diferentes graus, de caráter sexual ou não sexual, sofridas por crianças pequenas. Dado, porém, que em geral a queixa de pacientes era de que teriam sido acometidas pelos sintomas já na fase adulta, em suas reflexões sobre os dados clínicos, Freud buscará compreender por que razão as vivências de sedução infantis relatadas teriam produzido efeitos traumáticos retardados. Em suma, como explicar o efeito a posteriori de um trauma psíquico supostamente ocorrido na infância? Ao menos nos casos considerados por Freud, evidências clínicas demonstrariam que os sintomas teriam se manifestado apenas na vida adulta, após a puberdade, ou seja, o afeto psiquicamente traumático — desencadeador de sintomas — estaria ligado às representações de uma vivência mais recente, em geral corriqueira e anódina. Como esclarecer esse enigma? Por que, nos relatos de pacientes, lembranças de vivências banais da vida adulta como que tomam o lugar daquelas da infância, das quais se esperaria um efeito nocivo? Que papel estariam desempenhando na vida adulta as lembranças de sedução sexual relatadas como sofrida na infância, em relação às quais se poderia esperar um potencial realmente traumático?

1.2. A sexualidade genital e o mecanismo psíquico do trauma a posteriori na teoria da sedução

Aqui precisamos considerar o fator econômico constitutivo da definição de trauma psíquico, até aqui referido genericamente como quantidade de excitações ou soma de afeto. Conforme indicamos ao comentar as inovações nosográficas propostas por Freud, desde meados de 1894 ele já dispunha de uma compreensão relativamente consistente sobre o papel da sexualidade na formação de sintomas, em particular nas neuroses atuais — neurastenia e neurose de angústia.

No âmbito da teoria da sedução, relatos de pacientes histéricas de que teriam sofrido algum tipo de sedução na infância sugeririam então a nova hipótese de que o afeto envolvido naquelas lembranças seria igualmente de caráter sexual. Ou seja, ao esboçar a nova teoria do trauma, Freud estende, ainda que indiretamente, o reconhecimento do papel determinante da sexualidade também à consideração das vivências infantis relatadas. Portanto, se o fator sexual já era central na explicação das neuroses atuais, a partir de agora o erotismo passa a ocupar lugar determinante também na tentativa de esclarecer as psiconeuroses — histeria e neurose obsessiva.

Significa dizer que, para compreender o mecanismo do trauma a posteriori, precisamos considerar de agora em diante o fator econômico aí envolvido como excitação sexual. Por isso, o fator genérico referido como excesso de excitação ou soma de afeto, a partir do qual Breuer e Freud concebiam a ideia de trauma psíquico, passaria agora a ser entendido como excitação sexual. Enfim, traumático passa a ser o excesso de excitação sexual não eliminada.

Ora, aqui nos defrontamos com outro problema, pois como considerar como sendo de caráter sexual o afeto relacionado às lembranças de vivências supostamente oriundas de etapas iniciais da vida do paciente? Essa questão é pertinente, porque nesse período de suas investigações Freud não dispunha ainda de uma compreensão sobre a sexualidade infantil, como veremos nas formulações psicanalíticas posteriores. A opinião geral, até mesmo na esfera da medicina e das ciências, seria a de que a sexualidade surgiria apenas nos umbrais da vida adulta. Logo, como considerar de caráter sexual o afeto conectado às recordações de vivências de sedução relatadas pelas pacientes como ocorridas na infância?

Para avançar os comentários, precisamos considerar justamente esse problema implicado aos pressupostos da teoria freudiana da sedução, sem o qual dificilmente se compreende o mecanismo do trauma a posteriori. Nesse período Freud se encontraria ainda filiado ao ideário dominante, tanto no meio médico-científico como no âmbito do senso comum, da sexualidade entendida como genital. O sexual só se manifestaria após o amadurecimento dos órgãos genitais, isto é, quando as gônadas sexuais adquirissem a capacidade de secretar substâncias genésicas, o que ocorreria apenas com o advento da puberdade. Portanto, conforme o diagrama do processo sexual contido no Rascunho G de 1895 (Freud, 1986b), descrito no capítulo anterior, excitações sexuais genitais somáticas e psíquicas pertenceriam à fase pós-puberal e à vida adulta, encontrando-se ausentes na infância.

Com essas suposições sobre os processos sexuais em mente é que Freud busca compreender por que as vivências de sedução relatadas como sofridas na infância, antes do advento da puberdade e do amadurecimento genital, não teriam sido compreendidas como tal pelo paciente quando criança. Obviamente o impacto mecânico de abusos reais sofridos por crianças pequenas deve ocasionar irritação em graus variados em órgãos genitais ainda imaturos, levando provavelmente ao despertar e desenvolvimento precoce de excitações sexuais. No entanto, devido à não maturação dos órgãos responsáveis pela geração de substâncias sexuais, não seriam suficientes para ativar as funções psíquicas correspondentes, do que resultaria o desconhecimento por parte da criança em relação à significação sexual daquelas vivências.

Retomando a problemática do trauma a posteriori, poder-se-ia dizer, portanto, que a ausência de excitações sexuais na infância explicaria a não configuração de um trauma psíquico relacionado aos registros mnêmicos deixados pela vivência de sedução. Destarte, conforme a escuta freudiana dos relatos de pacientes, embora possam ter vivenciado acontecimentos precoces descritos como seduções sexuais, estas não configurariam traumas psíquicos, o que explicaria a não eclosão imediata de sintomas. Dito de outro modo, as impressões mnêmicas deixadas por vivências precoces de sedução seriam normalmente inscritas na memória, mas tais representações não restariam investidas de afeto sexual genital — talvez investidas de excitações dolorosas ou desagradáveis despertadas pela irritação precoce de órgãos sexuais imaturos. Porém, uma vez inscritas, as representações das vivências infantis de sedução, desprovidas de significação sexual, restariam preservadas nos sistemas psíquicos de memória.

Com o advento da puberdade e o desenvolvimento de capacidades sexuais genitais, a partir da fase pós-puberal o paciente teria passado a dispor de sensações sexuais próprias. Em vista disso, segundo as hipóteses levantadas por Freud a partir dos dados clínicos coletados, impressões de vivências atuais corriqueiras, sem potencial traumático, mas que contenham algum componente mnêmico capaz de despertar sensações sexuais mínimas, podem dar origem a traumas psíquicos e ao aparecimento de sintomas neuróticos. Ou seja, aqui, diferentemente das impressões da vivência de sedução precoce, em que um acontecimento potencialmente traumático teria deixado de gerar efeitos sintomáticos imediatos, uma vivência banal do presente apareceria como conectada à eclosão dos sintomas. Como explicar esse estranho fenômeno, no qual uma vivência ordinária, desprovida de potencial traumático, apresenta-se como provável desencadeador de sintomas, pois imediatamente anterior à contração de uma neurose?

Ao buscar elaborar teoricamente esses fenômenos clínicos, a fim de compreender o modo de ação do fator traumático, Freud estabelece uma correlação entre dois elementos vivenciais cronologicamente distanciados, um relativo à atualidade e outro do passado, a saber, as representações de uma vivência anódina imediatamente anterior à eclosão dos sintomas e as representações da vivência de sedução sexual relatada como sofrida na infância. Para o autor, seria da conexão associativa entre esses dois elementos mnêmicos que resultaria a eclosão de sintomas.

Freud concebe assim um mecanismo psíquico por meio do qual pretende explicar o encadeamento associativo entre as impressões de uma vivência atual e os registros mnêmicos da vivência infantil de sedução na infância. A articulação entre os dois complexos representacionais separados no tempo dar-se-ia, por exemplo, mediante associação por semelhança entre algum componente do complexo de representações da vivência atual — por exemplo, uma imagem mnêmica capaz de despertar sensações sexuais no paciente adulto — e outro elemento do complexo representacional da vivência do passado.

Por exemplo, na segunda parte de *Projeto de uma psicologia*, de 1895, dedicada à psicopatologia, Freud (1950/2003b) menciona o caso da paciente *Emma*. Em certa ocasião da adolescência, ao entrar em uma loja ela teria se deparado com dois atendentes que riram de seu vestido. Detalhe importante, um dos rapazes teria atraído seu interesse. No decorrer do tratamento emergiria uma lembrança com conteúdo análogo, mas de vivência da época da infância, quando a pequena *Emma* teria entrado em uma mercearia para comprar guloseimas, momento em que teria sido atacada pelo vendedor, que passara a mão por sobre seu vestido.

De acordo com as pressuposições freudianas, o valor traumático recairia sobre a vivência mais antiga, mas sua lembrança não apresentaria significação sexual, pois a crença era a de que excitações eróticas estariam ausentes na infância. Freud conclui então que a lembrança do passado teria sido despertada por associação a partir do elemento erótico presente na vivência recente — a atração da jovem *Emma* por um dos rapazes. Tudo se passaria como se, por meio da conexão associativa estabelecida, a excitação sexual originada no presente fosse canalizada para a lembrança de uma vivência do passado, despertando-a e conferindo de forma retardada uma significação sexual à lembrança do ataque sofrido na infância, dando origem a um trauma psíquico a posteriori, seguido pela eclosão dos sintomas. Tentemos apresentar visualmente o mecanismo psíquico do trauma a posteriori concebido Freud (Figura 5).

Figura 5- Esquema para o mecanismo psíquico do trauma *a posteriori*

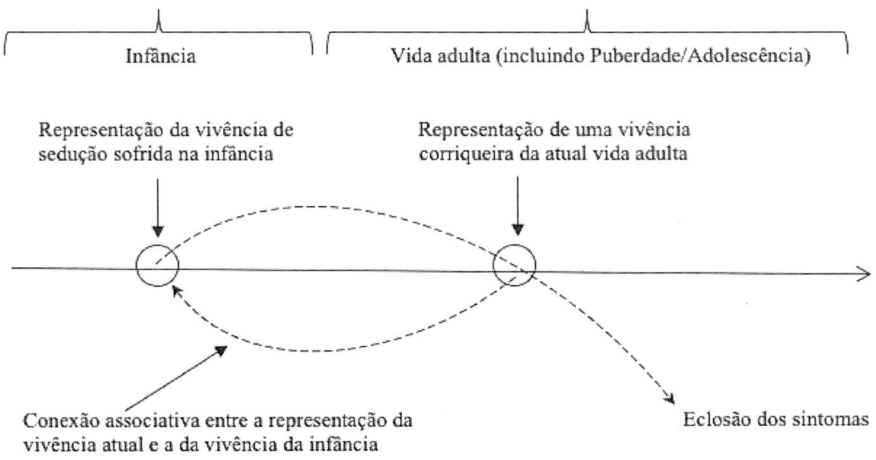

Fonte: O autor

Nessa concepção, portanto, o trauma psíquico não resultaria do excesso de excitações associadas a representações de uma vivência desagradável em particular, mas da conjunção de dois complexos representacionais, um relativo a uma vivência anódina atual e outro a uma vivência de sedução precoce. A significação erótica e sobretudo a intensidade do afeto sexual resultaria da conexão associativa formada pela conjunção de um elemento mnêmico do passado com outro do presente, processo do qual resultaria um trauma psíquico a posteriori com consequências patológicas. De acordo com essas hipóteses, a existência de lembranças de vivências sexuais precoces seria a condição para a eclosão de sintomas histéricos e neuróticos, ou seja, a sedução sexual infantil constituiria o fator específico da equação etiológica proposta por Freud.

Convém, enfim, notar na teoria da sedução o papel desempenhado pelo fator temporal, seja no caráter repentino da invasão sofrida por excitações sexuais, seja pela crença no desenvolvimento tardio da sexualidade genital, que explicaria o caráter a posteriori de um trauma psíquico responsável pelo desencadeamento de sintomas histéricos e neuróticos. Embora extraída de um texto publicado cerca de 20 anos mais tarde, vale registrar uma compreensão madura de Freud sobre o trauma psíquico, na qual o fator temporal é reconhecido como nuclear. Em *Conferências introdutórias* à *psicanálise*, de 1916-1917, esclarece ele:

> Chamamos assim uma vivência que, em curto espaço de tempo, traz para a vida psíquica um tal incremento de estímulos que sua resolução ou elaboração não é possível da forma costumeira [isto é, por meio de defesas normais], disso resultando inevitavelmente perturbações duradouras no funcionamento da energia. (Freud, 1916-1917/2014a, p. 367).

Como na descrição do mecanismo do trauma a posteriori, nessa definição mais elaborada Freud considera psiquicamente traumática a elevação repentina do nível de excitação associada a representações de certas vivências desprazíveis, sem que as defesas psíquicas disponíveis sejam capazes de solucioná-la por vias normais e de forma adequada, restando desinibidas e livremente circulantes, perturbando assim o funcionamento da psique. No âmbito da teoria da sedução, o aparecimento repentino de traumas psíquicos em etapa madura do desenvolvimento, quando a psique já contaria tanto com forças defensivas apropriadas para garantir a saúde psíquica, só poderia ser explicado pela crença no desenvolvimento tardio da sexualidade humana e pela existência de lembranças de vivências sexuais oriundas de fase pré-sexual, cujo despertar e ressignificação sexual tardia daria origem a um trauma psíquico.

Apesar dos esforços na elaboração da teoria do trauma de sedução, e a despeito de inúmeras publicações nas quais busca desenvolvê-la e sustentá-la, o autor não teria fechado os olhos para as insuficiências presentes nessa concepção, terminando por abandoná-la, como veremos a seguir. Antes, para subsidiar o exame das razões teóricas que teriam pesado em favor da descrença de Freud, consideremos brevemente alguns resultados de outras investigações desenvolvidas em paralelo aos esforços envidados na elaboração da teoria da sedução, investigações essas de caráter preponderantemente psicológico e voltadas para a elucidação dos processos inconscientes subjacentes a uma gama de fenômenos clínicos.

2. Sonhos e processos inconscientes, memória e ressignificação: sobre algumas reflexões freudianas desenvolvidas em paralelo ao trabalho com a teoria da sedução e o crescimento de seu interesse por uma abordagem metapsicológica dos processos psíquicos

O autor teria muito cedo levantado suspeitas sobre a dimensão inconsciente dos processos psíquicos, motivado não só por resultados obtidos na clínica das neuroses, mas principalmente por suas reflexões sobre os sonhos. A suspeita de que vivências oníricas relatadas pelos enfermos poderiam ter relação com o quadro clínico, auxiliando em sua compreensão, levaria o autor a estender o método em desenvolvimento no tratamento de neuroses para tentar desvelar o sentido oculto, inconsciente, dos sonhos. Além das tentativas de compreensão de vivências oníricas de pacientes, seria ao buscar desvelar o sentido inconsciente de sonhos próprios que o autor chegaria, em meados de 1895, à descoberta que impulsionaria suas reflexões sobre os processos inconscientes. Vejamos então algumas das hipóteses levantadas pelo autor ao longo das reflexões desse período, que sinalizariam um progresso em suas investigações metapsicológicas.

2.1. Algumas hipóteses iniciais de Freud sobre o possível modo de organização do material psíquico patogênico evocado pelo trabalho recordativo do paciente e a dinâmica das representações: "A psicoterapia da histeria", abril de 1895

Trata-se de hipóteses sobre o modo possível de ordenação do material psíquico patogênico na psique do paciente, levantadas por Freud para tentar compreender o que denomina a dinâmica das representações. Elas foram apresentadas em *A psicoterapia da histeria* (Freud, 1895/2016e), capítulo em que faz considerações sobre a técnica de tratamento empregada nos casos clínicos de sua autoria, constantes da publicação conjunta com Breuer, *Estudos sobre a histeria*, publicado em abril de 1895 (Breuer & Freud, 1895/2016a).

Essas hipóteses resultam da tentativa de Freud em compreender o estado de coisas psíquico que corresponderia às características exibidas pelo tratamento analítico. Nas sessões psicoterápicas, ao conduzir o paciente a buscar recordar-se das vivências traumáticas, supostas como na origem dos sintomas, seria notável a ocorrência de interrupções no curso do pensamento, desvios para ideias adjacentes ou retornos e retomadas de conteúdos antes verbalizados em suas comunicações. Tais ocorrências evidenciariam um curso tortuoso no desenrolar do trabalho associativo do paciente, marcado por avanços sucessivos até o despertar de algumas recordações cujo conteúdo se mostrava útil à compreensão do caso, sendo logo seguidas de bloqueios e/ou retornos a recordações já conhecidas, fatores que dificultavam o andamento do tratamento, sugerindo a ideia de que as representações estariam dispostas em trilhas associativas em zigue-zague.

Ao levar adiante esse exercício de tradução em linguagem abstrata de fatos constatados na prática clínica, ou seja, ao tentar expô-los e compreendê-los por meio de descrições de processos psíquicos, Freud teria encontrado um importante ponto de apoio para alavancar suas reflexões teóricas. Como essas hipóteses serão examinadas em detalhes em capítulo específico da *Primeira Parte*, aqui basta indicar que, para dar conta do modo possível em que as recordações evocadas pelo trabalho associativo estariam dispostas na psique do paciente, Freud distingue três formas de ordenação do material psíquico patogênico ou três modalidades de estratificação das representações.

O primeiro desses modos de ordenação das representações seria a estratificação cronológica, segundo a qual as recordações estariam dispostas de acordo com a sucessão das vivências correspondentes. Entre as recordações comunicadas pelo paciente, porém, as representações seriam despertadas em sentido inverso, ou seja, primeiro as lembranças de vivências mais frescas e recentes, e somente ao final aquelas mais intimamente associadas ao conteúdo traumático.

A segunda modalidade de ordenação das representações é denominada por Freud de estratificação concêntrica, sugerida pela constatação das dificuldades apresentadas pelo paciente em prosseguir com o trabalho recordativo diante do despertar de representações de determinados conteúdos; como estudaremos, tais dificuldades se deveriam à intervenção de forças psíquicas contrárias ao progresso do tratamento, denominadas resistência. De acordo com essa hipótese, a psique poderia ser concebida como um espaço recortado por estratos concêntricos, ou camadas psíquicas concêntricas, nas quais se verificaria a incidência diferenciada de resistência, apresentando-se esta mais leve entre as representações localizadas em camadas periféricas e mais intensa em estratos profundos. De acordo com essas hipóteses, o psiquismo poderia ser figurado como um espaço formado por um núcleo patogênico altamente resistente — ou inconsciente —, no interior do qual se veriam protegidas as representações da suposta vivência traumática, encontrando-se em seu entorno estratos concêntricos intermediários, circundados pelas camadas periféricas mais facilmente acessíveis à consciência.

Por fim, Freud distingue uma terceira modalidade de ordenação de representações que denomina estratificação lógica. Nesta, para além de suposições espaciais ou cronológicas, as conexões entre as recordações seriam estabelecidas por critérios lógicos, como a associação por semelhança de conteúdo, o que confere às hipóteses freudianas uma complexidade difícil de ser explicitada e descrita de forma clara. Apesar disso, por sua potencialidade sugestiva para a compreensão do modo de atuação de certos mecanismos psíquicos que encontraremos no estudo do processo de nascimento da psicanálise, essas hipóteses sobre a dinâmica das representações e a estratificação do psiquismo serão examinadas em detalhes.

2.2. A descoberta do sentido inconsciente do sonho: 24 de julho de 1895

Embora uma concepção mais elaborada sobre os processos psíquicos inconscientes tenha sido apresentada apenas em 1900, com a publicação de *A interpretação dos sonhos* (1900/2019a), desde meados de 1895 Freud já contaria com uma técnica de interpretação que possibilitava desvelar o sentido oculto sob os disfarces que constituem as cenas e imagens oníricas recordadas e relatadas pelo sonhador. Conforme atestam as cartas a Fliess, as reflexões dessa época já teriam possibilitado aceder ao entendimento de que o sonho resulta de um processo psíquico que expressa a realização de um desejo inconsciente.

Sobre esses achados, vale ler o relato retrospectivo feito em carta a Fliess datada de 12 de junho de 1900, na qual relembra sua descoberta e registra com precisão a localidade de veraneio e a data em que teria, pela primeira vez, tido acesso a uma compreensão inovadora sobre os fenômenos oníricos. Trata-se do castelo Bellevue, hospedagem de veraneio então localizada nos arredores de Viena, na qual o autor desfrutara dos verões de 1895 e 1900. Ciente da originalidade da descoberta, pois não teria encontrado na literatura examinada nenhuma ideia útil ou mais avançada do que os resultados por ele obtidos, Freud confidencia ao amigo:

Você acha que, algum dia, será possível ler numa placa de mármore nesta casa,
"Aqui, no dia 24 de julho de 1895,
o segredo do sonho
se revelou ao Dr. Sigm. Freud".
Até agora as perspectivas são pequenas. Mas, quando leio os livros mais recentes de psicologia (*Analyse der Empfindungen* [Análise das sensações e a relação do físico com o psíquico], de Mach, 2a. ed., *Aufbau der Seele* [A estrutura da alma humana, um esboço psicológico], de Kroel, e similares, todos os quais têm uma orientação semelhante à de meu trabalho), e vejo o

que eles têm a dizer sobre o sonho, fico realmente satisfeito, como o anãozinho do conto de fadas, porque "a princesa não sabe". (Masson, 1985/1986, p. 418).

Bellevue já não existe. Como nos informa Leupold-Löwenthal et al. (1994), o castelo de Bellevue deixou de funcionar como estância turística depois da Primeira Guerra Mundial, sendo demolido em 1961; no local seria instalada em 1977 uma placa em reconhecimento ao feito freudiano, em cuja inscrição são reproduzidos os dizeres imaginados pelo autor. Masson (1985/1986, p. 419, nota 2) também se refere à homenagem a Freud, esclarecendo que, "Com efeito, essa placa foi ali colocada no dia 6 de maio de 1977".

Mais importante, porém, é considerar que o sonho cuja interpretação teria revelado a Freud o segredo da vida onírica, conhecido como *sonho de injeção de Irma*, entraria na composição do livro dos sonhos, integrando o segundo capítulo, intitulado *O método de interpretação dos sonhos: análise de uma amostra de sonho* (Freud, 1900/2019b). Quer dizer, para demonstrar o emprego da nova técnica de desvelamento de desejos inconscientes ocultos sob o relato de um sonho, entre os inúmeros sonhos próprios descritos no livro de 1900, o autor expõe a análise e interpretação desse sonho *princeps*.

2.3. Esboço de uma explicação dos processos inconscientes: a concepção de um aparelho neuropsíquico em "Projeto de uma psicologia", setembro-outubro de 1895

Ainda no segundo semestre de 1895, Freud teria reunido suas hipóteses sobre os sonhos e as neuroses e esboçado uma teoria geral sobre o funcionamento da psique inconsciente. Ele enviaria os esboços dessa teoria a Fliess, sendo o texto publicado postumamente sob o título de *Projeto de uma psicologia* (Freud, 1950/2003a). Nele, para tentar abarcar as funções psíquicas em seu todo, com base ainda em pressupostos neurológicos, Freud esboça a ideia de um aparelho neuropsíquico, de cuja estrutura e funcionamento derivam alguns princípios que regulariam os mecanismos básicos que possibilitariam estabelecer a distinção entre processos inconscientes e processos conscientes.

Resumidamente, para tentar explicar alguns fenômenos patológicos revelados pela clínica das neuroses, Freud parte do conceito de neurônio, então recém-introduzido na neurologia, para conceber, como uma espécie de metáfora do cérebro, um aparelho neuropsíquico composto por três agrupamentos de neurônios ou sistemas neuronais justapostos, cada um responsável por determinadas funções psíquicas. Um primeiro sistema de neurônios, mais periférico, conectado aos órgãos dos sentidos, seria o responsável pela função perceptiva; já um terceiro mais distanciado da periferia seria responsável pela função da consciência; entre ambos, num sistema de neurônios intermediários, desenrolar-se-iam os processos relacionados à memória e demais funções psíquicas.

O aparelho neuropsíquico é concebido, portanto, como voltado tanto para o mundo exterior como para o interior do corpo. Os estímulos externos seriam recebidos pelos órgãos dos sentidos, por cuja mediação sofreriam redução, sendo as excitações conduzidas ao primeiro sistema e daí transferidas aos demais. As excitações originadas do interior do corpo seguiriam por conduções endógenas até alcançar os neurônios mais internos ou nucleares do segundo sistema, o responsável pela memória e as funções psíquicas. A partir dessa estrutura, Freud concebe o funcionamento do aparelho como governado por uma tendência a buscar sempre o rebaixamento de excitações, sejam elas provenientes do mundo externo, seja do interior do corpo. Recordemos que a tendência à constância já era considerada por Freud ao menos desde 1893 no trabalho em parceria com Breuer.

A pretensão explicativa do autor é abrangente e envolve descrições relacionadas ao funcionamento normal do aparelho tanto quanto um desempenho disfuncional, os temas tratados recobrem desde a explicação de fenômenos como a percepção, a fixação mnêmica de impressões de vivências, o despertar de suas lembranças e a conexão destas com a consciência, as atividades musculares voluntárias associadas às terminações nervosas etc. Já em relação aos processos responsáveis pelo aparecimento de patologias, encontram-se tentativas de descrever o processo de defesa, as diferentes conformações apresentadas pelos sintomas etc. Em relação ao sonho, cujos processos compartilhariam parcialmente com os processos normais e parte com os patológicos, Freud também já apresenta em *Projeto de uma psicologia*, de 1895, algumas hipóteses que reapareceriam em *A interpretação dos sonhos*, de 1900.

Como se pode notar, pela sua abrangência, trata-se de um empreendimento complexo, cujas dificuldades são explicitamente admitidas por Freud a Fliess, como se pode ler em carta de 16 de agosto de 1895, enviada menos de um mês após a comunicação da descoberta do sentido dos sonhos. Em seus termos:

> A psicologia é mesmo uma cruz. Jogar boliche ou catar cogumelos, pelo menos, são passatempos muito mais saudáveis. Tudo que eu estava tentando fazer era explicar a defesa, mas experimente só tentar explicar algo que vem do âmago da natureza! Tive que abrir caminho palmo a palmo através do problema da qualidade, do sono e da memória – em suma, a psicologia inteira. (Masson, 1985/1986, p. 137).

Ao tentar esboçar sua concepção de um aparelho neuropsíquico, por meio do qual pretende explicar fenômenos psicológicos tão diversos, Freud precisará dar conta de uma complexa rede de ideias e pressupostos, expressa por uma multiplicidade de conceitos, cujo exame mais detalhado exigiria desenvolvimentos que ultrapassariam o escopo desses esclarecimentos preliminares. Estudos sobre o *Projeto* de Freud podem ser encontrados em Gabbi Jr. (2003), Garcia-Roza (2004), Simanke (2007), entre outros. Teremos oportunidade de conhecer algumas das formulações freudianas de *Projeto*, pois serão retomadas para esclarecer concepções psicanalíticas posteriores. Por exemplo, no Capítulo X da *Primeira Parte*, para subsidiar os comentários sobre o desenvolvimento das ideias de Freud até a proposição de um princípio de prazer como regulador do funcionamento psíquico primário, buscaremos apoio em certos pressupostos econômicos concebidos como reguladores do nível de excitação no aparelho neuropsíquico e organizadores do modelo concebido em 1895.

Mas algumas das hipóteses consideradas centrais de *Projeto* serão retomadas no volume subsequente, sobretudo em estudos das *Segunda* e *Quarta Partes*, para fundamentar as discussões sobre a teoria freudiana de aparelho psíquico, apresentada no capítulo sétimo de *A interpretação dos sonhos*, de 1900. Na oportunidade poderemos verificar como, na concepção psicológica inovadora apresentada em 1900 sobre a estrutura e o funcionamento da psique humana, encontrar-se-iam ideias mestras então esboçadas em *Projeto*, de 1895. Em *A interpretação*, porém, a reflexão freudiana sobre os processos inconscientes teria acedido a um patamar superior de elaboração teórica, a partir do qual a causalidade psíquica neles implicada, que explicariam os sonhos, as neuroses e os fenômenos psíquicos em geral, teria passado a ser concebida em sua autonomia em relação aos processos neuronais; em suma, Freud teria finalmente chegado à formulação de uma nova psicologia.

2.4. Apontamentos sobre o curso subsequente das reflexões metapsicológicas de Freud até o esboço de uma definição inicial de metapsicologia

Para fazermos uma ideia da evolução do interesse de Freud por formulações de caráter psicológico na explicação dos processos inconscientes, vale destacar alguns momentos seguintes às tentativas feitas em *Projeto*, de 1895. Esse movimento pode ser verificado na correspondência com Fliess do período. Sua consideração será importante para a discussão sobre a descrença da teoria da sedução, pois pode ajudar-nos a considerá-la a partir de uma nova perspectiva teórica, logo qualificada como metapsicológica, já que consistiria em uma abordagem psicológica que avança para além dos fenômenos psíquicos conscientes. Por exemplo, na carta de 13 de fevereiro de 1896, Freud (Masson, 1985/1986, p. 173) escreve:

> Tenho-me ocupado continuamente com a psicologia – na verdade, com a *meta*psicologia; o livro de Taine, *L'Intelligence*, caiu-me muito extraordinariamente bem. Espero que alguma coisa saia disso. De fato, as ideias mais antigas são as mais úteis, como venho descobrindo tardiamente. Espero estar provido de interesses científicos até o fim de minha vida. À parte isso, porém, já quase não sou humano. Às dez e meia da noite, depois do consultório, fico morto de cansaço.

Conforme evidenciado, o interesse de Freud em compreender psicologicamente os processos inconscientes leva-o a buscar obras de autores que possam contribuir com o desenvolvimento de suas reflexões, como seria o caso da obra intitulada *Da inteligência*, publicada em dois volumes em 1870, do pensador francês Hippolyte Taine.

Em outra carta, enviada a Fliess menos de dois meses depois, em 2 de abril de 1896, Freud volta a mencionar seu trabalho com a metapsicologia, desta feita para assinalar alguns progressos que teria alcançado com a abordagem metapsicológica das neuroses. Escreve ele:

> De modo geral, tenho feito bons progressos na psicologia das neuroses e tenho todos os motivos para estar satisfeito. Espero que você me empreste sua escuta também para algumas perguntas *metapsicológicas*. [...] Se ainda nos forem assegurados alguns anos de trabalho tranquilo, certamente deixaremos atrás de nós algo que justifique nossa existência. Sabedor disso, sinto-me forte diante de todas as inquietações e preocupações cotidianas. Quando jovem, eu não conhecia nenhum outro anseio senão o de conhecimentos filosóficos, e agora estou prestes a realizá-lo, à medida que vou passando da medicina para a psicologia. Tornei-me terapeuta contra minha vontade; estou convencido de que, dadas certas condições relativas à pessoa e ao caso, posso definitivamente curar a histeria e a neurose obsessiva. (Masson, 1985/1986, p. 181).

Apesar da menção feita apenas *en passant* aos progressos alcançados com a psicologia das neuroses e ao caráter metapsicológico de suas interrogações, transcrevemos parcialmente as palavras que se seguem na carta, pois revelam um estado de ânimo distinto do esgotamento assinalado antes, cujo conteúdo é pertinente à nossa discussão. Certa expectativa positiva em relação ao futuro e consciência sobre o valor das descobertas realizadas com a psicologia das neuroses. E, dada a compreensão que o autor teria da psicologia como um empreendimento filosófico, confidencia ao amigo seus antigos anseios de estudante pela filosofia (cf. Boerlich, 1995), que se encontrariam agora, com a transição da medicina para a psicologia, em vias de realização. Nesse momento, tomado por um otimismo talvez resultante dos progressos vislumbrados dentro da abordagem metapsicológica, o autor reconhece que, apesar de ter se tornado terapeuta a contragosto, sentir-se-ia convencido de que, dadas certas condições — como vimos, consideradas numa perspectiva aquisicionista —, munido do arsenal teórico e técnico em desenvolvimento, seria capaz de curar definitivamente uma psiconeurose.

Nesse ritmo, ao longo de 1896, as reflexões voltadas a uma compreensão psicológica dos processos inconscientes nas neuroses progrediriam até a cogitação de algumas hipóteses inovadoras sobre o fenômeno da memória, relatados a Fliess na carta de 6 de dezembro desse ano. Por sua importância aos objetivos desta exposição, essas hipóteses serão objeto de comentários em subseção própria, a seguir.

Antes, apenas para considerar mais alguns apontamentos sobre a evolução do interesse de Freud por uma abordagem metapsicológica, assinalemos brevemente outros dos momentos em que o autor compartilha suas reflexões com o amigo. Na carta de 17 de dezembro de 1896, por exemplo, após fazer considerações acerca de algumas etapas do desenvolvimento psíquico, baseadas em uma distinção proposta por Fliess entre substâncias sexuais masculinas e femininas, Freud faz referência à concepção psicológica que guiaria suas reflexões sobre as neuroses: "Escondida bem no fundo disso está minha cria idealizada e acabrunhada – a metapsicologia" (Masson, 1985/1986, p. 217). Outra indicação sobre os resultados obtidos com o trabalho metapsicológico pode ser lida na carta de 21 de setembro de 1897 (Masson, 1985/1986, p. 267), mas, por encontrarem-se nela avaliações críticas em relação à realidade da hipótese do trauma infantil que vinha tentando sustentar na explicação das neuroses, deixaremos para comentá-la a seguir, ao final da discussão sobre a descrença na teoria da sedução. Veremos que, após longa argumentação acerca das razões que o obrigariam a abandonar muitas ideias então consideradas valiosas, Freud registra ser o trabalho metapsicológico o único a resistir e seguir inalterado.

Dois apontamentos finais que reforçariam a ideia de um progresso na abordagem metapsicológica de Freud. Um constante da carta de 23 de fevereiro de 1898, época em que já teria produzido avanços significativos na preparação do livro dos sonhos, na qual registra:

> Diversos capítulos do livro dos sonhos já estão completos; ele está saindo primorosamente e me leva muito mais a fundo na psicologia do que eu havia imaginado. Todas as novas formulações estão no extremo filosófico; não surgiu absolutamente nada no orgânico-sexual. (Masson, 1985/1986, p. 301).

Outro da carta de 10 de março de 1898, no qual Freud solicita o aval de Fliess em relação à adequação do termo "metapsicologia" para designar sua nova psicologia, cujo objeto sobrepassa os limites da consciência. Escreve ele entre parênteses: "(A propósito, vou perguntar-lhe a sério se posso usar o nome de metapsicologia para minha psicologia que se estende para além da consciência)" (Masson, 1985/1986, p. 302).

2.5. Hipóteses sobre o caráter inconsciente dos processos de memória e sua ressignificação: a carta a Fliess de 6 de dezembro de 1896

Feitas as indicações sobre o movimento de aproximação de Freud a uma metapsicologia, retomemos a carta de 6 de dezembro de 1896 (Masson, 1985/1986, pp. 208-216)[10], na qual se encontram expostas hipóteses inovadoras sobre os processos psíquicos da memória. Sua conside-

---
[10] Vale esclarecer que, em razão da numeração adotada na primeira edição selecionada das cartas de Freud a Fliess, parte das quais seria reproduzida em diferentes versões das obras completas do autor, a presente carta costuma receber na literatura psicanalítica a designação de Carta

ração ajuda a fazer ideia do estágio avançado, já nessa época, das concepções freudianas sobre os processos inconscientes e a vislumbrar os prováveis embates internos com relação à pertinência da teoria da sedução. Como em *Projeto*, trata-se de ideias complexas cuja explicitação requereria uma discussão pormenorizada que ultrapassa os objetivos destes esclarecimentos preliminares. Elas também serão retomadas na *Segunda Parte* destes estudos de introdução à teoria psicanalítica para subsidiar as discussões sobre a teoria do aparelho psíquico de 1900, razão pela qual também apresentaremos aqui apenas indicações breves.

Na carta, Freud comunica a Fliess sua suspeita de que os processos que envolvem a memória não consistiriam em registros únicos, ou seja, que impressões deixadas por nossas vivências não seriam inscritas de uma única vez e de forma definitiva nos sistemas de memória, como as marcas produzidas pela incidência da luz sobre o negativo de uma fotografia. Ao contrário, a hipótese seria a de que, uma vez inscritos, os registros mnêmicos de uma vivência, seriam posteriormente submetidos a um processo de rearranjo, espécie de atualização. Freud relata:

> Como você sabe, estou trabalhando com a hipótese de que nosso mecanismo psíquico tenha-se formado por um processo de estratificação: o material presente sob a forma de traços mnêmicos fica sujeito, de tempos em tempo, a um *rearranjo*, de acordo com as novas circunstâncias – a uma *retranscrição*. Assim o que há de essencialmente novo em minha teoria é a tese de que a memória não se faz presente de só uma vez, e sim ao longo de diversas vezes, |e| que é registrada em vários tipos de indicações [signos]. (Masson, 1985/1986, p. 208).

Embora não saiba dizer ao certo quantos desses sistemas de memória existem, Freud supõe que seriam "pelo menos três, provavelmente mais" (Masson, 1985/1986, p. 208). Ele teria conseguido distinguir algumas características que seriam próprias ao material mnêmico de determinadas etapas do desenvolvimento psíquico, dispondo-as em uma série de sistemas de registros distintos, desde formas rudimentares de memorização até modalidades mais complexas. Reproduzimos o esquema de Freud (Figura 6):

Figura 6- Esquema para os registros de memória

Fonte: O autor, a partir de Freud (1986, p. 208)

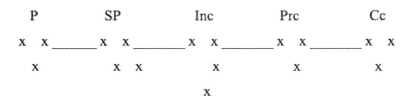

Nas extremidades do esquema, P indica o sistema responsável pela função perceptiva, onde seriam geradas as percepções; e Cc corresponde à consciência. Entre ambos, encontrar-se-iam as três modalidades de registro mnêmico distinguidas por Freud. A primeira modalidade de inscrição

---
52. Para uma breve história sobre a descoberta e publicação inicial das cartas enviadas por Freud a Fliess, cf. a Introdução redigida por Masson (1985/1986, pp. 1-13) para a edição completa da correspondência.

de impressões deixadas por percepções seria a dos Signos Perceptivos (SP), na qual os elementos mnêmicos apresentariam uma determinada forma de conexão associativa, no caso a associação por simultaneidade. Esses conteúdos de memória seriam inacessíveis à consciência.

A segunda modalidade ou sistema de registro mnêmico é denominada Inconsciente (Inc). Freud suspeita que as impressões aí registradas possam estar organizadas segundo relações causais. Considera ainda que os traços mnêmicos oriundos desse sistema de memória inconsciente "talvez correspondam a lembranças conceituais" (Masson, 1985/1986, p. 209). Analogamente aos traços mnêmicos presentes em SP, os conteúdos mnêmicos registrados no Inconsciente seriam igualmente inacessíveis à consciência.

O terceiro tipo de registro é chamado Pré-consciente (Prc). Diferentemente dos sistemas anteriores, o material aí inscrito passaria a contar com associações verbais, que desempenhariam papel distintivo nessa modalidade de apresentação da memória, pois, graças à conexão com elementos linguísticos, os conteúdos mnêmicos pré-conscientes seriam passíveis de tornar-se conscientes. A centralidade da linguagem nos processos psíquicos já era reconhecida desde *Projeto*, de 1895, mas, para compreendê-la, é necessário retomar o conceito de representação de palavra, exposto no livro de 1891 sobre as afasias[11]. Para Freud, a conexão com representações de palavra seria a condição para que registros mnêmicos — representações de diferentes objetos — ganhassem acesso à consciência. Significa dizer que, enquanto os conteúdos inscritos sob os modos anteriores de memória, do SP e do Inc, são inacessíveis à consciência, por estabelecerem associação com representações de palavra, os conteúdos mnêmicos do Pré-consciente podem ser evocados pela consciência, isto é, encontrar-se-iam na base de lembranças conscientes. Por isso o autor considera que o Pré-consciente "corresponde ao nosso ego oficial" (Masson, 1985/1986, p. 209).

Conforme assinalado, dada a complexidade dessas hipóteses, para compreendê-las adequadamente, faz-se necessário um exame minucioso, a fim de explicitar seu sentido e implicações para o desenvolvimento das ideias metapsicológicas de Freud, tarefa que não poderá ser realizada no âmbito desses comentários preliminares. Por ora, destacaremos apenas algumas intuições que saltam à vista na missiva de Freud. Já encontramos na carta de 1896, por exemplo, as denominações de Inconsciente e de Pré-consciente que serão nucleares na concepção posterior de aparelho psíquico. Sobretudo o papel atribuído às representações de palavra no tornar-se consciente de registros pré-conscientes revela que o autor já distinguia certos conteúdos psíquicos como inacessíveis à consciência, como os conteúdos mnêmicos inscritos no Inconsciente.

Por serem desprovidos de ligação com elementos linguísticos, registros do Inconsciente encontrar-se-iam associados entre si de forma tal que as lembranças correspondentes restariam inacessíveis à consciência. Em outros termos, se a conexão com representações de palavra é uma característica dos registros do Pré-consciente, e se é graças à contribuição dos elementos linguísticos que os conteúdos pré-conscientes têm franqueado o acesso à consciência, compreende-se que, por encontrarem-se desprovidos de ligação com elementos linguísticos, os registros do Inconsciente não teriam acesso direto à consciência. Em tese, portanto, conteúdos mnêmicos organizados de acordo com regras associativas características do Inconsciente não poderiam ser evocados como lembranças conscientes.

---

[11] Ao lado do conceito de representação de objeto, o papel da representação de palavra será considerado ao longo da obra psicanalítica para explicar a relação entre os processos psíquicos inconscientes e os processos pré-conscientes/conscientes. Nesse período inicial, um esforço teórico notável para pensar o processo do tornar-se consciente de conteúdos inconscientes pela mediação de representações de palavra encontra-se na terceira parte do Rascunho intitulado *Projeto de uma psicologia*, de 1895. Desde então, a função de realidade é vinculada por Freud aos signos linguísticos.

Outra intuição frutífera, relacionada à anterior, tem a ver com a ideia de tradução ou retranscrição dos conteúdos mnêmicos, espécie de ressignificação que estaria implicada na suposição de um desenvolvimento dos sistemas mnêmicos ou de evolução dos processos da memória. Sobre esse ponto, o autor indica que hipóteses similares às aqui levantadas sobre a tradução ou retranscrição dos registros de memória já teriam sido levantadas em 1891 em *Sobre a concepção das afasias*.

Tudo se passaria como se ao longo do desenvolvimento, na medida em que gradualmente o psiquismo adquire maior capacidade funcional e complexidade estrutural, a organização dos registros mnêmicos adquirisse uma complexificação correspondente, vendo enriquecidos seus conteúdos, de modo a torná-los adequados à realidade da nova etapa psíquica. Assim, normalmente, a tradução ocorreria na passagem de uma fase psíquica para outra, como se registros mnêmicos até então organizados segundo determinadas modalidades de associação sofressem uma atualização, mediante a retranscrição de seus registros e reorganização do material mnêmico de acordo com capacidades associativas recém-adquiridas.

Por exemplo, de acordo com o esquema anterior, na passagem do Inconsciente para o Pré-consciente, registros inscritos segundo relações conceituais ou imagéticas, características do primeiro sistema, até então desprovidas de associações linguísticas, passariam a estabelecer conexões com novos elementos psíquicos, as representações de palavra. Tratar-se-ia, no caso de uma tradução como essa, de uma espécie de expansão associativa entendida como uma elevação no grau de complexidade das conexões entre os elementos mnêmicos, agora reinscritos de acordo com a regras associativas predominantes num novo patamar psíquico. Portanto, por meio de traduções ou retranscrições, conteúdos do Inconsciente passariam a dispor de condições psíquicas novas, que lhes conferiram cidadania Pré-consciente e tornariam possível sua expressão como lembranças conscientes.

De modo inverso, seria de se supor que falhas de tradução impediriam o estabelecimento de novas conexões associativas na passagem de uma fase psíquica para outra, prejudicando as retranscrição ou ressignificação de uma porção do material mnêmico, que restaria desatualizado. Dito de outro modo, os registros não traduzidos permaneceriam organizados por relações associativas predominantes na fase de origem, restando como que presos ou fixados a uma etapa anterior.

Se retomarmos o exemplo anterior, da passagem do Inc ao Prc, poder-se-ia considerar que, devido a uma falha de tradução, um montante de registros mnêmicos que deveriam ter sido normalmente retranscritos de acordo com novas regras associativas próprias ao Pré-consciente, a saber, que deveriam passar a estabelecer conexões com representações de palavra, permaneceria fixado à modalidade de associação típica do Inconsciente, ou seja, continuaria desprovido de associações com elementos linguísticos. Por essa razão, a porção do material mnêmico Inc não retranscrita para o Prc permaneceria inacessível à consciência. Também por isso, consequências decorrentes de falhas de tradução poderiam ser vistas como regressões ou involuções na forma de organização dos registros mnêmicos; tal desatualização ou ausência de ressignificação apropriada poderia se manifestar como perturbações no desempenho psíquico, linguístico ou de outras funções. Leiamos o que Freud escreve a respeito:

> Gostaria de enfatizar o fato de que os registros sucessivos representam conquistas psíquicas de fases sucessivas da vida. Na fronteira entre duas dessas fases é preciso que ocorra uma tradução do material psíquico. [...] Quando falta uma transcrição posterior, a excitação é tratada de acordo com as leis psicológicas vigentes no período psíquico precedente e seguindo as vias abertas naquela época. [...] Uma falha de tradução – eis o que se conhece clinicamente como "recalcamento" [ou repressão]. (Masson, 1985/1986, p. 209).

Não obstante a novidade e a complexidade dessas hipóteses sobre os processos de memória, o autor não deixa de extrair de suas cogitações ganhos para a compreensão de fenômenos clínicos, como se pode ler na parte final da citação. Embora ainda não suficientemente esclarecido no âmbito desses comentários preliminares, ao levar adiante a hipótese da defesa na explicação das neuroses, Freud distingue diferentes modalidades defensivas, sendo o mencionado recalcamento — ou repressão, dependendo das opções de tradução adotadas[12] — uma modalidade de mecanismo de defesa que equipara a uma falha de tradução.

Como vimos, uma falha na tradução de uma parcela de registros mnêmicos implicaria sua permanência na fase de origem, como exemplificado por prejuízos de tradução na passagem do Inconsciente para o Pré-consciente, dos quais resultariam conteúdos presos ao Inc, ou seja, sem conexão com representações de palavra típicas do sistema Prc. Ora, que efeitos resultam de uma defesa recalcadora ou repressiva contra certo conteúdo afetivo inconciliável senão sua manutenção em região isolada do restante da psique, ou seja, com acesso impedido à consciência? Assim, as hipóteses sobre a falha de tradução nos processos de memória parecem iluminar o entendimento freudiano acerca dessa modalidade de defesa psíquica denominada recalcamento ou repressão. Para compreendermos adequadamente o sentido da comparação de Freud, será necessário, porém, aguardar os comentários à *segunda* das *Cinco lições de psicanálise*, lugar em que buscaremos explicitar os fundamentos clínicos desse mecanismo de defesa central na compreensão das neuroses.

Por outro lado, essas hipóteses gerais e mais de fundo sobre os sonhos, os processos inconscientes e a ressignificação da memória parecem instigar as reflexões do autor, tanto em relação ao esclarecimento dos problemas enfrentados pela clínica das neuroses como no desenvolvimento de uma teorização mais ampla e aprofundada sobre o funcionamento e a estrutura do psiquismo. Em relação a essa teorização, ele parece antever os desafios que o aguardariam ao fazer a seguinte observação a Fliess: "Se eu pudesse fornecer uma explicação completa das características psicológicas da percepção e dos três [sistemas de] registros [de memória], teria descrito uma nova psicologia. Disponho de algum material para isso, mas esta não é minha intenção atual" (Masson, 1985/1986, p. 209). De fato, o autor não deixará de enfrentar os desafios assinalados, e, como veremos ao longo de nossos estudos, o estabelecimento dos fundamentos da psicanálise não constituirá senão a proposição de uma nova psicologia. Por isso, também conforme assinalado, por reconhecer a originalidade de suas hipóteses sobre os processos inconscientes, Freud não deixará de reivindicar uma nomenclatura própria para designar essa nova abordagem psicológica, metapsicologia.

Para fechar o parêntese e retomar nossa discussão, vale esclarecer que o intuito destes comentários gerais foi oferecer amostras de algumas reflexões freudianas mais de fundo, igualmente baseadas em material fornecido pela clínica, a fim de indicar como o pensamento do autor não se deixa engessar pelo anseio em estabelecer uma teoria explicativa para as neuroses, como pretende com a teoria da sedução. Nesse sentido, sobretudo as hipóteses sobre a tradução do material mnêmico ou ressignificações inerentes aos processos de memória, esboçadas na carta a Fliess de 6 dezembro de 1896, parecem confrontar a crença inicial de Freud na realidade dos relatos de vivência de sedução na infância trazidos por pacientes em tratamento. Afinal, se a memória não se apresenta como um registro único e definitivo, mas estaria submetida a traduções e retranscrições, conforme a aquisição de capacidades novas de compreensão e significação, como ter garantias de que as lembranças relatadas por pacientes se referem a vivências de sedução realmente ocorridas na infância, e não a recordações deformadas por atualizações posteriores?

---

[12] Para esclarecimentos sobre as opções de tradução adotadas por alguns tradutores das obras de Freud para o português, que envolvem os termos "repressão" e "recalcamento", ver a seguir, Capítulo VI, Seção 4, intitulada *Sobre a tradução de alguns termos técnicos do vocabulário freudiano*.

3. A descrença na realidade das cenas de sedução infantil relatadas por pacientes e as suspeitas iniciais sobre o papel da fantasia: em torno da carta a Fliess de 21 de setembro de 1897

Assim como o empenho para firmar a teoria da sedução teria sido inicialmente justificado pela escuta e por observações clínicas, a crescente descrença no conteúdo dos relatos de pacientes de que teriam sofrido seduções sexuais na infância também estaria apoiada sobre indícios contrários fornecidos pelo tratamento. Insucessos terapêuticos recorrentes, aliados a inconsistências teóricas gradualmente mais claras e imponentes, teriam, a contragosto, levado Freud a abrir mão da hipótese de trabalho mediante a qual buscava solucionar o enigma da histeria e das neuroses em geral.

A fidelidade à realidade clínica insta-o, porém, a preservar o fenômeno e a readequar o entendimento teórico, resultando daí uma nova interpretação sobre o material empírico. Nesse sentido a descrença na realidade das cenas de sedução poderia ser vista como efeito de uma retirada de interesse psíquico de uma concepção acalentada até então, o que não significa que outras possibilidades clínicas e teóricas não passem — ou já não tivessem passado — a ser objeto de consideração intelectual, atraindo a atenção do pesquisador e guiando-o na articulação de uma hipótese alternativa. Seria o caso, como vimos anteriormente, das reflexões metapsicológicas desenvolvidas desde meados de 1895 ao lado da atividade principal na clínica das neuroses, mediante as quais buscava compreender os processos psíquicos inconscientes.

3.1. Sobre algumas das razões a justificar a descrença na hipótese da realidade das cenas de sedução relatadas por pacientes

Em vista da complexidade manifesta nessa aparente mudança de chave no interesse freudiano, cuja explicitação requer a consideração de diferentes variáveis de cunho teórico, clínico, histórico e mesmo sociológico, aqui comentaremos brevemente apenas algumas razões mais diretamente visíveis, elencadas por Freud para fundamentar sua descrença na teoria da sedução. O anúncio encontra-se na carta a Fliess de 21 de setembro de 1897, na qual confidencia:

> Aqui estou eu de novo, desde ontem de manhã, reanimado, bem-disposto [...] E agora quero confiar-lhe, de imediato, o grande segredo que foi despontando lentamente em mim nestes últimos meses. Não acredito mais na minha *neurótica* [teoria das neuroses][13]. Provavelmente, isso não será inteligível sem uma explicação; afinal, você mesmo considerou digno de crédito aquilo que pude lhe contar. De modo que começarei historicamente a lhe dizer de onde vieram as razões da descrença. (Masson, 1985/1986, p. 265)[14].

Convém, de partida, notar o estado de espírito assinalado por Freud, que se sentiria em boa disposição e animado, apesar da perda contida na novidade anunciada, a saber, o abandono de um projeto de pesquisas clínicas e teóricas em cuja realização teria investido esforços intelectuais notáveis, e em relação ao qual teria publicado vários artigos. Um estado interno que lembra o descrito em carta de 24 de novembro de 1885, redigida em Paris, quando do estágio na Salpêtrière,

---

[13] Esclarecimentos entre colchetes do editor.
[14] Conforme observação anterior sobre a numeração utilizada em publicações selecionadas das cartas de Freud a Fliess, vale esclarecer que a presente costuma ser citada como Carta 69.

para Martha Bernays, então sua noiva, na qual relatava com surpresa não se sentir culpado por não desenvolver havia dias trabalho algum, após ter suas convicções científicas abaladas pelo impacto das ideias de Charcot (Freud, 1960/1982, p. 219).

Vale notar também a indicação do autor de que, estremecimentos na confiança em relação à hipótese da sedução, cujo rompimento de ligação é comunicado a Fliess apenas agora, já vinham sendo sentidos havia algum tempo. É de se supor, portanto, que, no momento da comunicação da perda de confiança na neurótica, Freud já contasse com outros interesses teóricos em vista, isto é, já contasse com hipóteses alternativas que consideraria mais plausíveis e dignas de investimento intelectual. O peso dessas hipóteses alternativas pode ser reconhecido entre as razões do abandono, elencadas na sequência da carta, razões que gradualmente teriam se imposto às suas reflexões e colocado à prova a crença na realidade das cenas de sedução sexual infantil relatadas por pacientes. Entre essas razões, historicamente ordenadas, encontram-se questionamentos de ordem técnica, de caráter social ou político e, sobretudo, questionamentos no plano teórico.

Em relação a motivos de ordem técnica, Freud menciona dificuldades em obter sucesso terapêutico em tratamentos pautados pelas premissas da teoria da sedução. Por exemplo, pacientes que começavam a trazer relatos importantes para a compreensão do fator sexual específico — o suposto evento real de sedução precoce —, deixavam incompreensivelmente de atender às solicitações do terapeuta para prosseguir no esclarecimento das recordações, interrompendo a sequência dos relatos, dificultando assim a continuidade do tratamento ou mesmo abandonando-o. Leiamos as palavras do autor:

> O desapontamento contínuo em minhas tentativas de levar uma única análise a uma conclusão real, a debandada de pessoas que, por algum tempo, tinham estado aferradíssimas |à análise|, a falta dos sucessos absolutos com que eu havia contado e a possibilidade de explicar a mim mesmo de outras formas os sucessos parciais, à maneira habitual – esse foi o primeiro grupo de motivos a constatar. (Masson, 1985/1986, p. 265).

Em relação aos problemas de ordem social e política, os questionamentos diriam respeito à dificuldade de sustentar o fator causal da sedução — relacionado ao pai — como hipótese geral, pois implicaria afirmar uma incidência incomensuravelmente maior de casos de perversão sexual paterna do que de casos de histeria, tese que lhe parecia empiricamente insustentável. Conforme o relato de Freud (Masson, 1985/1986, p. 265):

> Depois, a surpresa de que, na totalidade dos casos, o pai, sem excluir o meu, tinha que ser acusado de pervertido – a percepção da inesperada frequência da histeria, com predomínio precisamente das mesmas condições em cada caso, muito embora, certamente, essas perversões tão generalizadas contra as crianças não sejam muito prováveis. A |incidência| da perversão teria que ser incomensuravelmente mais frequente do que a histeria |dela resultante|, porque, afinal, a doença só ocorre quando há um acúmulo de acontecimentos e um fator contributivo que enfraqueça a defesa. (Masson, 1985/1986, p. 265)[15].

---

[15] Vale notar que, ao longo do trabalho de pesquisa do qual resultou a edição da correspondência completa de Freud para Fliess, Masson (1984) teria encontrado razões para defender tese diametralmente oposta às alegações de caráter sociopolítico de Freud. Para o editor, a falta de coragem de Freud para continuar a sustentar a teoria da sedução teria desviado a psicanálise do caminho que poderia torná-la uma terapêutica verdadeiramente eficaz das neuroses. Para uma leitura distinta da de Masson, ver Malcolm (1983). Ver também Monzani (1989b).

Em relação aos questionamentos de caráter teórico — de maior interesse para os nossos objetivos —, uma das dificuldades para continuar a sustentar a hipótese de cunho realista com que trabalhava, baseada em relatos de pacientes de que teriam sofrido seduções sexuais reais na infância, decorreria do conhecimento metapsicológico gradualmente adquirido em relação aos processos inconscientes. Leiamos as palavras de Freud para depois comentá-las:

> Depois, em terceiro lugar, o conhecimento seguro de que não há indicações [signos] de realidade no inconsciente, de modo que não se pode distinguir entre a verdade e a ficção que foram catexizadas [investidas] pelo afeto. (Por conseguinte restaria a solução de que a fantasia sexual se prende invariavelmente ao tema dos pais). (Masson, 1985/1986, pp. 265-266).

Tentemos compreender a tese decisiva de Freud segundo a qual 1) os conteúdos mnêmicos inscritos no Inconsciente são desprovidos de signos de realidade — deixando de lado por ora o tema das figuras parentais nas fantasias, que será retomado no capítulo seguinte. Poder-se-ia dizer que ela decorreria, em primeiro lugar, de suposições gerais levantadas desde *Projeto*, de 1895 (Freud, 1950/2003a), segundo as quais 1.1.) as excitações envolvidas em processos de memória seriam incomensuravelmente menores do que o montante de estímulo típico das percepções, resultantes do impacto passageiro de estímulos externos, provenientes de objetos concretos e de vivências reais no mundo, sobre os órgãos dos sentidos. Assim, por definição, por serem originadas no mundo externo e por envolverem excitações em grande intensidade, percepções são acompanhadas de consciência e tidas como reais. A memória, por outro lado, em particular a relativa a registros inconscientes, por estes consistirem em processos psíquicos internos quantitativamente mais finos, seria em si mesma desprovida de consciência e de realidade.

Do ponto de vista das suposições iniciais de Freud, normalmente, para que um processo interno que envolva registros mnêmicos adquira valor de realidade, é necessária a contribuição de investimentos provenientes do mundo externo, como nas percepções. Conforme vimos entre as hipóteses presentes na carta de 6 de dezembro de 1896, tal investimento seria proporcionado pela contribuição das representações de palavra; além de incrementar em termos quantitativos um processo mnêmico inconsciente, habilitá-lo a participar do jogo das representações pré-conscientes e a tornar-se consciente, como produção social, o elemento linguístico passaria a constituir um representante da realidade na psique.

No entanto, como originalmente os conteúdos mnêmicos inscritos no Inconsciente encontrar-se-iam desprovidos de associações com representações de palavra, é forçoso admitir, como faz Freud, que 1) "não há indicações [signos] de realidade no inconsciente, de modo que não se pode distinguir entre a verdade e a ficção que foram catexizadas [investidas] pelo afeto". Isso porque, sobretudo em estados de alta excitação, 2) um investimento afetivo intenso canalizado sobre representações inconscientes pode levar a um resultado análogo ao normalmente produzido por signos linguísticos.

Em outras palavras, a intensificação de uma representação inconsciente mediante sobreinvestimento de excitações pode levá-la a tornar-se consciente, processo pelo qual adquiriria um valor de realidade que não lhe seria próprio. Por dar origem a signos de realidade falsos, Freud entende que, desse tipo de processo econômico intensificado, resultaria a formação de alucinações (cf., p. ex., Freud, 1950/2003a). Logo, poder-se-ia perguntar, 3) existiria algum critério válido para distinguir um conteúdo real de um conteúdo apenas tornado consciente mediante sobreinvestimento afetivo? Dito de outro modo, como distinguir uma lembrança real de uma alucinação ou de fantasia?

Suspeitas do gênero, crescentes desde a adoção da hipótese da defesa como fator determinante na dissociação psíquica, implicariam uma compreensão igualmente cada vez mais clara acerca dessa outra dimensão do psiquismo denominada inconsciente. E, conforme as indicações apresentadas sobre as aproximações de Freud a uma metapsicologia, além da compreensão do sentido inconsciente dos sonhos, alcançada em meados de 1895, e de hipóteses sobre processos inconscientes constantes do modelo neuropsíquico esboçado nesse mesmo ano em *Projeto de uma psicologia*, talvez as hipóteses mais úteis ao esclarecimento das razões teóricas elencadas para justificar o descrédito da neurótica encontrem-se na concepção de uma memória estratificada e em si inconsciente, esboçada na referida carta a Fliess de 6 dezembro de 1896.

3.2. A ressignificação nos processos de memória e a hipótese sobre o caráter fictício das cenas de sedução: advento da ideia de fantasia

Como vimos, ao menos desde a carta de 6 de dezembro de 1896, Freud mostra que já compreendia as representações inconscientes como apresentando certas propriedades associativas que as distinguiriam das representações pré-conscientes e conscientes. Por essa razão, a evocação de conteúdos inconscientes tem como condição sua retranscrição ou atualização de acordo com regras associativas mais complexas, advindas de estágios posteriores do desenvolvimento psíquico, como a conexão com representações de palavra no registro Pré-consciente.

Vimos, além disso, que é a partir de hipóteses sobre a retranscrição dos registros mnêmicos que Freud equipara a ideia de falha de tradução ao que seria entendido clinicamente como recalcamento ou repressão. Relembrando: enquanto, devido a uma falha de tradução do Inc ao Prc, os conteúdos não traduzidos restariam como que presos ao nível Inconsciente, na repressão ou recalcamento conteúdos inconciliáveis com valores predominantes no ego seriam expulsos dos domínios do Pré-consciente/Consciente, isto é, seriam remetidos de volta ao registro Inconsciente.

Conclui-se daí que, se o processo de retranscrição do Inc ao Prc implica expansão psíquica, complexificação de processos, já que se trataria de um ganho por parte de conteúdos originários do Inconsciente de conexões com representações de palavra, a repressão ou recalcamento, entendida como falha de tradução, implicaria perdas psíquicas, pois os conteúdos do Pré-consciente/Consciente alvos da defesa perderiam suas conexões com representações de palavra. Por essa razão, os conteúdos psíquicos inconscientes seriam caracterizados por uma inadequação em relação à realidade e um distanciamento crescente em relação aos conteúdos psíquicos acessíveis à autopercepção e à rememoração conscientes.

Por exemplo, por encontrarem-se desprovidos de conexões com representações de palavra, conteúdos do registro Inconsciente não seriam passíveis de expressão pela fala. Portanto, como no questionamento antecipado *supra*, que garantias disporia o terapeuta para saber se a lembrança agora trazida à consciência e relatada pelo paciente como relativa a uma vivência real de sedução sexual sofrida na infância seria uma recordação legítima ou um conteúdo deformado por retranscrições e ressignificações retroativas?

Em suma, com base em conhecimentos gradualmente adquiridos sobre a metapsicologia dos processos inconscientes, Freud consideraria ter encontrado boas razões para duvidar da realidade de conteúdos até então inacessíveis à consciência normal do paciente, posteriormente recordados no tratamento, e expressos verbalmente como lembranças de vivências reais de sedução na infância. O paciente poderia estar tomando como real uma lembrança cujos registros resultariam de retranscrições e ressignificações retroativas posteriores. Enfim, no lugar de lembranças de eventos reais de sedução, poderia ser o caso de construções fictícias, enfim, de fantasias.

Outra razão de cunho teórico-clínico, relacionada à anterior, que reforçaria a desconfiança em relação à realidade dos relatos de sedução sexual precoce, tem a ver com a compreensão adquirida na investigação de casos de psicose profunda, nos quais "a lembrança inconsciente não vem à tona, de modo que o segredo das experiências da infância não é revelado nem mesmo no mais confuso delírio" (Masson, 1985/1986, p. 266). Quer dizer, vista já nesse período como um quadro clínico em que a característica principal dos conteúdos psíquicos consistiria na perda da ligação com a realidade, a psicose teria ensinado que impressões mnêmicas deixadas por nossas vivências mais antigas, oriundas da primeira infância, restariam inacessíveis à consciência e à expressão verbal, não sendo reveladas nem em delírios psicóticos extremos.

À luz dos questionamentos teóricos como os elencados, não restaria senão considerar as lembranças de cenas de sedução sexual precoce, relatadas pelos pacientes como referindo-se a vivências reais, como construções fictícias. Conteúdos inconscientes relativos às etapas mais antigas do desenvolvimento dificilmente poderiam vir à tona como tais, isto é, conforme as impressões mnêmicas supostas como originais. E mais: exceto em delírios psicóticos extremos, no caso de poderem ser tornados conscientes, registros originários do Inconsciente devem ser submetidos a um processo de tradução, sendo retranscritos de acordo com novas regras associativas, como as conexões com representações de palavra próprias ao registro Pré-consciente. Em suma, levando em consideração a necessária atualização ou ressignificação à qual seriam submetidos os registros mnêmicos, Freud começaria a convencer-se de que os conteúdos psíquicos inconscientes são, como tais, inacessíveis.

3.3. Algumas consequências decorrentes da descrença na realidade das cenas de sedução e do reconhecimento do papel das fantasias nas neuroses: questionamentos sobre as possibilidades de cura, implicações para o manejo do tratamento e abertura para novas reflexões

Na carta em que comunica sua descrença na neurótica, o autor não deixa de considerar as implicações para a prática clínica decorrentes da nova compreensão teórica sobre o caráter inacessível, ao menos diretamente, dos conteúdos inconscientes. Escreve ele: "Se virmos, portanto, que o inconsciente jamais supera a resistência da consciência, a expectativa de que o inverso venha a acontecer no tratamento, a ponto de o inconsciente ser completamente domado pela consciência, também diminuirá" (Masson, 1985/1986, p. 266). Quer dizer, diferentemente das expectativas positivas em relação às potencialidades de seu método terapêutico, quando, inspirado pelos progressos de suas reflexões metapsicológicas, acreditava ser capaz de curar a histeria e as neuroses, conforme vimos na carta de 2 de abril de 1896, agora é obrigado a reconhecer as limitações do tratamento. Leiamos suas palavras:

> Eu estava a tal ponto influenciado |por isso| que estava pronto a desistir de duas coisas: da resolução completa de uma neurose e do conhecimento seguro de sua etiologia na infância. Agora, não tenho a menor ideia de onde me situo, pois não tive êxito em alcançar uma compreensão teórica do recalcamento e de sua inter-relação de forças. (Masson, 1985/1986, p. 181).

De fato, se uma cura propriamente dita dependia do sucesso em trazer à tona o conteúdo traumático inconsciente, em que medida se poderia falar de cura a partir da demonstração teórica de que o tornar-se consciente de conteúdos inconscientes só pode ser visto como relativo?

Por suas consequências negativas, o colapso da teoria da sedução justificaria a ênfase do autor na perda de rumo em sua busca pelo esclarecimento da etiologia das neuroses. Apesar disso, vale atentar para o estado de espírito notado pelo autor, oposto a tristeza, desânimo ou mesmo vergonha, sentimentos transitórios que podem normalmente acompanhar um insucesso em face de um empreendimento tão valorizado. Pois, como vimos, ao contrário de um sentimento de derrota diante da perda de confiança na neurótica, de forma à primeira vista ser incompreensível, o autor encontrar-se-ia tomado por certo sentimento de vitória. Lembremo-nos do que escreve na carta de 21 de setembro de 1897:

> É estranho, também, que não tenha surgido nenhum sentimento de vergonha – para a qual, afinal, bem poderia haver justificativa. [...] mas, diante de você e de mim mesmo, tenho antes um sentimento de vitória do que de derrota (o que não está certo, é claro). (Masson, 1985/1986, p. 266).

Mais do que isso, ao final da mesma carta, o autor parece fazer questão de reafirmar ao amigo o paradoxo de seu estado interno ao relatar de forma jocosa sentir-se não apenas bem-disposto e animado, mas tomado por um não explicado estado de alegria. Em suas palavras:

> Bem, continuando minha carta. Modifico a afirmação de Hamlet "Estar preparado", para: estar alegre é tudo! A rigor, eu poderia estar muito descontente. A expectativa da fama eterna era belíssima, assim como a da riqueza certa, independência completa, viagens e elevar as crianças acima das graves preocupações que me roubaram a juventude. Tudo dependia de a histeria [teoria da sedução] funcionar bem ou não. Agora, posso voltar a ficar sossegado e modesto e continuar a me preocupar e a economizar. Ocorre-me uma historinha de minha coleção: "Rebeca, tire o vestido; você não é mais noiva nenhuma". Apesar de tudo, estou com ótimo estado de ânimo. (Masson, 1985/1986, p. 267).

Como compreender o sentimento de alegria pelo qual estaria tomado nosso autor diante de consequências tão adversas que decorreriam do descrédito da neurótica? Como indicamos antes, Freud vinha havia algum tempo experimentando o surgimento de estados psíquicos obscuros, como sentimentos vagos, dúvidas recorrentes, suscitando pouco a pouco uma atividade de auto-observação desses estados internos. Essa atividade seria logo reconhecida como caracterizando uma autoanálise. Como veremos no capítulo seguinte, uma avaliação crítica e objetiva dos próprios estados internos, como seria requerida por uma autoanálise, parece apropriada às palavras com que Freud descreve o modo contraditório com que se apresentam sentimentos de alegria e vitória diante das dúvidas sobre a pertinência da neurótica. Vejamos suas ponderações:

> Se eu estivesse deprimido, confuso e exausto, essas dúvidas certamente teriam que ser interpretadas como sinais de fraqueza. Já que me encontro no estado oposto, preciso reconhecê-las como o resultado de um trabalho intelectual honesto e vigoroso e devo orgulhar-me, depois de ter ido tão a fundo, de ainda ser capaz de tal crítica. Será que essa dúvida representa apenas um episódio no avanço em direção a novos conhecimentos? (Masson, 1985/1986, p. 266).

Na avaliação do autor, as dúvidas e perda de confiança na teoria da sedução seriam injustificadas se pudessem ser tomadas como resultantes de algum estado alterado, como depressão, confusão mental ou exaustão física e psíquica. No entanto, nada disso se verificaria em seus estados subjetivos. Pelo contrário, ele se sentiria tomado por sentimentos positivos, de alegria, boa disposição e mesmo de vitória. Ora, diante da constatação desse estado de coisas interno, e levando sobretudo em conta as razões teóricas que fundamentariam sua decisão, a inferência de Freud seria a de que sua descrença seria racionalmente justificada, pois parece decorrer logicamente do arcabouço de razões antes elencadas. Em suma, as dúvidas e a consequente descrença na neurótica seriam fruto de uma avaliação objetiva e imparcial do conjunto de elementos teóricos e clínicos — além dos subjetivos — que envolveriam a teoria da sedução.

Parece, portanto, compreensível o sentimento de vitória e mesmo de orgulho registrado na carta, pois teria conseguido manter uma postura crítica e intelectualmente honesta, apesar de ter trabalhado por um período razoável de tempo e penetrado fundo nas investigações conduzidas sob a égide da hipótese do trauma a posteriori, como se verifica pelos artigos publicados sobre o tema e pelas discussões e hipóteses compartilhadas na correspondência com Fliess. Mas como poderíamos tentar compreender o sentimento de vitória de Freud?

Como se movido por um saber autoanalítico tácito, o autor lança um olhar sobre o futuro ao perguntar-se se as dúvidas que lhe sobrevieram representariam apenas um episódio em face dos avanços subsequentes e conquistas de novos conhecimentos. Sim, poderíamos responder. Pois o desprendimento em relação à crença na realidade de eventos de sedução relatados por pacientes teria liberado a reflexão freudiana para a exploração de um horizonte de novas possibilidades interpretativas.

Em relação aos desenvolvimentos que o aguardariam, poder-se-ia dizer que Freud já contaria, por exemplo, com intuições promissoras para o esclarecimento do processo de produção de fantasias, como o problema a figuração dos pais nas fantasias de sedução relatadas por pacientes, como mencionado entre parênteses ao final de citação apresentada anteriormente, em que questiona a realidade do inconsciente — "(Por conseguinte restaria a solução de que a fantasia sexual se prende invariavelmente ao tema dos pais)" (Masson, 1985/1986, p. 266).

Excetuados casos de abusos sexuais reais na infância, cujos efeitos nefastos o autor não desconsidera, com a descrença da realidade da cena de sedução relatadas, os novos problemas que passam a atrair a atenção de Freud têm a ver não apenas com a centralidade do fator sexual, mas sobretudo com o problema da origem dos impulsos eróticos mobilizadores de produções psíquicas como as fantasias. Nestas, as impressões mnêmicas deixadas pelas vivências da criança pequena com pais e outros adultos constituiriam ingredientes imprescindíveis.

Em relação a esse horizonte de novos problemas, se a sexualidade continuar sendo considerada ausente na infância, como o autor pensava ao longo das primeiras incursões pelo campo das neuroses e nas tentativas de estabelecer a teoria da sedução, a significação erótica da cena infantil envolvendo os pais só poderia se dar de modo retroativo ou a posteriori, a partir do momento em que o paciente dispuser da capacidade de produzir excitações eróticas genitais e de reconhecer o sexual como tal. Porém, com a descrença na neurótica, Freud descartaria essa possibilidade, conforme pode ser lido na mesma carta a Fliess de 21 de setembro de 1897: "Mais uma vez, parece discutível que somente as experiências posteriores deem ímpeto às fantasias, que |então| remontariam a infância" (Masson, 1985/1986, p. 266).

Mas, ao descartar a possibilidade de que as cenas de sedução relatadas sejam modeladas retroativamente, em um momento em que ainda não dispõe de conhecimentos suficientes para sustentar uma tese alternativa, a saber, de que a produção das cenas eróticas precoces relatadas seria impulsionada a partir da própria infância, Freud se vê obrigado a admitir que, com o recuo na concepção aquisicionista expressa pela teoria da sedução, a tese dos partidários da hereditariedade voltaria a ganhar terreno. Leiamos a sequência da citação anterior, na qual Freud conclui: "e, com isso, o fator da predisposição hereditária recupera uma esfera de influência da qual eu me incumbira de desalojá-lo – em prol do esclarecimento da neurose" (Masson, 1985/1986, p. 266). Por isso, entre os novos desafios que o autor teria pela frente, um relaciona-se à possibilidade de demonstrar que excitações sexuais — não necessariamente genitais no sentido da capacidade reprodutiva adulta — encontram-se em operação desde a tenra infância.

Em suma, ao relativizar a noção de realidade inicialmente atribuída ao componente central de sua equação etiológica, expresso pela cena de sedução infantil no mecanismo do trauma a posteriori, Freud teria pela frente o desafio de redefinir o fator específico determinante das neuroses. Afinal, se não é o caso de tomar a cena de sedução sexual precoce relatada como descrição de um evento real e localizável na biografia do paciente, para preservar sua fórmula etiológica e sustentar sua contestação à petição de princípio dos partidários da hereditariedade, caberia ao autor desenvolver uma nova explicação sobre os processos psíquicos e sexuais responsáveis pela produção de fantasias.

Como Freud enfrentará esse desafio? Aqui a alegria e animosidade do autor, a despeito do colapso da neurótica, seriam reveladoras de um redirecionamento de interesse intelectual em curso, expresso pelo fortalecimento das reflexões metapsicológicas sobre os processos inconscientes, em particular em relação aos sonhos. Na mesma carta de 21 de setembro, as considerações do autor seriam conclusivamente explícitas nesse sentido:

> Tenho que acrescentar mais uma coisa. Neste colapso de tudo o que é valioso, apenas o psicológico permaneceu inalterado. O |livro sobre o| sonho continua inteiramente seguro e meus primórdios do trabalho metapsicológico só fizeram crescer em meu apreço. É uma pena que não se possa ganhar a vida, por exemplo, com a interpretação de sonhos! (Masson, 1985/1986, p. 266).

Conforme indicado antes, Freud teria desde meados de 1895 descoberto o sentido oculto dos sonhos, cujos processos psíquicos teriam passado a ocupar lugar de destaque em suas reflexões metapsicológicas. Ao final de 1896, como também vimos, o autor já teria começado a trabalhar no livro sobre os sonhos; e o apreço agora manifesto por esse trabalho continuaria a impulsionar a preparação da obra pelos anos seguintes, *pari passu* com o aprofundamento do conhecimento sobre os processos psíquicos inconscientes. Nessa tarefa, as descobertas proporcionadas por uma experiência pessoal inusitada — a autoanálise — revelar-se-iam das mais relevantes para a compreensão do fator propulsor das fantasias, os impulsos sexuais infantis.

CAPÍTULO IV

ASPECTOS DO PERCURSO INTELECTUAL INICIAL DE FREUD, PARTE FINAL (1897-1898): A AUTOANÁLISE E SEU PAPEL NA DESCRENÇA DA HIPÓTESE DA SEDUÇÃO, NO DESVELAMENTO DE IMPULSOS SEXUAIS INFANTIS E NA COMPREENSÃO DO PAPEL DAS FANTASIAS INCONSCIENTES

O fortalecimento das suspeitas sobre a existência de impulsos de caráter sexual desde a tenra infância não decorreria unicamente de observações clínicas de pacientes neuróticos, mas principalmente dos resultados obtidos por Freud com o redirecionamento da investigação analítica, para tentar esclarecer o sentido de certas vivências psíquicas enigmáticas e impulsos apenas vagamente pressentidos em si próprio. Do exercício de análise psicológica autodirigida, conhecida como autoanálise, resultariam insights que possibilitariam compreender melhor o estatuto das fantasias e aprofundar as reflexões metapsicológicas em curso sobre os processos inconscientes.

O trabalho empreendido pelo autor não consistiria, porém, em uma atividade introspectiva qualquer, de auto-observação de estados subjetivos, desprovida de critério e método. Longe disso, a autoanálise de Freud atenderia aos mesmos requisitos técnicos e critérios lógico-científicos que governam o tratamento de pacientes neuróticos, buscando desse modo perscrutar de forma mais objetiva possível as profundezas da própria alma (*Seele*). Em vista dos princípios que a orientam, não obstante os conhecimentos teóricos ainda limitados e as dificuldades inerentes ao procedimento, a autoanálise empreendida por Freud parece constituir uma experiência de autoconhecimento *sui generis*, que pouco deveria a uma análise propriamente dita.

Dada a importância do assunto e os múltiplos interesses que pode suscitar, a explicitação dos problemas envolvidos na autoanálise de Freud requeria estudos pormenorizados não apenas dos textos freudianos, mas de outros materiais bibliográficos disponíveis (cf., p. ex., Anzieu, 1959/1989; Bonnet, 2006). Por isso não custa reafirmar o caráter instrumental de nossa exposição, que não consiste senão de indicações sobre alguns passos dados pelo autor no desenrolar de uma experiência de compreensão de si mesmo, baseadas em comentários a algumas citações extraídas da correspondência com Fliess do período estudado. No espírito dos apontamentos feitos até agora, a intenção é apenas sugerir como o material clínico obtido mediante autoanálise pode ter desempenhado papel relevante na apreensão inicial de certos fenômenos que se revelarão nucleares na teoria psicanalítica madura.

A exposição foi organizada em quatro seções. Inicialmente, para complementar os comentários anteriores sobre a descrença na realidade das cenas de sedução, veremos como a etapa inicial da autoanálise de Freud seria marcada por vivências psíquicas de início incompreendidas, cujo componente principal consistiria de dúvidas em relação à pertinência da neurótica. Conforme sugerido pela correspondência com Fliess, apenas com o andamento da autoanálise o objeto dessas dúvidas tornar-se-ia mais claro e os questionamentos mais intensos, desembocando na desistência de Freud em continuar a sustentar uma explicação de caráter realista no que concerne às cenas de sedução relatadas por pacientes. Além disso, proviria também do contexto das dúvidas crescentes que culminariam na descrença na neurótica a aquisição de um entendimento inicial sobre os processos inconscientes subjacentes à produção de fantasias.

A partir dessas novas intuições, veremos na segunda seção que, ao aprofundar-se na autoanálise, Freud teria desvelado em si próprio a existência de impulsos incestuosos oriundos de etapa precoce da vida infantil, impulsos que considera comuns a todos os seres humanos. A terceira seção busca acompanhar o passo seguinte dado pelo autor, que não demora a situar sua descoberta de impulsos infantis incestuosos ao lado da narrativa mitológica de Édipo e do drama de Hamlet.

Ainda com base em citações extraídas da correspondência com Fliess, buscamos na última seção indicar como, ao dar andamento a suas reflexões metapsicológicas, impulsionadas pelas descobertas autoanalíticas mais recentes, Freud produz avanços significativos na compreensão de problemas centrais da futura teoria da sexualidade infantil. Por exemplo, vemos emergir já nesse período a ideia de zonas erógenas e hipóteses sobre o caráter polimorfo dos impulsos sexuais infantis, além do reconhecimento da necessidade de formulações mais claras sobre os fatores desencadeantes do mecanismo de defesa da repressão.

1. Incursões na autoanálise e intensificação das dúvidas em relação à pertinência da teoria da sedução na explicação das neuroses

Entre as cartas enviadas a Fliess em meados de 1897, nas quais comunica a aquisição gradual de novos conhecimentos mediante a apreensão de conteúdos psíquicos então desconhecidos em si próprio, uma das primeiras é a datada de 22 de junho. Nela, relata encontrar-se num período de estagnação intelectual, ao mesmo tempo que estaria se dando conta de certas vivências internas inusitadas, que qualifica como uma espécie de experiência neurótica. Em suas palavras: "Nunca imaginei nada como esse período de paralisia intelectual. Cada linha é um suplício" (Masson, 1985/1986, p. 254). E complementa mais à frente: "A propósito, venho atravessando uma espécie de experiência neurótica, estados curiosos que são incompreensíveis para a Cs. [Consciência], pensamentos crepusculares e dúvidas veladas, com um pálido raio de luz aqui e ali" (Masson, 1985/1986, p. 255).

Embora não tenhamos tratado do papel da autoanálise ao discutir as razões da descrença na realidade das cenas de sedução, a menção a uma paralisia intelectual e a dúvidas veladas sinalizariam a emergência de questionamentos em relação à acalentada teoria das neuroses, isso apenas três meses antes da comunicação a Fliess de seu abandono em 21 de setembro desse ano, como vimos anteriormente. Tais questionamentos se tornariam gradualmente mais claros e manifestos, à medida que galga progressos na autoanálise, como poderemos acompanhar.

Cerca de duas semanas mais tarde, na carta de 7 de julho de 1897, embora continuasse sem compreender a estranheza de suas vivências internas, relata a ocorrência de algumas intuições, cujo conteúdo estaria relacionado às dificuldades enfrentadas na explicação das neuroses. Escreve ele: "Ainda não sei o que está acontecendo comigo. Algo proveniente das mais recônditas profundezas de minha neurose insurgiu contra qualquer progresso na compreensão das neuroses" (Masson, 1985/1986, p. 256). Apesar da obscuridade que ainda envolveria os conteúdos manifestos nessas vivências, Freud parece se dar conta do caráter autoanalítico da experiência em curso, pois, mesmo que de modo vago, começaria a dar um sentido ao material em ebulição, reconhecendo sua conexão com questionamentos em relação ao trabalho com as neuroses. Essa insurgência interna, como se tornará manifesta junto aos relatos a seguir sobre a emergência da ideia de fantasia, relacionar-se-ia a questionamentos acerca da pertinência da hipótese da sedução infantil na explicação das neuroses. Quer dizer, motivações internas até então não suficientemente compreendidas — inconscientes, poder-se-ia dizer — como que minariam o esforço intelectual do autor no aprofundamento da neurótica.

Embora a paralisia intelectual dificultasse qualquer avanço na direção do almejado esclarecimento das neuroses, Freud teria não obstante alcançado progressos significativos em outras direções. Escreve ele: "Nesses últimos dias, pareceu-me que um emergente dessa obscuridade está em fase de preparação. Observo que, nesse meio tempo, fiz toda sorte de progressos em meu trabalho e a cada momento torna a me ocorrer mais alguma ideia" (Masson, 1985/1986, p. 256). Quais seriam esses progressos? A que se referia essa profusão de ideias? É na sequência dessas boas-novas que se pode ler o relato acerca de uma compreensão relativamente clara sobre o processo de produção de fantasias. O relato é extenso, mas vale conferir as palavras do autor:

> Assim, vejo que a defesa contra as lembranças não impede que elas deem origem a estruturas psíquicas superiores, que persistem por algum tempo e depois são igualmente submetidas à defesa. [...] Esta, porém, é de um tipo altamente específico – precisamente como nos sonhos, que contém *in nuce* |em resumo| toda a psicologia das neuroses em geral. Aquilo com que somos confrontados são falsificações da memória e fantasias – estas últimas, referentes ao passado ou ao futuro. Conheço superficialmente as regras segundo as quais essas estruturas se agrupam e as razões por que são mais fortes do que as lembranças verdadeiras, e assim, aprendi coisas novas sobre as características dos processos Ics. [...] Estou aprendendo a reconhecer alguns casos típicos de agrupamento dessas fantasias e impulsos e alguns determinantes típicos do início do recalcamento contra eles. Esse conhecimento ainda não está completo. (Masson, 1985/1986, p. 256).

Importantes novidades teóricas são aí anunciadas. Comecemos pela descrição do mecanismo de produção de fantasias inconscientes. Para tanto, tenhamos em mente o modelo utilizado por Freud para pensar o processo de tradução dos registros de memória, constante da carta de 6 de dezembro de 1896, na qual o autor distingue três modalidades de registro: o dos Signos Perceptivos, o do Inconsciente e o do Pré-consciente/Consciente. De acordo com o autor, apesar de serem expulsas do Pré-consciente/Consciente e remetidas ao registro Inconsciente, lembranças submetidas à defesa continuariam em atividade, constituindo-se a partir do Inconsciente em fontes originadoras de outros derivados psíquicos, como as fantasias, que teriam seu acesso à consciência igualmente impedido pelas forças defensivas, permanecendo inconscientes. Além da compreensão de que fantasias consistem em derivados de conteúdos reprimidos ou recalcados, e que seguiriam impedidas de tornar-se conscientes — daí a compreensão de que fantasias são inconscientes —, Freud observa que se trata de produções psíquicas especializadas, análogas ao sonho. A analogia ou mesmo identidade estrutural entre sonhos e fantasias estaria justificada pela compreensão de que ambos consistem em derivados de conteúdos psíquicos tornados inconscientes pela ação da defesa.

Em relação aos sonhos, não custa lembrar que desde meados de 1895 Freud já disporia de um procedimento de interpretação e que, por meio dele, teria compreendido o sentido inconsciente dos fenômenos oníricos. Quer dizer, como a técnica de interpretação não estaria desvinculada da compreensão do processo de formação do sonho, conforme veremos em estudos reunidos na *Primeira Parte*, o autor já contaria com ideias bastante avançadas sobre o assunto. Daí a sugestão na citação *supra* de que a explicação dos sonhos contém em resumo toda uma psicologia, porque, para esclarecer seu processo de formação, é necessário considerar uma gama de pressupostos psicológicos e mecanismos psíquicos. Portanto, se Freud compreende as fantasias inconscientes como formações análogas aos sonhos, significa dizer que, para esclarecer o processo de formação de fantasias, é necessário recorrer à mesma série de conceitos da psicologia em vias de construção para explicar os fenômenos oníricos.

Como vimos em comentários sobre as razões da descrença nas cenas de sedução relatadas por pacientes, fantasias consistiriam em formações psíquicas fictícias; agora, como consta na citação *supra*, mais do que construções fictícias, fantasias são vistas como falsificações da memória. Por consistir em intuições recentes, o autor ainda não dispõe de conhecimentos suficientes sobre o modo como seriam agrupados os elementos mnêmicos que entrariam na composição de fantasias, mas faz uma importante observação que pode ser lida como um reforço aos comentários anteriores sobre a descrença na neurótica: como falsificações da memória, fantasias são mais fortes do que lembranças reais. Como também vimos, a força de uma fantasia inconsciente, que pode fazer dela uma formação psíquica mais imponente em face de lembranças comuns consideradas verdadeiras, resultaria de um sobreinvestimento de afeto. Enfim, ao começar a compreender o processo de formação de fantasias como análogo ao processo de formação de sonhos, Freud estaria aprofundando significativamente e ampliando o alcance de suas hipóteses sobre os processos inconscientes, galgando assim novos degraus em suas reflexões metapsicológicas.

Para fazermos ideia acerca do andamento da autoanálise de Freud e de como ele passa, em um curto período de tempo, a compreender sua importância não apenas do ponto de vista pessoal, mas igualmente para o futuro de seu trabalho clínico e teórico, vale ler o que escreve na carta de 14 de agosto de 1897:

> As coisas estão fermentando dentro de mim; não conclui nada; estou muito satisfeito com a psicologia, atormentado por sérias dúvidas acerca de minha teoria das neuroses, preguiçoso demais para pensar e sem ter tido êxito, aqui, em diminuir a agitação de minha cabeça e meus sentimentos; [...] O principal paciente a me preocupar sou eu mesmo. Minha histeriazinha, apesar de muito acentuada por meu trabalho, solucionou-se um pouco mais. O resto ainda está paralisado. É disso que depende primordialmente meu estado de ânimo. A análise [autoanálise] é mais difícil do que qualquer outra. De fato, é ela que paralisa minha energia psíquica para descrever e comunicar o que conquistei até agora. Mesmo assim creio que precisa ser feita e que é uma etapa intermediária de meu trabalho. (Masson, 1985/1986, p. 262).

O autor ver-se-ia em um estado de ebulição intelectual e emocional que continuaria a dificultar o andamento normal de seu trabalho. Apesar da agitação interna, ele conseguiria nomear alguns dos conteúdos manifestos, sendo um dos principais o que avalia como sérias dúvidas acerca da pertinência da teoria da sedução na explicação das neuroses. Note-se que essa carta antecede em cerca de um mês ao anúncio da descrença na neurótica. Outro conteúdo a ser destacado diz respeito à satisfação com a psicologia, provável referência a avanços na articulação das hipóteses teóricas acerca dos processos inconscientes nos sonhos e nas fantasias, conforme mencionados cerca de um mês antes, na carta de 7 de julho.

Finalmente, em relação à experiência de auto-observação em curso, interessante observar como já a compreende claramente como um processo analítico no qual ele próprio seria o paciente, o principal, e de quem mais se ocupa. Apesar de considerá-la a mais difícil das análises, reconhece ter alcançado alguns resultados na solução de sua própria neurose. Vale destacar a consciência adquirida acerca da importância da experiência autoanalítica em curso, que constituiria uma etapa intermediária de um processo rumo a uma fase renovada de trabalho e de descobertas, talvez já pressentida.

Cerca de um mês depois, como vimos em comentários à carta de 21 de setembro de 1897, Freud comunica a Fliess o abandono da neurótica, oferecendo ao amigo uma síntese das razões mais objetivas que justificariam essa guinada teórica, cujo amadurecimento, como vemos agora, teria se dado ao longo de um embate pessoal que caracterizaria a autoanálise. Desde então, parece evidenciar-se de forma cada vez mais clara o aprofundamento na autoanálise, dela emergindo descobertas decisivas não apenas para o avanço na construção de uma teoria metapsicológica sobre os sonhos, as fantasias e as neuroses, mas principalmente para uma compreensão mais bem ajustada sobre os impulsos sexuais infantis.

2. O aprofundamento da autoanálise, a descoberta de impulsos infantis incestuosos em si próprio e o problema de sua generalização como fenômeno universal

A carta de 3 de outubro de 1897 parece um bom exemplo do grau de aprofundamento alcançado pela autoanálise de Freud, cuja entrega ao processo teria proporcionado a descoberta de lembranças antigas, oriundas de meados de seu segundo ano de vida, de impulsos sexuais incestuosos em relação à mãe. Tais impulsos teriam supostamente sido despertados por ocasião de uma viagem em trem noturno. O relato de Freud é extenso e, mesmo com as supressões efetuadas, a citação resta bastante longa. De todo modo, leiamos suas palavras para depois comentá-las:

> Ainda há poucas coisas acontecendo comigo externamente, mas, internamente, há algo muito interessante. Nos últimos quatro dias minha auto-análise [sic], que considero indispensável para o esclarecimento de todo o problema, prosseguiu nos sonhos e me forneceu as mais valiosas elucidações e indícios. [...] Colocar isso no papel me é mais difícil do que qualquer outra coisa; [...] Só posso esclarecer que meu velho não desempenha nenhum papel ativo em meu caso, mas que sem dúvida fiz uma inferência sobre ele, por analogia, a partir de mim mesmo; que, em meu caso, o "originador primordial" foi uma mulher feia e idosa, porém esperta, que muito me ensinou sobre Deus Todo-Poderoso e o inferno [...]; que, mais tarde (entre dois anos e dois anos e meio), minha libido voltada para a *matrem* [mãe] foi despertada, a saber, por ocasião de uma viagem com ela de Leipzig a Viena, durante a qual devemos ter passado a noite juntos e devo ter tido oportunidade de vê-la *nudam* [nua]. (Masson, 1985/1986, p. 269).

Além da apreensão de um despertar precoce de impulsos sexuais direcionados à mãe ainda em etapa infantil do desenvolvimento individual, a autoanálise teria fornecido a Freud elementos para refletir sobre o que denomina o "originador primordial" em seu caso. Lembremos que, entre as razões elencadas para o abandono da neurótica, a que classificamos como de caráter sociopolítico diria respeito à improbabilidade de uma perversão predominante entre os pais vienenses, suposição necessária diante da alegação de pacientes histéricas de que teriam sofrido seduções sexuais na infância. Em outras palavras, a manutenção da teoria da sedução implicaria considerar o pai o "originador primordial" da histeria de sua prole; regra essa considerada improvável por Freud.

Agora, o autor relata a Fliess ter compreendido que o pai não desempenharia nenhum papel ativo em sua neurose, mas que em seu caso o "originador primordial" teria sido uma velha babá. Quer dizer, ainda que tenha deixado de lado as suposições iniciais sobre a realidade das cenas sexuais infantis relatadas por pacientes, segundo o modelo da neurótica, a autoanálise teria revelado algum tipo de agente responsável pelo despertar precoce de impulsos de caráter sexual na infância. Dito de outro modo, mesmo que não se trate de seduções ou abusos sexuais propriamente ditos, Freud estaria concebendo alguma forma de emergência precoce de impulsos infantis eróticos — uma primeira onda sexual — e um agente responsável por esse despertar, o "originador primordial". É nesse sentido que em seu caso a velha babá ocuparia o lugar de "originador primordial", conforme suas reflexões a partir do material revelado pela autoanálise.

De acordo com o relato, posteriormente à emergência da primeira onda sexual é que os impulsos sexuais infantis teriam sofrido um novo despertar, agora na cena com a mãe em viagem de trem noturno, revelada pela autoanálise. Na sequência, como implicadas aos desejos incestuosos, Freud anuncia o desvelamento de lembranças de ciúme infantil em relação ao nascimento de um irmão: "que saudei |a chegada de| meu irmão um ano mais novo (que morreu após alguns meses) com desejos hostis e um autêntico ciúme infantil; e que a morte dele deixou em mim o germe das |auto|-recriminações" (Masson, 1985/1986, p. 269).

Diante dessas descobertas e das investigações promissoras vislumbradas a partir delas, ainda nessa carta datada de 3 de outubro de 1897, pode-se ler a opinião cada vez mais clara em relação à importância conferida à experiência autoanalítica, não apenas por sua função terapêutica, mas também pelo prazer intelectual que já conseguiria auferir com a atividade. Diz ele:

> Ainda não descobri nada sobre as cenas propriamente ditas que estão na origem dessa história. Se elas vierem |à luz| e eu conseguir resolver minha própria histeria, ficarei grato à memória da velha senhora que me proporcionou, em idade tão precoce, os meios de sobreviver e de prosseguir vivendo. Como vê, a antiga afeição volta a aparecer nos dias de hoje. Não consigo dar-lhe sequer uma ideia da beleza intelectual deste trabalho. (Masson, 1985/1986, pp. 269-270).

Relatos de descobertas adicionais sobre impulsos sexuais já presentes na infância têm prosseguimento na carta seguinte, de 15 de outubro, em cuja abertura reafirma o grande valor pessoal representado pela experiência autoanalítica na qual estaria mergulhado. Segundo suas palavras:

> Minha auto-análise, [sic] é de fato, a coisa mais essencial que tenho no momento, e promete transformar-se em algo do maior valor para mim, se chegar a seu término. A meio caminho ela parou subitamente por três dias, nos quais tive a sensação de estar amarrado por dentro (algo de que os pacientes tanto se queixam) e fiquei realmente desolado [...] No quarto dia, pontualmente, a análise recomeçou. É claro que a pausa teve também outro determinante – a resistência a algo surpreendentemente novo. Desde então voltei a ficar intensamente preocupado com ela e mentalmente rejuvenescido, embora atormentado por toda sorte de pequenos distúrbios provenientes do conteúdo da análise. (Masson, 1985/1986, p. 271).

Interessante notar, nas oscilações do processo autoanalítico de Freud, a correlação que estabelece entre uma vivência pessoal, descrita como um bloqueio contra o prosseguimento da análise — "a sensação de estar amarrado por dentro" —, e seu homólogo conhecido desde queixas manifestas em relatos de pacientes em tratamento. Vivências comuns a ambas as modalidades de prática analítica, e que ilustrariam a convergência metodológica entre a autoanálise de Freud e o tratamento padrão, cujas implicações epistemológicas tentaremos examinar à frente.

É na sequência desse relato introdutório sobre o andamento da autoanálise que, na mesma carta de 15 de outubro de 1897, o autor apresenta alguns dados fatuais sobre sua infância, levantados junto à mãe, em particular acerca de sua velha babá. Tais fatos confeririam realidade às lembranças até então por ele desconhecidas — inconscientes —, desveladas por meio da autoanálise. Em outras palavras, não se trataria de fantasias, entendidas como falsificações da memória, mas de lembranças reais. Escreve ele:

> Tudo isso é ainda mais valioso para meus propósitos, já que consegui descobrir alguns pontos de referência reais para a história. Perguntei a minha mãe se ela ainda se recordava da babá. "É claro", disse ela, "uma pessoa mais velha, muito esperta, que estava sempre levando você para alguma igreja; quando voltava para casa, você fazia sermões e nos dizia tudo sobre Deus Todo-Poderoso". (Masson, 1985/1986, pp. 271-272).

O relato prossegue por uma extensão considerável, com descrições ricas em detalhe, acompanhadas de reflexões desenvolvidas a partir dos dados fornecidos pela autoanálise, mas destacaremos aqui apenas a que revela uma maior clareza em relação aos próprios impulsos incestuosos infantis. Em suas palavras:

> Se a análise trouxer o que espero dela, trabalharei nela sistematicamente e depois a exporei a você. Até o momento, não encontrei nada inteiramente novo, |só| todas as complicações a que já me acostumei. Não é nada fácil. Ser totalmente franco consigo mesmo é um bom exercício. Uma única ideia de valor geral despontou em mim. Descobri, também em meu próprio caso, o fenômeno de me apaixonar por mamãe e ter ciúme de papai, e agora o considero um acontecimento universal do início da infância, mesmo que não ocorra tão cedo quanto nas crianças que se tornam histéricas. (Masson, 1985/1986, p. 273).

Ao ocupar-se de si próprio como um paciente privilegiado entre os demais da clínica cotidiana e obter acesso a recordações de vivências de sua infância precoce, de sentimentos e impulsos eróticos em relação à mãe e ciúmes direcionados ao pai, Freud considera ter desvelado um fenômeno típico da vida infantil dos seres humanos. Reconhece que esse complexo de impulsos de amor e ódio endereçados pelas crianças pequenas às figuras parentais pode apresentar conformações distintas e diferenças temporais dependendo do caso, manifestando-se mais cedo entre indivíduos que se tornariam histéricos do que entre indivíduos tidos como normais. Apesar de diferenças na forma de expressão e em épocas do desenvolvimento em que podem emergir em cada indivíduo, o autor compreende os impulsos incestuosos como um componente comum à infância de todos os seres humanos, um fenômeno universal, portanto.

A generalização de Freud pode ser vista como apressada, pois, se nos ativermos à exposição feita até agora, a descoberta de impulsos sexuais infantis de cunho incestuoso estaria apoiada unicamente sobre dados de autoanálise. Além disso, como vimos antes, a proposição freudiana confrontaria a opinião então corrente segundo a qual a sexualidade estaria ausente na infância. Contudo, mesmo sem levar em conta outras descobertas clínicas realizadas pelo autor e desenvolvimentos teóricos posteriores sobre a sexualidade infantil, talvez a generalização freudiana possa encontrar algum grau de plausibilidade, se tomarmos em consideração a hipótese de uma identidade metodológica entre o procedimento que guia a autoanálise e a técnica empregada no tratamento de pacientes neuróticos.

Embora esse importante aspecto da autoanálise possa suscitar controvérsias de difícil esclarecimento sem avaliações especializadas do ponto de vista epistemológico, no capítulo seguinte examinaremos brevemente o problema da generalização defendida por Freud. Consideraremos algumas concepções metodológicas do autor, mediante as quais tentaremos avaliar a possibilidade da identidade sugerida, a partir da qual os dados obtidos em autoanálise talvez possam ser vistos como desfrutando de cidadania epistêmica análoga na produção de conhecimento psicanalítico.

Na sequência, para encerrar estes apontamentos sobre a autoanálise de Freud, examinaremos as analogias iniciais propostas pelo autor entre os impulsos infantis incestuosos, o mito de Édipo e o drama de Hamlet, produções culturais de valor universal que reforçariam a crença freudiana no caráter geral de sua descoberta. Depois, na quarta seção, buscaremos acompanhar o desenvolvimento subsequente até meados de 1898 de novas hipóteses sobre o que constituiria a matéria-prima da psique inconsciente.

3. As analogias iniciais de Freud dos impulsos infantis incestuosos e das fantasias inconscientes deles derivadas com o mito de Édipo e o drama de Hamlet

Além do valor terapêutico associado à ampliação do conhecimento sobre a própria vida psíquica, as descobertas realizadas por meio da autoanálise teriam possibilitado a Freud avançar na resolução de dificuldades teóricas com que se deparava na atividade clínica. Em particular, Freud disporia agora de condições mais favoráveis para aproximar-se de uma compreensão mais bem ajustada sobre o caráter das vivências sexuais infantis relatadas pelos pacientes, ou seja, dispõe de elementos para começar a redefinir o estatuto do fator específico de sua equação etiológica e avançar no esclarecimento das neuroses.

Nesse sentido, é ainda na carta de 15 de outubro de 1897 que o autor vincula a descoberta autoanalítica de impulsos incestuosos infantis e das fantasias inconscientes deles emanados com o drama grego Édipo rei, de Sófocles (2011). A narrativa trata da realização do destino predito pelo oráculo Tirésias a Édipo, segundo o qual mataria o pai e tomaria por esposa a mãe. Nos termos de Freud:

> Se assim for, podemos entender o poder de atração do Oedipus Rex, [...] a lenda grega capta uma compulsão que todos reconhecem, pois cada um pressente sua existência em si mesmo. Cada pessoa da plateia foi, um dia, um Édipo em potencial na fantasia, e cada uma recua, horrorizada, diante da realização de sonho ali transplantada para a realidade, com toda a carga de recalcamento que separa seu estado infantil do estado atual. (Masson, 1985/1986, p. 273).

A analogia com a narrativa grega ajuda a situar a descoberta de impulsos incestuosos na infância em uma tradição cultural, o que poderia conferir às descobertas de Freud um caráter geral e algum amparo em termos de verdade poética ou estética. A tragédia grega não fornece, porém, uma fundamentação teórica ao fenômeno logo denominado como complexo de Édipo (cf. o verbete *Complexo de Édipo*; Laplanche & Pontalis, 1967/2001, pp. 77-81), uma vez que o autor não dispõe ainda nem de uma teoria sobre os instintos sexuais infantis capaz de fundamentá-lo do ponto de vista ontogenético, nem de hipóteses científicas mais abrangentes capazes de servir-lhe de fundamento antropológico ou filogenético. Tais desenvolvimentos precisarão aguardar estudos como os apresentados em *Três ensaios sobre a teoria da sexualidade,* de 1905 (Freud, 1905/2016f), *Totem e tabu,* de 1912 (Freud, 1912-1913/2012a), *O eu e o id,* de 1923 (Freud, 1923/2011b), *Mal-estar na civilização,* de 1930 (Freud, 1930/2010o), entre outros. De todo modo, desde esses primórdios da psicanálise Freud já considera a fantasia edipiana um componente típico da vida sexual infantil, ou, com base na citação anterior, vivências edípicas são compreendidas como um fenômeno universal na vida do ser humano.

Ainda em relação à citação *supra*, sua parte final remete a uma hipótese que aprenderemos ser central na concepção freudiana, a saber, a da diferenciação de um estado psíquico e sexual adulto em relação ao estado psíquico e sexual infantil. Embora o esclarecimento dessa diferenciação requeira um aprofundamento das teses sobre o desenvolvimento tanto da sexualidade infantil como do aparelho psíquico, tema de estudos subsequentes, vale notar na citação a menção ao recalcamento ou repressão, mecanismo de defesa cujos efeitos vimos poder ser comparados aos de uma falha de tradução nos processos de memória. A esse respeito, vimos, em comentários à carta de 31 de dezembro de 1896, que a retranscrição dos registros mnêmicos de um estágio a outro implicaria aquisições de capacidades psíquicas novas ao longo do desenvolvimento, de modo que se esperaria do sucesso nos processos normais de tradução um desempenho mais adequado à realidade, como se esperaria do comportamento de um indivíduo adulto quando comparado ao de uma criança.

Ora, como numa falha de tradução da qual resultaria a retenção de conteúdos não retranscritos a formas de organização e funcionamento psíquico predominantes em etapas anteriores do desenvolvimento, a repressão ou recalcamento expulsaria da consciência lembranças consideradas inconciliáveis com os valores da pessoa, que passariam a habitar os domínios do inconsciente, cujos processos se encontrariam desprovidos da organização típica de estágios posteriores do desenvolvimento. Assim, aprenderemos que a separação operada pela defesa repressiva entre Pré-consciente/Consciente, por um lado, e Inconsciente, por outro, seria a responsável pelo afastamento do estado adulto em relação ao estado infantil. Convém notar, no entanto, que já nesse período Freud compreende a fonte da repressão ou recalcamento como relacionada a motivos morais; e, dado que na perspectiva aquisicionista do autor a moralidade estaria ausente na criança pequena, o afastamento ou diferenciação do psiquismo adulto em relação ao estado psíquico infantil estaria sendo compreendido como efeito da internalização paulatina de valores morais ao longo do desenvolvimento, processo constitutivo do psiquismo humano.

Mas as intuições teóricas do período revelar-se-iam frutíferas em outras direções. Por exemplo, mediante a consideração das deformações resultantes da incidência da repressão ou recalcamento sobre um determinado conteúdo psíquico, Freud estende a analogia recém-proposta das fantasias infantis inconscientes com o mito grego de Édipo para pensar obras de outros autores, como o *Hamlet*, de Shakespeare (1997). Observa o autor na carta a Fliess de 15 de outubro de 1897:

> Passou-me fugazmente pela cabeça a ideia de que a mesma coisa estaria também na base do *Hamlet*. Não estou pensando na intenção consciente de Shakespeare, mas creio, ao contrário, que um acontecimento real tenha estimulado o poeta a criar sua representação, no sentido de que seu inconsciente compreendeu o inconsciente de seu herói. (Masson, 1985/1986, p. 273).

Além de reconhecer a fantasia edipiana presente de modo deformado na obra shakespeariana, Freud levanta algumas hipóteses sobre o próprio processo de criação artística. Sugere ele não só que o drama vivido pela personagem refletiria conteúdos inconscientes do próprio autor da peça, mas que as encenações consistiriam em criações deformadas ou simbolizações oriundas de conflitos edípicos realmente vivenciados por seu criador, mesmo que em fantasia[16]. Ao expor suas suposições sobre alguns processos inconscientes que se poderia discernir nas hesitações da personagem em consumar a vingança contra o tio — que teria assassinado seu pai e desposado sua mãe —, além de considerar as deformações e os deslocamentos de sentido resultantes da incidência de defesas repressivas ou recalcadoras, Freud introduz um elemento novo relacionado à moralidade, o sentimento inconsciente de culpa. Na mesma carta de 15 de outubro, escreve ele a Fliess:

> Como [a personagem] explica sua hesitação em vingar o pai através do assassinato do tio [...]? Como explicá-lo senão pela tortura que ele sofre em vista da obscura lembrança de que ele próprio havia contemplado praticar a mesma ação contra o pai, por paixão pela mãe [...]? Sua consciência moral é seu sentimento inconsciente de culpa. [...] E não pune ele a si próprio, no final, do mesmo modo maravilhoso que fazem meus pacientes histéricos, sofrendo destino idêntico ao do pai, ao ser envenenado pelo mesmo rival? (Masson, 1985/1986, pp. 273-274)[17].

As deformações ou desfigurações resultantes da atuação de mecanismos de defesa explicariam o obscurecimento das lembranças da cena edipiana e as fantasias incestuosas e parricidas que a constituem. Ao mesmo tempo, a tortura associada a vagos sentimentos suscitados por lembranças obscurecidas encontraria fundamento no senso moral da personagem, cuja exacerbação se manifestaria na forma de autopunição.

Mencionamos que o mecanismo de repressão ver-se-á claramente fundamentado mais tarde, quando Freud puder descrever o processo de instituição da moralidade no psiquismo, mas desde a parceria com Breuer ele já considerava o papel desempenhado por forças psíquicas como asco, pudor e moral na sustentação de mecanismos de defesa, compreensão acentuada em cartas enviadas a Fliess ao longo de 1896, como pode ser verificada, por exemplo, no Rascunho K, intitulado *As neuroses de defesa*, anexado à carta de 1 de janeiro de 1896 (Freud, 1986d). Salta à vista, nessas reflexões iniciais sobre a moralidade, a compreensão do autor em relação à autopunição como expressão de um sentimento inconsciente de culpa.

No entanto, conforme aprenderemos na parte derradeira destes estudos de introdução à teoria psicanalítica, dedicado ao exame das transformações da metapsicologia freudiana após 1920, o esclarecimento teórico sobre os processos psíquicos relacionados à consciência moral, e sobretudo a apreensão conceitual do sentimento inconsciente de culpa, exigirá de Freud décadas de elaboração teórica e clínica. Apenas na segunda metade de sua obra, com a consideração da agressividade humana constitucional, será possível fundamentar teoricamente a autopunição como efeito da pressão da instância moral e do retorno da agressividade contra a própria pessoa, demonstrando assim seu papel como um dos principais obstáculos ao trabalho clínico.

---

[16] Apenas intuído nesse momento das reflexões de Freud, o problema da criação artística será objeto de análise de inúmeros estudos freudianos, como em *O delírio e os sonhos na Gradiva de W. Jensen* de 1907 (Freud (1907/2015a), *O escritor e a fantasia* de 1908 (Freud (1908/2015b), *O Moisés de Michelangelo* de 1914 (Freud, 1914/2012c), entre outros. Ao estudar o emprego freudiano da técnica de tratamento de neuroses no capítulo XIV da *Primeira Parte*, especificamente ao considerar alguns dos desfechos possíveis da terapia psicanalítica, examinaremos brevemente o processo psíquico mediante o qual Freud buscaria explicar as criações artísticas como formações substitutivas do inconsciente, a sublimação.

[17] Cf. também a interpretação de Ernest Jones (1949/1970) sobre *Hamlet*.

Para finalizar esta exposição sobre tópicos selecionados da autoanálise de Freud, prossigamos com o exame de mais algumas passagens das cartas a Fliess, as quais sinalizam um rápido avanço na compreensão de algumas propriedades da sexualidade humana, como a ideia de zonas erógenas e o caráter polimorfo dos impulsos sexuais infantis.

4. Algumas hipóteses sobre a matéria-prima da psique inconsciente levantadas na sequência da autoanálise: a ideia de zonas erógenas, o caráter polimorfo dos impulsos sexuais infantis e o problema da repressão do prazer

A descoberta de impulsos incestuosos e a consideração do papel da repressão no distanciamento do estado adulto em relação ao infantil teria possibilitado a Freud organizar algumas das hipóteses de trabalho e ampliar o foco de seu interesse, articulando o conhecimento sobre aquele mecanismo de defesa à investigação dos impulsos sexuais típicos da infância. Leiamos um relato que, apesar de extenso, talvez ajude a situar os comentários expostos até agora como constituindo algumas etapas do curso das reflexões freudianas, guiando-nos em direção ao encerramento desta apresentação sobre o percurso intelectual inicial do autor. Relata ele em carta a Fliess de 14 de novembro de 1897:

> ... após as pavorosas dores de parto das últimas semanas, dei à luz um novo conhecimento. Não totalmente novo, para dizer a verdade já havia aparecido e tornado a se retrair repetidamente; mas, desta vez, ficou e viu a luz do dia. Estranhamente, costumo ter um pressentimento desses acontecimentos um bom tempo antes. Por exemplo, escrevi-lhe certa vez, durante o verão, que iria descobrir a fonte do recalcamento [repressão] sexual normal (moralidade, vergonha e assim por diante) e depois, por muito tempo, não consegui encontrá-la. Antes da viagem de férias, eu lhe disse que o paciente mais importante para mim era eu mesmo; e então, de repente depois que voltei das férias, comecei minha auto-análise [sic], da qual não havia nenhum sinal na época. Há poucas semanas veio meu desejo de que o recalcamento [repressão] pudesse ser substituído por meu conhecimento da coisa essencial que está por trás dele; e é disso que estou tratando agora. (Masson, 1985/1986, p. 280).

No prolongamento das reflexões sobre as fantasias edipianas, o interesse voltar-se-ia agora para a clarificação do material contra o qual incidiria a repressão. Decorreria daí, naturalmente, a pergunta pela coisa reprimida: Que poderia ser essa coisa essencial rejeitada e encoberta pela repressão? Por que essa coisa é impedida em sua admissão nos domínios da consciência, tornando-se alvo de repressão? Como já indicamos, respostas claras aos problemas levantados nesse período deverão aguardar os resultados de investigações adicionais, que só virão a público em textos posteriores, razão pela qual as indicações aqui oferecidas continuam fragmentárias.

Alguns fragmentos de ideias podem ser encontrados em outras cartas enviadas a Fliess ainda em 1897, como na de 27 de outubro, mas é sobretudo na carta já mencionada de 14 de novembro que encontramos, além de relatos adicionais sobre a autoanálise, algumas novas hipóteses sobre certos tipos de impulsos sexuais que estariam presentes desde a tenra infância. Nas palavras do autor:

> Muitas vezes, tive uma suspeita de que algo orgânico desempenhava um papel no recalcamento [repressão]; certa vez, cheguei a lhe dizer que era uma questão do abandono das zonas sexuais anteriores [...] essa noção estava ligada ao papel modificado desempenhado

pelas sensações do olfato; a adoção do andar ereto, o nariz levantado do chão e, ao mesmo tempo, a transformação de diversas sensações que antes despertavam interesse, ligadas à terra, em sensações repulsivas. (Masson, 1985/1986, p. 280).

Antes de tudo, vale esclarecer a hipótese filogenética que parece ter servido para pensar simultaneamente as origens orgânicas do mecanismo psíquico de repressão e certas características dos impulsos infantis que seriam normalmente reprimidos. Apesar da importância, o autor não desenvolve a hipótese, limitando-se aqui a mencionar a relação entre filogênese e ontogênese. Em termos breves, mediante a consideração da passagem ao bipedismo pelo ser humano primitivo, cujo andar ereto teria levado ao abandono de funções relacionadas a certas zonas corporais, como a boca, o nariz e o ânus, predominantes na posição quadrúpede, Freud levanta algumas hipóteses sobre o processo de transformação de sensações aprazíveis em sensações desprazíveis ou repulsivas. Por exemplo, supondo que o sentido do olfato fosse dominante na posição quadrúpede do homem primitivo, estimulando o faro e a atração por objetos com odores fortes, como fezes e outros objetos rasteiros, a adoção da posição ereta levaria não apenas a uma espécie de involução funcional ou atrofia organicamente determinada do sentido então dominante, mas seria sobretudo acompanhada de repulsa por odores e objetos antes aprazíveis. Se se considera que, antes de aprender a andar, a vida do filhote do homem é marcada pelo gatinhar, compreende-se a associação de ideias desde já presentes no espírito do nosso autor, segundo a qual a ontogênese repetiria a filogênese[18].

Em analogia a essas considerações filogenéticas, na mesma carta de 14 de novembro, Freud levanta algumas novas hipóteses ontogenéticas a respeito das características de impulsos sexuais que estariam presentes na infância. Diz ele:

Devemos pressupor que, na primeira infância, a liberação de sexualidade ainda não é tão localizada quanto depois, de modo que as zonas que são abandonadas mais tarde (e talvez também toda a superfície do corpo) também provocam algo que é análogo à liberação posterior da sexualidade. (Masson, 1985/1986, p. 280).

A ideia é a de que certas áreas corporais relacionadas às funções fisiológicas vitais e mesmo o corpo como um todo fossem capazes de produzir excitações sexuais desde os primeiros tempos da infância. Portanto, uma das novidades em relação ao período de vigência da teoria da sedução é a admissão de que uma quota de liberação sexual ocorreria normalmente na infância. Diferentemente, porém, da liberação de excitações sexuais na vida adulta, centrada nos órgãos genitais maduros, a liberação sexual na infância dar-se-ia de forma descentralizada, distribuída por uma multiplicidade de zonas corporais capazes de produzir excitações eróticas, como a boca, o ânus e outras áreas do corpo, logo denominadas zonas erógenas (cf. o verbete *Zona erógena*; Laplanche & Pontalis, 1967/2001, pp. 533-534). A liberação sexual produzida pelas zonas erógenas infantis seria, no entanto, progressivamente inibida pelo processo educativo ou reprimidas ao longo do desenvolvimento. Leiamos o que o autor escreve:

Ora, as zonas que não mais produzem uma descarga da sexualidade nos seres humanos normais e maduros devem ser as regiões do ânus e da boca e garganta. [...] Nos animais, essas zonas sexuais continuam a vigorar [...]; quando isso persiste também nos seres humanos, o resultado é uma perversão. (Masson, 1985/1986, p. 280).

---

[18] Sobre essa hipótese, além de *Três ensaios sobre a teoria da sexualidade*, de 1905 (Freud, 1905/2016f), e o Prefácio à terceira edição de 1914 dessa obra (Freud, 1914/2016g), ver, por exemplo, *Totem e tabu*, de 1912-1913 (Freud, 1912-1913/2012a), o rascunho do que seria um estudo metapsicológico em que Freud esboça uma visão de conjunto sobre as neuroses de transferência, publicado sob o título *Neuroses de transferência: Uma síntese* (Freud, 1987b), as notas de rodapé 14 e 15 de *Mal-estar na civilização*, de 1930 (Freud, 1930/2010o), e os ensaios sobre *Moisés e o monoteísmo*, de 1939 (Freud, 1939/2018b).

A partir das considerações sobre as transformações impostas pela vida adulta ao funcionamento das zonas erógenas em operação desde a infância, podemos começar a fixar algumas das características identificadas por Freud em relação às atividades sexuais infantis. Elas envolveriam excitações originadas na superfície corporal em geral, e especialmente na zona oral e na zona anal; como parte do corpo, obviamente a zona genital também precisaria ser compreendida como uma zona erógena entre as demais, igualmente capaz de produzir alguma quota de liberação sexual já na infância. De todo modo, as atividades eróticas infantis seriam caracterizadas pela multiplicidade de impulsos sexuais originados em diferentes zonas erógenas, não sendo ainda concentradas na zona genital, como normalmente se verificaria na vida adulta.

Outra inferência que reforça a ideia de uma sexualidade infantil caracterizada por múltiplas formas de obtenção de prazer erótico distinto da genitalidade adulta resulta da ponderação sobre a perversão. A partir de indicações já conhecidas sobre o papel da repressão, pode-se compreender a diferenciação do estado sexual adulto em relação ao estado infantil como efeito da intervenção de forças repressivas que, como vimos, fundam-se na moralidade, na vergonha e nos valores e ideais semelhantes, adquiridos ao longo do desenvolvimento. Com base nessas hipóteses, Freud infere que a ausência de repressão — em última instância, ausência de moralidade, vergonha etc. — explicaria a continuidade de atividades sexuais típicas do início da vida não apenas em animais, mas também as perversões em seres humanos adultos (cf. o verbete *Perversão*; Laplanche & Pontalis, 1967/2001, pp. 341-344). A discussão sobre esse quadro nosográfico será retomada em estudos sobre a teoria da sexualidade, mas é curioso notar como a compreensão básica aqui formulada, a saber, da perversão como uma forma de exercício sexual governado por impulsos sexuais típicos do estado sexual infantil, permanece praticamente inalterada.

Na mesma carta de 14 de novembro de 1897, o autor levanta outras hipóteses sobre o processo de produção de excitações sexuais infantis. Conforme vimos nos comentários aos quadros da neurastenia e neurose de angústia, no esboço do esquema da sexualidade genital adulta no Rascunho G de janeiro de 1895, Freud já compreendia a excitação sexual como uma espécie de secreção endógena produzida por glândulas genitais. Ele considera, agora, diferentes modalidades de estímulo que podem levar à liberação sexual, como a estimulação direta sobre os órgãos genitais, a estimulação por processos endógenos e a estimulação psíquica, isto é, a liberação sexual produzida pela ideação ou rememoração. Leiamos as palavras do autor:

> A liberação da sexualidade (como você sabe, tenho em mente uma espécie de secreção que é justificadamente sentida como o estado interno da libido)[19] é promovida, portanto, não só (1) através da estimulação periférica dos órgãos sexuais, ou (2) através das excitações internas provenientes desses órgãos, mas também (3) das ideias, ou seja, dos traços mnêmicos – logo, também por intermédio da ação retardada. (Masson, 1985/1986, p. 280).

Como a caracterização da excitação sexual e sua liberação por estimulação exógena e endógena não parecem demandar comentários, concentremo-nos na descrição da liberação sexual por ação retardada, isto é, por meio da rememoração de vivências eróticas infantis. Como vimos ao examinar a teoria da sedução, dada a suposição de ausência de sexualidade genital na infância, a ação retardada explicaria justamente a geração a posteriori de sensações sexuais genitais, resultantes do despertar de lembranças de cenas de sedução supostamente vivenciadas

---

[19] A libido é concebida como uma vontade ou expressão da energia dos instintos sexuais. Ver *Três ensaios sobre a teoria da sexualidade*, de 1905 (Freud, 1905/2016f); ver também o verbete *Libido*, em Laplanche e Pontalis (1967/2001, pp. 165-267).

pelo paciente na infância. Agora, conforme indicações *supra*, entre as intuições iniciais de Freud sobre as características da sexualidade infantil, apesar do privilégio de zonas erógenas como a oral, a anal e a genital, o corpo inteiro é visto como erógeno, ou seja, como excitável e capaz de produzir sensações aprazíveis. Assim, embora se trate de mudança sutil, a ação retardada parece passar a ser compreendida como uma modalidade geral de liberação sexual por estimulação psíquica, envolvendo rememorações comuns de excitações corporais prazerosas vivenciadas desde a infância.

Ao considerar a liberação sexual promovida pela rememoração de vivências infantis, Freud levanta a hipótese de que sensações distintas seriam experimentadas, dependendo do conteúdo do material infantil rememorado. Por exemplo, ações retardadas relacionadas às zonas anal e oral seriam desprazíveis, enquanto as ligadas à zona genital infantil produziriam prazer. Essa distinção desdobra-se em duas linhas de raciocínio, uma que sugere a necessidade de aprofundamento na compreensão da repressão, outra que possibilita ampliar a caracterização da sexualidade infantil e levantar novas hipóteses sobre a centralidade da sexualidade genital, além de implicar também a reconsideração do papel da sedução na infância; inicialmente, esses problemas são tratados em paralelo, mas verificar-se-ão confluentes nos escritos freudianos posteriores.

Comecemos pelo caso da recordação de vivências infantis que envolvam as zonas erógenas posteriormente abandonadas, em relação às quais, ainda na carta a Fliess de 14 de novembro de 1897, Freud esclarece:

> Esse tipo de ação retardada também ocorre em conexão com a lembrança de excitações de zonas sexuais abandonadas. O efeito, porém, não é uma liberação da libido, e sim um desprazer, uma sensação interna análoga à repulsa no caso dos objetos. (Masson, 1985/1986, p. 281).

Em outras palavras, vivências infantis prazerosas que envolvam a liberação sexual de zonas erógenas como a do ânus e da boca deixariam suas impressões mnêmicas nos sistemas psíquicos de memória; e, ao serem rememoradas mais tarde, diferentemente do prazer libidinal experimentado inicialmente, dariam origem a sensações desprazíveis.

O autor considera que o desprazer assim gerado seria responsável por um sentimento de repulsa em relação às sensações associadas, levando a um afastamento em relação à lembrança, como na passagem ao bipedismo, em que o homem primitivo teria sido levado a se afastar de objetos rasteiros antes atraentes e prazerosos, agora vistos como desprazíveis e repugnantes. Conforme indicado, no caso do indivíduo civilizado, encontra-se subentendido o papel dos valores e ideais constitutivos da sociedade, como o asco, o pudor e a moralidade, internalizados pela criança ao longo da educação e do desenvolvimento, e que constituiriam as forças propulsoras dos mecanismos repressivos.

Por isso, vale destacar que a consideração da repulsa ante lembranças suscitadoras de sensações desprazíveis será tomada por Freud como modelo para pensar de forma mais precisa o mecanismo de repressão. Isso porque, assim como uma sensação interna de repulsa é despertada diante da recordação de certas vivências desprazíveis, a repressão seria acionada contra lembranças de vivências sexuais e impulsos eróticos capazes de gerar desprazer. Em seus termos: "do mesmo modo que afastamos nosso órgão sensorial (a cabeça e o nariz), enojados, o pré-consciente e o sentido da consciência desviam-se da lembrança. Isso é o *recalcamento* [repressão]" (Masson, 1985/1986, p. 281).

Um problema teórico central que a reflexão freudiana enfrenta nesse momento parece girar em torno do esclarecimento dos motivos que levam excitações sexuais originalmente aprazíveis na infância, que impulsionariam a repetição do prazer e satisfações antes auferidas, a ser percebidas como desprazíveis e a tornarem-se alvo de repressão. A menção a um Pré-consciente e a um sentido de consciência revela a necessidade de considerar outros elementos teóricos em gestação. No caso da consciência moral, por exemplo, veremos que a carência de uma conceituação própria perdurará até a segunda metade da obra freudiana, adquirindo cidadania conceitual apenas em *O eu e o id*, de 1923 (Freud, 1923/2011b). Conforme admite na carta em questão, "A obscuridade está principalmente na natureza da mudança pela qual a sensação interna de necessidade se transforma na sensação de repulsa" (Masson, 1985/1986, p. 282). Trata-se não apenas de compreender os fatores que levam uma excitação prazerosa a ser posteriormente percebida como fonte de desprazer e objeto de repulsa, mas, posicionando-se em um outro ponto de vista, trata-se de solucionar um enigma: por que a repressão atua sobre o que é aprazível?

Vejamos então a segunda linha de raciocínio, anteriormente mencionada, voltada para a exploração da sexualidade genital na criança. Talvez ela possa auxiliar-nos a vislumbrar alguns dos termos em que Freud encaminharia a resolução do enigma. Para prosseguir, guardemos a descrição de Freud, apresentada na citação *supra*, sobre a liberação sexual mediante estimulação psíquica de traços mnêmicos de vivências eróticas infantis. Na sequência daquela citação, o autor esclarece a Fliess:

> (Você está familiarizado com essa linha de raciocínio. Quando os órgãos genitais da criança são excitados por alguém, a lembrança disso produz, anos depois, por ação retardada, uma liberação da sexualidade que é muito mais intensa do que na época, porque nesse meio tempo, o aparelho definitivo e a quota de secreção aumentaram). Assim existe uma ação retardada não neurótica, que ocorre normalmente e que gera a compulsão. (Masson, 1985/1986, pp. 280-281).

Como vimos na descrição do mecanismo do a posteriori, concebido durante a vigência da teoria da sedução, impressões de vivências em que os órgãos genitais da criança teriam sido excitados por outra pessoa — sedução sexual precoce — seriam inscritas na memória, mas tais conteúdos mnêmicos não apresentariam significação erótica, pois crianças pequenas eram consideradas incapazes de experimentar sensações sexuais. A significação sexual de lembranças oriundas da infância seria conferida apenas num segundo momento, com o amadurecimento do aparelho reprodutor na puberdade e a liberação sexual intensificada promovida pelo despertar repentino de lembranças de vivências precoces, configurando a posteriori o trauma psíquico responsável pelo desencadeamento de sintomas.

Com base nesse mecanismo familiar, e considerando a recém-reconhecida capacidade sexual de crianças, Freud passaria a admitir a ocorrência de liberação sexual retardada não neurótica ou normal. Ou seja, diferentemente do modelo anterior, mediante o qual se buscava explicar os sintomas como ocasionados pelo despertar posterior e repentino de lembranças inconscientes de vivências sedução precoce, o autor passa a considerar a ação retardada uma ocorrência psíquica normal. Ele acrescenta, porém, que a liberação sexual ocasionada por tais ocorrências ordinárias daria origem a compulsões ou obsessões. Como entender essa aparente inconsistência presente na proposição de que uma ação retardada pode ser considerada não neurótica e, ainda assim, dar origem a compulsões? Que entende o autor, nesse texto, por compulsão ou obsessão? Que fatores explicariam a contração ou não de uma neurose?

De fato, nesse momento, Freud já contaria com outras hipóteses sobre o desenvolvimento do psiquismo, mediante as quais buscava compreender a relação entre o patológico e o normal. Além do já mencionado texto de 1895, *Projeto de uma psicologia* (Freud, 1950/2003a), outro texto importante, comentado em linhas gerais, encontra-se na carta a Fliess de 6 de dezembro de 1896, que trata da ressignificação da memória (Masson, 1985/1986, pp. 208-216). Como vimos em comentários a este último, o autor toma diferentes leis de associação de representações, mediante as quais concebe formas distintas em que registros mnêmicos seriam associados, conformando ao longo de etapas do desenvolvimento algumas instâncias psíquicas ou sistemas mnêmicos diferenciados. Nesse modelo, o caráter patológico da repressão era compreendido em analogia a falhas de tradução entre uma etapa e outra, de modo que conteúdos mnêmicos de uma instância mais antiga não encontrariam meios de associarem-se livremente às representações de um sistema mnêmico mais recente. Já as defesas consideradas normais, como a inibição de alguma manifestação sexual inapropriada, seriam aquelas acionadas no interior de uma mesma instância ou sistema.

Diferentemente de defesas patológicas, defesas normais evidenciariam capacidades de elaborar psiquicamente, associar ou ligar as excitações sexuais liberadas nas rememorações de vivências infantis, inibindo sua exteriorização de forma inadequada (cf. o verbete *Ligação*; Laplanche & Pontalis, 1967/2001, pp. 269-272). Como buscaremos tornar mais claro ao longo de nossos estudos, o advento de um funcionamento psíquico capaz de promover ligação e transformação de excitações sexuais pouparia o indivíduo de destinos patológicos. Por outro lado, na impossibilidade de operar inibições normais como as descritas, o excesso de excitação sexual flutuante daria margem à entrada em ação de defesas patológicas extremas, como a repressão propriamente dita, mediante a qual a excitação não ligada seria rejeitada e mantida fora das associações do pensar consciente; aprenderemos que sintomas resultariam do retorno do reprimido. Ainda na carta de 14 de novembro de 1897, Freud considera que a aquisição da capacidade de ligação ou elaboração psíquica "é a base efetiva para uma multiplicidade de processos intelectuais do desenvolvimento, tais como a moral, a vergonha e coisas similares. Portanto, tudo surge à custa da sexualidade (virtual) extinta" (Masson, 1985/1986, p. 281). Dito de outro modo, ações retardadas podem ou não levar à emergência de sintomas neuróticos, dependendo do jogo de forças entre impulsos sexuais e defesas psíquicas disponíveis.

Mas, para compreendermos o tipo de compulsão que decorreria de ações retardadas não neuróticas, é preciso levar em conta algumas semelhanças e diferenças entre os sexos, por meio das quais desde esse período Freud esclarece algumas características da genitalidade infantil. Comecemos pelas diferenças entre meninos e meninas na puberdade, pois sobretudo nesse período elas apareceriam de forma visível. Isso porque, segundo Freud, com o desenvolvimento e a chegada da puberdade, surgiria uma das principais diferenças entre os sexos, qual seja, "quando as meninas são tomadas por uma repugnância *sexual não-neurótica*, e os meninos, pela libido" (Masson, 1985/1986, p. 281). O que explicaria essa diferença?

O autor considera que a repugnância sexual não neurótica aparece mais cedo entre meninas, o que sugere que também meninos seriam acometidos por ela, embora pouco mais tarde. A hipótese é a de que tal diferença se deve, no caso de meninas, ao abandono de atividades sexuais que teriam sido predominantes durante a infância, enquanto a sexualidade em meninos seria marcada pela continuidade daquele exercício sexual. Nos termos do autor, "nesse período, extingue-se nas meninas (total ou parcialmente) uma outra zona sexual que persiste nos meninos" (Masson, 1985/1986, p. 281). Qual seria a zona sexual que, na infância, encontrar-se-ia em atividade em crianças de ambos os sexos, zona erógena cuja liberação sexual se vê total ou parcialmente extinta nas meninas, mas persiste em atividade nos meninos? Continuemos apoiando-nos nas palavras do autor, que esclarece:

> Refiro-me à zona genital masculina, a região do clitóris, na qual, durante a infância, verifica-se que a sensibilidade sexual se concentra, também nas meninas. Daí a onda de vergonha que a menina exibe nesse período – até que a nova zona vaginal seja despertada, espontaneamente ou por ação reflexa. (Masson, 1985/1986, p. 281).

Encontramos aqui uma caracterização sobre a zona erógena genital infantil, cuja função seria comum ao sexo feminino e sexo masculino, que precisaria ser articulada às demais zonas erógenas em atividade na infância, a oral, a anal e outras partes do corpo erógeno da criança. Assim, não apenas em relação a essas zonas erógenas periféricas, mas igualmente em relação à genitalidade, antes do advento da puberdade e do surgimento da repugnância sexual não neurótica, crianças do sexo masculino e do sexo feminino apresentariam mais semelhanças do que diferenças.

Para o autor, do ponto de vista da capacidade de produzir excitações genitais prazerosas na infância, o clitóris na menina e o pênis no menino são considerados órgãos funcionalmente equivalentes, nos quais se concentraria a liberação de excitações sexuais produtoras de sensações prazerosas. Por isso, a atividade masturbatória na criança de ambos os sexos resulta como uma suposição quase necessária nas considerações freudianas sobre a sexualidade infantil. Por exemplo, em carta enviada a Fliess no mês seguinte, em 22 de dezembro de 1897, escreve Freud:

> Despontou em mim a descoberta intuitiva de que a masturbação é o grande hábito, o "vício primário", e de que é apenas como substitutos e sucedâneos dela que os outros vícios – o álcool, a morfina, o fumo e coisas parecidas – passam a existir. (Masson, 1985/1986, p. 288).

No caso da menina, porém, a hipótese de Freud é a de que a chegada da puberdade levaria à extinção — total ou parcial, é importante considerar — do exercício sexual genital concentrado em torno da atividade clitoridiana. Ocorreria uma descentralização em relação ao papel do clitóris, dominante no período sexual infantil, possibilitando o advento de uma sexualidade centrada no prazer vaginal. A vergonha ou a repugnância não neurótica que acometeria posteriormente a menina poderia ser compreendida como decorrência, por exemplo, do advento da moralidade e da autocrítica em relação a atividade primária de obtenção de prazer sexual, a masturbação infantil.

No menino, como indicado, a hipótese é a de que a chegada da puberdade não afetaria a atividade sexual genital, que continuaria centrada em torno das sensações de prazer proporcionadas pela excitação do órgão genital masculino. Porém, a ressalva de Freud de que em meninas a extinção do papel exercido pela zona genital infantil seria total ou parcial dá margem à consideração de que o abandono da atividade genital infantil pode ser relativo. Significa dizer que nela a masturbação como forma primária de obtenção de prazer e a suposição teórica de uma equivalência funcional clitóris-pênis, características típicas da atividade erótica infantil, podem persistir em maior ou menor grau após a puberdade. Nesse caso, ao invés de uma diferença ideal, dever-se-ia falar de uma maior semelhança sexual entre meninas e meninos.

Com base nessas hipóteses provisórias é que o autor consideraria que a recordação a posteriori de vivências sexuais infantis não necessariamente produziriam neurose, isto é, que existiria ação retardada não neurótica. Isso porque, como a ênfase aqui se encontra na excitação sexual genital, a hipótese é a de que a ação retardada associada a vivências sexuais que envolvam os genitais da criança pode levar a uma liberação sexual intensificada de libido, proporcionada pelo desenvolvimento sexual; o erotismo assim intensificado explicaria a geração de uma compulsão sexual considerada não neurótica. Além de um erotismo intensificado, o autor associa a atividade masturbatória, tanto em homens adultos como em algumas mulheres, também à compulsão sexual gerada por liberação sexual retardada. Diz ele: "As experiências infantis que afetam apenas os órgãos genitais nunca produzem neurose nos homens (nem nas mulheres masculinas), mas tão-somente compulsão à masturbação e libido" (Masson, 1985/1986, p. 288).

Em outras palavras, o prazer libidinal infantil — despertado por vivências de sedução precoce ou outras circunstâncias consideradas a seguir —, quando rememorado mais tarde, devido ao desenvolvimento da sexualidade, intensificaria a liberação de excitações genitais que, por sua vez, impulsionariam a masturbação compulsiva ou reforçariam outras atividades com vistas ao prazer libidinal. O autor considera que tais compulsões afetariam sobretudo meninos, mas poderiam afetar igualmente meninas, conforme as hipóteses descritas anteriormente. Vale observar que o problema levantado pelas hipóteses freudianas sobre a diferença sexual, que envolve os conceitos complexos de feminino e masculino, será efetivamente retomado e enfrentado apenas na segunda metade da obra, cerca de 30 anos mais tarde, como veremos na parte final destes estudos de teoria psicanalítica.

Ciente das dificuldades e incertezas que envolvem essas e outras hipóteses levantadas, é o próprio autor que assinala a razão principal dos obstáculos que se interpõem nesse momento de suas reflexões, que não se limitariam ao plano da teoria e ao trabalho clínico, mas envolveriam igualmente sua autoanálise. Vale conhecer as razões arroladas pelo autor para justificar os impasses enfrentados, pois oferece-nos indicações adicionais sobre o entrelaçamento da autoanálise com a prática clínica, a teoria e a investigação psicanalíticas. É ainda na carta a Fliess de 22 de dezembro de 1897 que relata:

> Minha auto-análise [sic] continua interrompida. Apercebi-me da razão por que só posso me analisar com auxílio de conhecimentos objetivamente adquiridos (como uma pessoa de fora). A verdadeira auto-análise é impossível, caso contrário, não haveria doença neurótica. Visto que ainda estou lutando com alguma espécie de enigma em meus pacientes, isso está fadado a me deter também em minha auto-análise. (Masson, 1985/1986, p. 288).

Embora apenas sugerido anteriormente, a hipótese de que a autoanálise e a análise de pacientes em tratamento seriam governadas pelos mesmos princípios teóricos e critérios metodológicos parece encontrar amparo no reconhecimento por Freud de que os obstáculos encontrados no trabalho terapêutico, que dificultariam os avanços na resolução dos sintomas de pacientes em tratamento, imporiam também dificuldades ao aprofundamento do conhecimento de si via autoanálise. Entre esses obstáculos teóricos-clínicos, encontrar-se-iam a compreensão ainda insuficiente sobre o problema da repressão do prazer e sobre a diferença sexual, além da clarificação de outras associadas, que requererá de Freud a reorganização das hipóteses levantadas até aqui e o aprofundamento no conhecimento dos processos sexuais infantis e do aparelho psíquico.

Para terminar, vale considerar o fragmento de uma carta enviada a Fliess cerca de quatro meses mais tarde, em 10 de março de 1898, na qual propõe uma distinção mais fina para as suposições teóricas expostas anteriormente. As descrições aí apresentadas oferecem indicações preciosas sobre um entendimento que já vinha se firmando em suas reflexões acerca da matéria-prima que entraria na composição da psique inconsciente. Freud escreve:

Biologicamente, a vida onírica me parece derivar inteiramente dos resíduos da fase pré-histórica da vida (entre um e três anos de idade) – o mesmo período que é fonte do inconsciente e que contém, sozinho, a etiologia de todas as psiconeuroses, período este normalmente caracterizado por uma amnésia análoga à amnésia histérica. A seguinte fórmula me é sugerida: aquilo que é *visto* no período pré-histórico produz os sonhos; o que é *ouvido* nele produz as fantasias; o que é *sexualmente* experimentado produz as psiconeuroses. (Masson, 1985/1986, pp. 302-303).

Vemos sintetizadas aí algumas das hipóteses já mencionadas, como a da separação entre o estado infantil e o estado adulto, separação essa agora entendida como efeito de um esquecimento em relação às vivências infantis equivalente à amnésia produzida por repressão na histeria e nas neuroses. Quer dizer, haveria um esquecimento normal, pois vivências iniciais da infância seriam em geral refratárias à recordação, mas haveria igualmente um esquecimento histérico ou patológico; e, pelo que vimos sobre o papel da repressão, esta também consistiria em uma forma de esquecimento de vivências desagradáveis, mas uma forma inadequada ou patológica que levaria à formação de sintomas. Como veremos em discussões da *Primeira Parte*, ao tratarmos da técnica psicanalítica, caberia ao tratamento psicanalítico facilitar condições que possibilitem ao paciente desfazer-se dessa forma patológica de esquecimento, a repressão, a fim de, a partir da reintegração de lembranças antes perdidas ao domínio da consciência, se for o caso, abandonar o conteúdo psíquico ao desgaste proporcionado por um esquecimento normal.

Sobretudo, Freud reconhece já nessa carta de 1898 o período da infância como fonte originária da matéria-prima do inconsciente, cujos elementos mnêmicos inacessíveis à consciência explicariam não apenas as neuroses, mas igualmente fenômenos como sonhos e fantasias. Nos termos da distinção teórica proposta, enquanto impressões visuais — os componentes sensoriais visuais das representações de objeto — constituiriam os materiais básicos na formação dos sonhos, impressões acústicas — ou elementos sensoriais acústicos integrantes das representações de palavra — dariam forma à matéria-prima na produção de fantasias. Já a formação dos sintomas psiconeuróticos resultaria de impressões do que teria sido sexualmente vivenciado na infância, isto é, de vivências em que se verificaria uma liberação sexual precoce.

Trata-se, obviamente, de enunciados carregados de sentido, cuja explicitação demandará do próprio autor alguns anos de elaboração teórica e clínica, cujos primeiros resultados, além dos constantes da obra considerada inaugural da psicanálise, *A interpretação dos sonhos*, de 1900, compreenderão ao menos as formulações sobre a teoria dos instintos apresentadas em *Três ensaios sobre a sexualidade*, de 1905. Vale, porém, levantar alguns questionamentos, em particular sobre a problemática que envolve a caracterização do que Freud considera a matéria-prima das neuroses, pois talvez possibilitem vislumbrar uma das questões mais instigantes originadas nesse período das elaborações teóricas de Freud.

Pelo que buscamos acompanhar da guinada teórica que marcaria a descrença na realidade das cenas de sedução relatadas por pacientes, não obstante os esforços subsequentes do autor para fornecer uma explicação sobre o sexualmente vivenciado presente na base dos sintomas como resultado de um processo psíquico — a formação de fantasias inconscientes —, restaria aberta a possibilidade de vivências infantis recordadas serem produtos de fantasias tanto quanto reais. Quer dizer, por si só, o esforço de compreensão psicológica empreendido por Freud no esclarecimento do processo de produção de fantasias, e as descobertas iniciais sobre as características da sexualidade infantil, mediante as quais começaria a explicar os impulsos infantis incestuosos, parece não permitir descartar a possibilidade de cenas reais de sedução na infância.

Para não incorrer em uma petição de princípio, como a criticada pelo próprio Freud, como então considerar o estatuto metapsicológico de fator sexual infantil na expressão freudiana atual, segundo a qual o sexualmente vivenciado na infância produz psiconeurose? Em outras palavras, considerando as hipóteses iniciais de Freud sobre as características da sexualidade infantil, poder-se-ia perguntar como escapar da dicotomia entre fantasia e realidade que envolveria a discussão sobre o estatuto das recordações de vivências sexuais precoces — será que dizem respeito a vivências infantis reais de sedução sexual ou a cenas fantasiadas de vivências sexuais, como as exemplificadas pelos desejos edipianos? Afinal, como ensina o próprio autor, se não há signo de realidade no inconsciente, como decidir se o recordado se refere a vivências sexuais reais ou fantasias infantis incestuosas? Será necessário buscar apoio em relatos de terceiros, como Freud teria feito ao recorrer ao testemunho de sua própria mãe?

Assim, não obstante as qualidades estéticas da síntese freudiana, na ausência neste momento das reflexões do autor de uma caracterização mais precisa sobre o que se pode entender por "sexualmente vivenciado" na infância e o processo mediante o qual produziria efeitos sobre o conjunto do desenvolvimento psíquico, a fórmula segundo a qual o sexualmente vivenciado na infância produz psiconeuroses parece restar vaga, imprecisa.

A título de indicação, vale dizer que, excetuados casos extremos, incertezas como as assinaladas, relacionadas às dificuldades em determinar claramente o papel etiológico de vivências sexuais infantis, encontram-se presentes em *Três ensaios sobre a sexualidade*, de 1905, mas formuladas a partir de um outro patamar de elaboração teórica. Nele, Freud (1905/2016f) passa a reconhecer como inevitável que os órgãos genitais e outras zonas que constituem o corpo erógeno da criança pequena sejam excitados durante os cuidados dispensados por figuras parentais — na higiene corporal e na satisfação de outras necessidades da criança. Significa dizer que efeitos decorrentes dessa situação biopsicossocial que marca o início da vida do ser humano precisariam ser reconhecidos, ao menos potencialmente, como da ordem da sedução. Poderiam constituir uma fonte natural de excitações de caráter erótico, que, por sua vez, dentro dos limites das capacidades da criança, podem levar a alguma forma de liberação sexual e satisfação erótica precoce. Em suma, segundo essa maneira mais elaborada de conceber os fenômenos relacionados à satisfação das necessidades de amparo da criança pequena, vivências de sedução seriam vistas como uma condição natural e um destino inexorável do início da vida de todo ser humano[20].

Para além de uma dicotomia entre sedução real e vivências incestuosas fantasiadas, como fonte de estimulação da sexualidade desde a tenra infância e produtora de impressões sensoriais de caráter erótico e registros mnêmicos visuais e acústicos, a consideração da situação original do indivíduo humano contribuiria para uma compreensão mais elaborada sobre a matéria-prima da psique inconsciente. Em decorrência, Freud ver-se-ia em condições mais favoráveis para propor uma explicação igualmente mais elaborada não apenas sobre a produção de sonhos e fantasias sexuais inconscientes — como as edipianas —, mas também sobre a formação de sintomas neuróticos.

---

[20] Embora termine por afastar-se da concepção freudiana, como um exemplo de desdobramentos possíveis das novas hipóteses de Freud sobre a sedução na infância, vale conferir a proposição de Laplanche (1986/1988) de uma teoria da sedução generalizada.

Por outro lado, como fonte originária da matéria-prima da psique infantil, as vivências do início da vida precisariam ser vistas como fatores determinantes não apenas na explicação de sintomas neuróticos, mas igualmente como motivações para o desenvolvimento psicossexual normal. Entre outros lugares, a elucidação de um denominador comum capaz de explicar o normal e o patológico é mencionado na já citada carta a Fliess de 14 de novembro de 1897, na qual escreve: "O valor principal da síntese está em ela vincular o processo neurótico e o processo normal" (Masson, 1985/1986, p. 282). Embora mais abrangente e mais complexa, essa compreensão revela que a problemática da sedução sexual precoce e seus possíveis efeitos etiológicos posteriores permanecem vivos na reflexão freudiana, requerendo investigações aprofundadas e reflexão apurada sobre o sentido daquilo que poderia ou não ser considerado psiquicamente traumático.

CAPÍTULO V

SOBRE O PROBLEMA DA GENERALIZAÇÃO DAS DESCOBERTAS AUTOANALÍTICAS E ALGUMAS DE SUAS IMPLICAÇÕES EPISTEMOLÓGICAS: ADENDO AOS COMENTÁRIOS SOBRE A AUTOANÁLISE DE FREUD

Retomaremos aqui o problema levantado no capítulo anterior acerca da generalização defendida por Freud da descoberta de impulsos infantis incestuosos obtidos em autoanálise como fenômeno universal. Observamos na ocasião que, embora passível de objeções, a generalização freudiana talvez pudesse encontrar alguma justificação na hipótese de uma identidade metodológica entre autoanálise e tratamento padrão. Buscaremos examinar essa possibilidade.

Em razão de sua especificidade, uma análise apropriada do problema requereria a mobilização de um vasto arsenal conceitual, pois envolveria concepções gerais sobre o conhecimento científico, seus princípios metodológicos, alcance e justificação epistemológica, além de pressuposições ontológicas. Dado, porém, que uma tarefa dessa amplitude e profundidade ultrapassa os objetivos destes estudos introdutórios, limitar-nos-emos a apresentar breves comentários de caráter instrumental sobre algumas vias possíveis de aproximação ao problema da generalização defendida pelo autor, mediante consideração da referida hipótese de uma identidade metodológica entre autoanálise e tratamento padrão.

Para tanto, recorreremos basicamente a indicações constantes de textos freudianos, buscando reconstruir com apoio em sugestões do próprio autor, possíveis soluções ao problema levantado. A ideia é deter-nos no exame de alguns fundamentos metodológicos e metapsicológicos que justificariam a hipótese de uma identidade entre autoanálise e tratamento padrão e, por extensão, a possibilidade de uma generalização como a proposta por Freud. Se essa discussão for pertinente, decorreriam dela implicações de amplo alcance, em particular no que concerne às controvérsias sobre o estatuto do conhecimento produzido em psicanálise e disciplinas afins.

A exposição foi organizada em quatro seções. Na primeira, retomamos o problema da generalização defendida por Freud da descoberta autoanalítica de impulsos infantis incestuosos como fenômeno universal. Levamos em conta algumas objeções à pretensão freudiana, mas consideramos a possibilidade de justificá-la por meio da hipótese de uma identidade metodológica entre autoanálise e tratamento padrão. Para tentar avançar na discussão, na segunda seção são introduzidos alguns elementos de caráter metodológico e algumas hipóteses metapsicológicas que, como concepções de base, poderiam proporcionar alguma consistência à hipótese da identidade entre autoanálise e tratamento padrão. Na terceira, a partir dos elementos apresentados na seção anterior, propomos uma discussão sobre o método de inferência comum em operação na produção de conhecimento sobre os processos inconscientes, no tratamento padrão e na autoanálise.

Para a discussão apresentada na quarta seção, recorremos a outras concepções metapsicológicas de Freud, mediante as quais se poderia esclarecer a dupla orientação da percepção na produção de conhecimento, isto é, na apreensão inferencial tanto de fenômenos do mundo exterior como de processos psíquicos que se dariam na interioridade humana. Na medida em que essas concepções parecem fornecer uma base inicial a partir da qual poderíamos vislumbrar alguma plausibilidade não apenas à hipótese de uma identidade entre autoanálise e tratamento padrão, mas igualmente à generalização defendida por Freud, consideramos ao final algumas de suas possíveis contribuições ao debate sobre epistemologia da psicanálise e de disciplinas afins.

1. Retomada do problema da generalização por Freud de descobertas autoanalíticas e sua possível justificação na identidade metodológica entre autoanálise e tratamento padrão

A propósito do caráter problemático da generalização das descobertas autoanalíticas sobre os impulsos infantis incestuosos como um fenômeno universal, observamos anteriormente que talvez pudesse ser vista como uma atitude apressada de Freud. Afinal, tomar como universal resultados obtidos por meio de auto-observação de processos internos parece constituir grave infração aos métodos considerados com alguma validade lógica e científica. Embora o autor tente justificar a extensão de sua descoberta autoanalítica por meio da associação com grandes obras da cultura universal, como o drama edípico e o hamletiano, foi assinalado que estas poderiam conferir-lhe no máximo algum valor estético. Assim, a generalização freudiana poderia ser vista, por exemplo, como uma variedade de falácia que consiste em tomar o todo pela parte, já que o autor pretende estender a todos os seres humanos um fenômeno até então observado unicamente em si próprio.

A esse respeito, vale assinalar que Freud teria recebido semelhante acusação por parte do próprio Fliess, correspondente íntimo por quase duas décadas e em quem teria encontrado receptividade e incentivo para compartilhar a gestação de suas ideias psicanalíticas. Já nos estertores da amizade, Fliess teria acusado Freud de ser um mero leitor de pensamentos que reencontraria nos outros. Devido à multiplicidade de elementos envolvidos no declínio do relacionamento entre ambos, inclusive disputas intelectuais em torno da hipótese da bissexualidade, uma das figuras centrais na futura concepção freudiana sobre a sexualidade infantil, evitaremos entrar nessa discussão. Citaremos apenas duas passagens da correspondência que podem servir para ilustrar os termos da acusação fliessiana. Em 7 de agosto de 1901, por exemplo, Freud lamenta-se ao amigo pela crise no relacionamento:

> Não há como esconder o fato de que nós dois nos distanciamos numa certa medida. Num ou noutro aspecto, chego a ver o quanto. O mesmo ocorre no tocante à opinião sobre Breuer. Eu já não o desprezo, e não o tenho feito há algum tempo; pude sentir a força dele. Se ele está morto no que diz respeito a você, então está exercendo seu poder postumamente. [...] Também nisso você chegou ao limite de sua perspicácia; toma partido contra mim e me diz que "o leitor de pensamentos lê apenas seus próprios pensamentos nas outras pessoas", o que invalida todos os meus esforços. (Masson, 1985/1986, p. 448).

A referência à crítica recebida é retomada por Freud na carta de 19 de setembro de 1901. Nela fica mais claro o sentido da pecha atribuída por Fliess de ser um mero leitor de pensamentos que reencontraria nos outros, ou seja, alguém que projeta ou atribui os próprios pensamentos aos outros; algo análogo à pretendida universalização do Édipo. Leiamos as palavras de Freud a respeito:

> A única coisa que me magoou foi outro mal-entendido em sua carta: o de você ter ligado minha exclamação "Mas você está minando todo o valor de meu trabalho!" com minha terapia. Nesse contexto, eu realmente não estava pensando em encobrir falhas! Estava

lamentando perder minha "única plateia", como a denominou nosso Nestroy. Para quem continuo a escrever? Se no instante em que uma interpretação minha o deixa pouco à vontade, você fica pronto a concordar em que o "leitor de pensamentos" não percebe nada no outro, meramente projetando seus próprios pensamentos, você também já não é mais minha plateia e deve encarar todo o meu método de trabalho como tão imprestável quanto os outros o consideram. (Masson, 1985/1986, p. 451).

Quer dizer, a crítica de Fliess, em relação à qual Freud busca contra-argumentar, diria respeito ao caso do observador que nada perceberia do outro, mas apenas reencontraria ou projetaria neles os pensamentos descobertos em si próprio. Assim, por um lado, como observado antes, ao pretender sem maiores justificativas estender a descoberta autoanalítica de impulsos infantis incestuosos a todos os seres humanos, Freud parece incorrer em um tipo de erro lógico no qual se tomaria como pertencente ao todo um atributo constatado apenas em uma parte.

Mas, por outro lado, também como havíamos assinalado, a experiência autoanalítica de Freud não se confundiria com uma forma qualquer de autoinspeção de estados subjetivos, senão que seguiria os mesmos critérios objetivos que guiam o trabalho de análise de sintomas em pacientes neuróticos. Significa dizer que, se for possível demonstrar a pertinência de uma identidade metodológica entre autoanálise e tratamento padrão, talvez a discussão forneça um ponto de vista distinto, a partir do qual a generalização operada por Freud possa ser compreendida como assentada em alguma metodologia logicamente válida. Com isso, além de encontrar alguma justificação, a discussão do problema pode levar à abertura de questionamentos novos sobre o estatuto dos dados de observação clínica, e isso tanto na análise padrão como na autoanálise, senão vejamos.

Vale ressalvar, antes de tudo, que uma discussão consistente sobre a hipótese de uma identidade metodológica entre o procedimento autoanalítico e o utilizado no tratamento de pacientes precisaria levar em conta conhecimentos de que ainda não dispomos sobre os procedimentos básicos que constituem a técnica psicanalítica. Embora o desenvolvimento freudiano da técnica não tenha sido objeto de comentários ao longo do exame do percurso intelectual inicial de Freud, pode-se inferir da exposição apresentada que modulações no manejo do tratamento devem ter sido efetuadas pelo autor, em concomitância ao remanejamento de hipóteses teóricas, como seria o caso da guinada provocada pela descrença na neurótica e advento da hipótese da fantasia. Afinal, poder-se-ia perguntar: com a descrença na realidade das cenas de sedução relatadas, qual teria sido a postura adotada na escuta terapêutica, uma vez que, segundo o novo entendimento, a fala do paciente pode vir marcada pela indistinção entre ficção e verdade, fantasia e realidade?

Como o processo reflexivo ao longo do qual Freud chega ao estabelecimento de uma técnica inovadora de tratamento de neuróticos só será examinado na *Primeira Parte*, para embasar os apontamentos apresentados a seguir, talvez seja suficiente lembrar que os parâmetros essenciais da técnica psicanalítica — de tratamento de pacientes e de interpretação de sonhos — são firmados muito cedo, em meados da década de 1890. Lembremo-nos, por exemplo, do registro de Freud (Masson, 1985/1986) sobre a descoberta do sentido inconsciente dos sonhos em 24 de julho de 1895. Significa dizer que, como aprenderemos ao estudar o processo de nascimento da psicanálise como técnica terapêutica e teoria sobre a clivagem dinâmica da psique, desde essa época a clínica freudiana já contaria com uma técnica capaz de desvelar motivações inconscientes subjacentes a sonhos e sintomas.

Assim, ao voltar o olhar e a escuta desenvolvidos no trabalho clínico com pacientes para as profundezas de sua interioridade, a fim de tentar esclarecer o sentido de certos estados anormais e fenômenos psíquicos apenas difusamente percebidos, a autoanálise de Freud não deve ser confundida com um procedimento de auto-observação qualquer. Isso porque o método de análise psicológica que governa a experiência autoanalítica seguiria os mesmos critérios técnicos utilizados no desvelamento do sentido inconsciente de sonhos e sintomas apresentados por pacientes no trabalho clínico.

Dito de outro modo, na autoanálise Freud redireciona o procedimento investigativo estabelecido no tratamento de pacientes para a investigação de si próprio, o terapeuta passa a ocupar-se de si como se ocupa do paciente; daí lermos anteriormente, na carta a Fliess de 14 de agosto de 1897, sua confidência de que "O principal paciente a me preocupar sou eu mesmo" (Masson, 1985/1986, p. 262). As dificuldades envolvidas nessa tarefa são inegáveis, como as resistências e os bloqueios internos relatados pelo autor, ilustrados pela sensação de estar amarrado por dentro; por isso, não custa repetir sua opinião, apresentada na carta a Fliess de 15 de outubro de 1897, em relação à postura que favoreceria o andamento de uma autoanálise — e poder-se-ia dizer igualmente de um tratamento padrão —, "Ser totalmente franco consigo mesmo é um bom exercício" (Masson, 1985/1986, p. 273).

A hipótese de uma convergência metodológica entre a autoanálise e o tratamento de pacientes seria instrutiva em vários sentidos. Ela ajudaria a esclarecer certo argumento recorrentemente utilizado por Freud, endereçado a seus críticos e outros incrédulos, em relação à pertinência dos processos psíquicos inconscientes na explicação psicanalítica de sonhos, sintomas e outros fenômenos. A esse respeito não custa antecipar passagens que serão mais bem esclarecidas em comentários ao texto de *Cinco lições de psicanálise*, de 1910, nas quais defende a necessidade da autoanálise — em particular da interpretação de sonhos próprios — não apenas para um contato direto com conteúdos inconscientes, mas a experiência autoanalítica seria imprescindível sobretudo na formação de um psicanalista. Diz ele:

> A interpretação dos sonhos é, na realidade, a *via regia* para o conhecimento do inconsciente, o mais seguro alicerce da psicanálise e o campo em que qualquer estudioso pode adquirir sua convicção e buscar seu treinamento. Quando me perguntam como alguém pode tornar-se psicanalista, eu respondo: "Pelo estudo de seus próprios sonhos"[21] (Freud, 1910/2013c, p. 254).

Adiante, no mesmo texto, expressa-se de forma mais precisa acerca da importância da análise de sonhos próprios no desvelamento de conteúdos psíquicos relacionados a vivências da infância precoce, como teria sido a descoberta em si mesmo de impulsos infantis incestuosos. A decifração de sonhos próprios mostraria assim quão decisivas seriam as impressões mnêmicas deixadas por vivências infantis no desenvolvimento do indivíduo adulto. Leiamos as palavras de Freud:

> Além disso, os senhores se admirarão ao descobrir na análise dos sonhos – e, da maneira mais convincente, dos seus próprios[22] – o papel enorme, insuspeitado, que as impressões e vivências dos primeiros anos da infância têm no desenvolvimento do indivíduo. Na

---

[21] Embora a importância da autoanálise na formação do psicanalista, exemplificada pela prática da interpretação de sonhos próprios, passe a ser relativizada pelo autor, em favor do que se tornará conhecido como análise didática (Cf. o verbete *Análise didática*; Laplanche & Pontalis, 1967/2001, pp. 23-25), ela continuaria, no entanto, sendo recomendada como uma atividade a ser exercida de forma contínua pelo praticante da psicanálise, conforme se pode ler, por exemplo, em *Recomendações ao médico que pratica a psicanálise*, de 1912 (Freud, 1912/2010d).

[22] No Capítulo XVI da *Primeira Parte*, examinaremos o emprego freudiano da técnica de interpretação de sonhos, momento em que, com base em indicações constantes em certas passagens de *A interpretação dos sonhos*, de 1900, consideraremos também algumas orientações de Freud para quem pretende interpretar as próprias vivências oníricas.

vida onírica a criança como que continua a existir na pessoa, mantendo todos os desejos e características, inclusive os que se tornaram imprestáveis na vida adulta. (Freud, 1910/2013c, p. 258).

Para tentar aprofundar a discussão, vale perguntar se, para além de afirmações dogmáticas — isto é, não fundamentadas — sobre o valor da autoanálise e sua identidade metodológica com o tratamento padrão, como as feitas até aqui: poderíamos contar com argumentos de maior consistência, capazes de conferir algum fundamento para a hipótese em questão?

2. Elementos para pensar uma fundamentação à hipótese de uma identidade metodológica entre autoanálise e tratamento padrão

Buscaremos aqui introduzir algumas ideias metodológicas e hipóteses metapsicológicas de Freud, por meio das quais se poderia começar a construir uma base teórica capaz de conferir alguma plausibilidade à hipótese de uma identidade metodológica entre autoanálise e tratamento padrão. Apesar de enunciada em estágio inicial das reflexões freudianas, alguma fundamentação seria necessária para dar sustentação mínima à generalização defendida pelo autor, dos impulsos infantis incestuosos como um fenômeno universal da vida do ser humano, pois trata-se de uma descoberta que se revelará nuclear na psicanálise madura. Os elementos bibliográficos necessários à discussão serão extraídos de textos do próprio Freud; começaremos pela introdução de algumas ideias metodológicas e depois passaremos ao exame das hipóteses metapsicológicas. Introduzidas essas ideias, prosseguiremos com comentários mais específicos sobre certas concepções de método defendidas por Freud e algumas de suas contribuições para pensar o estatuto do conhecimento produzido pela psicanálise.

2.1. Sobre o caráter inferencial do conhecimento em psicanálise: as considerações de Freud sobre a problemática dos estados subjetivos alheios, da atribuição de consciência ao outro e da justificação do inconsciente

Em relação ao caráter inferencial do conhecimento psicanalítico, vale recorrer a uma argumentação desenvolvida por Freud na seção intitulada *A justificação do inconsciente* do artigo metapsicológico *O inconsciente* de 1915 (Freud, 1915/2010j), pois ajudaria a fazer ideia de um plano de fundo epistemológico sobre o qual se poderia assentar o problema de que nos ocupamos. Entre seus argumentos o autor defende a retidão do método envolvido na produção de conhecimento psicológico sobre os processos inconscientes, pois o raciocínio lógico que teria favorecido as descobertas realizadas — tanto no trabalho clínico com pacientes neuróticos como na observação dos próprios estados internos — não seria distinto da lógica subjacente ao modo habitual de pensar. Em seus termos: "A hipótese do inconsciente é também inteiramente *legítima*, na medida em que ao adotá-la, não nos afastamos um passo da maneira de pensar que para nós é habitual e tida como correta" (Freud, 1915/2010k, p. 104).

Quer dizer, a legitimidade da hipótese do inconsciente estaria assentada no raciocínio que teria conduzido o pesquisador-terapeuta à sua descoberta, cuja articulação interna seria compartilhada com as formas comuns de pensar consideradas logicamente válidas. Quais seriam as características desse modo de raciocinar e como, de sua aplicação, teria resultado a hipótese do inconsciente? Como esses são justamente os esclarecimentos visados pela demonstração de Freud no texto, buscaremos, no que se segue, acompanhar passo a passo seus argumentos. Convém esclarecer que, ao longo dessa argumentação, a questão da legitimidade da hipótese do inconsciente figurará apenas ao final, como uma tese conclusiva.

A premissa inicial é a de que a consciência proporciona conhecimento direto apenas de estados internos da própria pessoa. Significa dizer que, em relação à consciência de outra pessoa, nossa própria consciência nada pode dizer, pois recursos conscientes baseados no uso dos órgãos dos sentidos, como a observação e a escuta, não proporcionam acesso direto a estados internos de outro ser humano. Estados subjetivos de outrem são inferidos a partir de manifestações comportamentais deste. Conforme as palavras do autor:

> A consciência proporciona a cada um de nós apenas o conhecimento dos próprios estados d'alma; que outro ser humano tenha consciência é uma conclusão que se tira *per analogiam* [por analogia], com base nas manifestações e nos atos que percebemos desse outro, para nos tornar compreensível o seu comportamento. (Freud, 1915/2010k, pp. 104-105).

Quer dizer, a partir da observação das ações e condutas manifestas por uma pessoa, inferem-se ou supõem-se certos estados internos, e isso se faz no intuito de tornar compreensível seu comportamento. Por exemplo, ao observar em determinada situação a manifestação de choro em uma pessoa, não é difícil inferir que se sinta triste, isto é, que, em seu estado subjetivo ou em sua consciência, deve predominar naquele momento o sentimento de tristeza. Como Freud considera que uma conclusão desse tipo resulta de uma analogia, pode-se perguntar pelo outro polo de comparação, uma vez que a modalidade analógica de raciocinar requer a justaposição de dois objetos, cujas características seriam comparadas. Ou seja, qual o polo de comparação que justificaria, em um raciocínio analógico como o descrito, a atribuição de consciência ou de um sentimento de tristeza ao outro? Ora, é justamente a partir dessa etapa da argumentação freudiana que se destaca o papel dos estados internos da própria pessoa, do terapeuta-pesquisador.

A inferência da qual resulta a atribuição de uma consciência[23] ao outro decorreria de uma tendência a comparar o dado fornecido pela percepção — por exemplo, ao observar manifestações comportamentais de outra pessoa — com conteúdos vivenciais próprios. Com base nessa analogia, um choro observado em outrem tende a ser identificado a registros mnêmicos de manifestações de choro próprias, que a pessoa sabe serem motivadas por sentimentos de tristeza. O passo seguinte consistiria no salto inferencial mediante o qual se atribui ao outro um sentimento de tristeza ou uma consciência naquela situação dominada por tal estado afetivo. Como Freud considera, tal atribuição de significado responderia à necessidade de tornar coerente uma manifestação constatada no outro.

Em termos psicológicos, tudo se passaria como se o raciocínio inferencial do qual resulta a atribuição de uma consciência ao outro — que não consiste senão em atribuição de um significado, vale assinalar — fosse baseado em uma identificação com estados subjetivos próprios. A referência

---

[23] O termo "consciência" é utilizado aqui em sentido puramente descritivo, denotando o conjunto dos fenômenos psíquicos ou estados subjetivos momentâneos e acessíveis à pessoa. Vale observar, no entanto, que, no interior da teoria psicanalítica, a amplitude e o caráter vago do termo "consciência", frequentemente tomado como equivalente ao que seria considerado psíquico, tem sua significação delimitada. Tal restrição de significado resultaria, sobretudo, da defesa freudiana do caráter psíquico do inconsciente. Quer dizer, contrário à equivalência correntemente aceita entre psíquico e consciente, Freud considera o domínio do psíquico quase que em sua totalidade como inconsciente. Na nova concepção sobre o psíquico, a consciência mantém sua cidadania reconhecida como guia imprescindível no conhecimento das realidades externa e interna, mas passa a ser compreendida como restrita a uma função associada ao sistema perceptivo. Ver o verbete *Consciência (psicológica)* em Laplanche e Pontalis (1967/2001, pp. 93-97). Ver também o artigo redigido em 1938, publicado postumamente, intitulado *Algumas lições elementares de psicanálise* (Freud, 1940/2018a).

à identificação é do próprio autor, como veremos a seguir. Antes abriremos um parêntese para tentar esclarecer o ponto da discussão referente à articulação entre identificação a atribuição de significado à experiência.

2.2. Algumas hipóteses metapsicológicas sobre o processo de identificação[24], o julgar primário e a significação da experiência

Em relação à problemática da significação, vale esclarecer que desde meados de 1895, em *Projeto de uma psicologia*, Freud (1950/2003a) já teria levantado algumas hipóteses sobre o processo pelo qual a criança pequena chegaria a compreender, mediante a fixação de significados, suas próprias vivências corporais. Apesar do vocabulário técnico, vale enfrentar o texto, pois encontram-se aí indicações úteis para começarmos a pensar uma concepção psicanalítica da significação. A partir dessa discussão, talvez seja possível vislumbrar alguns fundamentos metapsicológicos subentendidos não só nas formulações de Freud sobre a atribuição de consciência ao outro e na justificação do inconsciente, mas também no trabalho analítico.

Ao analisar as atividades psíquicas que teriam lugar em etapas iniciais da vida da criança, a suposição geral de Freud é a de que a fixação de significados de vivências próprias dar-se-ia no encontro com a realidade, com o outro. Dado, porém, seu papel de mediadora, a realidade proporcionaria uma via de mão dupla no processo de significação, ou seja, se é na relação com o outro que a criança aprende a compreender o sentido de vivências corporais próprias, o conhecimento adquirido sobre si mesma serviria posteriormente de referência na atribuição, por inferência, de significados à conduta alheia.

É nesse contexto que, para tentar compreender o desenvolvimento de diferentes modalidades de pensar na criança, Freud considera o julgar uma forma elaborada de raciocinar, que entraria em operação quando se deseja, por exemplo, reconhecer um objeto presente no campo perceptivo[25]. Por requerer a comparação entre uma imagem perceptual com imagens ou representações de vivências já inscritas nos sistemas de memória, o julgar pressupõe certas capacidades de controle do Eu infantil, adquiridas no curso do desenvolvimento. Tratar-se-ia aqui do que Freud denomina julgar secundário. Porém, do ponto de vista genético, antes do advento de uma modalidade secundarizada de julgamento, entre os processos cognitivos na criança predominariam formas incipientes de pensar, como o que o autor denomina julgar primário, que "parece pressupor uma influência menor por parte do eu" (Freud, 1950/2003a, p. 209). Em vista de nossos objetivos, talvez possamos considerar o julgar primário como típico de etapas primitivas do exercício do pensar, em que as atividades psíquicas não teriam sido ainda suficientemente distinguidas das corporais.

Ao examinar algumas modalidades de julgar primário impulsionadas pela presença de um objeto no campo perceptivo da criança, o autor considera que uma percepção é capaz de apresentar um valor de imitação ou um valor de compaixão. Caso o objeto seja outro ser humano, a percepção

---

[24] A proposição da identificação como um conceito psicanalítico ocorre tardiamente na obra de Freud. Contudo, o rascunho intitulado *Projeto de psicologia*, de 1895, figura entre os primeiros textos, senão o primeiro, no qual o autor considera esse processo psíquico caracterizado pelo encontro ou conjunção de um conteúdo proveniente de fora, a partir de uma percepção, com um conteúdo interno, por exemplo, a recordação de uma vivência. Ao longo da discussão aqui desenvolvida, trabalharemos apenas com esse entendimento geral da identificação, que, vale enfatizar, é desde o início compreendido como um processo inconsciente. Ver o verbete *Identificação* em Laplanche e Pontalis (1967/2001, pp. 226-230).

[25] No sentido metapsicológico empregado por Freud, pensar não consiste senão em associar ideias ou representações. Conforme a motivação ou objetivo que mobiliza o processo, diferentes modalidades de pensar são distinguidas pelo autor, entre elas o julgar. Sobre o assunto, ver, por exemplo, as seções [17] "O Recordar e o julgar" e [18] "Pensar e realidade" de *Projeto de uma psicologia* (Freud, 1950/2003a, pp. 206-211).

teria um valor de imitação, na medida em que a criança pode ser levada a imitá-lo. Ela consegue, por exemplo, reproduzir em si de forma mecânica os movimentos percebidos na outra pessoa, como seu sorriso, o movimento de um dos membros superiores etc. Quer dizer, nessa variedade imitativa de julgar primário, a partir de uma percepção, certas terminações musculares seriam automaticamente inervadas, de modo que a criança repetiria, em movimentos corporais próprios, os movimentos percebidos no objeto, imitando-o, daí Freud considerar "o *valor de imitação* de uma percepção" (Freud, 1950/2003a, p. 209).

Parece difícil distinguir, na mera imitação de movimentos percebidos em um objeto, alguma contribuição propriamente psíquica. De fato, como o próprio Freud esclarece, o julgar primário transcorreria sem influência do Eu, ou com coordenação mínima. Também por essa razão sugerimos anteriormente a ideia de que nesse estágio talvez não haja ainda distinção clara entre atividade psíquica e atividade corporal. Obviamente, com o desenvolvimento, a aquisição de capacidades físicas e psíquicas mais complexas, como a habilidade de falar e compreender a linguagem, tende a favorecer um exercício mais elaborado do julgar, o secundário, e assim a aquisição paulatina de autonomia e controle dos processos psíquicos em relação aos corporais.

Poder-se-ia imaginar, por exemplo, que, se de início a criança apenas repete de forma mecânica o movimento de um dos membros superiores percebido no outro — um julgar primário —, seria no prolongamento da experiência relacional com seu entorno que ela aprenderia a falar e a nomear como braço tal porção do corpo, tornando possível a partir daí a fixação de um significado linguístico. Em suma, a consideração sobre essa modalidade primária de julgar ensina que é na relação com o outro que a criança aprenderia a significar a própria experiência corporal, ampliando gradualmente o conhecimento de partes corporais, de qualidades distintas de sensações etc., desenvolvendo e apropriando-se de um conhecimento sobre o próprio corpo.

A outra modalidade de julgar primário distinguida por Freud tem a ver com o valor de compaixão que uma percepção pode apresentar, e seria mais instrutiva para nossos propósitos. Leiamos as palavras do autor para depois comentá-las. Escreve ele:

> Ou [ao invés de ocasionar a imitação] a percepção desperta a imagem recordativa de uma sensação dolorosa própria, e então se sente o desprazer correspondente e se repetem os movimentos defensivos que lhe pertencem. Este é o *valor de compaixão* de uma percepção. (Freud, 1950/2003a, p. 209).

Seria o caso em que, em vez da mera imitação dos movimentos percebidos em um objeto, distinguir-se-ia na criança uma atividade psíquica caracterizada pela associação entre duas representações, a do objeto percebido e a lembrança de uma vivência própria de caráter doloroso e desprazível.

Nesse caso, certas características percebidas no objeto tendem a ser associadas às da lembrança de um objeto similar, pertencente a uma vivência própria carregada de sensações desprazíveis. Essa convergência ou associação entre um processo oriundo de fora e um conteúdo interno, isto é, entre a percepção de um objeto e a representação ou lembrança de uma vivência própria, é descrita por Freud como constituindo uma identificação. Assim, nessa atividade judicatória primária, o encontro ou a identificação da percepção com a lembrança de um objeto hostil de vivência dolorosa própria levaria ao despertar de sensações desprazíveis e, em consequência, à tendência a repetir as reações defensivas associadas à vivência original. Dada a complexidade do processo, tentemos examiná-lo mais de perto.

Suponha que uma criança pequena já conte com lembranças de vivências próprias, mas estas estariam ainda desprovidas de significação, isto é, apesar de todas as vivências deixarem restos mnêmicos ou serem inscritos nos sistemas de memória, tais registros não teriam até o momento adquirido significado, conforme descrito anteriormente. Trata-se de uma suposição geral de Freud sobre os processos de memória, que, como vimos no exame do percurso inicial do autor, viria a ser desenvolvida no modelo exposto na carta de 6 de dezembro de 1896 (Masson, 1985/1986). Poder-se-ia dizer, então, que, embora conte com registros nos sistemas de memória, ou seja, disponha de lembranças de algumas vivências, como sua significação ainda não teria sido fixada, ao serem recordadas elas não seriam compreendidas pela criança. Apenas com a fixação de um significado é que uma representação ou lembrança de uma vivência pode ser compreendida.

Suponha agora que uma vivência anterior, relacionada a um determinado objeto, tenha sido caracterizada pela dor e por desprazer, com suas respectivas lembranças inscritas na memória. Como se trataria de vivências primitivas, talvez possamos considerar que alguma significação também primária associada à lembrança do objeto corresponda a sensações corporais dolorosas e desprazíveis, além da conexão dessas lembranças com inervações musculares que teriam proporcionado movimentos de fuga da dor ou alguma forma de defesa.

Quer dizer, entre o complexo de recordações deixadas pela vivência dolorosa, distinguir-se-iam duas representações elementares, a saber, a lembrança de um objeto hostil e a de uma sensação dolorosa. Além disso, o complexo de representações que constitui a lembrança da vivência dolorosa encontrar-se-ia conectado às inervações sobretudo musculares então utilizadas na fuga diante da situação e do objeto hostis, cujo sucesso teria sido assinalado pela cessação da dor. Assim, do ponto de vista dos processos de memória, de uma vivência dolorosa restaria uma tendência defensiva a reativar, diante de situações hostis análogas, as inervações musculares previamente utilizadas com sucesso na fuga da dor[26].

Prossigamos agora com os comentários à citação de Freud sobre o valor de compaixão de uma percepção. Como explicar o fato de uma percepção despertar a imagem recordativa de uma sensação dolorosa própria? Ora, por seu caráter hostil, a representação do objeto percebido apresentaria características semelhantes às do objeto de uma vivência dolorosa própria recordada, de modo que essa coincidência ou identificação entre as duas representações — do objeto percebido e do objeto recordado — levaria ao despertar por associação da lembrança da sensação de dor e outras reações, como o choro, antes experimentada no próprio corpo. Além disso, devido à tendência à defesa deixada pela vivência dolorosa própria, o processo psíquico desencadeado pela percepção levaria a criança pequena a reagir de forma análoga, como a chorar, por exemplo, e a acionar os dispositivos defensivos mediante os quais teria tido sucesso na cessação da dor. Resumindo, um processo psíquico iniciado pela identificação entre uma percepção e uma lembrança terminaria por acionar inervações musculares e desencadear a repetição de movimentos corporais de defesa estabelecidos em uma vivência anterior.

Mas como a descrição desse processo de identificação, do qual resultariam repetições de reações corporais automáticas por parte da criança pequena, pode contribuir para a compreensão do que Freud considera o valor de compaixão de uma percepção? Ora, de acordo com a suposição ontogenética antes assinalada, é necessário guardar que os processos descritos como consistindo um julgar primário referem-se a um funcionamento primitivo do psiquismo humano, etapa em

---

[26] Para maiores esclarecimentos sobre a vivência dolorosa e a tendência à defesa dela decorrente, ver *Projeto de uma psicologia*, seção [12] "A vivência dolorosa" e seção [13] "Afetos e estados desiderativos" (Freud, 1950/2003a, pp. 197-200).

que o Eu infantil não disporia ainda de capacidade suficiente para inibir mediante intervenção psíquica reações motoras vistas mais tarde como inadequadas, como as tendências defensivas automáticas deixadas por vivências dolorosas. Tal inibição requereria não apenas uma capacidade física de controle muscular, mas sobretudo capacidade psíquica de inibir a ativação de inervações motoras pelo exercício do pensar, ambas adquiridas ao longo do desenvolvimento.

Em outras palavras, com a aquisição de capacidades físicas e psíquicas mais complexas e um discernimento mais apurado em relação ao mundo exterior, as reações defensivas imediatas e automáticas próprias a um julgar ainda primário dariam progressivamente lugar a um pensar e um agir mais adequados à realidade. Quer dizer, com a experiência a criança em crescimento seria capaz de compreender melhor tanto a realidade externa como as vivências próprias, corrigindo significados equivocados ou parciais disponíveis até então e fixando significações condizentes com critérios mais objetivos. Em outros termos, cada vez mais distanciado de um funcionamento infantil, o Eu adquiriria capacidades mais elaboradas de pensar e compreensão mais adequada do mundo, externo e interno, tornando-se capaz de inibir reações primárias. Em suma, o indivíduo tornar-se-ia capaz de pensar de forma mais elaborada — julgar secundário — e coordenar ações voluntárias adequadas à realidade.

Verificar-se-ia aí não apenas uma distinção entre o pensar em relação ao agir, mas sobretudo a autonomia da atividade de pensamento, necessária ao exercício de um julgar secundário. Neste, a convergência ou identificação entre uma percepção — de um objeto ou situação hostis — e a lembrança de um objeto ou situação similares já conhecidas despertaria por associação as sensações desprazíveis que teriam caracterizado uma vivência dolorosa própria. Contudo, nesse estágio mais avançado do desenvolvimento, a intervenção de um Eu capaz inibiria o desencadeamento de reações corporais defensivas.

Dito de outro modo, diferentemente de reações defensivas automáticas, orientadas pela tendência à fuga da dor, que caracterizariam um julgar ainda primário, dadas as capacidades inibitórias adquiridas pelo Eu, a atividade judicativa secundária proporcionaria, simultaneamente, uma compreensão do significado da situação perceptiva e a contenção de reações primárias inadequadas. Portanto, com base no julgar secundário a criança em crescimento tornar-se-ia capaz de compreender a dor do outro. Porque ao longo do desenvolvimento a criança passaria a compreender a potencialidade evocativa de dor e desprazer da percepção de um objeto ou situação hostis e compadecer-se em relação ao sofrimento alheio. Daí, segundo Freud, o valor de compaixão de uma percepção[27].

2.3. Considerações adicionais sobre a identificação e o caráter inconsciente da inferência subjacente à atribuição de consciência ao outro

Conforme vimos anteriormente, dado que os dispositivos conscientes proporcionam acesso direto apenas a certos estados internos da própria pessoa, a suposição de que outro indivíduo seja igualmente portador de consciência resulta de uma inferência mediada pelo

---

[27] Vale aqui fazer referência a uma problemática cara a Ferenczi (1928/1982a), cujo valor é reconhecido por Freud, introduzida em suas proposições sobre a técnica psicanalítica, relacionada à necessidade de tato ou empatia no trabalho analítico, ou, em outros termos, a necessidade de buscar uma espécie de "sentir-com" o paciente. Problemática, aliás, que teria sido formulada em outros termos desde 1912 pelo próprio Freud (1912/2010d), ao sugerir em *Recomendações ao médico que pratica a psicanálise* a ideia de que caberia ao analista voltar seu próprio inconsciente ao inconsciente do paciente. A metáfora é da comunicação ao telefone. Dada a importância do assunto para a prática clínica, vale perguntar se as hipóteses consideradas sobre o valor de compaixão de uma percepção não seriam úteis para começarmos a pensar um esclarecimento metapsicológico para esse ponto obscuro do fazer analítico, ainda recoberto por formulações vagas de caráter descritivo, como as supraindicadas.

que se verifica das manifestações de seu comportamento. Quer dizer, do outro só se conhecem diretamente ações e condutas observáveis, sendo seus estados subjetivos ou consciência uma atribuição feita por analogia com a consciência ou estados internos do próprio observador. Dado, portanto, que o raciocínio se baseia em uma comparação entre dois objetos, ao subsumi-lo ao processo psíquico de identificação, Freud possibilitaria uma explicação metapsicológica para o raciocínio analógico.

Daí, voltando ao texto de 1915, o autor considerar que, do ponto de vista psicológico, a compreensão de que o semelhante seria portador de uma consciência e constituição análogas às da própria pessoa consistir, antes, em uma suposição, pois seria em última instância baseada em uma identificação. Nos termos do autor: "(Psicologicamente mais correto seria talvez afirmar que sem maior reflexão nós atribuímos, a cada outro indivíduo, nossa própria constituição e também nossa consciência, e que tal identificação é o pressuposto de nossa compreensão)" (Freud, 1915/2010k, p. 105).

Convém não passar por alto sobre a cogitação freudiana segundo a qual a analogia baseada na identificação talvez aconteça "sem maior reflexão", pois sugere justamente a possibilidade de um pensar governado pelo automatismo ou sem consciência, isto é, um pensar inconsciente. Em outras palavras, o processo — ou parte significativa dele — transcorreria à margem de avaliações críticas ou sem controle por parte de dispositivos conscientes, sendo, portanto, caracterizado pela inconsciência. Significa dizer, em suma, que, na base da inferência da qual resulta a atribuição de consciência ao outro, encontrar-se-iam processos inconscientes, como a identificação.

Em vista da complexidade do processo, para tentar tornar mais claro o papel desempenhado pela identificação no raciocínio analógico que leva à atribuição de consciência ao outro, Freud retoma o problema a partir de uma linha de pensamento psicoantropológica. Ele considera a suposição de que originalmente a consciência teria sido estendida para outros animais, plantas e mesmo objetos. Mas essa atitude animista ou espécie de identificação do Eu individual do homem primitivo com o mundo exterior seria pouco a pouco corrigida em favor de um entendimento mais objetivo em relação à realidade. Daí o autor observar que "Atualmente nossa reflexão crítica é insegura quanto à consciência dos animais, recusa-se a admiti-la nas plantas e deixa para o misticismo a hipótese de uma consciência do que é inanimado" (Freud, 1915/2010k, p. 105). Dito de outro modo, do ponto de vista do conhecimento crítico disponível, adquirido ao longo de um desenvolvimento cognitivo baseado na consideração da realidade, Freud julga inseguro atribuir consciência aos animais, assim como não seria admitida para plantas e objetos inanimados.

Mas e no caso das relações humanas, pergunta-se o autor, como poderíamos compreender essa identificação do Eu individual com o mundo exterior? Afinal, há, entre as relações estabelecidas por um ser humano com seus pares, uma conexão primordial em que predominaria a identificação de um ao outro, a saber, no caso da criança pequena com as figuras parentais — ou outros adultos cuidadores. Analogamente ao suposto no animismo de povos primitivos, na identificação inicial do Eu infantil com o mundo exterior, tudo se passaria como se a criança pequena estendesse sua própria consciência em formação, atribuindo-a a pessoas próximas. Se a hipótese de uma identificação for correta, significa dizer que originalmente haveria indistinção entre o Eu infantil e o mundo exterior.

Contudo, ao longo do desenvolvimento, o Eu infantil identificado ao mundo seria continuamente submetido a imposições da realidade, de modo que a aquisição de experiência e o aprimoramento do pensamento crítico favoreceria, na medida do possível, uma desidentificação em relação ao entorno, possibilitando a constituição de uma individualidade. Quer dizer, analogamente à evolução da consciência cultural desde um animismo até a aquisição de uma reflexão crítica, mediante correções impostas pela realidade, a consciência infantil antes estendida ou identificada ao outro seria submetida a uma espécie de contração de suas fronteiras, passando a limitar-se aos domínios da interioridade pessoal[28].

A partir dessas hipóteses metapsicológicas sobre uma necessária desidentificação para a constituição de um Eu relativamente autônomo é que surgiria o problema do qual Freud se ocupa, a saber, da atribuição de consciência do outro. Afinal, se a função consciente é restrita ao indivíduo, como justificar o salto inferencial mediante o qual se chega à conclusão de que o outro é igualmente provido de consciência? Como vimos, é justamente aqui que, em sua abordagem metapsicológica da inferência inconsciente, o autor considera o papel da identificação.

Ora, apesar da necessária redução da extensão do Eu infantil inicialmente identificado ao mundo, ou seja, apesar da necessidade da desidentificação em relação ao outro para a formação de uma individualidade, processos identificatórios parecem restar em operação mesmo em etapas posteriores do desenvolvimento psíquico. Assim, se se retomam as indicações *supra* sobre o caráter inconsciente da identificação, não parece difícil compreender por que processos sem reflexão — automáticos ou inconscientes — fazem-se presentes mesmo onde se espera um funcionamento psíquico governado por um pensar crítico. Em termos freudianos, processos inconscientes podem imiscuir-se entre processos supostamente submetidos ao controle consciente.

A partir desses esclarecimentos adicionais sobre o papel da identificação nas relações do ser humano com seus pares e das transformações necessárias dos processos identificatórios para a conformação do Eu individual, Freud encontrar-se-ia em condições mais favoráveis para formular em termos mais claros o problema da atribuição de consciência ao outro. Ele considera então que "também onde a tendência original à identificação passou pelo exame crítico, no caso de o 'outro' ser um humano próximo, a suposição de uma consciência baseia-se numa inferência, e não pode partilhar a imediata certeza de nossa própria consciência" (Freud, 1915/2010k, p. 105).

Quer dizer, apesar de progressos no desenvolvimento do psiquismo implicarem inibições de processos identificatórios predominantes entre os desempenhos de um funcionamento infantil, mesmo com o advento de capacidades psíquicas como o julgar secundário, a identificação continuaria a operar em algum grau entre as formas secundárias de pensar, próprias ao funcionamento de um Eu maduro, como ilustra o processo de inferência inconsciente da qual resulta a suposição de uma consciência no outro. Enfim, em vista das limitações próprias a esse método de inferência, em cuja base se encontraria um processo inconsciente, Freud reconhece que o raciocínio não confere certeza à conclusão assim obtida, razão pela qual a consciência do outro resta como uma suposição, plausível e muitas vezes necessária para tornar compreensível um comportamento observado, mas de todo modo distinta da certeza proporcionada pelo conhecimento imediato em relação à própria consciência.

---

[28] Para uma exposição sobre certas etapas distinguidas por Freud em suas hipóteses sobre o desenvolvimento do Eu, ver o artigo de 1911 intitulado *Formulações sobre os dois princípios do funcionamento psíquico* (Freud, 1911/2010a); ver também a primeira seção de *O mal-estar na civilização*, de 1930 (Freud, 1930/2010o).

3. A apreensão inferencial de conteúdos inconscientes, no tratamento padrão e na autoanálise

Até aqui os argumentos de Freud versaram principalmente sobre o método de inferência que leva à atribuição de consciência ao outro, tendo sido anteriormente apenas mencionada a problemática que justificaria o título da discussão proposta, a saber, a justificação do inconsciente. De fato, será justamente a partir desse ponto da argumentação que o autor dá um passo decisivo, esclarecendo como o método utilizado na produção de conhecimento sobre os processos inconscientes estaria baseado na mesma forma de raciocinar pela qual se chega à suposição de uma consciência no outro. Em outras palavras, se se reconhece como correta a inferência que leva à suposição de que o outro é também detentor de uma consciência, então a mesma retidão precisa ser conferida ao método de inferência mediante o qual se chega à ideia de inconsciente; e isso não apenas no trabalho com pacientes neuróticos, mas igualmente na autoanálise. Para examinar o argumento freudiano, leiamos suas palavras:

> Ora, a psicanálise exige apenas que esse método de inferência [utilizado na produção de conhecimento sobre a consciência no outro] se volte também para a própria pessoa – algo para o qual não existe, claro, uma tendência constitucional. Assim fazendo, será preciso dizer que todos os atos e manifestações que em mim percebo, e que não sei ligar ao restante de minha vida psíquica, tem de ser julgados como se pertencessem a uma outra pessoa, e devem achar esclarecimento por uma via anímica que se atribua a esta pessoa. (Freud, 1915/2010k, pp. 105-106).

Como vimos, a passagem desde os dados observados no comportamento de outra pessoa para a suposição de que certo sentimento ou consciência deve predominar em seus estados subjetivos seria possibilitada por um raciocínio inferencial. O autor sugere então que, em investigações sobre possíveis fatores inconscientes operando em si próprio, o mesmo método de inferência seja redirecionado sobre si mesmo. Ora, vimos antes que, do redirecionamento do olhar observador para si, resulta, em primeiro lugar, a apreensão da própria consciência ou seus estados subjetivos conscientes. Logo, se o inconsciente é o que interessa na discussão, poder-se-ia perguntar: de que modo o método de inferência redirecionado para a própria pessoa proporcionaria algum conhecimento sobre os processos inconscientes?

Como em sua argumentação Freud trata sobretudo do método de inferência voltado para a própria pessoa, ou seja, no processo autoanalítico, convém, antes de prosseguir, guardar alguns esclarecimentos sobre o papel central desempenhado pelo raciocínio inferencial no trabalho clínico com pacientes neuróticos. Conforme veremos ao estudar a técnica psicanalítica na *Primeira Parte*, dado que o paciente não encontra, nos domínios da própria consciência, motivação alguma suficientemente capaz de justificar o sofrimento sintomático que o acomete, razão pela qual busca auxílio terapêutico, Freud supõe que motivações desconhecidas pela própria pessoa seriam as responsáveis pela sustentação do sintoma. Essa suposição representaria o passo adicional que caracteriza o raciocínio inferencial proposto pelo autor.

Analogamente à consideração *supra* segundo a qual a atribuição de uma consciência ao outro visa dar coerência a algum comportamento que se verifica nele, como a suposição de um sentimento de tristeza para o choro observado, a escuta das comunicações e a observação de comportamentos apresentados pelo paciente em tratamento serviriam de mediação para a produção de inferências visando o desvelamento de conteúdos até então desconhecidos que solucionariam o quadro clínico. Quer dizer, conhecimentos adquiridos em investigações sobre os processos psíquicos inconscientes ofereceriam boas razões ou justificariam a inferência de que motivos para além daqueles conscientemente reconhecidos pelo paciente estariam na base do sofrimento neurótico, ou seja, motivos que se estenderiam para além da consciência, motivações inconscientes, portanto.

Prossigamos agora com os comentários à citação anterior e vejamos como Freud concebe o raciocínio inferencial em jogo na autoanálise. Para ele, o desvelamento de conteúdos inconscientes em uma investigação autoanalítica não requer senão o redirecionamento para a própria pessoa do mesmo método de inferência que governa o trabalho com pacientes. O autor admite que essa forma de raciocinar sobre si próprio não seria uma tendência constitucional do ser humano, de modo que "um obstáculo especial desvia nossa investigação da própria pessoa, impedindo que realmente a conheçamos" (Freud, 1915/2010k, p. 106).

Apesar das dificuldades envolvidas na tarefa, analogamente aos critérios organizadores da escuta e observação clínicas de pacientes, a estratégia freudiana na autoanálise consistiria em observar a si próprio como se procede com outra pessoa. Desse modo, se entre minhas atitudes for identificada alguma cuja motivação se subtrai à apreensão, revelando-se incompreensível a partir de motivações discernidas pela consciência, dando a entender que se trataria de um comportamento injustificado ou irracional, para tentar compreendê-lo, não seria ilegítimo supor motivações para além das conscientes, ou seja, motivos inconscientes? Conforme as palavras do autor, "será preciso dizer que todos os atos e manifestações que em mim percebo, e que não sei ligar ao restante de minha vida psíquica, tem de ser julgados como se pertencessem a uma outra pessoa" (Freud, 1915/2010k, pp. 105-106). Em outros termos, o raciocínio proposto por Freud no exercício da autoanálise, ao tomar a si próprio como paciente, consistiria em salto inferencial idêntico ao do terapeuta ao supor encontrarem-se em operação motivações inconscientes a sustentar o sofrimento do enfermo em tratamento.

A expressão freudiana segundo a qual uma pessoa seria capaz de executar ações de cujas motivações ela própria não teria conhecimento consciente, como se outra pessoa estivesse a comandá-las, não consiste em um uso apenas metafórico. A suposição de uma espécie de segunda pessoa, distinta da pessoa oficial e consciente das motivações que movem suas ações, seria necessária para proporcionar coerência e racionalidade a certos comportamentos tidos inicialmente como imotivados ou irracionais. Como mencionado no exame do percurso inicial de Freud, e veremos em detalhes na *Primeira Parte*, o fenômeno da sugestão pós-hipnótica demonstra justamente a adequação dessas descrições, particularmente em experimentos em que o hipnotizador sugere ao hipnotizado a execução de determinadas ações absurdas após ser despertado da hipnose. Reposto em vigília, o paciente realiza as ações conforme sugeridas e ao ser demandado acerca da razão de conduta tão descabida, mesmo de posse de todos os recursos conscientes, ele nada saberia dizer. Apenas com a insistência e outros artifícios empregados pelo hipnotizador o paciente chegaria a descobrir as motivações de seu comportamento.

Assim, como no processo que leva à descoberta pelo hipnotizado da pessoa por trás da sugestão inicialmente desconhecida a comandar sua conduta, e como no desvelamento do sentido de um sintoma no tratamento de neuróticos, também na autoanálise uma atitude inicialmente não compreendida, cuja motivação não pôde ser identificada pela consciência, seria passível de esclarecimento a partir do método de inferência proposto por Freud. Se no experimento a descoberta da pessoa oculta, responsável pela sugestão em hipnose, confere coerência à conduta do paciente agora em vigília, analogamente, ao visar o desvelamento de motivações inconscientes, inicialmente ignoradas pelo saber consciente disponível no autoanalista ou no paciente em tratamento, a técnica freudiana baseada no método de inferência descrito proporcionaria sua reintegração ao âmbito da consciência, conferindo racionalidade a condutas sintomáticas ou irracionais, favorecendo sua dissolução.

Em sua argumentação, para alcançar a conclusão sobre a necessidade de se supor um inconsciente, Freud apresenta alguns argumentos intermediários por meio dos quais busca considerar certas hipóteses alternativas então correntes na explicação da histeria e das neuroses, como a ideia de segunda consciência, de consciência duplicada e outras formulações às quais se recorria para questionar o caráter psíquico dos processos inconscientes. Essa discussão também é demasiado complexa para o presente estágio de nossa discussão, pois seria necessário recorrer a concepções de outros autores subentendidos no debate travado por Freud. De todo modo, não custa examinar alguns dos argumentos por meio dos quais o autor rejeita certos usos considerados impróprios à caracterização psicanalítica de inconsciente. Diz ele:

> Esse método de inferência, aplicado sobre a própria pessoa apesar da oposição interna, não leva à descoberta de um inconsciente, e sim, mais corretamente, à suposição de uma outra, uma segunda consciência, que em minha pessoa se acha unida com a que me é conhecida. (Freud, 1915/2010k, p. 106).

Quer dizer, seria impróprio considerar inconsciente a dimensão desvelada pelo método de inferência proposto, pois seu redirecionamento para si proporcionaria tão somente acesso a uma segunda consciência, justaposta à consciência oficial da própria pessoa. Mas, questiona o autor, será adequada a atribuição da qualidade de consciente — ainda que secundarizada, como na expressão segunda consciência — a uma dimensão da psique desconhecida pela própria pessoa? Afinal, tratar-se-ia aqui da suposição de uma segunda consciência sob a primeira consciência, esta sim a oficial. No fundo, além de distinta da suposição geral de uma consciência, a que se chegaria por inferência a partir da interpretação do comportamento manifesto por outrem, tratar-se-ia, na expressão "segunda consciência", de um uso abusivo da linguagem, já que aquilo que não é abarcado pela consciência oficial não poderia ser qualificado como consciente. Freud refere-se a esse problema nos seguintes termos:

> Mas nisso a crítica tem justa oportunidade de fazer objeções. Primeiro, uma consciência da qual o próprio portador nada sabe é algo diferente de uma consciência alheia, e pode-se perguntar se uma tal consciência, da qual falta a mais importante característica, merece de fato uma discussão. (Freud, 1915/2010k, p. 106).

Na sequência o autor considera algumas características identificadas pela investigação psicanalítica sobre os processos inconscientes, descritivamente também considerados latentes[29]. Dentre essas características, destacar-se-ia certa independência não apenas em relação à consciência, mas também dos conteúdos inconscientes entre si. Com base nesse conhecimento, argumenta que, se se pretende adotar a expressão "segunda consciência" para designar os processos inconscientes, tal uso nos obrigaria, no limite, a supor uma infinidade de estados secundários de consciência simultâneos e independentes. Leiamos suas palavras:

---

[29] Em relação às diferentes acepções distinguidas por Freud no uso do termo "inconsciente", ver, por exemplo, o artigo freudiano publicado em 1912, intitulado *Algumas observações sobre o conceito de inconsciente na psicanálise* (Freud, 1912/2010g).

Em segundo lugar, a análise indica que cada um dos processos anímicos latentes que inferimos goza de um alto grau de independência, como se não estivesse em ligação com os demais e nada soubesse deles. Devemos então estar preparados para supor em nós uma segunda consciência, mas também uma terceira, quarta, talvez uma série interminável de estados de consciência, todos desconhecidos para nós [para nossa consciência] e entre si. (Freud, 1915/2010k, p. 106).

Por fim o argumento que favoreceria o encaminhamento da conclusão freudiana sobre a necessidade da hipótese do inconsciente. O conhecimento proporcionado pela pesquisa metapsicológica teria revelado sobre os processos psíquicos inconscientes propriedades completamente distintas daquelas conhecidas em relação aos processos conscientes. Nos termos do autor:

Em terceiro lugar vem, como o argumento de maior peso, a consideração de que através da pesquisa analítica sabemos que uma parte desses processos latentes possui características e peculiaridades que nos parecem estranhas, mesmo incríveis, e que contrariam diretamente os atributos da consciência que nos são conhecidos. (Freud, 1915/2010k, pp. 106-107).

Para o autor, o reconhecimento de uma diferenciação mais clara entre consciente e inconsciente impõe, portanto, uma correção à ideia segundo a qual o método de inferência adotado na autoanálise revela uma segunda consciência sob a consciência oficial da própria pessoa. Para ele, o correto seria dizer que o raciocínio inferencial leva à ideia de processos psíquicos desprovidos de consciência. Em seus termos: "Assim teremos razão para modificar a inferência sobre nossa própria pessoa: ela não demonstra uma segunda consciência em nós, mas sim a existência de atos psíquicos privados de consciência" (Freud, 1915/2010k, p. 107).

Com base no mesmo argumento, isto é, em vista dos conhecimentos adquiridos sobre a diferenciação entre processos conscientes e atos psíquicos desprovidos de consciência, Freud rejeita também o uso da designação "subconsciência", "por ser incorreta e enganadora" (Freud, 1915/2010k, p. 107)[30]. A mesma rejeição volta-se contra a expressão de origem francesa *"double conscience"*, consciência duplicada ou dissociada. Segundo o autor, os casos tidos como de consciência duplicada "podem ser descritos, da maneira mais pertinente, como casos de cisão das atividades anímicas em dois grupos, sendo que então a mesma consciência volta-se alternadamente para um ou para o outro" (Freud, 1915/2010k, p. 107).

Ao final dessa longa cadeia de argumentos é que Freud apresenta a conclusão sobre a necessidade da suposição de um inconsciente nas explicações psicanalíticas. Como de costume, leiamos primeiro as palavras do autor para depois comentá-las: "Na psicanálise, só nos resta declarar os

---

[30] Vale esclarecer que argumentos para rejeitar o uso de termos como "subconsciência" ou "subconsciente" em psicanálise já se encontram presentes em *A interpretação dos sonhos*, de 1900 (Freud, 1900/2019a). No capítulo sétimo desse livro, no qual expõe a teoria psicológica que explicaria o fenômeno do sonho e fundamentaria a técnica de interpretação, Freud demonstra a necessidade de romper com a opinião corrente que toma o psíquico como equivalente a consciente; e, baseado em resultados obtidos na investigação dos sonhos e das neuroses, defende que o domínio do psíquico deve ser considerado em si inconsciente e relaciona o consciente a apenas uma porção reduzida de sua superfície. Além disso, como veremos ao estudarmos a constituição da teoria do Aparelho Psíquico, o autor defende a concepção de que o inconsciente psíquico se apresenta como função de dois sistemas distintos, um sistema próximo à superfície da consciência, denominado Pré-consciente, e, em nível mais profundo, o sistema Inconsciente. É no prolongamento dessa discussão que escreve: "precisamos manter distância da diferenciação entre *sobreconsciência* e *subconsciência*, que se tornou tão popular na literatura mais recente sobre as psiconeuroses, visto que justamente essa distinção parece acentuar a equiparação entre psíquico e consciente". Ver a Seção [F] O inconsciente e a consciência: A realidade, do capítulo teórico de *A interpretação dos sonhos* (Freud, 1900/2013b, p. 643). Dado nosso interesse em acentuar o alerta de Freud em relação à inadequação do termo subconsciente em psicanálise, a citação foi extraída da versão do livro dos sonhos traduzida por R. Zwick, e não a de P. C. de Souza, pois este último opta pelo uso de *consciência superior* e *consciência inferior*, no lugar de *sobreconsciência* e *subconsciência*, para traduzir o alemão de Freud *Oberbewusstsein* e *Unterbewusstsein*, respectivamente.

processos anímicos em si como inconscientes e comparar sua percepção pela consciência à percepção do mundo externo pelos órgãos dos sentidos" (Freud, 1915/2010k, p. 107). Analogamente a outras passagens desse texto avançado de 1915, além da proposição que interessa, deparamo-nos com outras formulações carregadas de sentido, cuja compreensão requer conhecimentos ainda não disponíveis no estágio atual de nossos estudos. Apesar disso, como o esclarecimento dessas formulações pode servir de mote para dar um fecho à discussão a que nos propomos, buscaremos comentá-las brevemente na seção que se segue. Trata-se de esclarecer a afirmação de Freud segundo a qual o papel da percepção consciente no conhecimento dos processos inconscientes seria análogo ao papel desempenhado pelos órgãos dos sentidos na percepção do mundo externo. Por meio da exploração dessas considerações de caráter geral sobre o processo de conhecimento humano, buscaremos verificar se podem ser úteis para pensar a hipótese sugerida anteriormente de uma identidade metodológica entre autoanálise e tratamento padrão e, ao final, considerar algumas implicações que se poderiam extrair dessa discussão para pensar o estatuto do conhecimento produzido pela psicanálise.

4. A dupla orientação da percepção na produção de conhecimento, a identidade metodológica entre autoanálise e tratamento padrão e algumas de suas implicações epistemológicas

Ainda que apenas a título de indicação, vale começar pelo esclarecimento de duas formulações contidas na citação de Freud apresentada anteriormente: 1) que os processos psíquicos são em si inconscientes, e 2) que a percepção dos processos inconscientes pode ser comparada à percepção do mundo exterior pelos órgãos dos sentidos.

Em primeiro lugar, vale assinalar que a ideia de que os processos psíquicos são em si inconscientes provém ao menos de 1895, época da redação do referido texto de *Projeto de uma psicologia* (Freud, 1950/2003a). Foi assinalado que nesse rascunho Freud concebe um aparelho neuropsíquico composto de sistemas neuronais distintos que seriam responsáveis por funções psíquicas distintas. Para relembrar: entre os sistemas supostos pelo autor, haveria um no qual se desenrolariam os processos psíquicos propriamente ditos, cuja função principal estaria relacionada à memória; já a função relativa à consciência seria desempenhada por outro sistema. Quer dizer, apenas pela consideração da distinção entre esses dois sistemas, cada qual desempenhando funções próprias, pode-se fazer uma ideia inicial sobre uma separação entre processos psíquicos conscientes e processos psíquicos de memória, que seriam inconscientes.

De acordo com essas hipóteses, os processos psíquicos que envolvem a memória seriam desprovidos de consciência, isto é, seriam em si mesmos inconscientes. Freud concebe mecanismos por meio dos quais a propriedade relacionada à consciência poderia ser acrescentada aos processos mnêmicos originalmente desprovidos dela; com isso uma lembrança até então inconsciente tornar-se-ia consciente. Em outra linha de raciocínio, vimos que Freud (1891/2013a) compreende que o processo de tornar-se consciente de uma representação estaria condicionado ao estabelecimento de conexões com representações de palavra. De modo inverso, ao perder a propriedade mediante a qual se tornara consciente, a lembrança retornaria à inconsciência. Decorreria, portanto, dessas concepções a ideia de processos psíquicos inconscientes. Estes podem tornar-se conscientes dentro de certas condições psíquicas, mas originalmente são inteiramente independentes da consciência. Embora estabelecida em um texto do início da carreira, a concepção sobre o caráter inconsciente dos processos psíquicos é mantida por Freud ao longo de sua obra, como se pode ler na citação *supra* do texto de 1915.

Em segundo lugar, para esclarecer a ideia de que a percepção pela consciência dos processos psíquicos inconscientes pode ser comparada à percepção do mundo exterior pelos órgãos dos sentidos, é necessário recorrer a concepções mais complexas e controversas do que as anteriores, uma vez que, além de hipóteses metapsicológicas, envolvem suposições filosóficas. Ainda que limitados a algumas indicações mínimas, vale tratar desse ponto, pois tem a ver com o plano de fundo mais geral sobre o qual estariam assentadas as concepções de Freud. A consideração dessas suposições gerais pode servir de reforço à discussão sobre o caráter inferencial do conhecimento sobre o inconsciente, além de contribuir para as reflexões concernentes à identidade metodológica entre autoanálise e o tratamento padrão.

A esse respeito, também desde o modelo de aparelho neuropsíquico esboçado em *Projeto*, de 1895, em particular na seção 7, intitulada *O problema da qualidade* (Freud 1950/2003a, pp. 186-189), o autor reconhece que a percepção consciente é a porta de entrada para todo conhecimento, e não apenas em relação ao mundo exterior, mas igualmente sobre os processos internos, como os psíquicos inconscientes. Isso porque, como vimos antes, a hipótese freudiana é a de que a função consciente seria desempenhada por um sistema distinto daquele em que ocorreriam os processos psíquicos propriamente ditos. Significa dizer que, do ponto de vista das hipóteses metapsicológicas iniciais de Freud, os processos psíquicos em geral, que envolvem a memória, desenrolar-se-iam de forma independente da consciência, como são independentes desta os processos do mundo externo. Em suma, originalmente, tanto os processos físicos do mundo exterior como os processos internos — entre os quais os processos psíquicos inconscientes — precisam ser vistos como alheios à consciência. Portanto, sobretudo no processo de conhecimento em psicanálise, é necessário considerar as duas direções às quais estaria voltada a consciência, para a percepção externa e para a percepção interna.

Destarte, enquanto os processos do mundo exterior são capturados pelos órgãos dos sentidos, de cuja intermediação resultam percepções — que são conscientes por definição — sobre os fenômenos exteriores, os estados internos seriam igualmente apreendidos pela consciência, por exemplo, por meio de sensações — igualmente conscientes por definição — de prazer e de desprazer. Quer dizer, todo conhecimento consciente sobre o mundo exterior e sobre os processos psíquicos inconscientes dar-se-ia por inferências, seja pela mediação de órgãos dos sentidos, exercida em relação aos estímulos provenientes do mundo exterior, seja por sensações corporais e outras percepções internas, que podem ser inicialmente difusas, mas passíveis de tornar-se cognitivamente mais claras, como vimos na evolução da autoanálise de Freud. Na argumentação constante do texto de 1915, o autor estende-se até algumas suposições de caráter filosófico sobre as dificuldades envolvidas no conhecimento em relação à exterioridade, assim como acerca da interioridade humana, terminando por sugerir que, do ponto de vista do método inferencial descrito, os processos internos seriam menos incognoscíveis do que os processos do mundo exterior.

A conjectura sobre a dupla orientação da consciência, voltada tanto para a percepção do mundo exterior como para a percepção de processos internos, parece fornecer uma contextualização geral para melhor situarmos o método inferencial proposto por Freud, tanto em sua orientação para a produção de conhecimento analítico no tratamento de pacientes como em seu redirecionamento para a produção de conhecimento autoanalítico. Sem levar em conta as dificuldades inerentes ao método, vimos que no caso do tratamento padrão inferências seriam feitas a partir de dados fornecidos pelo paciente, como relatos de vivências, comunicações de estados internos e o próprio comportamento e postura na situação clínica. Analogamente, na autoanálise os dados a alimentar o trabalho de inferência seriam obtidos pela percepção e pela observação conscientes redirecionadas para os próprios estados internos do autoanalista.

Assim, não obstante a brevidade e o caráter fragmentário das indicações apresentadas, a ideia de uma identidade entre o método de inferência que guia a autoanálise e o método de inferência que organiza um tratamento psicanaliticamente orientado parece constituir um ponto de partida plausível para começarmos a refletir tanto sobre o grau de objetividade que se conferiria aos dados obtidos em autoanálise como sobre a objetividade do trabalho analítico com pacientes. Quer dizer, parece que uma consideração mais apurada sobre as hipóteses freudianas aqui apenas introduzidas podem ser úteis para avançarmos no esclarecimento sobre o estatuto do conhecimento produzido pela psicanálise freudiana. Nesse sentido, por sua identidade metodológica com o tratamento padrão, sobretudo a consideração da experiência autoanalítica de Freud pode ser instrutiva do ponto de vista epistemológico, senão vejamos alguns apontamentos finais.

A autoanálise de Freud revelaria que a compreensão adquirida sobre os processos inconscientes, por meio do procedimento terapêutico e da técnica de interpretação de sonhos, não consiste em meras abstrações produzidas pelo terapeuta-investigador. Porque, se até então os resultados das investigações freudianas estariam lastreados em uma realidade psíquica apenas inferida por meio do diálogo terapêutico com pacientes, agora os resultados da autoanálise como que viriam corroborar as hipóteses sobre os processos psíquicos inconscientes oriundas da clínica das neuroses. Quer dizer, ao apreender em si próprio impulsos e conteúdos psíquicos até então desconhecidos, análogos aos revelados no curso do tratamento de pacientes neuróticos, as hipóteses então levantadas sobre os processos inconscientes revelar-se-iam igualmente implicadas em vivências internas do terapeuta-pesquisador.

A ideia de uma dupla corroboração das descobertas freudianas sobre os processos inconscientes não justificaria uma outra, a saber, a ideia de uma mão dupla entre autoanálise e tratamento padrão? Se assim for, resultados obtidos em investigações autoanalíticas não deveriam ser considerados tão válidos quanto os obtidos em um tratamento padrão? Ora, será que por essa via de raciocínio a generalização defendida por Freud de impulsos infantis incestuosos revelados pela autoanálise como um fenômeno universal não poderia encontrar uma justificação ao menos metodológica? Afinal, se comparações subjetivas com fenômenos específicos e públicos, como as analogias dos impulsos infantis incestuosos com narrativas culturais como o mito grego de Édipo e o drama shakespeariano, não são suficientes para sustentar a generalização pretendida por Freud, como conferir alguma objetividade às descobertas freudianas e aos desenvolvimentos metapsicológicos posteriores, senão por uma justificação lógica e metodológica?

Por um lado, diferentemente de investigações realizadas em outras disciplinas científicas, que em garantia de uma objetividade, entendida como pretensa neutralidade, buscam excluir a experiência do pesquisador do processo de produção de conhecimento, esta não seria apenas valorizada, mas seria constitutiva do método de inferência freudiano, pois encontrar-se-ia em operação tanto em investigações relacionadas à clínica de neuroses quanto na autoanálise. Em outras palavras, além de fundamentar-se em dados oriundos de observações da realidade clínica no tratamento de pacientes neuróticos, a autoanálise revela que a teoria psicanalítica em construção encontrar-se-ia igualmente fundamentada em dados fornecidos pela auto-observação de aspectos da vida psíquica do investigador-terapeuta.

Por outro lado, poder-se-ia dizer que, analogamente aos demais métodos de produção de conhecimento científico, dos quais se requer algum grau de controle em relação à interferência indevida de fatores subjetivos, o conhecimento proporcionado pelo método freudiano requer do terapeuta-pesquisador não apenas análise criteriosa em relação aos dados empíricos, fornecidos pela observação clínica de pacientes, mas consideração igualmente objetiva e criteriosa em relação a motivações e outros conteúdos inconscientes apreendidos pela observação de si próprio. Em suma, na abordagem freudiana em construção, tanto os resultados de análises de pacientes como os obtidos em autoanálise precisariam ser submetidos à avaliação crítica por critérios objetivos comuns. Se essas exigências puderem ser satisfeitas, poder-se-ia dizer que, com a contribuição do trabalho clínico com pacientes e da experiência autoanalítica, as hipóteses metapsicológicas manejadas por Freud contariam com duplo apoio.

Enfim, ainda que limitada a indicações fragmentárias sobre o assunto, um dos ensinamentos que se poderia extrair do exame do método de inferência utilizado por Freud em suas investigações sobre o inconsciente, seja no trabalho com pacientes, seja em autoanálise, diria respeito à necessidade de reconsiderar um dos pontos fulcrais da ideia de ciência. Afinal, a valorização de conteúdos experienciais do pesquisador no processo de produção de conhecimento implicaria uma relativização do que se entende por objetividade do conhecimento científico. Por extensão, a consideração de uma objetividade possível inerente à prática psicanalítica, como em outras modalidades de pesquisa derivadas das formulações freudianas, poderia contribuir para esclarecer não apenas o lugar ocupado pela psicanálise no rol das ciências, mas sobretudo a possível contribuição das concepções metodológicas de Freud para pensar o próprio estatuto do fazer reconhecido como científico[31].

---

[31] Para uma discussão afim à leitura aqui sugerida acerca do papel de conteúdos pessoais do pesquisador para pensar uma objetividade possível no processo de produção do conhecimento, ver Devereux (1967/2012). A partir de uma extensa lista de exemplos empíricos, esse antropólogo e psicanalista, um dos formuladores da etnopsiquiatria ou etnopsicanálise, busca demonstrar a necessidade de se levar em conta a influência exercida por conteúdos subjetivos — particularmente, conteúdos inconscientes no sentido psicanalítico —, sobretudo em investigações etnográficas. Assim, apesar da necessidade da busca por um autoconhecimento por parte do pesquisador, em vista dos limites do conhecimento analítico e autoanalítico em relação aos processos inconscientes, seria inegável a interferência em algum grau de resíduos de pessoalidade não apenas na pesquisa etnográfica, mas na investigação científica de modo geral. Nesse sentido, para além de uma objetividade entendida como neutralidade, o autor defende a ideia de uma objetividade possível.

CAPÍTULO VI

ALGUNS ESCLARECIMENTOS SOBRE O PAPEL DA TEORIA PSICANALÍTICA NO QUADRO DA PSICANÁLISE, AS OBRAS DE FREUD NA LINHA DO TEMPO E SUAS TRADUÇÕES EM PORTUGUÊS

Neste capítulo, ainda voltado a municiar o iniciante com esclarecimentos gerais preparatórios ao estudo dos textos freudianos, abordaremos dois temas principais: o primeiro diz respeito ao sentido do objeto de nossos estudos, a teoria psicanalítica; e o segundo, às diferenças de tradução das obras de Freud em português. Assim, na primeira seção, a partir da consideração de uma definição madura de psicanálise, que pode servir para formar uma ideia inicial sobre a amplitude desse empreendimento, buscaremos examinar o lugar nela ocupado pela teoria psicanalítica e explorar alguns indicadores que a qualificam como uma metapsicologia.

Antes de tratar das traduções das obras freudianas, para auxiliar o iniciante a formar uma ideia sobre a extensão da produção bibliográfica de Freud, a localizar-se nela e a situar um determinado texto no conjunto de sua obra, procuramos na segunda seção distribuir numa linha do tempo os principais escritos do autor, além de alguns eventos relevantes de sua vida intelectual. Para tanto, a título de síntese do exposto nos capítulos anteriores, apresentamos um esquema inicial com destaques para alguns dos acontecimentos e realizações ao longo do percurso intelectual do autor anterior a 1900. Num segundo esquema, encontram-se dispostos em ordem cronológica os principais escritos freudianos produzidos ao longo de sua vida.

Em relação às traduções dos escritos de Freud, buscaremos na terceira seção esclarecer algumas diferenças verificadas entre as versões de suas obras atualmente disponíveis em português; e na seção final consideraremos as opções distintas de tradução adotadas pelos principais tradutores brasileiros de Freud, que se refletem em diferenças relevantes na terminologia empregada para verter alguns dos conceitos centrais da teoria psicanalítica.

1. Alguns esclarecimentos sobre o papel da teoria psicanalítica no quadro da psicanálise

Os comentários antes apresentados sobre a trajetória intelectual inicial de Freud teriam adiantado muito do que se poderia dizer sobre a interação entre clínica e teoria na atividade psicanalítica. Conforme vimos, desde os interesses iniciais pela histeria e hipnose, a abordagem clínica do autor estaria igualmente comprometida com a busca de uma compreensão teórica sobre o fenômeno, correlação essa evidente na psicanálise madura, na qual clínica e teoria se revelam indissociáveis. Para tentar deixar mais claro o lugar da teoria no conjunto do processo psicanalítico, talvez possamos começar pelo exame de uma definição de psicanálise.

1.1. Uma definição madura de psicanálise e o lugar da teoria psicanalítica

Em 1923 Freud redige dois verbetes para um dicionário de sexologia, num dos quais busca esclarecer o que é a psicanálise. Segundo ele:

PSICANÁLISE é o nome: [1] de um procedimento para a investigação de processos psíquicos que de outro modo são dificilmente acessíveis; [2] de um método de tratamento de distúrbios neuróticos, baseado nessa investigação; [3] de uma série de conhecimentos psicológicos adquiridos dessa forma, que gradualmente passam a constituir uma nova disciplina científica. (Freud, 1923/2011a, p. 274).

Nessa etapa madura de sua obra, momento em que contaria com resultados suficientes para proporcionar uma visão retrospectiva do conjunto das realizações psicanalíticas, Freud distingue três acepções em que caberia o uso do termo "psicanálise". Elas designariam três atividades interligadas ou interdependentes, uma investigativa, na qual sobressairia o caráter eminentemente metodológico da atividade psicanalítica, outra relacionada à prática terapêutica baseada nesses resultados investigativos, e uma terceira, que diria respeito aos conhecimentos psicológicos sedimentados a partir das investigações e da prática clínica.

De acordo com essa definição, a teoria psicanalítica corresponderia ao conjunto de pressupostos e conceitos psicológicos que confeririam à psicanálise o estatuto de uma nova disciplina científica. Trata-se aqui, obviamente, de uma afirmação passível de controvérsias, se a psicanálise é ou não uma ciência, e, se for o caso, que tipo de cientificidade pode ser-lhe conferida (cf., p. ex., Carvalho & Ferretti, 2024; Mezan, 2007; Simanke, 2009). De todo modo, retenhamos a ideia de que por teoria psicanalítica devemos entender o corpo conceitual estabelecido ao longo da investigação e prática clínica freudianas e, sobretudo, que existiria uma relação indissociável dessa teoria com o método de investigação dos processos psíquicos e com o tratamento clínico de perturbações neuróticas.

Conforme pudemos ver anunciados pelos comentários à trajetória intelectual inicial do autor, os conceitos freudianos seriam estabelecidos lentamente, ao longo de uma reflexão que combinaria ensaios de intervenção terapêutica e suposições teóricas sobre o funcionamento da psique. E veremos de forma mais clara, ao longo de nossos estudos, que o estabelecimento dos conceitos básicos da teoria psicanalítica não deve ser tomado como definitivo nem independente em relação à descoberta de novos fenômenos, seja decorrente de resultados do trabalho terapêutico seja de investigações sobre os processos psíquicos.

É possível dizer, portanto, que a teorização na psicanálise freudiana é caracterizada não apenas pelo seu entrelaçamento com a atividade clínica e as pesquisas sobre o psiquismo e fenômenos nele fundados, mas também pela provisoriedade dos conceitos estabelecidos, uma vez que novas descobertas clínicas ou investigativas podem impor a necessidade de reformular conceitos firmados até então. Por sua vez, conforme ensina Monzani (1989a), tais atualizações conceituais podem levar ao aprofundamento do trabalho clínico e à ampliação do escopo das investigações psicanalíticas, constituindo assim uma espécie de círculo virtuoso.

1.2. Teoria psicanalítica como metapsicologia

Para tentar esclarecer um sentido mais específico de teoria psicanalítica com que trabalharemos ao longo de nossos estudos, vale lembrar a introdução por Freud do termo "metapsicologia". Como vimos, ao examinar alguns aspectos de sua trajetória intelectual inicial, o autor teria pensado em empregar o termo "metapsicologia" para caracterizar a teoria psicológica que vinha elaborando. Diferentemente das concepções psicológicas então correntes, a abordagem freudiana não se limitaria à descrição dos fenômenos psíquicos acessíveis à observação e à autopercepção conscientes, mas avançaria para além, para trás da consciência. Dada sua importância para a discussão, convém reler as palavras de Freud postas na carta a Fliess de 10 de março de 1898: "A propósito, vou perguntar-lhe a sério se posso usar o nome de metapsicologia para minha psicologia que se estende para além da consciência" (Masson, 1985/1986, p. 302; cf. também o verbete *Metapsicologia*, Laplanche & Pontalis, pp. 284-285).

Manifestações observadas no cotidiano da prática clínica forneceriam material para a produção de inferências, a fim de abarcar pela teorização metapsicológica os processos psíquicos não capturados pelos métodos da psicologia tradicional, os processos inconscientes. Por isso, para designar a nova concepção psicológica em construção, cujo objeto ultrapassaria o campo abarcado pela consciência, pois voltada para a teorização sobre os processos psíquicos inconscientes, era necessário forjar uma designação igualmente nova, daí metapsicologia.

Mas quais seriam as características que confeririam à teoria psicanalítica ou metapsicologia sua especificidade diante das concepções psicológicas ordinárias? Dito de outro modo, quais seriam as particularidades de uma investigação metapsicológica dos processos psíquicos? Comecemos pela observação de que o desenvolvimento da obra freudiana, caracterizada pela ampliação e pelo aprofundamento progressivos da teorização sobre os processos psíquicos que fundamentariam a atividade clínica e as interpretações de fenômenos psíquicos, como os sonhos, os atos falhos, os chistes, as produções artísticas e culturais em geral, corresponderia à realização de um projeto desde o início vislumbrado como metapsicológico, no sentido supramencionado. A esse respeito, em um artigo teórico publicado em 1915, intitulado *Complemento metapsicológico* à *teoria dos sonhos*, pode-se ler o seguinte esclarecimento:

> Este ensaio e aquele seguinte provêm de uma série que originalmente eu pretendia publicar em forma de livro com o título de *Preparação para uma metapsicologia*. Eles se relacionam a trabalhos que aparecem no volume III da *Internationale Zeitschrift für ärztliche Psychoanalyse* [Revista Internacional de Psicanálise Médica] ("Os instintos e seus destinos", "A repressão", "O inconsciente", incluídos no presente volume). Esta série [de trabalhos] tem o objetivo de aclarar e aprofundar as suposições teóricas que estariam na base de um sistema psicanalítico. (Freud, 1915/2010l, p. 152, nota 1).

Quer dizer, o artigo em questão, assim como os demais cujos títulos se encontram indicados entre parênteses, que tratam dos conceitos psicanalíticos de Instinto, de Repressão e de Inconsciente, originalmente concebidos para integrar um livro de introdução à metapsicologia, teriam como objetivo esclarecer e aprofundar as hipóteses teóricas que constituiriam os alicerces do edifício da psicanálise, isto é, esclarecer e aprofundar o corpo conceitual da teoria psicanalítica entendida como uma metapsicologia.

Desde os esforços iniciais na construção da metapsicologia, em suas reflexões sobre os processos psíquicos inconscientes subjacentes aos fenômenos observados na clínica, Freud chegaria a distinguir três aspectos ou três propriedades que lhe seriam inerentes. Para investigar essas propriedades dos processos psíquicos, o autor concebe três pontos de vista ou ângulos de análise distintos, a partir dos quais busca compreendê-los e descrevê-los. Em estudos constantes da *Primeira Parte*, teremos a chance de acompanhar mais de perto o desenvolvimento dessas ideias.

Por ora, basta assinalar que ao longo de suas investigações Freud denomina esses três ângulos de análise como os pontos de vista dinâmico, econômico e tópico ou topológico. Ele teria distinguido uma propriedade dinâmica inerente aos processos psíquicos, caracterizada por tendências opostas que fariam instalar um conflito na psique, por exemplo, entre um anseio ou desejo e a proibição imposta pela própria pessoa contra a sua realização. Essas descobertas iniciais levariam o autor a considerar a necessidade de distinguir na abordagem teórica em gestação um ponto de vista que levasse em conta o dinamismo próprio ao funcionamento do psiquismo. Este seria o ponto de vista dinâmico que passaria a integrar uma investigação metapsicológica.

Ao avançar em suas investigações sobre os processos psíquicos, Freud teria conseguido tornar mais clara uma segunda propriedade dos processos psíquicos, denominada tópica ou topológica. Na abordagem desse aspecto dos processos envolvidos num conflito psíquico, como o exemplificado antes, busca-se considerar diferentes localidades psíquicas às quais estariam relacionadas o desejo, por um lado, e as proibições impostas pela pessoa, por outro. Quer dizer, as investigações metapsicológicas sobre o conflito entre desejo e proibição, que antes o considerava em seu aspecto dinâmico, passariam a ser articuladas aos conhecimentos proporcionados pela abordagem tópica dos processos envolvidos na contenda, podendo-se falar, por exemplo, de um conflito entre inconsciente (morada do desejo) e pré-consciente/consciente (instância proibidora ou repressora). Do ponto de vista tópico, portanto, inconsciente e pré-consciente/consciente designariam localidades distintas no psiquismo, ou, como estudaremos, sistemas ou instâncias de um aparelho psíquico.

Por fim, um terceiro ponto de vista ou ângulo de análise, também considerado pelo autor desde os trabalhos iniciais sobre as neuroses, relacionar-se-ia à intensidade das excitações ou à quantidade de energia envolvida, em suma, a um fator econômico inerente aos processos psíquicos. Se, de início, o esclarecimento acerca da natureza das excitações envolvidas nas funções psíquicas era dificultado pelas limitações dos conhecimentos sobre o sistema nervoso, na medida em que Freud desenvolve uma concepção metapsicológica sobre a estrutura e funcionamento do psiquismo, os conceitos paulatinamente estabelecidos possibilitariam compreendê-las como excitações eróticas ou libido, como aprenderemos, subsumidas ao conceito psicanalítico de instinto sexual.

Com a introdução da abordagem econômica, uma descrição metapsicologicamente mais ampla e aprofundada sobre os processos psíquicos inconscientes subjacentes a um conflito entre desejo e proibição, por exemplo, requereria a conjugação dos resultados obtidos a partir desses três ângulos de análise. Assim, além de descrições sobre as tendências dinâmicas que caracterizam o conflito e esclarecimentos sobre as localidades psíquicas ou instâncias envolvidas na disputa, seria necessário articulá-las aos conhecimentos obtidos acerca das quantidades de excitação mobilizadoras desse processo conflituoso.

A partir dessas considerações, talvez seja possível compreender uma implicação importante em relação à especificidade da teoria psicanalítica em face das psicologias tradicionais. Diferentemente de uma relação de causalidade linear e unidirecional, a abordagem metapsicológica de Freud leva em conta uma causalidade múltipla ou múltiplos fatores motivacionais envolvidos nos fenômenos psíquicos, sobretudo nos inconscientes. Em outras palavras, a psicanálise freudiana concebe os fenômenos psíquicos como multiplamente determinados ou sobredeterminados (cf. o verbete *Sobredeterminação*; Laplanche & Pontalis, 1967/2001, pp. 487-489). Por essa razão, ao menos em termos ideais, uma investigação propriamente metapsicológica seria aquela que busca, a partir de uma abordagem tripartite, analisar as três propriedades distinguidas por Freud como inerentes aos processos psíquicos, a dinâmica, a tópica e a econômica. Para fechar estes breves comentários, leiamos o que o autor escreve a respeito em *Além do princípio do prazer*, de 1920, texto dedicado à análise do fator econômico: "Uma descrição que, junto ao fator topológico e ao dinâmico, procure levar em conta esse fator econômico, parece-nos ser a mais completa que hoje podemos imaginar, merecendo a designação de *metapsicológica*" (Freud, 1920/2010n, p. 162).

Retenhamos essas distinções constitutivas da metapsicologia freudiana ou teoria psicanalítica, pois elas serão pressupostas como entrelaçadas do início ao fim de nossos estudos. Por isso, sobretudo na exposição dedicada ao nascimento da psicanálise, sempre que necessário e possível, buscaremos indicar o ponto de vista em jogo nas descrições de Freud. Vale adiantar que, embora o ponto de vista dinâmico desponte em primeiro plano nas discussões da *Primeira Parte*, contaremos com uma exposição preliminar sobre o fator econômico, além de termos a chance de conhecer as primeiras hipóteses freudianas sobre uma abordagem tópica ou topológica da psique.

2. Uma visão de conjunto sobre os escritos freudianos

Para tentar obter uma visão de conjunto sobre a obra de Freud, apresentamos a seguir dois esquemas, um no qual se encontram dispostos na linha do tempo alguns dos fatos relevantes de seu percurso intelectual inicial, outro no qual são indicadas as obras mais conhecidas, publicadas ao longo do desenvolvimento da psicanálise.

2.1. Síntese esquemática do percurso intelectual inicial de Freud anterior a 1900

Para tentar obter uma visão de conjunto dos temas selecionados e comentados em ordem cronológica ao longo dos quatro primeiros capítulos, apresentamos a seguir uma síntese esquemática (Figura 7), na qual se pode observar a disposição numa linha do tempo de alguns fatos significativos, temas de pesquisa e publicações relevantes de Freud ao longo de seu percurso intelectual inicial. Conforme mencionado nas justificativas para estes *Esclarecimentos Preliminares*, o intuito dessas amostras de fatos e fragmentos de ideias significativos da trajetória inicial do autor era indicar ao iniciante alguns elementos biográficos, mediante os quais pudesse fazer uma imagem sobre o perfil intelectual do fundador da psicanálise.

Figura 7- Esquema para o percurso intelectual de Freud anterior a 1900

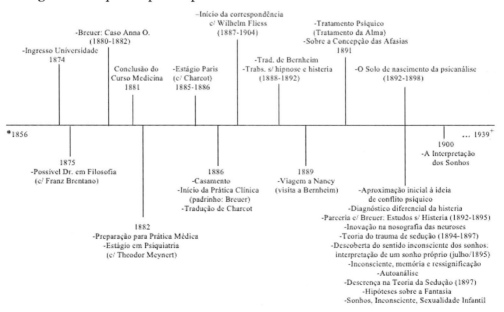

Fonte: O autor

2.2. Escritos de Freud na linha do tempo

Apresentamos a seguir um esquema com a disposição de algumas das obras de Freud na linha do tempo (Figura 8). Os textos indicados foram selecionados mais ou menos aleatoriamente, apenas com o intuito de ilustrar, mediante a indicação de títulos e ano de publicação, a produção bibliográfica do autor ao longo do desenvolvimento da psicanálise. Como a linha do tempo esboçada abrange a etapa inicial do percurso intelectual de Freud, algumas realizações já contempladas no esquema exposto anteriormente também figurarão neste, como o caso Anna O., de Breuer, Estudos sobre a histeria, a autoanálise, entre outros. Buscamos com isso tornar visualizável um pouco do entorno temático-bibliográfico que envolve sobretudo alguns dos textos a serem considerados ao longo dos comentários a *Cinco lições de psicanálise*, de 1910.

Figura 8 - Esquema com a disposição de algumas das obras de Freud na linha do tempo

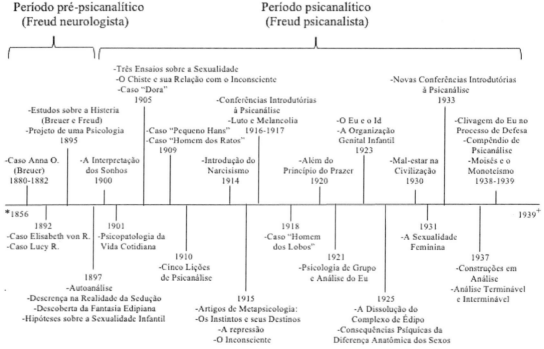

Fonte: O autor

Sobre alguns detalhes do esquema. As chaves na parte superior do esquema, com menções a um "Período pré-psicanalítico" e a outro denominado "Período psicanalítico", são introduzidas para indicar certa designação encontrada em edições clássicas das obras completas de Freud, que teria contribuído para leituras disjuntivas de seu pensamento. Elas sugeririam uma desvinculação dos trabalhos iniciais em relação à obra posterior, como se a fundação oficial da psicanálise em 1900 fosse marcada por uma ruptura em relação aos esforços clínicos e teóricos precedentes, de modo que se poderia falar de um Freud neurologista como que desvinculado daquele propriamente psicanalista. De acordo com essa abordagem, exceto por seu valor histórico, os escritos iniciais do autor, examinados neste volume, não seriam de interesse para a compreensão da psicanálise ou da teoria psicanalítica.

Felizmente, estudos sobre o período considerado pré-psicanalítico (cf., p. ex., Caropreso, 2008; Gabbi Jr., 2003; Garcia-Roza, 2004; Geerardyn, 1997; Monzani, 1989a), incluindo de obras tidas como de cunho eminentemente neurológico, como o rascunho posteriormente intitulado *Projeto de uma psicologia*, de 1895 (Freud, 1950/2003a), além de outros que examinaremos na *Primeira Parte*, revelam que os pressupostos e conceitos considerados centrais na obra posterior já se encontravam, quando não satisfatoriamente compreendidos e delimitados em seus contornos básicos, ao menos em gérmen. Tais achados sugeririam certa continuidade nas reflexões de Freud, revelando-se não apenas injustificada qualquer desvinculação entre o psicanalista e o neurologista, mas mesmo necessária a consideração de alguns trabalhos classificados como pré-psicanalíticos para uma compreensão adequada da teoria psicanalítica e da psicanálise como um todo.

Por exemplo, antes mesmo da redação de *Projeto*, de 1895, como vimos nas notas biográficas precedentes, Freud já trabalhava com um pressuposto que restaria central na teorização posterior sobre o funcionamento do psiquismo, a saber, a tendência à constância das excitações intracerebrais, exposta no rascunho à *Comunicação preliminar*, de 1893 (Freud, 1940-1941/2006g). Na *Primeira Parte*, em comentários às três primeiras das *Cinco lições*, veremos que a consideração de ideias pré-psicanalíticas como as mencionadas não apenas revela a aquisição por Freud de uma compreensão precisa sobre alguns dos conceitos que se tornarão centrais na teoria psicanalítica madura, mas mostra sobretudo como um exame mais detalhado do contexto de emergência dessas concepções permite situar o nascimento da psicanálise como técnica terapêutica e teoria sobre a clivagem dinâmica da psique bem antes da fundação oficial da disciplina.

3. Particularidades de algumas versões das obras de Freud disponíveis em português

Com a passagem ao domínio público, desde 2009 diferentes projetos de tradução das obras de Freud iniciaram a importante tarefa de vertê-la do original alemão. Tais iniciativas possibilitaram recobrir uma antiga lacuna bibliográfica, pois os textos freudianos até então disponíveis em nosso idioma — salvo por uma ou outra publicação avulsa — eram traduzidos de segunda mão, em geral, do inglês ou do francês. Contávamos com a *Edição standard brasileira das obras psicológicas completas de Freud* (Freud, 1970ss.) publicada a partir de 1970 pela editora Imago, cujos textos teriam sido vertidos da edição britânica das obras de Freud. A coleção da Imago compreende 24 volumes, sendo o último de índices, e reproduz a ordenação cronológica e o aparato crítico presente na primeira versão completa em inglês, publicada em Londres a partir de 1953 sob o título *The standard edition of the complete psychological works of Sigmund Freud* (Freud, 1953ss.).

Traduzida e organizada por James Strachey, com a colaboração de Anna Freud e outros, apesar dos tecnicismos introduzidos, a edição em inglês das obras de Freud apresenta um valioso material bibliográfico adicional, não apenas para os estudos sobre a teoria psicanalítica, mas para a compreensão da psicanálise freudiana como um todo. Trata-se de comentários introdutórios redigidos por Strachey, que trazem indicações sobre o contexto da discussão exposta em cada texto, sua relação com o desenvolvimento de outras ideias do autor, não deixando de fazer remissões intertextuais, mediante as quais o leitor de Freud pode ter acesso a trabalhos relacionados, anteriores e posteriores. Em certas passagens da versão inglesa, o tradutor insere notas de pé de página para esclarecer o sentido de um conceito, ou o uso impreciso de algum termo no original freudiano, ou dificuldades de tradução e outras elucidações úteis à compreensão do texto. Além desse aparato crítico, Strachey oferece-nos outras contribuições bibliográficas, na forma de apêndices a alguns dos escritos freudianos, nos quais oferece elucidações históricas sobre algum problema investigado por Freud, sínteses de temas e conceitos envolvidos na discussão etc.

Temos ainda os índices reunidos no volume final, que permitem localizar fácil e rapidamente na coleção não apenas os textos de Freud, como também os diferentes temas por ele tratados e autores mencionados. Os escritos freudianos, por exemplo, podem ser localizados a partir de dois meios, por uma lista em ordem cronológica ou por outra em ordem alfabética. Do mesmo modo, encontram-se listados em ordem alfabética os casos clínicos relatados e sonhos analisados, além de outras informações relevantes para a pesquisa e estudo do pensamento do autor. Todo esse aparato crítico e bibliográfico se encontra reproduzido na *Edição standard brasileira* da Imago.

Já entre as versões recentes de Freud em português, traduzidas diretamente do alemão, dispomos atualmente de dois projetos em curso e um terceiro infelizmente abortado após a publicação de três volumes em que foram reunidos alguns textos teóricos. A fim de esclarecer certas diferenças de tradução que podem ser identificadas entre esses três empreendimentos, apresentaremos antes uma breve descrição sobre as edições alemãs de Freud, nas quais se apoiam as traduções brasileiras.

A primeira edição completa dos textos de Freud em alemão foi publicada a partir de 1940 em Londres, pela Imago Publishing, com a colaboração da princesa Marie Bonaparte e organização de Anna Freud e outros, intitulada *Sigmund Freud Gesammelte Werke* (Freud, 1940ss.), ou *Sigmund Freud: Obras completas*, composta de 18 volumes, sendo o último de índices. Desde 1960 essa coleção passou a ser impressa na Alemanha, pela editora Fischer, de Frankfurt am Main (cf. Grubrich-Simitis, 1993/1995). Nesta coleção os textos encontram-se ordenados cronologicamente, sem nenhuma informação adicional, como a fornecida pelo aparato bibliográfico elaborado por Strachey para a edição inglesa, senão o título seguido do texto correspondente, o que a torna de difícil manuseio. Os 18 volumes da coleção foram posteriormente complementados por um volume adicional, publicado em 1987 sob o título *Sigmund Freud Gesammelte Werke, Nachtragsband. Texten aus der Jahren 1885-1938*, ou *Sigmund Freud: Obras completas, volume complementar, textos dos anos 1885-1938* (Freud, 1987a), no qual se encontram reunidos textos então não incluídos nos volumes publicados originalmente. Ao contrário dos 18 volumes da coleção, os textos reunidos no volume complementar são acompanhados, sempre que disponíveis, da tradução para o alemão dos comentários introdutórios redigidos por Strachey para a *Standard edition*.

Uma segunda coleção das obras de Freud em alemão foi publicada entre 1969 e 1975, revisada e atualizada em 1989. Intitulada *Sigmund Freud Studienausgabe*, ou *Sigmund Freud: Edição de estudo* (Freud, 1969ss.), composta de 11 volumes, apresenta textos revisados e uma ordenação diferente; em vez da cronológica, os textos foram reunidos em volumes temáticos e, importante para os estudos de teoria psicanalítica, acompanhados dos comentários introdutórios e notas de Strachey, vertidos do inglês para o alemão. Além dessas duas coleções principais, há em alemão edições avulsas dos escritos de Freud em formato de bolso, com textos revisados e acompanhados de estudos introdutórios redigidos por especialistas na área, como a edição de bolso do texto de Freud de 1891, *Zur Auffassung der Aphasien: Eine kritische Studie* [*Sobre a concepção das afasias: Um estudo crítico*] (Freud, 1992).

Entre os projetos de tradução de Freud diretamente do alemão para o português, a iniciada pela equipe de tradutores coordenada por Luiz Alberto Hanns e publicada a partir de 2004 pela editora Imago, intitulada *Obras psicológicas de Sigmund Freud: Escritos sobre a psicologia do inconsciente* (Freud, 2004ss.), é baseada na edição de estudo dos textos de Freud em alemão, a *Studienausgabe*, que, como indicamos, apresenta uma organização temática e contém os comentários introdutórios de James Strachey. Por isso, nessa versão brasileira de Freud, cada texto traduzido é acompanhado da introdução do tradutor britânico, além de terem sido aduzidos comentários introdutórios e algumas notas do editor brasileiro. A edição traz ainda esclarecimentos sobre os princípios que guiaram o trabalho de tradução, além das justificativas levadas em conta ao verter certos conceitos psicanalíticos, cujas opções poderiam dar motivos a controvérsias. Infelizmente esse projeto foi abortado, não tendo produzido senão três volumes, nos quais são reunidos os escritos teóricos de Freud sobre a psicologia do inconsciente.

Outra edição de Freud em português realizada diretamente do alemão encontra-se em curso de publicação pela Editora L&PM, que oferece volumes avulsos dos textos freudianos, em geral em formato de bolso (cf., p. ex., Freud, 1930/2010q). Com tradução de Renato Zwick, cada texto é revisado por algum especialista, que em geral também assina o prefácio da obra. Cada volume traz um apêndice, no qual encontramos algumas justificativas para a opção adotada na tradução de um termo controverso do vocabulário freudiano, o alemão *Trieb*, traduzido nessa coleção por "impulso" (diferenças de tradução de alguns dos conceitos centrais da teoria psicanalítica serão examinadas na seção a seguir). Pelas características dessa publicação, ela parece inspirada nas edições alemãs avulsas em formato de bolso dos textos de Freud, indicadas anteriormente.

Um terceiro projeto de tradução das obras completas de Freud, cujos primeiros textos traduzidos foram publicados a partir de 2010, encontra-se atualmente também em curso, restando dos 20 volumes previstos poucos a serem concluídos[32]. A tradução do original alemão é de responsabilidade de Paulo César de Souza e a coleção, intitulada *Sigmund Freud: Obras completas*, vem sendo publicada pela Editora Companhia das Letras (Freud, 2010ss.). Esse projeto de tradução tem por base os 18 volumes em ordem cronológica da edição alemã de *Sigmund Freud Gesammelte Werke*, já mencionada. Por isso, não obstante a qualidade do texto e os esclarecimentos às vezes apresentados em rodapé para certas opções difíceis de tradução, informações úteis ao estudo dos conceitos da teoria psicanalítica, como os comentários introdutórios e notas de Strachey, não figuram nessa edição brasileira de Freud.

Vale observar ainda que, além desses três projetos de tradução dos textos freudianos, há uma publicação em curso, vertida também diretamente do alemão, em volumes temáticos avulsos, acompanhados de estudo introdutório redigido por especialistas. Deixamos de apresentar maiores esclarecimentos sobre suas características, pois, exceto por contatos superficiais com um ou outro exemplar, ela não foi objeto de consulta e estudo (cf., p. ex., Freud, 1891/2013a; 2017b).

Como os textos que utilizaremos em nossas discussões são preferencialmente os disponíveis na coleção de Freud publicada pela Editora Companhia das Letras, traduzida por Paulo César de Souza, que não contém o aparato crítico de Strachey, o acesso a essa fonte poderá ser feito por outras edições disponíveis das obras completas de Freud, como a versão inglesa da *Standard edition*, a *Edição standard brasileira* ou ainda a coleção publicada na Argentina por Amorrortu Editores, *Sigmund Freud: Obras completas* (Freud, 1976ss.), que contém os textos em castelhano traduzidos do alemão por José Luis Etcheverry e as introduções de Strachey vertidas do inglês.

---

[32] Conforme indicado na introdução, com a publicação de dois volumes restantes, essa coleção das obras completas de Freud em português foi completada em fevereiro de 2025, período em que este livro já se encontrava em processo de edição.

Para introduções de Strachey a alguns textos teóricos de Freud, pode-se recorrer aos três volumes já indicados publicados em português pela Imago em *Obras psicológicas de Sigmund Freud: Escritos sobre a psicologia do inconsciente*.

Em relação aos princípios de tradução adotados por cada tradutor, vale consultar materiais bibliográficos específicos por eles produzidos, nos quais expõem as justificativas consideradas e os critérios adotados, além de discutirem exemplos de traduções possíveis de termos que podem ser objeto de controvérsias. Tal consulta seria importante como preparação aos estudos de teoria psicanalítica, porque das possibilidades justificáveis de tradução podem resultar diferenças às vezes significativas veiculadas pelos conceitos freudianos em sua versão em português. Alguns exemplos que serão mais bem considerados a seguir: o uso de pulsão, instinto ou impulso, três termos em português, que caberiam como tradução do alemão *Trieb*; repressão, recalque ou recalcamento para verter o original teuto *Verdrängung*; Id ou isso como correspondente a *Es* em alemão; Ego, Eu ou eu para *Ich*; Superego, Supra-Eu, Super-Eu ou supereu para Über-Ich, entre outras.

No caso dos três volumes de textos teóricos publicados pela Imago, na tradução coordenada por Hanns, por exemplo, esclarecimentos sobre os princípios de tradução podem ser encontrados na seção intitulada *Os critérios de tradução adotados*, do primeiro volume de *Escritos de psicologia do inconsciente* (Hanns, 2004). Já em apoio às opções adotadas por Souza, na coleção das obras de Freud publicadas pela Companhia das Letras, vale consultar a tese de doutoramento em germanística defendida pelo tradutor, publicada em livro intitulado *As palavras de Freud: O vocabulário freudiano e suas versões* (Souza, 2010). Conforme também assinalado, alguns esclarecimentos sobre a opção de Zwick (2010) em favor do uso de impulso para traduzir o alemão *Trieb* podem ser encontrados no apêndice intitulado *Sobre a tradução de um termo empregado por Freud*, incluído em diferentes volumes das edições de bolso dos textos de Freud, publicados pela Editora L&PM.

4. Sobre a tradução para o português de alguns termos técnicos do vocabulário freudiano

Como mencionado, dependendo da edição utilizada, nós leitores de Freud em português podemos nos deparar com três palavras diferentes utilizadas para traduzir, por exemplo, o substantivo alemão *Trieb*: instinto, pulsão e impulso. Teremos assim instinto sexual, pulsão sexual ou impulso sexual, que são opções utilizadas para traduzir o composto *Sexualtrieb*; analogamente, encontraremos instinto de morte, pulsão de morte ou impulso de morte como versões brasileiras para o alemão *Todestrieb*. Na *Edição standard brasileira*, por exemplo, temos o uso de instinto como correspondente ao inglês *instinct*, utilizado por Strachey para verter *Trieb*. Instinto também é a opção de Souza na coleção publicada pela Companhia das Letras. Já pulsão, opção de Hanns e de Zwick para traduzir *Trieb*, figura em *Escritos sobre a psicologia do inconsciente* e nos volumes avulsos dos textos de Freud publicados pela L&PM.

Vale observar que o vocábulo "pulsão" em português teria sido adotado para traduzir o francês *pulsion*, de origem latina, opção predominante entre psicanalistas de origem francesa para traduzir *Trieb*, a despeito de disporem igualmente do vernáculo *instinct*. Pulsão tornou-se bastante difundido em nosso meio a partir da influência exercida pela psicanálise francesa e pelas traduções de obras estrangeiras nas quais figuram *pulsion*. Em relação ao uso que faremos ao longo das discussões, seguiremos os critérios de tradução apresentados por Souza nos textos publicados pela Companhia das Letras e utilizaremos instinto; em consequência, também instinto sexual para *Sexualtrieb* e instinto de morte para *Todestrieb*.

Em relação a outro conceito fundamental da psicanálise, também nos deparamos em português com três usos distintos: repressão, recalque e recalcamento, como traduções de *Verdrängung* em alemão. Repressão pode ser verificada nas reimpressões da versão original da *Edição standard brasileira* da Imago, como tradução do inglês *repression*, utilizado por Strachey para verter o teuto *Verdrängung*. Repressão também figura nos textos traduzidos por Souza, publicados pela Companhia das Letras, assim como na tradução de Zwick, disponíveis no selo L&PM; já recalque pode ser lido em *Escritos sobre a psicologia do inconsciente*, na tradução coordenada por Hanns, bem como na versão brasileira de *Vocabulário da psicanálise* (Laplanche & Pontalis, 1967/2001), em cuja entrada se verifica o uso combinado de recalque ou recalcamento.

Em relação ao *Vocabulário* de Laplanche e Pontalis, valem alguns comentários específicos, pois, além de recalque ou recalcamento para *Verdrängung* de Freud, ele oferece outro verbete cuja significação seria próxima deste, mas que os autores consideram distinta, empregando o termo "repressão". Quer dizer, temos aí recalque ou recalcamento, por um lado, e repressão, por outro, apresentados como dois conceitos freudianos separados, o que pode levar a dificuldades de compreensão nos estudos dos textos freudianos. Tentemos esclarecer essa questão.

Segundo os autores, recalque ou recalcamento — correspondente ao francês *refoulement*, ao alemão *Verdrängung* e ao inglês *repression* — consistiria em um mecanismo de defesa que incidiria sobre uma ideia ou representação, expulsando-a da consciência para o inconsciente (cf. o verbete *Recalque ou Recalcamento*, Laplanche & Pontalis, 1967/2001, pp. 430-434). Já repressão — do francês *répression*, em alemão *Unterdrückung* e inglês *suppression* — seria igualmente um mecanismo de defesa, mas entendido pelos autores em sentido ora mais amplo, ora mais restrito. Em sentido mais amplo, consistiria na defesa contra conteúdos considerados desagradáveis ou inoportunos, como um afeto ou uma ideia, expulsando-a para fora da consciência; aqui o recalque ou recalcamento seria visto como uma de suas modalidades. Porém, no sentido mais restrito, os autores apresentam a repressão como uma forma de defesa utilizada quase que de modo consciente ou pré-consciente, voltada sobretudo para a inibição ou supressão de um afeto, não envolvendo necessariamente o inconsciente (cf. o verbete *Repressão*; Laplanche & Pontalis, 1967/2001, pp. 457-458).

Esta distinção conceitual exposta de forma categórica costuma gerar certa confusão naqueles que, como nós, buscam apoio no *Vocabulário* de Laplanche e Pontalis para esclarecer algum conceito freudiano. Felizmente, em sua pesquisa sobre as traduções de Freud, ao analisar o texto original alemão no qual os autores franceses buscam sustentar a distinção entre *refoulement* (*Verdrängung*, recalque) e *répression* (*Unterdrückung*, repressão), Souza (2010) apresenta-nos esclarecimentos preciosos, revelando algumas dificuldades que envolveriam essa interpretação. Nos termos do autor,

> Buscando a passagem desse livro [do livro de Freud] a que se referem, porém, verificamos que a oposição *Verdrängung-Unterdrückung* [Recalque-Repressão, no entendimento de Laplanche e Pontalis, ou Repressão-Supressão, conforme as opções do tradutor] não se acha tão claramente demarcada por Freud quanto eles sustentam" (Souza, 2010, p. 117).

Souza analisa os esclarecimentos lavrados pelo próprio Freud em *A interpretação dos sonhos*, de 1900, em relação ao significado dos dois termos alemães segundo os quais ambos os processos — tanto a *Verdrängung* como a *Unterdrückung* — vincular-se-iam ao inconsciente. Vejamos o que consta no esclarecimento freudiano: "Assim, por exemplo, evitei indicar se atribuo sentidos diversos às palavras 'suprimido' [*unterdrückt*] e 'reprimido' [*verdrängt*]. Deve ter ficado claro que esta última ressalta mais do que a primeira o vínculo ao inconsciente" (Freud, 1900/2019a, p. 660, nota). Quer dizer, segundo o uso freudiano, tanto a repressão [*Verdrängung*] como a supressão [*Unterdrückung*] implicam uma operação psíquica defensiva mediante a qual um conteúdo psíquico é expulso dos domínios da consciência, tornando-se reprimido ou suprimido. A diferença entre ambas as designações resumir-se-ia a uma questão de ênfase, sendo o uso de reprimido mais adequado para ressaltar o pertencimento ao inconsciente de um conteúdo afetado pela defesa.

Em suma, com base nessas sutis diferenças de sentido e na análise de outras passagens em que Freud faz uso desses dois termos, Souza conclui que os processos designados como *Verdrängung* e *Unterdrückung* não envolveriam uma separação conceitual categórica, como a encontrada no *Vocabulário* de Laplanche e Pontalis, entre *refoulement* [recalque, recalcamento] e *répression* [repressão]. Na medida em que designam uma mesma tendência defensiva, caracterizada pela expulsão de um conteúdo para fora da consciência e manutenção de barreiras contra seu retorno, o uso de um ou outro termo teria a ver com a intenção do autor em ressaltar a conexão do conteúdo rejeitado com o inconsciente. Daí o tradutor concluir: "Questão de ênfase, portanto, não de oposição. Não se nota a proclamada distinção categórica entre uma e outra [*Verdrängung* e *Unterdrückung* ou *refoulement* e *répression* ou recalque e repressão], mas matização dos sentidos" (Souza, 2010, p. 118).

Esses comentários são certamente insuficientes para um esclarecimento satisfatório do problema levantado, pois envolve um conceito fundamental da psicanálise, cuja definição a priori pode parecer clara se nos ativermos às camadas superficiais de significação. Contudo, para se obter uma compreensão mais aprofundada — metapsicológica — do processo psíquico da repressão, é necessário analisá-lo de diferentes ângulos, como dos pontos de vista dinâmico, tópico e econômico, mediante os quais se veriam consideradas e talvez esclarecidas questões como as mencionadas na discussão, como a participação do inconsciente no processo. Uma apresentação sintética sobre a repressão, com detalhes sobre os mecanismos psíquicos nela envolvidos, podem ser encontrados no artigo metapsicológico de 1915, intitulado *A repressão*, no qual se lê a seguinte observação de Freud (1915/2010i, p. 93): "O mecanismo de uma repressão se torna acessível para nós apenas quando o deduzimos a partir dos resultados da repressão". Em outras palavras, tudo o que pode ser dito acerca da defesa repressiva resulta de uma reconstrução lógica a partir da análise e interpretação de certos dados empíricos, como aprenderemos na *Primeira Parte* ao acompanhar o processo reflexivo com base no qual Freud formula o conceito de repressão.

Embora tenhamos até agora utilizado indistintamente recalcamento ou repressão, a partir dos comentários apresentados seguiremos o uso proposto por Souza, contido nas obras de Freud publicadas pela Companhia das Letras, e utilizaremos repressão como correspondente a *Verdrängung*. Em relação aos possíveis critérios a embasarem nossas escolhas em face das opções de tradução disponíveis, vale conhecer a ponderação final de Souza, que considera haver argumentos em favor tanto da opção por repressão como por recalque, sendo a adoção de um ou de outro uma questão de convenção. Escreve ele:

> Quanto ao uso, em português, de "repressão" ou de "recalque" para *Verdrängung*, a questão seria sobretudo terminológica, convencional. Havendo argumentos a favor dos dois termos, deve-se chegar a um acordo sobre qual dos dois usar ("convencionar" o que se entende por um e outro). Se atualmente o mais difundido é "repressão", e se não parece haver fortes

argumentos contra o seu uso, ele talvez seja o mais indicado – como, afinal, queria o velho Freud. (Souza, 2010, p. 121).

Em relação às instâncias psíquicas introduzidas por Freud (1923/2011b) em sua concepção renovada sobre a estrutura e funcionamento do psiquismo, apresentada em 1923 em *O eu e o id*, designadas em alemão por *Es, Ich e Über-Ich*, encontramos em português as seguintes traduções: *Id, Ego* e *Superego*, presentes na *Edição standard brasileira*, que correspondem à reprodução integral de latinismos introduzidos por Strachey ao traduzir Freud para o inglês; *Id*, Eu e Supra-Eu, utilizados na tradução coordenada por Hanns, publicada em *Escritos de psicologia do inconsciente*; *Id*, Eu e Super-Eu, como opções adotadas por Souza na coleção publicada pela Companhia das Letras; e, finalmente, isso, eu e supereu, grafados em minúscula, segundo as opções de Zwick, na edição de Freud publicada pela Editora L&PM.

A título de esclarecimento, *es* corresponde ao pronome pessoal neutro em alemão, que teria isso como equivalente em português. Na esteira de outros autores, como Nietzsche e Groddeck, Freud (1923/2011b, p. 29, nota 6) faz uso do termo substantivado, *Es*, grafado em maiúscula, como todo substantivo em alemão. Dos tradutores considerados, apenas Zwick traduz *Es* por "isso". Por compreenderem a opção por "isso" como inadequada, tanto Hanns como Souza mantêm *Id* para traduzir *Es*; também pesaria em favor dessa opção seu uso supostamente consolidado na literatura psicanalítica nacional, oriundo do latinismo originalmente introduzido por Strachey na *Standard edition* e reproduzido no Brasil desde as primeiras edições da *Standard brasileira*.

Já o alemão *ich* corresponde ao pronome pessoal eu, em português. O uso freudiano substantivado para designar uma instância psíquica também é grafado *Ich*, em maiúscula. Nas versões brasileiras, a *Edição standard* segue o padrão utilizado por Strachey na versão inglesa e reproduz *Ego* como equivalente de *Ich*, enquanto temos em Hanns e Souza a opção por Eu, grafado em maiúscula, e em Zwick o uso de eu, em minúscula.

Em relação a Über-Ich, que designa outra instância psíquica, encontramos as seguintes opções de tradução em português: na *Edição standard*, como de costume, a reprodução do termo latino de Strachey, *Superego*. Interessante acompanhar alguns dos argumentos de Hanns e Souza para as opções de tradução adotadas para o *Über-Ich* freudiano. Para tanto, convém antes esclarecer que a partícula alemã über corresponde a uma preposição que em português é geralmente traduzida por sobre, mas pode significar igualmente super ou supra. Daí a composição entre a preposição über e o pronome *Ich*, à qual Freud recorre para produzir o neologismo Über-Ich.

Por compreender que a preposição über designaria algo que permanece ou paira sobre o Eu, a opção de Hanns em *Escritos de psicologia do inconsciente* resulta em Supra-Eu, grafados em maiúsculas e unidos por hífen. Já Souza, na edição de Freud da Companhia das Letras, também compreende a partícula über no sentido de algo que se põe sobre o Eu ou o que se superpõe ao Eu, por isso considera mais adequado o uso de super para verter a preposição alemã, no sentido de superposto, daí Super-Eu, também grafados em maiúsculas e unidos por hífen. Por fim, encontramos nos textos publicados pela Editora L&PM o uso de supereu, em minúscula e sem hífen, na tradução de Zwick. Embora consideremos a opção de Hanns por Supra-Eu a mais adequada e clara, pois parece capaz de veicular de forma mais imediata e direta o sentido do Über-Ich freudiano, como utilizaremos as versões de Freud publicadas pela Companhia das Letras, traduzidas por Souza, manteremos o uso de Super-Eu.

Pelos comentários apresentados, talvez seja possível notar que justificativas distintas para as opções de tradução adotadas e assim resultados distintos na versão final do texto traduzido teriam relação com diferenças no plano dos princípios de tradução estabelecidos. Para além desses princípios, ao estudar a teoria psicanalítica veremos que outros fatores podem acabar pesando na predileção por uma ou outra das terminologias disponíveis no vocabulário freudiano em português e o uso que delas fazemos em escritos e discussões sobre psicanálise.

Um desses fatores pode envolver compromissos teóricos com determinada tradição psicanalítica ou escola. Como visto antes, nos comentários sobre a avaliação de Souza em relação à separação apresentada em *Vocabulário* de Laplanche e Pontalis entre recalque e repressão, a adoção de uma terminologia ou outra pode até ser vista como uma questão de convenção, isto é, de um acordo estabelecido entre um grupo de pesquisadores ou psicanalistas. Nesse sentido, em obras de autores direta ou indiretamente ligados à tradição inglesa de psicanálise, costuma-se encontrar o uso de repressão, de instinto (*instinct*, no original inglês), assim como de *Id*, *Ego* e *Superego*. Já entre autores ligados à tradição francesa, assim como em obras psicanalíticas de autores franceses traduzidas para o português, predomina o uso de pulsão (*pulsion*, em francês), recalque ou recalcamento (*refoulement*, em francês); e isso, eu e supereu.

No entanto, conforme também indicado nos comentários sobre a apresentação em separado de recalque e repressão, feita por Laplanche e Pontalis, para além de convenções de escola, à terminologia adotada podem estar implicadas uma compreensão sobre o significado dos conceitos envolvidos e mesmo compromissos filosóficos. Ou seja, além de diferenças terminológicas, alguns casos podem envolver diferenças de significação resultantes da própria interpretação que se faz de um conceito psicanalítico, em particular, e do sentido da metapsicologia freudiana, de modo geral.

Talvez essas diferenças decorrentes de interpretações particulares possam ser ilustradas por outro texto, este assinado por Laplanche (2000/2001), no qual o autor defende uma separação conceitual também categórica entre instinto e pulsão. Por um lado, instinto, do alemão *Instinkt*, termo pouco utilizado por Freud em seus textos, traduzido para o francês por *instinct*, assim como *instinct* em inglês, seria entendido pelo autor como tendências de conduta herdados por uma espécie animal. Por outro, pulsão, do alemão *Trieb*, do francês *pulsion* e do inglês *instinct*, referir-se-ia a tendências de conduta motivadas por uma sexualidade propriamente humana. Ultrapassa os objetivos desses comentários, mas vale observar que, a essa nova distinção conceitual, articulam-se outras que estariam implicadas a uma compreensão particular, proposta por Laplanche (1986/1988), em relação à teoria psicanalítica e às finalidades terapêuticas da psicanálise, a já mencionada teoria da sedução generalizada.

Como se pode notar, dadas as controvérsias que a envolvem, a problemática da tradução dos textos de Freud constitui um importante tópico de pesquisa, sendo objeto de estudos e debates em que são analisadas, além de dificuldades e prejuízos de sentido decorrentes de certos princípios adotados ao verter o alemão de Freud para outros idiomas, questões históricas e políticas aí envolvidas. Em relação à versão de Strachey, por exemplo, uma política de tradução pautada pela padronização do vocabulário psicanalítico, visando facilitar a transmissão mundial da psicanálise, teria produzido certas deformações de sentido que, embora não comprometam a compreensão geral da mensagem do autor, preocupam alguns estudiosos contemporâneos.

A introdução de termos latinos como *Id*, *Ego* e *Superego*, além de outros de origem grega, como *Cathexis* (catexia, investimento ou ocupação, para o alemão *Bezetsung*), e combinações greco-latinas, como *Parapraxis* (parapraxias ou atos falhos, para *Fehlleistungen*), entre outras, acabariam por conferir certo hermetismo à linguagem freudiana. Mas, sobretudo, a introdução de tecnicismos ausentes no original alemão encobriria o estilo simples e mais acessível das descrições de Freud sobre os processos psíquicos, caracterizadas pela predominância de termos comuns utilizados na linguagem popular.

Tais características da *Standard edition* de Strachey e sua influência na difusão da obra freudiana vêm há décadas sendo analisadas e debatidas por diferentes autores de língua inglesa (cf., p. ex., Bettelheim, 1982/1993; Orston, 1992/1999a), por psicanalistas franceses, que empreenderam a produção de uma versão completa das obras de Freud em francês (cf. Bourguignon, 1983/1991b; Laplanche et al., 1989/1992), como por estudiosos brasileiros (Hanns, 1996; Kemper, 1997; Souza, 2010). Em suma, o debate não teria deixado de atrair a atenção de autores de diferentes países, que, talvez insatisfeitos com as novas traduções de Freud, vêm produzindo versões alternativas atualmente em curso de publicação.

Pelo privilégio que passamos a desfrutar, de um exercício mais qualificado no estudo dos textos freudianos em português, a partir das traduções realizadas diretamente do alemão, talvez possamos compreender as iniciativas como as de especialistas ingleses voltadas ao aprimoramento da tradução legada por Strachey (Orston, 1992/1999b), assim como a variedade de produções em curso em francês e em outros idiomas, como visando um objetivo comum, chegar a uma linguagem capaz de apresentar de forma mais fiel, correta, rigorosa e elegante possível a palavra de Freud[33].

*

Com a apresentação desses esclarecimentos preparatórios, a finalidade era oferecer ao iniciante alguns recursos que podem ser úteis no enfrentamento dos textos de Freud. Não obstante tarefas deixadas em aberto, como pontas soltas de uma diversidade de linhas de investigação e hipóteses teóricas apenas introduzidas, esperamos que os comentários aqui expostos possam contribuir para a composição de uma visão inicial sobre algumas motivações que desde o início impulsionariam as reflexões do autor, bem como acerca da extensão e abrangência de seus escritos e certas especificidades do vocabulário freudiano em português.

Em relação ao percurso intelectual inicial de Freud e o contexto em que emergem suas reflexões sobre as neuroses, vale reiterar algumas observações. A ideia é que a cronologia apresentada sirva como um plano de fundo para as análises desenvolvidas na *Primeira Parte*, as quais visam explicitar as articulações conceituais que constituem o processo de emergência da psicanálise. Com isso, alguns dos temas considerados em *Esclarecimentos Preliminares* podem ser retomados para auxiliar na compreensão do contexto que justificaria as primeiras formulações freudianas, pois estas responderiam a problemas concretos encontrados no trabalho com as neuroses e outros fenômenos. Portanto, em vista da opção metodológica adotada, certa repetição ou sobreposição de conteúdo será inevitável.

Diferentemente, porém, da exposição cronológica de caráter descritivo sobre os interesses intelectuais e realizações iniciais do autor, ao privilegiar a articulação interna entre os primeiros conceitos freudianos, forjados lentamente nos primórdios da psicanálise, as análises desenvolvidas na *Primeira Parte* serão orientadas por um critério prioritariamente lógico. Apesar da inseparabilidade entre técnica e teoria nas reflexões do autor, veremos que, a partir da consideração das

---

[33] Em relação ao trabalho de aprimoramento da tradução das obras de Freud em inglês, foi também na etapa de edição deste livro que fomos informados do lançamento, ocorrido em junho de 2024, da edição revista e suplementada por Mark Solms da *Standard edition* de Strachey (Freud, 2024).

soluções propostas a problemas concretos enfrentados no trabalho clínico, é possível distinguir nelas um aspecto técnico e um aspecto teórico. Além de facilitar o acesso à compreensão do processo de estabelecimento de uma técnica inovadora de tratamento de neuroses e das hipóteses teóricas cuja articulação interna conferiria estatuto conceitual aos primeiros enunciados psicanalíticos, a análise desses dois aspectos do processo criativo de Freud revelaria não apenas uma dependência lógica entre os conceitos freudianos, mas sua inseparabilidade em relação à prática clínica, o que justificaria falar de nascimento da psicanálise como técnica terapêutica e teoria sobre a clivagem dinâmica da psique.

PRIMEIRA PARTE:

NASCIMENTO DA PSICANÁLISE COMO TÉCNICA TERAPÊUTICA E TEORIA SOBRE A CLIVAGEM DINÂMICA DA PSIQUE: DESENHO DE UM MÉTODO, DELINEAMENTO DE UM CAMPO DE INVESTIGAÇÃO

CAPÍTULO VII

JOSEF BREUER E O USO DA HIPNOSE NO TRATAMENTO DA HISTERIA: O MÉTODO CATÁRTICO E AS HIPÓTESES SOBRE A DISSOCIAÇÃO DA CONSCIÊNCIA NAS ORIGENS DAS IDEIAS PSICANALÍTICAS DE FREUD

Examinaremos a partir deste capítulo o texto de *Cinco lições de psicanálise*, de 1910, de Freud. Começaremos pela *primeira lição*, na qual o autor destaca, do panorama das ideias médicas então correntes sobre a histeria, algumas das que se encontrariam no ponto de partida de suas hipóteses psicanalíticas. Nosso objetivo consiste em explicitar esse plano de fundo, a fim de conhecer alguns procedimentos técnicos e hipóteses teóricas com as quais Freud teria tido contato no início de sua prática médica e que estariam nas origens da psicanálise concebida inicialmente como uma técnica terapêutica.

Pelos comentários anteriores sobre o percurso intelectual do autor, sabemos que entre 1892 e 1895 Freud teria mantido com Breuer uma profícua parceria de pesquisas e teria recebido dele forte influência no início de sua atividade clínica. Em relação ao trabalho desenvolvido nessa parceria, o autor reconhece o papel central desempenhado pelos resultados há muito obtidos por Breuer no tratamento do caso clínico *princeps* denominado Anna O., ao longo do qual teria forjado uma técnica terapêutica inovadora e levantado hipóteses teóricas importantes para a alavancagem das ideias freudianas.

Considerado um caso típico, os resultados do Caso Anna O. teriam sido tomados como modelo para pensar o fenômeno histérico em geral. Essa opinião pode ser verificada no texto de uma conferência proferida por Freud no Clube Médico de Viena em 11 de janeiro de 1893, cujo conteúdo, segundo Strachey (1962/2006d), seria baseado no da *Comunicação preliminar* sobre o mecanismo psíquico dos fenômenos histéricos (Breuer & Freud, 1893/2016b), publicado na mesma época. Vejamos como o autor se pronuncia:

> Depois que voltei, em 1886, de um período de estudos com Charcot, comecei, sempre em entendimento com Breuer, a observar detidamente uma série maior de casos e a investigá-los nessa direção, e descobri que o comportamento daquela paciente era típico, na verdade, e que as conclusões que esse caso justificava podiam ser transpostas para uma série mais ampla de indivíduos histéricos, se não para todos eles. (Freud, 1893/2023b, pp. 36-37).

Conforme veremos, a opinião de Freud sobre o valor prototípico dos resultados do caso Anna O. não tem importância apenas para as pesquisas sobre a histeria desenvolvidas em parceria com Breuer, mas, sobretudo pelo alcance desse tipo de raciocínio generalizador, ela será decisiva para a compreensão sobre o modo como, em sua atividade investigativa posterior, chega ao delineamento inicial do próprio campo da psicanálise.

Os comentários deste capítulo foram organizados em quatro seções. Começaremos com uma seção introdutória, mediante a qual buscaremos conhecer o relato de Freud sobre a sintomatologia apresentada pela paciente de Breuer, que teria sido acometida por sintomas histéricos graves; veremos também como o autor considera alguns preconceitos de médicos da época e as limitações trazidas pelo modelo teórico vigente na medicina em relação ao tratamento da histeria, cujos sintomas tendiam a ser vistos como simulações. Na segunda seção, acompanharemos o destaque dado por Freud à forma particular com que Breuer teria se dedicado ao tratamento de Anna O. e desenvolvido uma técnica hipnótica inovadora para o tratamento da histeria, denominado método catártico; além de um manejo inovador, Freud mostra que Breuer teria levantado algumas hipóteses teóricas sobre o fenômeno da dissociação da consciência para tentar explicar a formação do sintoma histérico. Na terceira seção, a partir do relato de Freud sobre o uso que teria feito do método catártico de Breuer em sua própria atividade clínica, veremos as primeiras tentativas de generalização dos resultados derivados daquele caso típico, com vistas a apreender as características essenciais do fenômeno histérico. A última seção será dedicada à explicitação e à síntese das principais hipóteses teóricas decorrentes dos resultados clínicos obtidos por Breuer com a técnica catártica.

1. Considerações de Freud sobre o caso Anna O. de Breuer e as limitações dos métodos da medicina tradicional na abordagem da histeria

Nesta primeira exposição pública sobre a história e o desenvolvimento da disciplina da qual é fundador, Freud atribui a Breuer os créditos pelo estabelecimento de um método de investigação e tratamento da histeria que se encontraria na origem da psicanálise. Leiamos o que escreve a respeito:

> Se constitui um mérito haver criado a psicanálise, ele não pertence a mim. Não participei dos primórdios da psicanálise. Era estudante e me preparava para as últimas provas quando outro médico de Viena, o dr. Josef Breuer, pela primeira vez usou esse procedimento com uma jovem histérica (1880 e 1882). (Freud, 1910/2013c, p. 221).

Opinião, porém, posteriormente revista, conforme se verifica no trabalho publicado em 1914, intitulado *Contribuição* à *história do movimento psicanalítico* (Freud, 1914/2012b), em que assume abertamente a psicanálise como sua criação. Acerca dessa mudança de opinião, o próprio autor agrega em 1923 uma nota ao texto de *Cinco lições de psicanálise*, mediante a qual esclarece: "Veja-se, porém, o que escrevo a respeito disso em *Contribuição* à *história do movimento psicanalítico* (1914), onde me declaro inteiramente responsável pela psicanálise" (Freud, 1910/2013c, p. 221, nota 1). De todo modo, a importância do trabalho de Breuer e os resultados obtidos no tratamento de Anna O. para o nascimento da psicanálise parecem patentes, senão vejamos.

O caso clínico conhecido como Anna O. teria sido redigido por Breuer (1895/2016a) para publicação na obra conjunta com Freud, *Estudos sobre a histeria*, de 1895. Refere-se ao tratamento realizado entre 1880 e 1882, de uma jovem de 21 anos de idade, dotada de grande inteligência, chamada Berta Pappenheim. De acordo com a síntese do caso apresentada por Freud, ao longo da trajetória clínica, Anna O. teria sintomas corporais dos mais variados, como paralisias e anestesias dos membros de um hemisfério, perturbações oculares, como dificuldades de movimento dos olhos e deficiências visuais, tosse nervosa, asco em relação a alimentos e "certa vez foi incapaz de tomar líquidos durante semanas, apesar da sede martirizante" (Freud, 1910/2013c, p. 222); entre os sintomas psíquicos, a paciente teria um tipo de afasia, caracterizada pela incapacidade de fazer uso do idioma materno — o alemão —, comunicando-se somente em inglês, além de confusão mental, estados de ausências e alteração geral da personalidade.

Para a concepção médica tradicional, pelas características sintomatológicas, a gravidade de enfermidades como a da paciente de Breuer seria evidente, sugerindo a provável presença de algum dano cerebral, sendo, por isso, em geral reconhecida a falta de perspectiva em termos de prognóstico e de tratamentos eficazes. Freud observa, porém, que o diagnóstico se veria relativizado quando se consideram as condições físicas gerais de uma paciente como Anna O., jovem e organicamente saudável, isto é, aparentemente sem comprometimento de órgãos vitais. Diante de condições físicas favoráveis, que impõem dificuldades para os esforços de explicação dos sintomas corporais presentes, cujas características escapariam à apreensão pelos métodos da neuropatologia, e considerando possíveis comoções psíquicas reveladas pela anamnese, casos desse gênero tenderiam a ser considerados de baixa gravidade. Segundo o autor, para os médicos da época, tratar-se-ia "não de uma doença orgânica do cérebro, mas daquela condição misteriosa que já nos tempos da medicina grega era chamada 'histeria', que é capaz de simular muitos quadros de adoecimento grave" (Freud, 1910/2013c, p. 223).

Embora as boas condições físicas da pessoa possam contribuir para uma relativização em relação à gravidade de casos como os de Anna O., o que favoreceria um prognóstico de recuperação ou mesmo a possibilidade de cura completa, as dificuldades que se impunham à clínica médica estariam relacionadas à realização de um diagnóstico diferencial entre uma enfermidade orgânica grave e uma enfermidade histérica. Como vimos em comentários à sua biografia intelectual inicial, Freud teria buscado enfrentar esse problema no artigo publicado em francês em 1893, *Algumas considerações para um estudo comparativo entre as paralisias motoras orgânicas e histéricas* (Freud, 1893/2006h). O caso da paciente de Breuer não apresentaria, porém, dificuldades de diagnóstico, pois a anamnese teria revelado que os sintomas teriam eclodido num período de cuidados prestados ao pai enfermo, a quem amava; e, devido ao próprio adoecimento histérico, a paciente não teria podido continuar assistindo ao pai, que viria a óbito.

Freud esclarece que a mudança no diagnóstico em casos como os de Anna O. — considerá-los histéricos em vez de acometidos por alguma enfermidade orgânica grave — em geral não implicava modificação na atitude do médico em relação ao paciente. Isso porque, se não havia muito a fazer em face de uma enfermidade orgânica grave, o médico também não sabia como agir diante de um quadro clínico marcado por sintomas histéricos. Poder-se-ia, entretanto, observar na atitude do médico uma diferença no interesse dispensado às duas formas de sofrimento: não obstante a gravidade com que possa se manifestar, o sofrimento histérico tenderia a ser considerado menos sério do que os sintomas de fundo orgânico.

Para Freud, o desinteresse pelo sofrimento histérico estaria relacionado à própria impotência na qual se encontraria o médico, decorrente das limitações dos métodos da medicina organicista para dar conta da histeria. Leiamos as palavras do autor, pois servem para sintetizar as opiniões sobre o assunto, inclusive algumas consideradas desde os comentários a sua trajetória intelectual inicial. Diz ele:

> O médico, que em seus estudos aprendeu tanta coisa que permanece ignorada pelos leigos, pôde formar, a respeito das causas da doença e das alterações que acarreta (por exemplo, no cérebro de quem tem uma apoplexia ou um tumor), ideias que até certo ponto têm de ser exatas, pois lhe permitem compreender os detalhes do quadro mórbido. Mas todo o seu saber, todo o seu treino anatomofisiológico e patológico de nada lhe servem ante as

singularidades dos fenômenos histéricos. Não consegue entender a histeria, diante dela se acha na mesma situação que um leigo. E isso não agrada a quem costuma ter em alta conta o próprio saber. (Freud, 1910/2013c, p. 225).

Em razão das limitações impostas pelos próprios princípios da anatomia fisiológica, organizadores da atividade clínica tradicional, a histeria tenderia a ser vista como um fenômeno que infringe as leis da neuroanatomia e neurofisiologia. Resultaria daí a tendência mencionada por Freud de que médicos da época desconsiderariam a seriedade dos sintomas histéricos, tidos em geral como simulações, desinteressando-se pelo seu tratamento. Em suas palavras:

> Os histéricos são privados da simpatia do médico, portanto. Ele os vê como pessoas que infringem as leis de sua ciência, tal como os fiéis veem os heréticos; julga-os capazes de todo mal, acusa-os de exagero e de fingimento; e os pune subtraindo-lhes seu interesse. (Freud, 1910/2013c, p. 225).

2. O acolhimento do sofrimento de Anna O. por Breuer, o uso da hipnose e a invenção do método catártico no tratamento da histeria

Ao contrário do desinteresse que dominaria a atitude da maioria dos médicos em relação à histeria, conforme descreve Freud, Breuer teria tido uma atitude de acolhimento em relação a Anna O., entregando-se à escuta e aos cuidados necessários em relação aos sofrimentos que lhe acometiam. Por meio de observações cuidadosas, o médico teria aberto uma trilha inicial para auxiliar terapeuticamente a paciente. Por exemplo, ele teria notado que, quando caía em estados de ausência e confusão mental, a paciente murmurava palavras desconexas, dificilmente compreensíveis, passando a interessar-se pelo sentido dos murmúrios.

Breuer teria, então, lançado mão da hipnose para induzir a paciente a um sonambulismo artificial, estado no qual lhe solicitava que retomasse as falas desconexas antes manifestas e enunciasse de forma clara o conteúdo que tentava comunicar. Em atendimento às solicitações, Anna O. relataria sob hipnose o curso dos pensamentos associados aos murmúrios antes incompreensíveis. Tal procedimento teria revelado que se trataria de fantasias tristes, originárias da época em que assistia ao pai enfermo.

Segundo suas observações, na medida em que relatava as fantasias dolorosas, a paciente mostrava-se como que aliviada, apresentando certa melhora no quadro clínico, ainda que provisória. Ao constatar o retorno dos sintomas, na forma de novos estados de ausência e confusão mental, Breuer teria repetido o procedimento hipnótico e as solicitações para que a paciente relatasse os pensamentos tristes recém-formados, cuja exteriorização era acompanhada de alívio em relação às perturbações.

Ao utilizar-se repetidamente desse procedimento ante o ressurgimento de sintomas, Breuer teria levantado as primeiras hipóteses clínicas na tentativa de explicar o quadro clínico. Segundo essas hipóteses, as alterações psíquicas como estados de ausência e confusão mental — alguns dos sintomas psíquicos apresentados por Anna O. — seriam causadas por pensamentos ou fantasias carregadas de afeto desagradável. Esboçamos a seguir um esquema para tentar representar graficamente essa hipótese inicial de Breuer sobre a formação dessa classe de sintoma (Figura 9).

Figura 9 - Esquema para a formação de sintoma na concepção inicial de Breuer

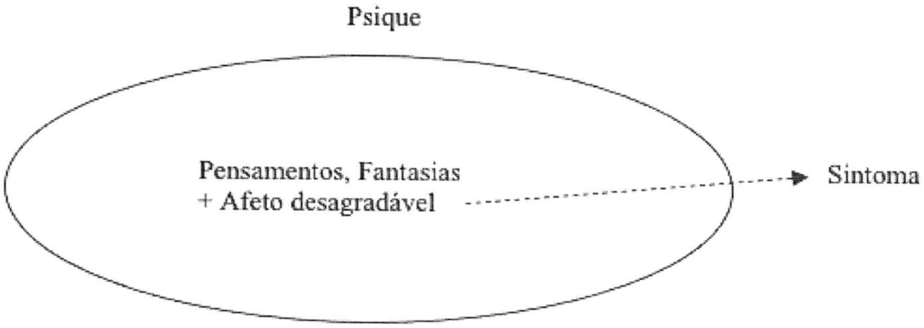

Psique

Pensamentos, Fantasias + Afeto desagradável ---------> Sintoma

Fonte: O autor

Para além da eliminação de perturbações psíquicas recorrentes, Breuer teria compreendido que o procedimento hipnótico era capaz de remover também sintomas corporais em que certas funções somáticas se mostrariam alteradas. Analogamente, após induzir a paciente ao estado de sonambulismo, o médico solicitava-lhe que buscasse se recordar e que relatasse as vivências nas quais os sintomas corporais teriam se manifestado pela primeira vez ou às quais poderiam estar relacionados.

Freud reproduz o texto de Breuer no qual relata a eliminação do sintoma caracterizado pela incapacidade da paciente de beber água, tendo sido por várias semanas hidratada unicamente à base de frutas. Induzida ao estado de sonambulismo hipnótico e convidada a tentar recordar-se das vivências que poderiam estar na origem do sintoma, Anna O. teria relatado uma ocasião em que adentrara os aposentos da governanta da família — por quem não nutria simpatias —, momento em que observara o cão da distinta senhora a beber de um copo. Diante da cena, a jovem teria sido tomada por sensações de asco e nojo que, por educação, não teriam sido manifestados nem verbalizados no momento.

Ainda em estado de hipnose, ao exteriorizar de forma enérgica as emoções até então mantidas em segredo ou represadas, a paciente teria conseguido livrar-se do conteúdo afetivo associado à lembrança e libertar-se do sintoma, passando em seguida a pedir de beber. Em outras palavras, como na eliminação de sintomas psíquicos, a verbalização do conteúdo mnêmico, acompanhada da exteriorização do afeto associado à vivência recordada, proporcionaria alívio afetivo, o qual seria acompanhado pelo desaparecimento dos sintomas corporais.

Por se tratar de exteriorizações afetivas posteriores à vivência original, viabilizadas pelo tratamento, nos anos de trabalho conjunto entre Breuer e Freud, a exteriorização adequada de um afeto até então retido foi denominada ab-reação. Acerca dessa noção, Laplanche e Pontalis esclarecem que "O neologismo *abreagiren* [ab-reagir, em alemão] parece ter sido forjado por Breuer e Freud a partir do verbo *reagiren* [reagir] empregado transitivamente e do prefixo *ab*, que compreende diversas significações, particularmente distância no tempo, separação, diminuição, supressão, etc." (1967/2001, p. 2).

Dada a semelhança do procedimento terapêutico a uma espécie de catarse ou purgação afetiva, Breuer o teria denominado método catártico (cf. o verbete *Catártico (Método –)*; Laplanche & Pontalis, 1967/2001, pp. 60-62). Na conferência, Freud menciona que, em uma fase do tratamento marcada por uma forma de afasia, caracterizada pela incapacidade de falar a língua materna, comunicando-se apenas em inglês, a própria *Anna O.* teria batizado a técnica de Breuer de *talking cure*, ou cura pela palavra, pois a desobstrução afetiva proporcionada pela verbalização do conteúdo recordado e a exteriorização do afeto desagradável retido assemelhar-se-iam a uma *chimney-sweeping*, ou limpeza de chaminé. Tentemos representar esquematicamente o método catártico de Breuer (Figura 10) para depois comentar suas etapas:

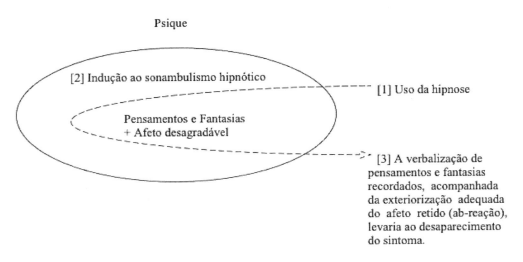

Figura 10 - Esquema preliminar para o método catártico

Fonte: O autor

Seguindo a numeração indicada no esquema, teríamos que: [1] utilizando-se da hipnose, o médico [2] induz a paciente ao estado de sonambulismo hipnótico, inquirindo-a nesse estado pelas circunstâncias em que determinado sintoma teria se manifestado pela primeira vez ou solicitando-lhe outros esclarecimentos, como Breuer teria feito em relação aos murmúrios incompreensíveis de Anna O. Na medida em que [3] a paciente verbaliza as lembranças e fantasias recordadas e exterioriza adequadamente o afeto a elas associado, ao alívio proporcionado pela purgação afetiva seguiria o desaparecimento do sintoma.

Pelo caráter emblemático do sucesso técnico de Breuer na remoção de um sintoma manifesto no caso Anna O., representado pela dificuldade de beber água, convém ressaltar os termos em que o autor relata o episódio, trecho, aliás, transcrito por Freud na *primeira lição*.

> Isso perdurava havia cerca de seis semanas quando, um dia, na hipnose, ela discorreu sobre sua dama de companhia inglesa, a quem não amava, e relatou, com todos os sinais de repulsa, como fora a seu quarto e ali vira seu cãozinho, o repugnante animal, bebendo de um copo. Não dissera nada, pois quisera ser gentil. Depois de energicamente dar expressão à fúria que lhe ficara retida, pediu para beber, bebeu sem dificuldade um grande volume de água e despertou da hipnose com o copo nos lábios. Com isso, o transtorno desapareceu para sempre (Breuer, 1895 *apud* Freud, 1910/2013c, p. 227).

Embora parciais, a partir de resultados positivos como esse, Breuer teria suspeitado que os demais sintomas apresentados por Anna O. poderiam ter origem em vivências nas quais o afeto envolvido não teria sido adequadamente exteriorizado. O autor generalizaria assim a hipótese clínica inicial sobre a formação de sintoma e passaria a utilizar-se do método catártico na remoção de outras perturbações corporais e psíquicas que acometiam a paciente. Segundo Freud observa, ninguém até então havia tido sucesso na eliminação de sintomas histéricos como Breuer teria conseguido no caso Anna O. Por isso, tratar-se-ia de uma verdadeira descoberta terapêutica. Em suas palavras:

> Devia ser uma descoberta momentosa, caso se confirmasse a expectativa de que outros sintomas da paciente, talvez a maioria deles, haviam surgido de tal forma e podiam ser suprimidos de tal forma. Breuer não poupou esforços para convencer-se disso, e pôs-se a investigar sistematicamente a patogênese de outros sintomas mais graves. (Freud, 1910/2013c, p. 228).

De acordo com o relato de Freud, Breuer teria verificado que os demais sintomas presentes no caso teriam se originado como restos de vivências dolorosas carregadas de afeto, cujas excitações não puderam ser adequadamente exteriorizadas, nem de forma verbal nem comportamental, permanecendo retidas na psique. Em outras palavras, os sintomas seriam a expressão corporal ou psíquica de lembranças de vivências carregadas de afeto, de modo que, tão logo o excesso afetivo pudesse ser adequadamente exteriorizado, obtinha-se a dissolução do sintoma, ainda que temporariamente.

3. A adoção por Freud do método catártico de Breuer, as primeiras considerações sobre seus resultados clínicos e a caracterização geral da histeria a partir do caso Anna O.: o histérico sofre de reminiscências

Vimos que, desde as etapas iniciais de sua atividade clínica, Freud fazia uso da técnica hipnótica e, sobretudo no período em que trabalha em parceria com Breuer, teria adotado o método catártico. O uso desse procedimento no tratamento de seus pacientes teria possibilitado compreender que o trauma psíquico responsável por um sintoma nem sempre corresponde a um evento único, ao contrário, na maioria das vezes estaria ligado a uma cadeia de recordações relativas a uma sucessão de eventos traumáticos. As lembranças patogênicas, prenhes de afeto desagradável, encontrar-se-iam encadeadas na memória, sendo em geral despertadas em ordem cronologicamente inversa, primeiro as correspondentes a eventos mais recentes, enquanto que as lembranças de vivências traumáticas mais antigas — algo como um primeiro trauma — ocorreriam apenas à medida que se progredisse no tratamento.

Dessas considerações sobre o papel de lembranças patogênicas na formação do sintoma histérico, resultaria a expressão cunhada pelos autores segundo a qual a histérica sofre de reminiscências. Dada a importância da fórmula, convém ler as palavras do autor: "*Nossos histéricos sofrem de reminiscências. Seus sintomas são resíduos e símbolos mnêmicos de certas vivências (traumáticas)*" (Freud, 1910/2013c, p. 231). Em outros termos, como o sintoma atual seria sustentado por traumas psíquicos ou restos mnêmicos de vivências dolorosas recentes ou antigas, o paciente histérico estaria de algum modo fixado ou preso ao seu passado.

Em analogia a símbolos históricos ou monumentos erguidos por uma nação em reverência a um acontecimento pregresso, os sintomas histéricos poderiam ser compreendidos como restos ou símbolos de vivências traumáticas do passado individual. Quer dizer, tanto um monumento histórico como um sintoma histérico expressariam ou simbolizariam algum evento do passado. A diferença entre ambos seria, porém, significativa.

Poder-se-ia dizer que a instalação de um monumento corresponderia à inscrição na consciência histórica de um povo de uma espécie de registro mnêmico de algum evento representativo do passado da nação — uma guerra, um fato político, uma catástrofe natural etc. —, mediante o qual se tornaria possível sua superação. A conservação simbólica daquele exemplar, sempre rememorado pela presença do monumento erigido em sua homenagem, tenderia a favorecer o engajamento coletivo na construção de presente e futuro renovados, inspirada por lições do passado.

Já a formação do sintoma histérico, entendido igualmente como um símbolo de vivências do passado, seria, no entanto, reconhecido como patológico, pois a fixação às lembranças de vivências traumáticas manteria o paciente como que preso ao passado, ocasionando perturbações ou dificuldades de engajamento à vida presente — trabalho, estudo, vida amorosa etc. Leiamos as palavras com que Freud caracteriza esse aspecto essencial do funcionamento histérico:

> ... não apenas recordam vivências dolorosas há muito passadas, mas ainda se prendem emocionalmente a elas, não se desvencilham do passado e por causa dele negligenciam a realidade e o presente. Tal fixação da vida psíquica nos traumas patogênicos é uma das características mais importantes e de maior consequência prática da neurose. (Freud, 1910/2013c, p. 232).

Assim, a fórmula segundo a qual o histérico sofre de reminiscências pode ser expressa pela compreensão geral de que o paciente histérico sofre pelo passado e permanece preso a este, como que fixado a traumas patogênicos, descrição que inclui o conceito psicanalítico de fixação (cf. o verbete *Fixação*; Laplanche & Pontalis, 1967/2001, pp. 190-193), cujo esclarecimento metapsicológico requer a consideração da teoria freudiana da sexualidade infantil e do desenvolvimento do psiquismo.

No contexto da discussão apresentada na *primeira lição*, Freud levanta uma possível objeção, segundo a qual a fixação a vivências do passado, expressa pelos sintomas no caso Anna O., poderia ser considerada normal, ou seja, um apego em grau aceitável a um passado recente, pois a perda do pai teria ocorrido havia apenas dois anos, período em que a paciente estaria ainda tomada pelo processo de luto. Desse modo, tanto a fixação à lembrança do pai querido como as recordações de vivências e fantasias tristes que dominariam o caso poderiam ser consideradas normais. Em suma, a objeção seria a de que sofrimentos pela perda de um ente querido, mesmo que prolongado por alguns anos, indicariam um luto normal.

No entanto, contra uma possível objeção dessa ordem, e em favor da tese da fixação patológica ao passado, Freud contaria com casos análogos em que os pacientes seriam dominados por sintomas histéricos oriundos de vivências antigas. Segundo o autor, no caso de uma de suas pacientes — caso Emmy von N. (Freud, 1895/2016a) —, a fixação envolveria lembranças dolorosas de décadas atrás, de vivências que proviriam de um passado remoto, dos tempos da infância da paciente então com 40 anos.

4. As hipóteses centrais da concepção de Breuer sobre a formação do sintoma histérico derivadas do caso Anna O.: a retenção de afeto na gênese de traumas psíquicos, a dissociação da consciência e os estados hipnoides

As observações realizadas no caso Anna O. revelam que os sintomas histéricos se encontram relacionados à biografia da pessoa, de modo que os resultados obtidos por Breuer favoreceriam uma compreensão inicial tanto sobre o mecanismo de contração da enfermidade como em relação ao processo de cura. Para resumir a concepção derivada das observações clínicas Breuer, Freud destaca as hipóteses necessárias à compreensão do mecanismo psíquico da histeria — já preliminarmente indicadas em comentários à parceria entre os autores —, a saber, o papel do afeto na gênese de traumas psíquicos responsáveis pela formação de sintomas, a dissociação da consciência e os estados hipnoides.

4.1. A retenção de afeto na gênese de traumas psíquicos

Conforme o relato do caso, na origem do processo de contração da enfermidade, encontrar-se-iam vivências nas quais Anna O. teria deixado de exteriorizar a excitação afetiva originada, como ilustraria a cena nos aposentos da governanta, em que teria contido o asco pelo qual fora tomada diante da visão do cão a ingerir água em um copo. A retenção afetiva ocasionaria um aumento no nível normal de excitação psíquica que poderia levar a um desequilíbrio psicofísico com consequências funcionais. Obviamente, a tolerância interna a um aumento afetivo seria maior ou menor, dependendo sobretudo das condições psíquicas da pessoa.

De acordo com as suposições teóricas consideradas por Breuer e Freud, o afeto retido na psique explicaria a incapacidade ou impossibilidade de Anna O. de beber água, porque o acúmulo de excitação atuaria como um trauma psíquico a perturbar o livre desempenho de certas funções corporais. Por isso, do ponto de vista da teoria esboçada a partir dos resultados do caso Anna O., para compreender o sentido da noção de trauma psíquico, convém considerar alguns pressupostos com os quais Breuer e Freud trabalhavam desde a época das pesquisas conjuntas.

Como vimos em comentários ao percurso freudiano inicial, ao apresentar as hipóteses teóricas que estariam na base de *Estudos sobre a histeria*, de 1895, Breuer (1895/2016b) atribui a Freud a paternidade pela proposição de um princípio de funcionamento do sistema nervoso, baseado na tendência a manter constante a excitação intracerebral. A tendência à constância explicaria as reações motoras e psíquicas associadas a vivências desencadeadoras de aumento de excitação afetiva, como no caso da cena do cão a beber água em um copo, vivenciada por Anna O. no quarto da governanta. Em termos gerais, vimos também que essa concepção já se encontraria presente entre as opiniões de Freud sobre o papel da expressão das emoções, considerada desde *Tratamento psíquico (tratamento da alma)* de 1890. Em relação à noção de trauma psíquico, parece provir igualmente de Freud uma compreensão inicial a partir da tendência à constância, conforme se verifica no rascunho à *Comunicação preliminar*, enviada a Breuer em 1892. Segundo o autor, "Torna-se trauma psíquico qualquer impressão que impõe ao sistema nervoso dificuldades de solução mediante o trabalho do pensar associativo ou por reação motora" (Freud, 1940-1941/2006g, p. 190).

Assim, se passarmos a trabalhar com a ideia de que pensamentos e fantasias tristes carregados de afeto, como expostos por Breuer no relato do caso Anna O., corresponderiam a traumas psíquicos, poderíamos retomar a fórmula *supra* sobre a formação do sintoma e traduzi-la em linguagem conceitual, passando a partir de agora a compreender os sintomas histéricos como originados de e sustentados por traumas psíquicos. Na medida em que o afeto traumático associado a lembranças de vivências desagradáveis for mantido represado na esfera psíquica, os sintomas tenderiam a persistir; inversamente, com a exteriorização adequada do afeto — ab-reação —, solucionar-se-ia o trauma psíquico, eliminando assim o fator causal, com o que se daria a dissolução do sintoma. Tentemos representar esquematicamente essa relação causal (Figura 11):

Figura 11 - Esquema para o trauma psíquico como origem do sintoma

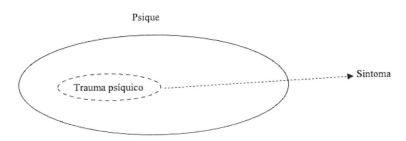

Fonte: O autor

Dada a concepção sobre o mecanismo psíquico que explicaria a contração do sintoma, o processo de cura estaria igualmente fundamentado na concepção sobre o papel da retenção de afeto na sustentação de sintomas — o trauma psíquico. Isso porque a reprodução das lembranças e a exteriorização do afeto represado proporcionariam o alívio catártico e o desaparecimento do sintoma, ainda que temporário. Freud enfatiza que, devido ao papel causal do afeto traumático na formação e sustentação de um sintoma, a mera reprodução verbal das lembranças sem a expressão emocional adequada não exerceria influência sobre o sintoma, persistindo o quadro clínico.

A partir dessas observações, poder-se-ia inferir algumas implicações sobre os destinos do afeto tanto na contração de uma enfermidade como na manutenção da saúde. Os sintomas corporais característicos da enfermidade histérica resultariam do bloqueio do afeto e do uso anormal de inervações corporais, do qual resultariam sintomas físicos como paralisias, anestesias etc. Conforme vimos nos comentários às inovações nosográficas propostas por Freud, ele denominou conversão ao mecanismo que, diante de obstáculos interpostos à solução psíquica de um excesso de afeto, o conduziria da esfera psíquica para a somática, podendo ocasionar um superinvestimento de uma função corporal, cujas vias de inervação já estariam normalmente investidas de excitação, levando a uma sobrecarga afetiva que poderia manifestar-se na forma de um sintoma. O uso dessa nomenclatura e a menção à expressão das emoções são verificados no texto da *primeira lição*. Em suas palavras:

> Para designar esse último processo recorremos ao nome de conversão histérica. Certa parte de nossa excitação psíquica é normalmente guiada pelas vias da inervação somática e resulta no que se conhece como "expressão de emoções". A conversão histérica exagera essa parte do desafogo de um processo psíquico investido de afeto; ela corresponde a uma expressão de afetos bem mais intensa, guiada por novas trilhas (Freud, 1910/2013c, p. 234).

Não custa enfatizar que, ao menos desde *Tratamento psíquico*, de 1890, Freud já teria claro consigo que afetos seriam constitutivos dos processos psíquicos, inclusive dos processos normais de pensamento, manifestando-se as excitações psíquicas pelas vias da inervação corporal, fenômeno que comprovaria a influência da psique sobre o corpo.

Na conferência, para melhor ilustrar como o excesso de excitações afetivas presentes na psique exercem influência sobre as funções corporais, o autor serve-se da imagem de um rio que se abre em dois canais, a fim de ilustrar como o transbordamento verificado em um dos leitos pode ser compreendido como efeito da obstrução do livre fluxo das águas no outro. Escreve ele: "Se um rio flui por dois canais, num deles ocorre uma inundação quando a corrente do outro depara com um obstáculo" (Freud, 1910/2013c, p. 234). A imagem freudiana é rica em sugestões e implicações, cuja consideração auxiliaria na compreensão de outros possíveis destinos que os afetos tomariam, levando à conformação de outros quadros sintomáticos. Reservamos para o Capítulo X a discussão das implicações mais amplas sobre o papel desse fator econômico que podem ser extraídas da metáfora freudiana do rio com dois canais.

4.2. A dissociação da consciência e o sintoma como expressão de traumas psíquicos

Outra hipótese de Breuer teria a ver com a dissociação da consciência, em relação à qual também já contamos com alguns esclarecimentos apresentados preliminarmente ao examinarmos o trabalho conjunto entre os autores. A exposição de Freud na *primeira lição* pode servir como um complemento mais detalhado, pois esclarece que as observações de Breuer teriam revelado que estados psíquicos patológicos de ausências e confusão mental encontrar-se-iam como que justapostos a estados normais da psique. Apesar da justaposição de estados psíquicos distintos — estados normais ao lado de estados patológicos —, lembranças de vivências ocorridas em estados alterados de consciência, como os estados de ausência e confusão mental apresentados por Anna O., seriam inacessíveis ao pensar em seu estado normal. Teria sido justamente a constatação dessa limitação que teria levado Breuer a experimentar o uso da hipnose, a fim de tentar transpor esse obstáculo.

Conforme vimos, ao induzir a paciente ao estado de sonambulismo hipnótico, o médico teria tido sucesso na assistência à paciente. A hipnose proporcionaria condições psíquicas que facilitariam o acesso às recordações patogênicas e à exteriorização do afeto traumático, obtendo assim alívio em relação aos sintomas. Quer dizer, o recurso à hipnose teria possibilitado transpor algum obstáculo que impedia o acesso do pensar consciente normal às lembranças de vivências ocorridas em estados alterados de consciência. Leiamos as palavras de Freud:

> No estado normal ela nada sabia das cenas patogênicas e da relação entre estas e seus sintomas; esquecera estas cenas ou, de todo modo, rompera a conexão patológica. Quando era hipnotizada, conseguia-se, após considerável esforço, chamar-lhe de volta à lembrança estas cenas, e mediante esse trabalho de recordação foram eliminados os sintomas. (Freud, 1910/2013c, p. 235).

Com base em conhecimentos gerais sobre o fenômeno do hipnotismo, esclarece Freud, sabe-se não apenas que conteúdos psíquicos podem encontrar-se agrupados de forma relativamente independente entre si, mas, sobretudo, que conteúdos psíquicos pertencentes a um agrupamento isolado conseguiriam produzir efeitos sobre o comportamento e a fala da pessoa sem que o agrupamento psíquico relativo ao estado normal de consciência se dê conta daquelas motivações. Por isso, reconhece, os ensinamentos proporcionados pelo estudo do fenômeno do hipnotismo teriam auxiliado na interpretação dos fatos clínicos descobertos por Breuer e possibilitado explicar a histeria como decorrente de uma dissociação da consciência. Em seus termos:

> Haveria enorme dificuldade em interpretar esse fato, se os conhecimentos e experimentos do hipnotismo não tivessem indicado o caminho para isso. Pelo estudo dos fenômenos hipnóticos, habituamo-nos à concepção, de início surpreendente, de que no mesmo indivíduo são possíveis vários agrupamentos psíquicos que podem permanecer mais ou menos independentes um do outro, "nada saber" um do outro, e que se alternam em chamar para si a consciência. Casos desse tipo, que são denominados *double conscience* [consciência duplicada], ocasionalmente se oferecem também de modo espontâneo à observação. (Freud, 1910/2013c, p. 235).

A hipótese de uma psique duplicada, cindida ou dissociada, na qual se verificaria uma alternância no controle da consciência, ora governada por um dos agrupamentos psíquicos, ora por outro, explicaria por que lembranças de vivências ocorridas em certos estados de consciência alterada, como os estados de ausência ou de confusão mental observados por Breuer em Anna O., permaneciam desvinculadas dos demais conteúdos psíquicos disponíveis ao estado normal de vigília. Tudo se passaria como se houvesse uma barreira que separaria a consciência normal de uma segunda consciência. Em razão da cisão ou dissociação que caracterizaria a consciência duplicada, as excitações originadas e associadas às lembranças das vivências tidas em estado de consciência alterada permaneceriam retidas na segunda consciência, tornando-se traumas psíquicos responsáveis pelo aparecimento de sintomas (Figura 12).

Figura 12 - Esquema da dissociação da consciência

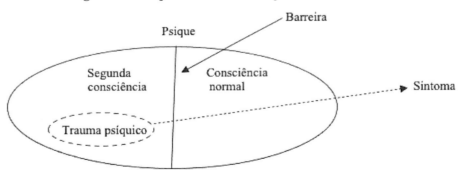

Fonte: O autor

Ao cenário psíquico caracterizado por uma dissociação da consciência, vimos que desde 1892-1895, época das pesquisas conjuntas entre os autores, Breuer e Freud articulariam a suposição de que a psique é regulada pela tendência à constância. No que concerne às concepções de Breuer, a articulação dessas duas hipóteses possibilitaria explicar de modo mais consistente a gênese do sintoma histérico como uma reação funcional da psique, desencadeada por traumas psíquicos.

Em outras palavras, por meio de um mecanismo psíquico impulsionado pela tendência a manter constante o nível de excitação intrapsíquica, o afeto desagradável presente em grau intenso nos domínios da segunda consciência — trauma psíquico — desprender-se-ia das lembranças ou representações às quais estaria ligado, podendo seguir por dois caminhos. O afeto 1) seguiria pelas inervações corporais e daria origem a um típico sintoma histérico, ou 2) tenderia a permanecer na esfera psíquica, onde poderia sofrer deslocamento para outra representação associada às originais, que assim intensificada passaria a ser uma substituta do complexo traumático, impondo-se à consciência e originando outras formas de sintomas neuróticos, como alucinações, ideias fixas etc.

As hipóteses sobre a retenção de afeto, a tendência à constância e, principalmente, a dissociação da consciência explicariam também como a técnica hipnótica utilizada por Breuer teria se mostrado eficaz no acesso a conteúdos supostamente pertencentes a uma parte cindida da psique normal. Tudo se passaria como se a hipnose fosse capaz de abrir uma passagem ou romper a barreira interposta entre os agrupamentos psíquicos supostos como correspondentes à consciência normal e à segunda consciência. Desse modo, com o auxílio do médico hipnotizador e da indução ao estado de sonambulismo hipnótico, a paciente obteria acesso a lembranças de vivências patogênicas até então inacessíveis ao estado normal de vigília.

Se retomarmos agora o esquema inicial do método catártico (Figura 10) e acrescentarmos as novas hipóteses sobre a dissociação da consciência, é possível contemplar de forma mais abrangente as suposições subjacentes ao procedimento técnico de Breuer. Assim, a abertura na barreira localizada entre a consciência normal e a segunda consciência proporcionada pela hipnose, o acesso às lembranças traumáticas, sua verbalização e exteriorização adequada do afeto traumático, poderia ser representada por meio da seguinte ilustração (Figura 13):

Figura 13 - Esquema para o método catártico de Breuer - representação completa

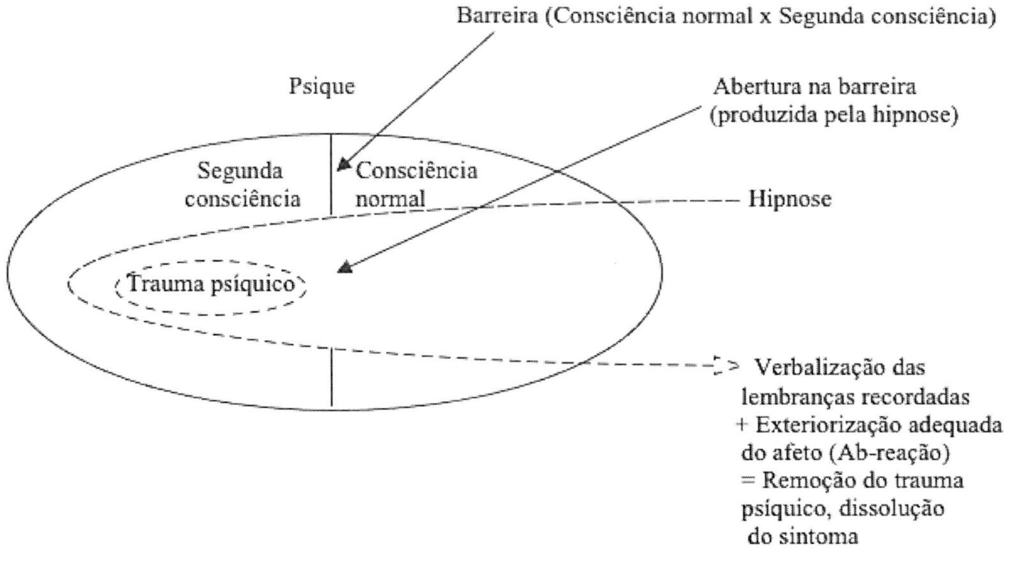

Fonte: O autor

Vale observar que, em sua exposição sobre as descobertas de Breuer, Freud faz uso dos termos "consciente" e "inconsciente" para designar os agrupamentos psíquicos que estamos indicando, respectivamente, como consciência normal e segunda consciência. Diz ele: "Quando, em tal cisão da personalidade, a consciência permanece ligada constantemente a um dos dois estados, esse é designado como estado psíquico *consciente*, e aquele dele separado, como *inconsciente*" (Freud, 1910/2013c, pp. 235-236). Como por inconsciente e consciente Freud designa aqui dois estados psíquicos, trata-se de um uso puramente descritivo dos termos.

Quer dizer, a palavra "inconsciente" é utilizada para designar um estado da psique distinto do estado consciente, não se tratando de seu uso no sentido sistemático, ou seja, do conceito de Inconsciente forjado para designar um domínio psíquico regido por causalidades próprias, conforme encontraremos ao estudar a teoria do aparelho psíquico, no capítulo teórico de *A interpretação dos sonhos*, de 1900. Acerca dos diferentes sentidos em que o autor emprega o termo "inconsciente", ver o artigo de 1912 intitulado *Algumas observações sobre o conceito de inconsciente na psicanálise* (Freud, 1912/2010g).

Em relação à influência exercida por conteúdos psíquicos associados ao estado inconsciente da psique sobre o comportamento ou a fala do indivíduo, Freud menciona o fenômeno da sugestão pós-hipnótica, também já preliminarmente introduzido nos comentários ao percurso inicial do autor, no qual o hipnotizador ordena ao paciente induzido ao sonambulismo a realizar, após despertado, uma determinada ação. Posto em vigília, o indivíduo realiza a ação sugestionada, mas seria incapaz de explicar as motivações de seu comportamento, pois elas permaneceriam desconhecidas ao estado normal de consciência. Leiamos as palavras do autor:

> Nos notórios fenômenos da assim chamada sugestão pós-hipnótica, em que uma ordem dada sob hipnose é depois cumprida no estado normal, temos um ótimo exemplo das influências que o estado consciente pode experimentar daquele que lhe é inconsciente, e conforme esse modelo conseguiu-se dar uma explicação para o que sucede na histeria. (Freud, 1910/2013c, p. 236).

Dito de outro modo, as conclusões extraídas dos experimentos de Bernheim com a sugestão pós-hipnótica teriam auxiliado na compreensão não apenas da dissociação da consciência na histeria, mas possibilitaria, além disso, explicar como conteúdos psíquicos pertencentes a estados alternativos de consciência, desconhecidos pela pessoa em seu estado normal, são capazes de levar à formação de sintomas histéricos. No capítulo subsequente, veremos como as demonstrações experimentais de Bernheim serão decisivas para Freud prosseguir em suas reflexões, mas então de modo independente em relação às concepções de Breuer.

4.3. O fator determinante da dissociação da consciência para Breuer: os estados hipnoides

Em relação às suposições mediante as quais se poderia basear o fenômeno da dissociação da consciência, Freud esclarece que Breuer advogava em favor do que denominou estados hipnoides. Conforme também preliminarmente considerados nos comentários à parceria dos autores, tais estados seriam análogos ao estado alternativo de consciência produzido pela hipnose, o sonambulismo hipnótico, mas consistiriam em estados, como os de ausências verificados no caso Anna O., nos quais o paciente cairia espontaneamente. Para Breuer, lembranças de vivências tidas nessas circunstâncias poderiam tornar-se patológicas, porque os estados hipnoides não ofereceriam as condições psíquicas necessárias ao trânsito normal das excitações originadas, por exemplo, mediante associação de ideias com a consciência normal. Freud comenta:

> Breuer adotou a hipótese de que os sintomas histéricos surgiram nesses estados psíquicos especiais, que ele chamou de hipnoides. Excitações que sobrevêm nesses estados hipnoides tornam-se facilmente patogênicas, pois eles não oferecem as condições para um desafogo normal dos processos de excitação. (Freud, 1910/2013c, p. 236).

Segundo a concepção de dissociação da consciência baseada na hipótese dos estados hipnoides, as lembranças de vivências tidas em tais condições psíquicas alteradas e as excitações a elas associadas tenderiam a permanecer separadas, desvinculadas do restante dos conteúdos psíquicos passíveis de consciência. Em outros termos, para Breuer os estados hipnoides explicariam tanto a dissociação da consciência, como a constituição de traumas psíquicos e a consequente formação de sintomas.

Visto que a motivação do processo sintomático permanece desconhecida para a pessoa em seu estado ordinário de consciência, o sintoma apareceria como um corpo estranho entre os conteúdos psíquicos e comportamentais considerados normais. Daí o papel auxiliar da hipnose, que criaria as condições psíquicas adequadas para se ter acesso às lembranças patogênicas. Ao promover em hipnose a rememoração de vivências patogênicas e a exteriorização eficaz do afeto traumático, o método catártico favoreceria a remoção do sintoma. Por isso, conclui Freud, todo sintoma envolve uma amnésia, um esquecimento, um não saber. Em seus termos:

> Então nasce do processo de excitação um produto insólito, o sintoma, e este irrompe como um corpo estranho no estado normal, que não tem conhecimento da situação patogênica hipnoide. Onde há um sintoma encontra-se também uma amnésia, uma lacuna na lembrança, e o preenchimento dessa lacuna implica a eliminação das condições que geraram o sintoma. (Freud, 1910/2013c, p. 236).

Dado o papel central da hipnose na técnica catártica de Breuer, que possibilitava produzir algo como uma abertura na barreira interposta entre agrupamentos psíquicos separados, franqueando o acesso aos conteúdos da segunda consciência, dirá Freud (1895/2016e) que o tratamento da histeria se assemelharia a uma técnica cirúrgica, pois a exteriorização do afeto patogênico poderia ser vista como a remoção de um corpo estranho.

Com essa *primeira lição*, Freud busca apresentar resumidamente ao público os achados clínicos de Breuer e o esboço de teoria psicológica sobre a histeria deles derivado, resultados que teriam impulsionado sua própria atividade clínica e reflexões sobre as neuroses. No entanto, também como preliminarmente indicado em comentários sobre o período em que desenvolvem pesquisas conjuntas sobre o fenômeno da histeria, as divergências crescentes de Freud em relação à hipótese breueriana dos estados hipnoides o teriam encaminhado à formulação da hipótese da defesa psíquica como determinante nas neuroses.

Conforme veremos a seguir, o relato apresentado na conferência seguinte ajuda a compreender as razões técnicas e teóricas dessa divergência, bem como as modificações e ampliações que Freud teria sido obrigado a introduzir ao método catártico de Breuer. Ele teria se deparado com fenômenos clínicos que ultrapassariam as descobertas do então parceiro de pesquisas, cuja interpretação e cujos desenvolvimentos adicionais o afastarão permanentemente dessas concepções iniciais. Por isso, não obstante o valor das contribuições de Breuer, nosso autor observa que as ideias expostas nessa *primeira lição* são incompletas e insatisfatórias. Visto, porém, que as teorias não caem prontas do céu, conforme nos alerta, buscaremos acompanhar os esforços independentes de Freud, mediante os quais teria passo a passo desbravado um território de novos fenômenos clínicos e conseguido estabelecer uma técnica terapêutica e uma concepção teórica inovadoras sobre a histeria e as neuroses em geral.

CAPÍTULO VIII

O ABANDONO DA HIPNOSE POR FREUD E A IMPORTÂNCIA DOS EXPERIMENTOS DE BERNHEIM COM A SUGESTÃO PARA O ADVENTO DE UMA NOVA MODALIDADE DE MANEJO CLÍNICO: A TÉCNICA DA PRESSÃO NO TRATAMENTO EM VIGÍLIA COMO PRECURSORA DO MÉTODO TERAPÊUTICO DA PSICANÁLISE

Iniciaremos neste capítulo o exame da *segunda* das *Cinco lições de psicanálise*, de 1910. O objetivo de Freud nessa conferência é mostrar como teria conseguido alavancar os primeiros desenvolvimentos técnicos e teóricos sobre a histeria, realizados a partir de observações e reflexão próprias. Como vimos no capítulo anterior, desde o reconhecimento do valor dos achados de Breuer, o método catártico teria sido útil como recurso técnico na atividade médica de Freud, pois era visto como uma forma de manejo mais bem ajustada às hipóteses iniciais sobre as condições determinantes da histeria e outras perturbações neuróticas.

Veremos agora que dificuldades encontradas na aplicação da técnica hipnótica teriam forçado o autor a abrir mão da hipnose, passando a trabalhar com o paciente em vigília. Freud teria se deparado com novas dificuldades, uma vez que sem hipnose não podia mais proceder à busca de lembranças perdidas de vivências supostamente traumáticas, conforme preconizado pelo método catártico. No entanto, seria justamente do enfrentamento e de tentativas de resolução das dificuldades no manejo do tratamento em vigília que teriam resultado não apenas o estabelecimento de uma técnica terapêutica alternativa à de Breuer, mas sobretudo a formulação de uma concepção dinâmica inovadora sobre a clivagem psíquica na histeria. Daí, por um lado, o inevitável afastamento em relação às concepções breuerianas, derivadas da técnica hipnótica utilizada no caso Anna O., por outro, o desenvolvimento de novas reflexões, a gestação das ideias psicanalíticas.

Dada a abrangência dos temas tratados na conferência, bem como sua importância para a compreensão das origens da psicanálise, nossos comentários à *segunda lição* serão distribuídos em dois capítulos. Neste, buscaremos explicitar o processo de estabelecimento por Freud de uma técnica de tratamento inovadora, precursora do método terapêutico propriamente psicanalítico. Reservamos o capítulo seguinte para analisar as implicações teóricas contidas na nova modalidade de tratamento, hipóteses freudianas que constituem o portfólio inicial da conceituação psicanalítica.

Os comentários encontram-se organizados em três seções: na primeira, examinaremos as razões do abandono da hipnose por Freud e o impasse técnico dela decorrente, para cuja solução teria recorrido aos experimentos de Bernheim com a sugestão pós-hipnótica. Na segunda, buscaremos mostrar como o autor se inspira nas demonstrações experimentais do hipnotizador francês, apropriando-se do artifício técnico utilizado por Bernheim — a pressão na testa do paciente — para prosseguir em seu trabalho clínico, agora conduzido com o paciente em vigília. A última seção visará sugerir como os desenvolvimentos técnicos inicialmente realizados por Freud, baseados na suposição de que o paciente detém o saber sobre as motivações de seu sofrimento e no uso da técnica da pressão no tratamento conduzido em vigília, revelar-se-iam os precursores do método constitutivo da psicanálise, a regra fundamental de associação livre.

1. O abandono da hipnose por Freud: da impossibilidade de continuar a fazer uso do método catártico de Breuer à abertura para novas possibilidades de manejo clínico

De modo geral, o recurso à hipnose teria proporcionado a Freud alguns sucessos terapêuticos, como vimos no exame do percurso inicial do autor, ao comentar o caso publicado em 1892-1893 de cura por hipnose de uma jovem mãe acometida de dores e outros sintomas corporais que a incapacitavam ao exercício da amamentação (Freud, 1892-1893/2006f). Analogamente, o uso eficiente do método catártico, conforme concebido por Breuer, requeria condições psíquicas particulares, alcançadas mediante indução do paciente a um estado profundo de sonambulismo hipnótico. Freud, no entanto, teria enfrentado dificuldades que o levariam a renunciar ao uso da hipnose, passando a trabalhar com o paciente em estado de vigília, ou seja, em estado normal de consciência. Dada a riqueza de detalhes envolvidos na transição de uma técnica baseada na hipnose a outra em que o tratamento é realizado em vigília, cuja consideração, ainda que em suas linhas gerais, é necessária para a compreensão das condições em que emerge o método da psicanálise, seguiremos passo a passo.

1.1. Sobre algumas das razões do abandono da hipnose por Freud e os novos impasses com a técnica

Na *segunda lição*, além de declarar seu desagrado em relação à hipnose, considerado um recurso demasiado dependente do humor do paciente, impreciso e mesmo místico, devido à dificuldade em fundamentá-lo, Freud admite abertamente suas limitações no uso desse instrumento, pois não conseguia induzir a maioria de seus pacientes ao estado de sonambulismo hipnótico. As circunstâncias que envolvem o abandono da hipnose e a passagem a uma nova forma de tratamento foram relatadas em diferentes textos (cf., p. ex., Freud, 1925/2011c; 1914/2012b), mas a consideração das dificuldades enfrentadas no manejo clínico e o processo pelo qual teria conseguido superá-las teriam sido mais bem descritas em dois relatos de seus casos publicados em *Estudos sobre a histeria*, de 1895, o caso Elisabeth von R. (Freud, 1895/2016d), iniciado no outono de 1892, e o caso Lucy R. (Freud, 1895/2016b), de fins do mesmo ano.

Neste último, por exemplo, lemos a seguinte declaração: "Miss Lucy R. não entrou em estado sonambúlico quando tentei hipnotizá-la. Então renunciei ao sonambulismo e fiz toda a análise tendo-a num estado talvez pouco diferente do normal" (Freud, 1895/2016b, p. 157). Descrições sobre dificuldades análogas encontradas no uso da hipnose também podem ser encontradas no relato do caso Elisabeth von R., no qual comenta:

> Mas tive de reconhecer, lamentavelmente, que meus procedimentos nesse sentido [ao tentar hipnotizá-la] não a levaram a nenhum outro estado de consciência que não aquele no qual me havia feito suas confissões. Ainda me dei por bastante satisfeito de que dessa vez ela se abstivesse de me advertir, triunfante: "Você vê, realmente não durmo, não sou hipnotizável". (Freud, 1895/2016d, pp. 208-209).

Em vista de dificuldades técnicas como as relatadas, não teria restado a Freud senão renunciar ao uso regular da hipnose e buscar outra forma de prosseguir no tratamento de pacientes como Lucy e Elisabeth, visivelmente refratárias ou mesmo insubmissas aos esforços do autor em induzi-las ao sonambulismo hipnótico.

Mas o abandono da hipnose teria levado o autor a se deparar com novas dificuldades técnicas, pois precisava encontrar um meio alternativo eficaz para prosseguir com o tratamento; afinal, mantinha-se o objetivo de abrir caminho até as lembranças patogênicas — os traumas psíquicos — que motivariam os sintomas. Porque a hipótese subjacente ao método catártico de Breuer, preservada por Freud, continuava sendo a de que as conexões associativas com as lembranças de vivências patogênicas responsáveis pelos sintomas só se tornariam acessíveis mediante a indução do paciente ao sonambulismo hipnótico. Como, então, prosseguir com a investigação das recordações patogênicas e buscar a remoção do trauma psíquico sem dispor da hipnose? Leiamos os termos em que o autor apresenta esse problema:

> Mas, renunciando ao sonambulismo, eu me privava talvez de uma precondição sem a qual o método catártico parecia inaplicável. Com efeito, ela se baseava em que os doentes, no estado de consciência modificado, dispunham de lembranças e reconheciam conexões que supostamente inexistiam em seu estado normal de consciência. (Freud, 1895/2016b, p. 159).

Para analisar o problema enfrentado por Freud, de cuja solução veremos emergir uma técnica inovadora de tratamento, convém retomar o esquema do método catártico e reproduzi-lo a seguir (Figura 14):

Figura 14 - Esquema par ao método catártico de Breuer

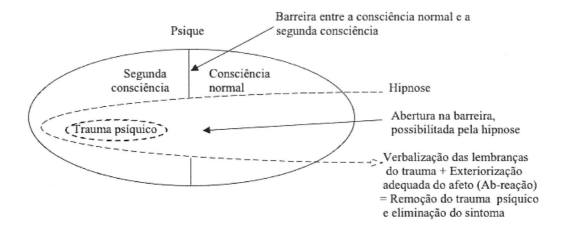

Fonte: O autor

Ora, se a hipnose era necessária para criar as condições psíquicas favoráveis à produção de uma espécie de abertura na barreira que separaria a consciência normal de uma segunda consciência, a fim de obter acesso aos conteúdos traumáticos, facilitar a ab-reação do afeto retido e solucionar o sintoma, poder-se-ia questionar a Freud: como esperar alcançar os resultados visados pelo método catártico a partir do tratamento realizado com o paciente em estado normal de consciência, como ele teria sido levado a fazer?

Na *segunda lição* essa dificuldade não deixa de ser explorada como um impasse técnico com o qual nosso autor teria de se haver após o abandono da hipnose. Escreve ele:

> Como não podia alterar à vontade o estado psíquico da maioria de meus doentes, propus--me trabalhar com seu estado normal. É certo que no primeiro instante isso parecia um empreendimento sem sentido e sem perspectiva. Consistia na tarefa de saber do próprio doente algo que se ignorava e que também ele não sabia; mas como se podia obter esse conhecimento? (Freud, 1910/2013c, p. 239).

Levando, portanto, em conta os pressupostos estabelecidos a partir dos resultados alcançados por Breuer no caso Anna O., sem o uso da hipnose o trabalho clínico de Freud parecia fadado ao fracasso. Justamente para tentar superar esse impasse técnico é que o autor teria se inspirado nas demonstrações experimentais de Bernheim com a sugestão pós-hipnótica.

1.2. A importância para Freud das demonstrações experimentais de Bernheim com a sugestão pós-hipnótica para a superação dos impasses com a técnica

Conforme indicado nos comentários à trajetória inicial de Freud, além de traduzir duas das obras de Bernheim, em 1889 o autor travara contato pessoal com o hipnotizador francês, ocasião em que teria presenciado algumas demonstrações experimentais com a hipnose, cuja importância para o desenvolvimento da técnica psicanalítica vemos registrada na conferência em tela. Nela, relata: "Então me veio à lembrança um experimento muito curioso e instrutivo que eu havia presenciado quando estava com Bernheim, em Nancy" (Freud, 1910/2013c, pp. 239-240).

Segundo Freud, Bernheim teria demonstrado experimentalmente que lembranças de vivências tidas em estado de sonambulismo hipnótico apenas aparentemente seriam inacessíveis ao estado normal de consciência. As apropriações por Freud das demonstrações de Bernheim não teriam servido apenas para solucionar um impasse técnico, mas teriam igualmente estimulado suas reflexões sobre o fenômeno da clivagem psíquica e a efetividade dos conteúdos psíquicos inconscientes, como veremos mais à frente. Embora a fertilidade das implicações contidas nas demonstrações de Bernheim e sua importância para o desenvolvimento das reflexões freudianas tenham sido atestadas até os últimos escritos do autor (cf., p. ex., Freud, 1940/2018a), aqui exploraremos apenas algumas ideias gerais necessárias para compreender a solução por ele encontrada para o impasse técnico decorrente do abandono da hipnose.

Comecemos pela consideração de um experimento abundante em implicações teóricas, no qual Bernheim, mediante emprego de sugestão pós-hipnótica, ordena a um paciente em hipnose executar, após retornar ao estado normal de vigília, uma tarefa desprovida de sentido naquele contexto. Os passos iniciais do experimento consistiriam nos seguintes: primeiro, Bernheim induz um paciente ao estado de sonambulismo hipnótico; depois, por meio de sugestão ou comandos verbais, ordena que o paciente execute uma determinada ação — geralmente risível — após ser despertado; finalmente, posto em vigília, o paciente executaria a ação sugerida.

Para tentar esclarecer o processo, uma possibilidade seria compará-lo com conhecimentos anteriormente adquiridos, como os reunidos ao estudarmos o procedimento catártico de Breuer. Se retomarmos um dos esquemas então utilizados para ilustrar a abertura produzida pela hipnose na barreira interposta entre a consciência normal e uma suposta segunda consciência, talvez possamos compreender as sugestões de Bernheim como um instrumento análogo ao utilizado por Breuer. No entanto, diferentemente deste, que empregava a hipnose para facilitar a exteriorização do afeto traumático represado na segunda consciência, no experimento de Bernheim um determinado conteúdo verbal ver-se-ia inoculado pelo hipnotizador francês na psique do paciente, passando a fazer parte do acervo de seus registros mnêmicos. Dadas as condições psíquicas alteradas pela hipnose, tais impressões mnêmicas restariam inscritas entre os conteúdos supostamente pertencentes à chamada segunda consciência. Com base nessa comparação, poderíamos figurar o papel da sugestão no experimento de Bernheim do seguinte modo (Figura 15):

Figura 15 - Esquema par ao experimento de Bernheim com a sugestão pós-hipnótica

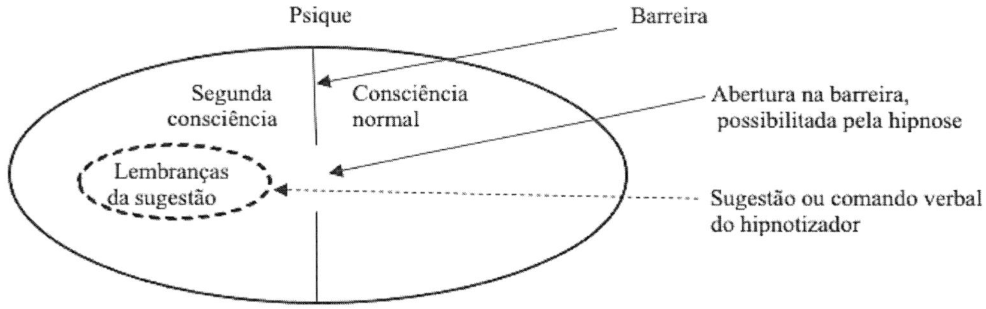

Fonte: O autor

Para tentar tornar mais claras algumas implicações derivadas das demonstrações experimentais de Bernheim, marcantes para Freud desde seus interesses iniciais pelo fenômeno da hipnose — lembre-se de que ele teria presenciado alguns desses experimentos em 1889 —, vale ler a descrição sobre um experimento específico do médico de Nancy, apresentada em um texto redigido na etapa derradeira de suas reflexões, em 1938, e publicado postumamente em 1940, no qual relata:

> O médico entra no recinto dos enfermos no hospital, deixa seu guarda-chuva num canto, põe um dos pacientes em estado de hipnose e lhe diz: "Agora vou me retirar; quando eu retornar, você virá ao meu encontro com o guarda-chuva aberto e o manterá sobre minha cabeça". Depois disso, médico e acompanhante deixam os aposentos. Tão logo retornam, o enfermo agora desperto realiza exatamente aquilo que lhe foi ordenado na hipnose. O médico lhe repreende: "Mas o que você está fazendo? Que sentido tem isso?" O paciente fica evidentemente perturbado, balbucia algo assim como: "Eu só pensei, doutor, que chovia lá fora e que o senhor abriria o guarda-chuva antes de sair do recinto". Um subterfúgio claramente insuficiente, inventado no momento para motivar de algum modo seu comportamento sem sentido. Mas para os espectadores é claro que ele não conhece seu motivo real e efetivo. Nós

o conhecemos, pois estávamos presentes quando ele recebeu a sugestão que é obedecida agora, se bem que nada sabe de sua existência dentro dele. (Freud, 1940/2018a, pp. 358-359).

Mediante sugestão com o paciente em estado de hipnose, Bernheim teria introduzido artificialmente ideias ou representações na psique do paciente ou, em termos mais precisos, a voz do médico ao sugerir que o paciente o receba com o guarda-chuva aberto é objeto de percepção pelo paciente. Conforme a ilustração anterior (Figura 15), as impressões auditivas decorrentes dessa vivência perceptiva restariam inscritas como registros mnêmicos nos sistemas de memória, constituindo material mnêmico normalmente evocável em situações posteriores. Após ser despertado e configurada a situação do retorno do médico, tais impressões mnêmicas seriam como que imediatamente ativadas e inervadas as terminações musculares a elas associadas, resultando na execução pelo paciente da ação sugerida durante a hipnose. Esquematizando, teríamos (Figura 16):

Figura 16 - Esquema para a execução da ação sugerida em hipnose por Bemheim

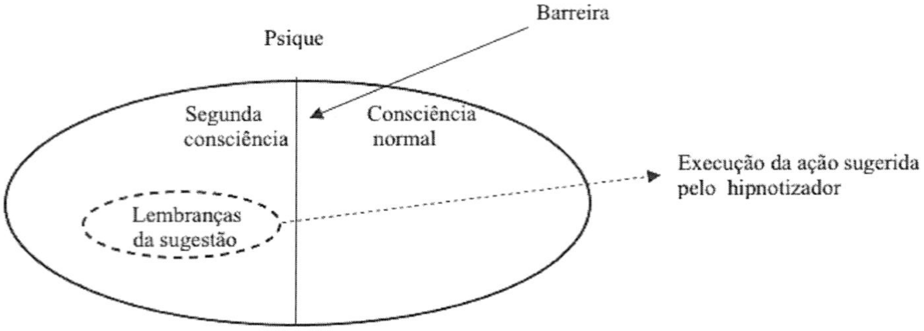

Fonte: o Autor

De acordo com a concepção sobre a dissociação da consciência estudada até agora, como a formulada por Breuer a partir dos resultados obtidos no caso Anna O., registros mnêmicos de vivências ocorridas em estados alterados de consciência restariam inacessíveis ao estado normal de vigília. Daí o paciente mostrar-se-ia incapaz de ter acesso a lembranças de vivências supostamente patogênicas e expressá-las verbalmente, alegando seu não saber em relação às razões do sintoma. Vimos que, teoricamente, a inacessibilidade seria explicada por uma espécie de barreira que separaria uma segunda consciência da consciência normal. Vimos também que esses condicionantes psíquicos justificariam a hipótese de que o sintoma seria expressão de um trauma psíquico.

De modo análogo, no experimento de Bernheim, a execução pelo paciente da ação motivada pela lembrança da sugestão inoculada pelo hipnotizador poderia ser esclarecida por meio de uma correlação como a proposta por Breuer entre trauma psíquico e sintoma. Para facilitar a comparação, retomemos o esquema de Breuer da relação entre trauma psíquico e sintoma (Figura 17):

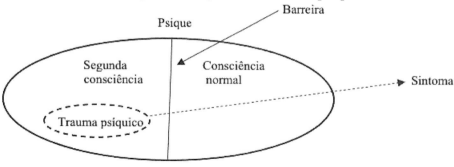

Figura 17 - Esquema para a relação entre trauma psíquico e sintoma

Fonte: O autor

Quer dizer, tanto em Anna O. como no experimento de Bernheim, um conteúdo que permanece inconsciente para o estado psíquico normal da pessoa afetaria ou determinaria seu comportamento: no caso da paciente de Breuer, na forma de sofrimentos sintomáticos; na demonstração de Bernheim, na forma de comportamentos absurdos. Por razões já conhecidas, ambos os casos seriam caracterizados por um desconhecimento ou um não saber acerca das motivações que levariam seja ao aparecimento de um sintoma, seja a um agir aparentemente desprovido de racionalidade, como abrir um guarda-chuva em plena sala para recepcionar o médico. A suposição de uma barreira entre a consciência normal e uma segunda consciência, ou seja, a dissociação da consciência, explicaria esse não saber.

Segundo as concepções de Breuer e outros autores, apenas o recurso à hipnose poderia facilitar o trabalho de inspeção dos conteúdos psíquicos patogênicos e sua exteriorização verbal. Quer dizer, apenas a hipnose seria capaz de abrir uma passagem na barreira hipotética interposta entre a consciência normal e uma segunda consciência, obtendo assim acesso a conteúdos mnêmicos de vivências tidas em estados alterados de consciência, como os estados hipnoides. Mas seria precisamente em contraposição a tais crenças que Freud valoriza as demonstrações experimentais de Bernheim, nas quais teria encontrado o apoio necessário para sustentar hipóteses alternativas e moldar uma nova modalidade de tratamento, não dependente da hipnose.

2. Hippolyte Bernheim e o artifício da pressão na testa do paciente: sua apropriação por Freud e as justificativas para a condução do tratamento em vigília

Na sequência do relato do experimento do guarda-chuva, Freud prossegue dizendo que, após as exteriorizações comportamentais do paciente, o médico de Nancy o teria interrogado acerca das razões de um agir tão inusitado. Como observara, na ausência de motivos capazes de conferir racionalidade a suas ações, o paciente buscaria construir argumentos *ad hoc* a fim de tentar suprir as motivações faltantes, aparentemente fora do alcance do pensar consciente.

Obviamente, em vista das suposições teóricas então dominantes sobre o papel da dissociação da consciência na compreensão do fenômeno hipnótico, o esperado era que o paciente não pudesse mesmo explicar a ação executada, porque em seu estado normal de vigília não seria capaz de ter acesso às impressões deixadas pela vivência em que teria recebido a sugestão, pois ocorrida em estado alterado de consciência, no sonambulismo hipnótico induzido artificialmente por Bernheim. De acordo com essas suposições, as lembranças da sugestão pertenceriam aos domínios de uma segunda consciência, separada da consciência normal por uma espécie de barreira. Embora inicialmente desconhecidas para a própria pessoa, a plateia sabia das razões daquele comportamento inusitado, como Freud também observara na descrição do experimento. Não obstante as previsões da teoria, Bernheim demonstraria serem tais motivações acessíveis ao paciente, mesmo em seu estado normal de vigília.

Para fazermos uma ideia dessas demonstrações, lancemos mão de outro trecho do relato do caso Lucy R., no qual a descrição do papel das injunções e solicitações feitas por Bernheim nessa etapa de seus experimentos encontra-se mais bem detalhada. Trata-se, porém, de outro experimento realizado pelo médico francês, que envolvia o fenômeno da alucinação negativa. Freud indica claramente como as demonstrações de Bernheim o teriam auxiliado na superação do impasse técnico decorrente do abandono da hipnose, que obstaculizava a continuidade eficaz do trabalho clínico. Relata ele:

> Dessa nova dificuldade salvou-me a recordação de que vira o próprio Bernheim apresentar a prova de que as lembranças do sonambulismo estavam apenas aparentemente esquecidas e podiam ser outra vez evocadas por uma leve exortação associada a um toque de mão que devia marcar um outro estado de consciência. (Freud, 1895/2016b, p. 160).

No experimento em questão, Bernheim teria enunciado a uma paciente a sugestão de que ele não estava no recinto, utilizando-se em seguida de diferentes artifícios para tentar fazer-se notar, sem sucesso. Analogamente ao experimento do guarda-chuva, descrito anteriormente, após despertar a paciente, o médico a interpelava, a fim de verificar se ela sabia dizer o que teria transcorrido durante a hipnose, obtendo resposta igualmente negativa. Nesse contexto, o médico insistiria verbalmente solicitando-lhe que se esforçasse para recordar-se do que se passara durante a hipnose, garantindo-lhe que, quando ele pressionasse sua testa com a mão, as lembranças lhe ocorreriam. Segundo o relato de Freud, Bernheim teria tido sucesso em sua demonstração:

> Uma vez desperta, exigiu que ela lhe dissesse o que ele lhe havia feito enquanto pensava que estava ausente. Respondeu-lhe, estupefata, que não sabia de nada, mas ele não cedeu. Asseverou que ela se lembraria de tudo, pôs-lhe a mão sobre a testa para que refletisse e eis que enfim ela contou tudo que em estado sonambúlico supostamente não havia percebido e que em estado de vigília supostamente ignorara. (Freud, 1895/2016b, p. 160).

Segundo Freud, apesar de a paciente mostrar dificuldades nas tentativas iniciais de ter acesso aos conteúdos mnêmicos visados, além das solicitações e insistências verbais do médico, sobretudo, o artifício técnico da pressão na testa parecia decisivo para o sucesso do experimento. Assim, contrariando todas as expectativas e crenças acerca da interrupção do trânsito normal entre estados distintos de consciência, Bernheim demonstrava que a paciente era capaz de acessar conteúdos psíquicos tidos como inacessíveis ao estado de vigília, no caso as lembranças das vivências ocorridas em estado de sonambulismo hipnótico, um típico estado alterado de consciência. Dito de outro modo, Bernheim teria demonstrado que esforços envidados a partir da consciência normal — acrescidos do artifício da pressão na testa — eram capazes de abrir caminho até os conteúdos mnêmicos supostamente pertencentes a uma segunda consciência, separada do estado normal de vigília por uma barreira transponível apenas com o uso da hipnose.

Considerando o conteúdo estudado no capítulo anterior, acerca da remoção do trauma psíquico promovida por Breuer mediante indução do paciente ao sonambulismo hipnótico, parece que as solicitações e injunções de Bernheim para que o paciente se esforçasse em lembrar do ocorrido durante a hipnose, coroadas com o artifício da pressão na testa, estariam produzindo resultados análogos aos obtidos pelo método catártico. Por um lado, o sonambulismo hipnótico parecia criar as condições psíquicas necessárias para que Anna O. tivesse acesso a lembranças de vivências inacessíveis à vigília, verbalizá-las e exteriorizar o afeto envolvido, livrando-se, ainda que temporariamente, do sintoma. Por outro, trabalhando com o paciente em estado normal de vigília, mediante injunções ou comandos verbais, acrescidos do artifício da pressão na testa, Bernheim teria demonstrado que, mesmo em seu estado normal de vigília, o paciente é capaz de acessar lembranças de vivências tidas em estado alterado de consciência que seriam, supostamente, inacessíveis à consciência normal.

Se essa comparação for pertinente, talvez possamos representar as demonstrações feitas pelo hipnotizador francês por meio do já conhecido esquema do método catártico, conservando por ora a hipótese da barreira que separaria a consciência normal de uma segunda consciência, apenas substituindo os termos de Breuer pelos de Bernheim (Figura 18):

Figura 18 - Esquema para a demonstração de Bernheim com o paciente em vigília

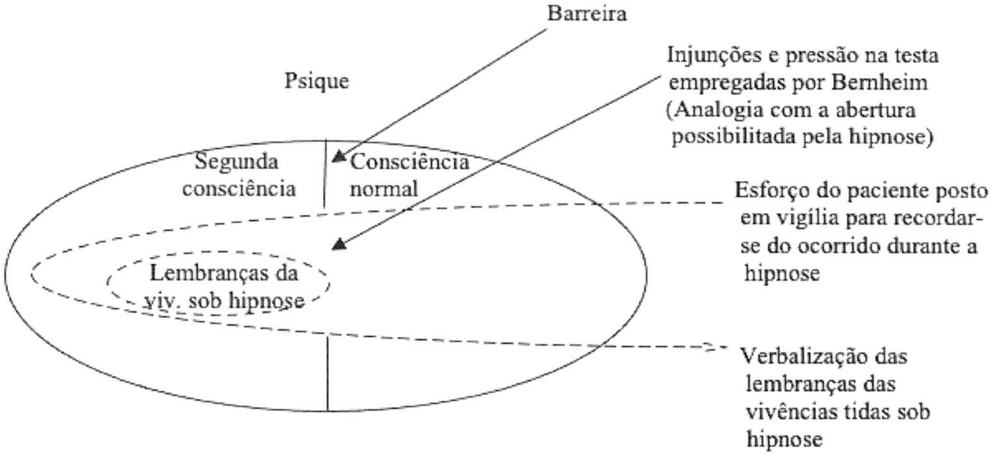

Fonte: O autor

Assim, se, nas demonstrações experimentais de Bernheim, as lembranças das vivências tidas em estado de hipnose puderem ser tomadas como análogas a traumas psíquicos originados em estados de consciência alterada, os resultados obtidos com o paciente em vigília, mediante adoção de injunções e de pressão na testa, poderiam ser vistos como equivalentes ao sucesso de Breuer na remoção de lembranças patogênicas por meio do método catártico. Porém, uma diferença — decisiva para Freud — residiria no estado psíquico em que cada um dos procedimentos era realizado: enquanto o tratamento catártico requeria a hipnose, as demonstrações de Bernheim que interessavam a Freud transcorriam com o paciente em vigília.

Contrariando, portanto, as expectativas dominantes, baseadas na crença de que conteúdos mnêmicos supostamente pertencentes a uma segunda consciência não seriam acessíveis à consciência normal, Bernheim teria demonstrado que o paciente em estado de vigília é capaz de ter acesso àqueles conteúdos supostos como inalcançáveis.

Para quem, devido a dificuldades com o manejo da hipnose, teria se visto impedido de fazer uso do método catártico no tratamento da maioria de seus pacientes, as demonstrações de Bernheim pareciam oferecer uma alternativa favorável para escapar do impasse técnico no qual se encontrava. É justamente o que Freud comunica na *segunda lição*, ao esclarecer que, para prosseguir no tratamento de seus pacientes sem ter que recorrer à hipnose, ele teria se inspirado nas demonstrações do médico francês. Relata ele:

> Assim também fiz com meus pacientes. Quando chegava com eles a um ponto em que diziam nada saber mais, eu lhes assegurava que sabiam, sim, que deviam apenas dizê-lo, e ousava afirmar que teriam a lembrança correta no momento em que eu pusesse a mão sobre sua testa. Dessa maneira consegui, sem recorrer à hipnose, saber dos doentes tudo o que era preciso para estabelecer o nexo entre as cenas patogênicas esquecidas e os sintomas por elas deixados. Mas era um procedimento laborioso, e mesmo extenuante a longo prazo, que não se prestava para uma técnica definitiva. (Freud, 1910/2013c, p. 240).

Em suma, ao sentir-se convencido de que o paciente é capaz de ter acesso a conteúdos mnêmicos considerados inacessíveis ao estado normal de vigília, poder-se-ia dizer que, sob o olhar de Freud, os experimentos de Bernheim demonstrariam ao menos duas teses: 1) uma de ordem técnica ou clínica, segundo a qual o paciente detém o saber sobre o que teria se passado consigo, embora tal saber não seja imediatamente acessível nem inicialmente claro. Portanto que, apesar de se tratar de um procedimento laborioso e ainda não definitivo, conforme observa, é possível trabalhar com o paciente em estado de vigília, ou seja, é possível explorar clinicamente os conteúdos patogênicos a partir do estado normal de consciência. 2) A outra tese seria de ordem teórica, ou seja, diante desses novos resultados, a hipótese de uma barreira que separaria a consciência normal de uma segunda consciência, conforme veremos, em última instância baseada em pressuposições oriundas da doutrina da hereditariedade, não podia mais ser sustentada.

Na sequência, comentaremos a primeira tese, a fim de indicar alguns dos desenvolvimentos iniciais de Freud com a nova técnica de tratamento; a segunda tese, incluindo comentários relacionados a outras implicações teóricas contidas nas demonstrações de Bernheim e às extraídas dos próprios desenvolvimentos iniciais com a técnica freudiana, será apresentada no capítulo subsequente.

3. Os ensaios de Freud com a técnica da pressão no tratamento em vigília como precursores do método de associação livre

Para fixar nossas impressões sobre esse capítulo marcante da história do desenvolvimento da técnica psicanalítica, tomemos o relato de outro texto freudiano. Apesar de extenso, além da reafirmação sobre a importância das demonstrações de Bernheim para o estabelecimento de uma nova modalidade de manejo clínico, o relato oferece-nos algumas indicações sobre a origem do *setting* analítico clássico, formado por um gabinete à meia-luz com a poltrona do terapeuta situada na cabeceira do divã em que se estende o paciente. Ao reconsiderar as dificuldades decorrentes do abandono da hipnose, em *Autobiografia*, de 1925, Freud reconhece a importância do sonambulismo hipnótico no procedimento catártico de Breuer. Diz ele:

> No entanto, o hipnotismo havia prestado grandes serviços ao método catártico, ao ampliar o campo de consciência dos pacientes e lhes pôr à disposição um conhecimento a que não tinham acesso em estado de vigília. Não parecia fácil substituí-lo. Nesse embaraço me veio em auxílio a lembrança de um experimento que eu havia presenciado muitas vezes com Bernheim. Quando a pessoa acordava do sonambulismo, parecia haver perdido toda a lembrança do que ocorrera enquanto se achava naquele estado. Mas Bernheim afirmava que ela sabia perfeitamente o que se dera, e quando a instava para que se recordasse, quando garantia que ela sabia tudo, que devia apenas dizer, e nisso lhe punha a mão sobre a testa, as lembranças esquecidas realmente voltavam, primeiro apenas de forma hesitante e depois em torrente e com total clareza. Resolvi fazer o mesmo. Também meus pacientes tinham de "saber" tudo o que apenas a hipnose lhes tornara acessível, e minha insistência e exortação, talvez secundadas pelo posicionamento da mão, deviam ter o poder de empurrar para a consciência os fatos e nexos esquecidos. Provavelmente isso seria mais trabalhoso que a indução à hipnose, mas poderia ser muito instrutivo. Então abandonei o hipnotismo, dele conservando apenas a recomendação de o paciente se deitar num sofá enquanto eu ficava sentado atrás dele, de modo que o via mas não era visto. (Freud, 1925/2011c, pp. 103-104).

Os resultados revelados pelos experimentos de Bernheim teriam servido de modelo para Freud dar seguimento ao trabalho clínico após o abandono da hipnose; passa, assim, a trabalhar com o paciente em estado de vigília e a reproduzir o artifício técnico da pressão na testa utilizado pelo médico de Nancy. Esclarece, além disso, que teria conservado do ambiente terapêutico no qual se fazia uso da hipnose alguns elementos que o caracterizavam, como o uso de um sofá ou divã em que se deitava o paciente, e em cuja cabeceira se posicionaria o médico, acomodado em sua poltrona. Quer dizer, exceto pelo trabalho com o paciente em estado de vigília e o recurso ao artifício da pressão na testa, em sua configuração espacial, o ambiente terapêutico em que Freud passa a desenvolver a nova modalidade de tratamento não seria inteiramente novo. A esse respeito, pode-se ler no relato do caso Lucy R.:

> Quando, portanto, a primeira tentativa não produzia sonambulismo ou um grau de hipnose com modificações corporais pronunciadas, eu abandonava aparentemente a hipnose, exigia apenas "concentração" e, como meio para alcançá-la, ordenava ao doente que se deitasse de costas e fechasse propositadamente os olhos. Assim, e com leve esforço, devo ter alcançado os mais profundos graus de hipnose então possíveis. (Freud, 1895/2016b, p. 159).

A posição deitada do paciente, a localização da poltrona do médico, assim como as solicitações e injunções para que o paciente exteriorizasse verbalmente as lembranças de vivências potencialmente patogênicas, tudo isso já fazia parte do contexto do método catártico baseado na hipnose. A diferença estaria, portanto, no estado psíquico em que se desenrolaria o processo terapêutico, acrescido do uso do artifício da pressão na testa.

Como vimos, a suposição principal na qual Freud buscaria justificar o tratamento conduzido em vigília estaria apoiada nos resultados das demonstrações experimentais de Bernheim, segundo os quais o paciente sabe ou deve saber das motivações de um comportamento absurdo ou das vivências tidas sob hipnose, como no caso do experimento de alucinação negativa produzida artificialmente, ainda que esse saber não esteja inicialmente disponível à consciência. O tornar-se consciente de conteúdos mnêmicos à primeira vista desconhecidos, um processo semelhante à ampliação do campo da consciência, seria realizado com a contribuição do esforço próprio do paciente, auxiliado pelos incentivos verbais do médico e pela pressão na testa. Leiamos as palavras com que Freud se refere aos resultados obtidos por Bernheim e como eles teriam servido de modelo para prosseguir no tratamento de Lucy R.:

> Essa espantosa e instrutiva experiência foi meu modelo. Decidi partir do pressuposto de que minha paciente também sabia tudo que de algum modo tivesse significado patogênico e que se tratava apenas de forçá-la a comunicá-lo. Assim, quando havia chegado a um ponto em que, à pergunta "Desde quando você tem esse sintoma?" ou "De onde ele provém?", recebia a resposta "Isso realmente não sei", procedia da seguinte maneira: colocava a mão sobre a testa da doente ou tomava sua cabeça entre minhas mãos e dizia: "Agora, sob a pressão de minha mão, isso lhe ocorrerá. No instante em que eu cessar a pressão, verá algo diante de si ou algo lhe passará pela cabeça como ideia súbita. Agarre isso. É o que procuramos. – Então, o que você viu ou o que lhe ocorreu? (Freud, 1895/2016b, p. 160-161).

Ao tomar o procedimento de Bernheim como modelo para prosseguir no trabalho clínico, Freud teria conseguido, ainda que lentamente, superar o impasse técnico decorrente da impossibilidade de continuar a fazer uso da hipnose e do método catártico de Breuer. Conforme indicado anteriormente, se antes certa ampliação da consciência era obtida pela indução do paciente ao sonambulismo hipnótico, tudo se passava como se Freud buscasse obter uma ampliação análoga das capacidades conscientes do paciente, mas agora com o tratamento conduzido em vigília. Diferentemente da disposição passiva do paciente submetido à hipnose, no tratamento em vigília destacar-se-ia um elemento novo, decisivo para o sucesso terapêutico em algum grau, a saber, a participação ativa do paciente.

Apesar de mais trabalhosa do que a técnica hipnótica, o tratamento em vigília acompanhado da pressão na testa teria possibilitado a Freud observar novos fenômenos clínicos, como a indisponibilidade do paciente em colaborar com o trabalho de pesquisa das recordações patogênicas, manifestas das mais variadas formas, desde dificuldades reais, corroboradas por expressões faciais de desprazer ou sofrimento ao tentar aceder a lembranças desagradáveis potencialmente patogênicas, até recusas deliberadas, manifestas verbalmente ou denunciadas por outros comportamentos não colaborativos.

Tais fenômenos clínicos novos seriam ofuscados pela instrumentalidade da hipnose e pelo estado passivo, próprio ao sonambulismo no qual era realizada a pesquisa de conteúdos traumáticos sob a égide do método catártico. Apenas sob um tratamento conduzido em vigília teria sido possível a Freud deparar-se com fenômenos aparentemente secundários, cuja valorização possibilitaria o desvelamento de conteúdos e motivações psíquicas até então desconhecidas. No caso Lucy R. temos um relato do autor acerca de algumas dessas descobertas proporcionadas pelo tratamento em vigília. Escreve ele:

Essa forma de ampliar a consciência supostamente estreitada era trabalhosa, pelo menos bem mais que a investigação no sonambulismo, mas fazia-me independente deste e me permitia uma percepção dos motivos que, muitas vezes, são decisivos para o "esquecimento" de lembranças. Posso afirmar que esse esquecimento é com frequência intencional, desejado. E é sempre bem-sucedido apenas de forma *aparente*. (Freud, 1895/2016b, p. 162).

Conforme esclarece, Lucy R. não teria sido a primeira paciente em cujo tratamento o autor teria feito uso dessa nova modalidade de manejo clínico, cujos sucessos iniciais o teriam surpreendido. Freud relata:

Nas primeiras vezes em que empreguei esse procedimento (não foi com Miss Lucy R.), eu mesmo me admirei de que ele me proporcionasse exatamente o que eu precisava e, posso dizer, desde então quase nunca me faltou, sempre me mostrou o caminho que minha investigação devia percorrer e possibilitou-me conduzir toda análise desse tipo até o fim, sem sonambulismo. (Freud, 1895/2016b, p. 161).

Descrições mais ricas e instrutivas sobre a profusão de novos fenômenos clínicos verificados no tratamento conduzido em vigília e as modulações introduzidas ao manejo para adequá-lo às condições psíquicas de cada paciente podem ser verificadas no relato do caso Elisabeth von R. Entre outros esclarecimentos, encontram-se no relato desse caso descrições mais claras sobre as dificuldades encontradas com o uso da hipnose e, diante do impasse, a adoção do artifício da pressão na testa como coadjuvante no tratamento com a paciente em vigília. Em relação às reações da paciente às tentativas do médico para induzi-la ao sonambulismo hipnótico, esclarece o autor:

Mas tive de reconhecer, lamentavelmente, que meus procedimentos nesse sentido não a levaram a nenhum outro estado de consciência que não aquele no qual me havia feito suas confissões. Ainda me dei por bastante satisfeito de que dessa vez ela se abstivesse de me advertir, triunfante: "Você vê, realmente não durmo, não sou hipnotizável". Em tal apuro, ocorreu-me a ideia de empregar aquele artifício da pressão sobre a cabeça, a respeito de cuja origem informei detalhadamente numa observação anterior, a de Miss Lucy. (Freud, 1895/2016d, pp. 208-209).

O texto apresenta descrições mais pormenorizadas também sobre a adoção da técnica da pressão, nas quais assistimos às tentativas de Freud de modular a técnica de tratamento de acordo com as reações da paciente e sua disponibilidade psíquica em cada sessão, como se pode ler no seguinte trecho:

Durante toda essa análise me servi do método de suscitar imagens e pensamentos espontâneos pela pressão sobre a cabeça, ou seja, um método inaplicável sem a total cooperação e voluntária atenção dos pacientes. Algumas vezes, seu comportamento era tudo o que eu poderia desejar, e em tais períodos era de fato surpreendente com que prontidão e infalível ordem cronológica apareciam as várias cenas pertencentes a determinado tema. Era como se ela lesse um longo livro ilustrado, cujas páginas fossem passando diante de seus olhos. Outras vezes, parecia haver obstáculos, de cuja natureza naquela época eu ainda não suspeitava. Quando exercia minha pressão, ela afirmava que nada lhe ocorrera; eu repetia a pressão, mandava-a esperar e novamente não vinha nada. As primeiras vezes em que esta recalcitrância se mostrou, aceitei interromper o trabalho, o dia não era favorável; ficava para outra vez. (Freud, 1895/2016d, p. 220).

Ao modular o manejo do novo procedimento terapêutico conduzido em vigília às reações e às condições psíquicas da paciente, Freud teria pouco a pouco se sentido mais seguro em relação à técnica em vias de desenvolvimento. E, à medida que avançava no tratamento de Elisabeth, sua atenção ver-se-ia atraída por alguns fenômenos psíquicos novos, caracterizados por dúvidas, relutâncias ou mesmo recusas por parte do paciente a colaborar com o tratamento ou a exteriorizar as recordações, fosse pelo caráter desagradável do conteúdo a ser comunicado, fosse por avaliações críticas acerca de sua falta de importância.

Obviamente, para se compreender tanto o sentido das suspeitas do médico como das reservas da paciente, seria necessário conhecer alguns aspectos do caso, como a queixa principal da paciente e a hipótese clínica do médico. Uma síntese do caso será apresentada à frente, quando voltaremos a explorá-lo em discussões sobre as formulações teóricas de Freud. Por ora, basta-nos o registro de que, graças às associações de ideias produzidas ao longo das sessões; às interrupções e aos bloqueios no fluxo associativo verificados, como os listados anteriormente, na reconstrução do quadro clínico Freud levanta a hipótese de que o sofrimento da paciente se deveria a uma paixão reprimida por um cunhado. Assim, retroativamente, parecia compreensível que a paciente buscasse manter afastadas do pensar consciente as recordações de vivências que evocassem aquele sentimento sufocado; daí o caráter desagradável, sobretudo nas fases iniciais do tratamento, da comunicação de ocorrências cujo conteúdo se apresentaria inicialmente inconciliável com o conjunto de seus valores e ideais.

O estabelecimento do novo procedimento não teria, obviamente, ocorrido sem maiores dificuldades do que as encontradas anteriormente com o uso da hipnose e do método catártico. No entanto, entre as dificuldades observadas e os sucessos auferidos, Freud adquiriria uma compreensão cada vez mais clara acerca de um fator dinâmico subjacente às manifestações verbais e comportamentais da paciente ao longo dos esforços terapêuticos. Trata-se do fenômeno denominado pelo autor como resistência, cujas implicações e compreensão conceitual possibilitariam não apenas o aprimoramento da técnica, pois tornava evidente a necessidade de modular o manejo do tratamento às condições psíquicas da paciente — como considerar o momento apropriado de fazer uso da técnica da pressão ou, dependendo daquelas condições, mesmo abrir mão desse recurso, temporária ou definitivamente —, mas igualmente o desenvolvimento de hipóteses teóricas inovadoras, conforme estudaremos no capítulo seguinte.

Para encerrar estes comentários sobre os desenvolvimentos iniciais da técnica freudiana de tratamento de neuroses, observemos apenas que, com a confiança na eficácia do novo procedimento cada vez mais assegurada pelos resultados produzidos, o autor começaria a ensaiar outras variações no manejo. Ainda que no tratamento de Elisabeth continuasse a fazer uso da pressão na testa, Freud começaria a lançar mão da regra de associação livre (cf. o verbete *Associação Livre (Método ou Regra de —)*; Laplanche & Pontalis, 1967/2001, pp. 38-40), logo elevada à condição de regra fundamental da psicanálise (cf. o verbete *Regra Fundamental*; Laplanche & Pontalis, 1967/2001, pp. 438-440). De acordo com essa regra, caberia à paciente dizer tudo que lhe ocorresse, sem se ocupar com avaliações críticas sobre o conteúdo das ocorrências. Estudaremos com algum detalhe o papel dessa regra do tratamento em discussões à frente dedicadas ao exame do emprego freudiano da técnica psicanalítica. Por ora, leiamos o relato do autor:

Procedi, portanto, como se estivesse completamente convencido da confiabilidade da minha técnica. Não mais aceitava, quando ela afirmava que nada lhe ocorrera. Assegurava-lhe que algo devia ter lhe ocorrido e ela talvez não estivesse bastante atenta. Nesse caso, eu repetiria de bom grado a pressão. Ou talvez ela pensasse que sua ideia não era a apropriada. Mas isso não lhe concernia, em absoluto; sua obrigação era manter-se inteiramente objetiva e dizer o que lhe vinha à mente, conviesse ou não. Por fim, eu sabia perfeitamente que algo lhe ocorrera e ela me ocultava, mas jamais se livraria de suas dores enquanto ocultasse alguma coisa. Com tal instância, consegui efetivamente que mais nenhuma pressão malograsse. Só pude supor que havia discernido corretamente o estado das coisas e adquiri, nessa análise, uma confiança de fato incondicional em minha técnica. (Freud, 1895/2016d, pp. 221-222).

Assim, ao longo dos anos que antecedem a fundação oficial da psicanálise, Freud desenvolve, ainda que lentamente e por ensaio e erro, uma técnica inovadora baseada no uso sobretudo da palavra, uma vez que termina por abandonar o artifício da pressão na testa. Elevada à categoria de método, o procedimento freudiano de resolução de sintomas no tratamento de neuroses revelar-se-ia eficaz na interpretação de inúmeros fenômenos psíquicos, entre os quais os sonhos, conforme também estudaremos em capítulos posteriores. Estamos, portanto, tratando de um momento-chave para a compreensão não apenas do estabelecimento da técnica psicanalítica, mas igualmente da gênese dos primeiros conceitos freudianos, razão pela qual se poderia falar desde esse período de nascimento da psicanálise, conforme buscaremos demonstrar a seguir.

CAPÍTULO IX

IMPLICAÇÕES TEÓRICAS EXTRAÍDAS POR FREUD DA NOVA TÉCNICA DE TRATAMENTO EM VIGÍLIA: OS CONCEITOS DE RESISTÊNCIA E REPRESSÃO NA ORIGEM DE UMA CONCEPÇÃO DINÂMICA DE CLIVAGEM PSÍQUICA

Vimos que os resultados obtidos com a técnica catártica teriam permitido a Breuer levantar algumas hipóteses que explicariam o processo de formação do sintoma no caso Anna O., entre elas a suposição de traumas psíquicos originados pela retenção de excitações vinculadas a lembranças de vivências desagradáveis, tidas em estados hipnoides, e a ideia de dissociação da consciência. Significa dizer que, desde a fase do trabalho em parceria com Breuer, Freud teria se dado conta de que, ao se compreender o processo mediante o qual se obtém a remoção de um sintoma, pode-se inferir igualmente o mecanismo psíquico que responderia por sua formação.

Esse entrelaçamento entre técnica e teoria torna-se mais evidente no trabalho autônomo de Freud, no qual assistimos às primeiras descobertas psicanalíticas e à formulação de alguns dos conceitos centrais da psicanálise. Conforme vimos, além de passar a trabalhar com o paciente em estado normal de vigília, ele teria inicialmente se apoiado no artifício da pressão na testa e começado a fazer uso de uma regra segundo a qual cabia ao paciente estendido sobre o divã abrir mão de avaliações críticas e dizer indistintamente tudo o que lhe ocorresse.

Na medida em que, após o abandono da hipnose, os resultados obtidos com essa nova modalidade de tratamento revelam-se promissores, novos fenômenos clínicos discernidos pelo autor levam-no a conceber de forma também inovadora o processo de formação de sintoma. Ao contrário de uma visão estática sobre uma consciência duplicada, como talvez pudéssemos considerar a explicação do esquecimento histérico segundo a concepção de Breuer, as intuições freudianas girariam em torno de um fator dinâmico, expresso pela hipótese de que um conflito psíquico seria o responsável pelo afastamento entre agrupamentos de ideias.

A consideração desse fator dinâmico possibilitaria a Freud fornecer uma nova explicação tanto para o esquecimento histérico como para a dissociação da consciência, razão pela qual começaremos a nos deparar com uma nomenclatura igualmente nova, que justificaria falar especificamente de uma porção consciente e outra inconsciente da psique, e não apenas de uma consciência duplicada, como no caso de uma consciência normal e uma segunda consciência. É dessa reflexão teórico-clínica inicial que veremos emergir uma concepção *sui generis* sobre a clivagem dinâmica da psique e o funcionamento do psiquismo em seu conjunto.

O objetivo deste capítulo, que prossegue com os comentários à *segunda* das *Cinco lições de psicanálise*, consiste em analisar as implicações teóricas extraídas por Freud dos ensaios iniciais com a nova técnica de tratamento. A exposição foi organizada em cinco seções. Antes de entrar na discussão da concepção freudiana sobre a clivagem dinâmica da psique, para situá-la em face das concepções então correntes sobre a dissociação da consciência, comentaremos algumas observações sobre o assunto apresentadas por Freud no início da *segunda lição*. Veremos que, para certos autores, como o médico e psicólogo francês Pierre Janet, a dissociação da consciência seria explicada por algum fator disposicional operante no paciente, hereditário, portanto.

A partir da segunda seção examinaremos as hipóteses que explicariam por que as formulações de Freud se distanciam das concepções sobre a dissociação da consciência baseadas em pressupostos hereditários. Trata-se da descoberta do fenômeno clínico denominado resistência, constatado em certas atitudes manifestas por pacientes no tratamento realizado em vigília, com base nas quais teria sido possível inferir a prevalência de forças psíquicas em operação no enfermo que dificultavam ou impediam o andamento do processo terapêutico. Buscaremos compreender como, a partir da interrogação sobre a motivação ou origem da resistência, Freud formula a concepção sobre o mecanismo psíquico de defesa denominado repressão.

A terceira seção é dedicada ao exame das condições em que seria desencadeada uma defesa repressiva, dadas pelo surgimento de um conflito inicial não solucionado mediante elaboração psíquica e/ou reações motoras normais. A não resolução de um conflito psíquico por vias normais criaria condições para o desencadeamento de uma repressão, caracterizada pela expulsão para fora da consciência de aspirações ou impulsos considerados proibidos pelos valores e ideais dominantes na pessoa. Resultaria da operação repressiva o estabelecimento de um conflito psíquico duradouro entre agrupamentos psíquicos distintos, compreendido como um afastamento crônico entre eles e pelo recrudescimento das forças psíquicas em combate, sobressaindo nessas hipóteses o caráter dinâmico da concepção freudiana sobre a clivagem psíquica.

Na quarta seção fazemos um breve balanço sobre as formulações apresentadas, a fim de destacar alguns dos aspectos que confeririam à concepção psicodinâmica de Freud sua especificidade. Por fim, para preparar as discussões dos capítulos seguintes, trazemos na quinta seção uma breve síntese sobre o processo de formação de sintoma derivado das formulações iniciais de Freud sobre a clivagem dinâmica da psique.

1. Alguns comentários sobre a hipótese da degeneração hereditária nas concepções tradicionais sobre a dissociação da consciência

No início a *segunda lição* Freud observa que, na época em que Breuer se ocupava do caso Anna O. em Viena, entre 1880 e 1882, Charcot começava a desenvolver em Paris suas pesquisas sobre os fenômenos histéricos, cujos resultados inovadores marcariam a história da histeria, renovando sua compreensão e fomentando alternativas de pesquisa e de tratamento. Lembremos que entre 1885 e 1886 o próprio Freud teria passado uma temporada de estudos junto ao médico parisiense, cuja experiência teria desencadeado uma reviravolta metodológica. Em *Cinco lições*, de 1910, Freud ratifica sua opinião acerca da importância das descobertas de Charcot e esclarece que a fase inicial das pesquisas realizadas em parceria com Breuer teria sido marcada pela influência das ideias do médico francês sobre a histeria. Leiamos suas palavras, pois ajudam a sintetizar alguns dos tópicos estudados até agora:

> Mas quando, cerca de dez anos depois [do encerramento do caso Anna O.], Breuer e eu publicamos a comunicação preliminar sobre o mecanismo psíquico dos fenômenos histéricos, baseada no tratamento catártico da primeira paciente de Breuer, estávamos inteiramente fascinados pelas pesquisas de Charcot. Tomando as vivências patogênicas de nossos enfer-

mos como traumas psíquicos, nós as equiparamos aos traumas físicos que influenciavam as paralisias histéricas, na constatação de Charcot; e a tese dos estados hipnoides, de Breuer, não é outra coisa senão um reflexo do fato de Charcot haver reproduzido artificialmente aquelas paralisias traumáticas. (Freud, 1910/2013c, pp. 237-238).

A partir desse relato passamos a conhecer um pouco do contexto de ideias que circundariam a concepção inicial de Breuer e Freud sobre o fenômeno histérico. Quer dizer, na época do trabalho desenvolvido em parceria, as proposições de Charcot teriam servido de inspiração aos autores para sustentarem a hipótese de que lembranças de vivências ocorridas em estados psíquicos alterados restariam como traumas psíquicos responsáveis pela formação dos sintomas. Freud observa, aliás, que a suposição breueriana dos estados hipnoides refletiria formulações análogas do médico do Salpêtrière.

Mas poder-se-ia perguntar: quais seriam as concepções charcotianas que teriam servido de inspiração para as formulações iniciais de Breuer e Freud? Charcot havia isolado um quadro clínico que denominou histeria traumática (cf. o verbete *Histeria traumática*, Laplanche & Pontalis, 1967/2001, pp. 216-217), no qual sintomas histéricos seriam observados tempos depois de algum acidente físico — o trauma físico. O médico teria chegado a essa compreensão a partir de exames de trabalhadores ferroviários acidentados, os quais se viam acometidos por sintomas corporais, como paralisias e anestesias, mas apenas algum tempo após um acidente de trabalho, que poderia ter sido de alto risco, porém não teria produzido prejuízo anatômico palpável. A relação de causalidade suposta entre a comoção provocada por um trauma físico sem comprometimento orgânico manifesto e os sintomas corporais teria sido verificada a partir de demonstrações experimentais com a hipnose, nas quais Charcot reproduzia sintomas análogos. Por exemplo, após induzir o paciente ao estado de sonambulismo hipnótico, o médico recorreria a um leve toque em determinada área do corpo do enfermo, obtendo assim a reprodução artificial dos mais variados sintomas corporais histéricos.

Os resultados obtidos por Charcot em suas pesquisas sobre a histeria traumática teriam servido de inspiração sobretudo para Breuer sustentar a hipótese de que estados alterados de consciência, os estados hipnoides, constituiriam condições para a gênese de sintomas histéricos. Além disso, como vimos, a suposição de que estados hipnoides estariam na base da histeria favoreceria a compreensão sobre o fenômeno da dissociação da consciência, pois lembranças de vivências ocorridas em tais estados permaneceriam desvinculadas do restante do material psíquico disponível à consciência normal.

O problema com que nos deparamos, ao trazer as hipóteses teóricas para o centro da discussão, diz respeito à pergunta pelos fundamentos que proporcionariam apoio a uma suposição como a breueriana. Se, conforme estudamos, os estados hipnoides são compreendidos como estados análogos ao sonambulismo hipnótico, mas nos quais a pessoa cairia espontaneamente, como explicar tal espontaneidade senão tomando-a como uma disposição constitucional, isto é, uma tendência em última instância suposta como hereditariamente determinada.

A esse respeito, ainda na *segunda lição*, Freud esclarece que as investigações psicológicas sobre a histeria teriam sido desenvolvidas principalmente por Pierre Janet, discípulo de Charcot, que, na época da parceria entre ambos os vienenses, entre 1892 e 1895, já trabalhava em França com a hipótese de uma dissociação da consciência na explicação do fenômeno histérico. Por isso, ao inspirarem-se em Charcot para desenvolver suas hipóteses sobre o mecanismo psíquico da histeria, Breuer e Freud teriam seguido também as concepções psicológicas de Janet. É o próprio Freud que o atesta, ao afirmar que "nós seguimos seu exemplo [de Janet] ao colocar a cisão psíquica e a desintegração da personalidade no centro de nossa concepção" (Freud, 1910/2013c, p. 238).

Mas como Janet concebia a dissociação da consciência? Segundo Freud, o psicólogo francês seguiria a doutrina então dominante em seu país, que privilegiaria o papel de fatores hereditários e da degeneração na explicação da histeria. Leiamos as palavras com que o autor descreve a concepção de Janet sobre o fenômeno histérico:

> A histeria é, segundo ele, uma forma de alteração degenerativa do sistema nervoso que se manifesta por uma fraqueza congênita [na capacidade] de síntese psíquica. Os histéricos seriam, desde o princípio, incapazes de juntar numa unidade os múltiplos processos psíquicos, daí sua tendência à dissociação psíquica. (Freud, 1910/2013c, p. 238).

Como indicamos nos comentários à trajetória intelectual inicial de Freud, por volta de 1895-1896 ele publica alguns artigos em francês, nos quais contesta a supervalorização do papel da doutrina da hereditariedade na explicação da histeria e das neuroses em geral (cf., p. ex., Freud, 1896/2023g). O autor critica o recurso a priori à hereditariedade nas considerações sobre a etiologia da histeria, pois, com essa petição de princípio, ver-se-iam excluídas outras possibilidades de explicação, como o papel de fatores vivenciais na contração da enfermidade.

Essa posição é reafirmada em *Cinco lições*, de 1910, lugar em que considera pouco consistente a hipótese janetiana de uma debilidade congênita para a síntese psíquica, pois certas evidências fornecidas pela clínica da histeria revelariam o contrário, a saber, a constatação de um aumento de desempenho em certas funções. Quer dizer, embora pacientes histéricos possam apresentar rendimentos prejudicados em muitas das funções psíquicas e corporais, não se trataria de um prejuízo generalizado, como se poderia esperar a partir da suposição de que fatores hereditários impulsionariam processos degenerativos no sistema nervoso.

Segundo o relato de Freud, no caso Anna O., por exemplo, Breuer teria constatado, em determinada fase do tratamento, que a paciente, embora estivesse temporariamente incapacitada de comunicar-se em seu idioma natal, o alemão, exibia um desempenho excelente na comunicação em inglês. Em suas palavras, "seu domínio desta alcançou tal nível que ela era capaz, quando lhe apresentavam um livro em alemão, de fornecer em voz alta uma tradução inglesa correta e fluente de alguma passagem dele" (Freud, 1910/2013c, pp. 238-239).

Teria sido a partir desse contexto de ideias que, em relação à gênese de cisões na psique, Freud teria chegado a uma concepção alternativa em relação àquelas que buscavam apoio na doutrina da hereditariedade, como as suposições sobre a degeneração do sistema nervoso ocasionada por fatores congênitos, proposta por Janet e outros. Em suas palavras: "Depois, quando prossegui por conta própria as pesquisas iniciadas por Breuer, logo cheguei a outro ponto de vista sobre a gênese da dissociação histérica (cisão da consciência)" (Freud, 1910/2013c, p. 239). Para Freud, tais divergências poderiam ser vistas como resultantes do ponto de partida das investigações de cada pesquisador. Por exemplo, em suas pesquisas psicológicas sobre a histeria, Janet teria se baseado em experimentos de laboratório, enquanto a reflexão clínica e teórica de Freud responderia a necessidades práticas, sendo impulsionada por problemas terapêuticos concretos com que teria se deparado junto a pacientes histéricos e neuróticos.

2. Rumo a uma concepção dinâmica de clivagem psíquica: a descoberta freudiana da resistência e a formulação do conceito de repressão

Conforme esclarece na *segunda lição*, ao passar a conduzir o trabalho terapêutico com o paciente em estado normal de vigília, Freud depara-se com um novo fenômeno: a manifestação no paciente de uma força psíquica que parecia operar contra os objetivos do tratamento, pois impunha obstáculos ao acesso às lembranças patogênicas. Leiamos o relato do autor:

> Eu vira confirmado o fato de que as lembranças esquecidas não se achavam perdidas. Estavam em poder do doente e prontas para emergir em associação com o que ainda sabia, mas alguma força as impedia de se tornarem conscientes, obrigava-as a permanecer inconscientes. A existência dessa força podia ser admitida com segurança, pois notava-se a tensão a ela correspondente quando nos empenhávamos em introduzir na consciência do doente as lembranças inconscientes, em oposição a ela. Vimos como *resistência* do paciente a força que mantinha o estado patológico. (Freud, 1910/2013c, pp. 240-241).

A partir da constatação empírica da resistência, o autor levanta a hipótese clínica segundo a qual as lembranças patogênicas procuradas estariam prontas para retornar à consciência, mas só não o faziam porque uma força contrária as impedia. Logo, se fosse possível reduzir a intensidade dessa força psíquica, as lembranças patogênicas tenderiam a aflorar espontaneamente à consciência. Dada a importância dessa descoberta para a formulação de alguns conceitos fundamentais da teoria psicanalítica, examinaremos mais de perto o processo pelo qual Freud teria chegado à formulação do conceito clínico de resistência.

2.1. A descoberta clínica da resistência e sua formulação conceitual

Conforme mencionado no capítulo anterior, o caso Elisabeth von R., iniciado no outono de 1892, seria um dos primeiros em que Freud teria identificado o fenômeno da resistência, ainda no âmbito de um manejo que contava com o artifício da pressão na testa. A resistência teria sido notada na forma de interrupções na fala, reservas e recusas apresentadas pela paciente à livre comunicação das recordações despertadas. Escreve ele:

> Assim, optei pela suposição de que o método nunca falhava, de que a cada vez, sob a pressão de minha mão, Elisabeth tinha um pensamento lhe ocorrendo ou uma imagem diante dos olhos, mas nem sempre estava disposta a me fazer uma comunicação a respeito; ao contrário, tentava reprimir de novo o evocado. Eu podia imaginar dois motivos para esse ocultamento: ou Elisabeth fazia à sua ideia uma crítica a que não tinha direito, achando-a pouco valiosa e inadequada como resposta à questão colocada; ou receava revelá-la porque... tal comunicação era-lhe muito desagradável. (Freud, 1895/2016d, p. 221).

Em relação aos fatores que motivariam a falta de disposição da paciente para comunicar livremente os conteúdos recordados, Freud considera duas possibilidades: ou devido à manutenção de uma postura crítica em relação às ocorrências, mediante a qual talvez considerasse as lembranças evocadas pouco pertinentes; ou em razão do caráter penoso do conteúdo evocado.

Sobre a postura crítica da paciente em vista do conteúdo das ocorrências, mencionamos ao final do capítulo anterior que, para tentar neutralizar seus efeitos, Freud acabaria por estabelecer uma regra técnica. De acordo com essa regra, caberia à paciente exteriorizar, de forma livre e desimpedida, tudo o que lhe ocorresse, ou seja, deveria comunicar o conteúdo de tudo aquilo que aflorasse à consciência — além de lembranças, pensamentos, fantasias, sensações etc. Conforme também antecipamos, essa se tornaria a regra fundamental da psicanálise, a associação livre, cujo emprego será analisado com algum detalhe no capítulo XIV, dedicado ao exame da técnica freudiana.

Por outro lado, a consideração sobre o caráter possivelmente penoso das lembranças evocadas levaria o autor a suspeitar de motivações de ordem diversa subjacentes às relutâncias e recusas manifestas pela paciente em relação à comunicação das ocorrências. Ou seja, Freud estaria se perguntando sobre os motivos da resistência. Essa suspeita impulsionaria uma reflexão da qual resultaria não apenas a formulação de uma nova concepção sobre os fatores determinantes de cisões na psique, mas uma série de outras descobertas que proporcionariam, desde o período considerado pré-psicanalítico, um aprimoramento tanto na compreensão teórica como no manejo do tratamento, conforme veremos nos capítulos que seguem. Como etapa integrante desse processo de descoberta, é ainda no relato do caso Elisabeth que o autor começaria a reconhecer o valor da resistência. Relata ele:

> Sucedia com frequência que apenas depois da terceira pressão ela me fizesse uma comunicação, mas, em seguida, ela mesma acrescentava: "Poderia ter lhe falado isso logo na primeira vez". – "Sim, por que você não o disse logo?" – "Pensei que não era o certo", ou: "Pensei que podia evitá-lo, mas voltou sempre". Durante esse difícil trabalho, comecei a atribuir uma significação mais profunda à resistência que a doente mostrava na reprodução de suas lembranças e a reunir com cuidado as ocasiões em que ela se traía de modo particularmente evidente. (Freud, 1895/2016d, p. 222).

Ao valorizar o fenômeno da resistência, Freud começaria a discerni-lo como uma força contrária ao progresso do tratamento, que, curiosamente, mantinha-se sub-repticiamente em operação, não obstante o esforço consciente de rememoração envidado pela paciente, em atendimento às solicitações do médico.

As manifestações da resistência sugeririam uma espécie de conflito de forças anímicas latentes no âmago da psique. Freud passava assim a interpretar o afastamento entre agrupamentos de representações como resultante de forças psíquicas que obstaculizavam o acesso às lembranças patogênicas. Em outras palavras, na nova concepção em vias de formulação, poder-se-ia entender a resistência como uma força psíquica enraizada na própria pessoa, obstáculo interno que, ao impedir o tornar-se consciente de lembranças mantidas longe do acesso consciente, prolongava o sofrimento da paciente. Em suma, o processo subjacente ao afastamento de um grupo psíquico em relação a outro agrupamento mnêmico estaria relacionado a um ato voluntário da pessoa, ainda que ela não dispusesse de conhecimento consciente sobre suas motivações. A partir desses achados clínicos é que o autor formula o conceito psicanalítico de resistência [*Widerstand*] (cf. o verbete *Resistência*; Laplanche & Pontalis, 1967/2001, pp. 458-461).

Tentemos representar esquematicamente essas formulações. Mas, antes, para destacar o contraste em relação à concepção de Breuer, relembremos o esquema da dissociação da consciência baseada na suposição de uma barreira a separar a consciência normal de uma segunda consciência (Figura 19), ao qual poderíamos subsumir as proposições de Janet e seus seguidores.

Figura 19 - Esquema para a dissociação da consciência segundo Breuer e outros

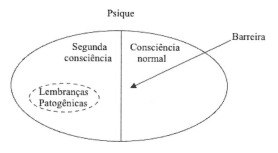

Fonte: O autor

De acordo com essa hipótese, o afastamento entre a consciência normal e uma segunda consciência poderia ser compreendido como uma espécie de barreira estática e involuntária, porque estaria justificada na suposição de uma disposição hereditariamente adquirida. Assim, inevitavelmente exposto, em algum momento de sua vida, o paciente teria passado a sofrer dos efeitos de um processo de degeneração do sistema nervoso, que, entre outros comprometimentos, teria levado à dissociação da consciência e aos sintomas histéricos dela decorrentes.

Já na concepção alternativa de Freud, a partir da constatação de forças psíquicas a operarem contra os progressos esperados no tratamento, a suposta separação entre agrupamentos psíquicos, fundamentado em fatores disposicionais, passa a ser interpretada como um afastamento dinamicamente sustentado por uma resistência interna ao próprio paciente, uma tendência voluntária, portanto. Por ser compreendida como um operador dinâmico e voluntário, a resistência passa a ser reconhecida como o fator principal na manutenção de uma separação entre agrupamentos de representações. Em vista dessas diferenças, para fazer jus à novidade da concepção dinâmica de Freud, passemos, de agora em diante, a utilizar-nos da nomenclatura já anunciada, a saber, inconsciente (Inc) e consciente (Cc) em substituição a segunda consciência e consciência normal. Propomos então a seguinte representação gráfica para a concepção freudiana sobre a resistência (Figura 20).

Figura 20 - Esquema para a resistência na concepção freudiana

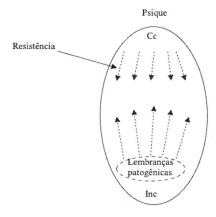

Fonte: O autor

Dada a abrangência da hipótese freudiana de um conflito latente na psique histérica, sua explicitação requer esclarecimentos mais detalhados tanto em relação ao agrupamento psíquico dominado pela resistência como acerca das propriedades das lembranças patogênicas contra as quais aquela se levanta. Será necessário, em particular, esclarecer as propriedades que seriam inerentes às forças psíquicas ou impulsos derivados das lembranças patogênicas, conforme sugerido pelas setas em oposição inseridas no esquema. Deparamo-nos aqui com a emergência do problema central a impulsionar as reflexões de Freud pelas próximas décadas, de cujo esforço intelectual resultaria a construção da teoria psicanalítica. Vale, por isso, adiantar que seus esforços serão inicialmente investidos no esclarecimento dos componentes das lembranças patogênicas impedidas pela resistência de tornarem-se conscientes, ou seja, Freud ocupar-se-á primeiro da decifração do inconsciente e suas propriedades. Quanto ao estudo do agrupamento psíquico governado pela resistência, que incluiria a parte consciente da psique e os domínios do que se considera o Eu, efetivamente, dele o autor se ocupará apenas a partir da segunda metade da obra psicanalítica.

Por ora, como veremos a seguir, além de ter encontrado razões clínicas para a formulação de uma concepção alternativa para a explicação da separação entre agrupamentos representacionais na psique, com a descoberta da resistência Freud passa a compreender os processos psíquicos da histeria e das neuroses em geral sob a ótica de um jogo de forças em oposição, inaugurando um dos pontos de vista do método metapsicológico que organiza a teoria psicanalítica em construção, o ponto de vista dinâmico, já preliminarmente mencionado em *Esclarecimentos Preliminares*. Por meio desse método de investigação, Freud chegaria não apenas a formulações originais sobre as propriedades instintuais das forças envolvidas em um dos polos do conflito psíquico latente, mas também às primeiras intuições sobre as motivações da resistência para a manutenção da separação entre agrupamentos representacionais, conforme também preliminarmente indicadas no exame do percurso inicial do autor.

Examinemos então um dos passos iniciais dessa investigação metapsicológica, impulsionada pela interrogação sobre as razões da relutância e recusas da paciente em comunicar recordações evocadas, verificadas no caso Elisabeth von R. Trata-se da pergunta pela origem e motivação da resistência, de cujo esclarecimento resultaria a formulação de um conceito-chave para o desenvolvimento das ideias freudianas, o conceito de repressão.

2.2. Como se origina a resistência? A formulação do conceito de repressão

A partir de ensaios terapêuticos com a finalidade de minar ou mesmo combater as forças contrárias ao progresso no tratamento, Freud buscaria compreender a origem ou as motivações da resistência. Resultaria desses esforços de elaboração teórica a formulação do conceito de metapsicológico de repressão, anteriormente mencionado em comentários ao vocabulário freudiano. Vimos então que, além do termo "repressão" como opção de tradução ao português para o substantivo alemão *Verdrängung*, encontramos também "recalque" ou "recalcamento" para designar o processo defensivo que começamos agora a conhecer do ponto de vista dinâmico (cf. o verbete *Recalque ou recalcamento*; Laplanche & Pontalis, 1967/2001, pp. 430-434).

Que é repressão? Freud a entende como um mecanismo de defesa impulsionado por forças psíquicas que, pela primeira vez, teriam rechaçado para fora da consciência as impressões de vivências carregadas de afeto desagradável, ou seja, lembranças cujo conteúdo seria inconciliável com o conjunto da personalidade, pois contrastantes com valores morais, ideais estéticos etc. mantidos pela pessoa. Assim, segundo as hipóteses freudianas, na medida em que as forças responsáveis pela expulsão de um conteúdo inconciliável sejam mantidas como diques psíquicos contra o retorno do conteúdo reprimido à consciência, a repressão explicaria a resistência.

Dado seu caráter eminentemente teórico, o ato defensivo inaugural designado pelo conceito de repressão não pode ser clinicamente observado, apenas inferido a partir da constatação da resistência manifestada por pacientes em tratamento. Segundo a hipótese freudiana, a repressão teria ocorrido em algum ponto pregresso da vida do paciente, não sendo sinalizada no aqui e agora do diálogo terapêutico senão pelas resistências do paciente. Caberia à investigação clínica realizada ao longo do tratamento reconstruir as condições prováveis em que a repressão teria sido desencadeada. Em suma, a repressão é um mecanismo psíquico de defesa inferido por Freud a partir da descoberta empírica da resistência na análise. Na *segunda lição* Freud oferece um bom exemplo da articulação conceitual entre resistência e repressão. Escreve ele:

> Foi sobre essa ideia de resistência que baseei minha concepção dos processos psíquicos da histeria. Para a recuperação do doente, mostrava-se necessário afastar essas resistências; e a partir do mecanismo da cura podíamos, então, formar ideias bem definidas sobre o desenvolvimento da doença. As mesmas forças que naquele momento se opunham, na qualidade de resistência, a que o material esquecido se tornasse consciente, deviam ter provocado esse esquecimento e empurrado as vivências patogênicas em questão para fora da consciência. Chamei *repressão* a este processo que supunha, e o considerei demonstrado pela inegável existência da *resistência*. (Freud, 1910/2013c, p. 241).

Para ilustrar a articulação entre resistência e repressão, mas agora segundo o ponto de vista genético, isto é, considerando as etapas de um processo complexo discernido a partir da reconstrução do desenvolvimento de um adoecimento neurótico, ainda na *segunda lição*, Freud lança mão de uma imagem: supõe que um dos participantes da conferência passaria a perturbar o bom andamento dos trabalhos, até o ponto em que seria convidado a se retirar. Diante da recusa do agente em deixar o recinto e do impasse ou conflito criado pela situação, outros dos ouvintes seriam convocados a expulsá-lo da sala. O ato de expulsar o ouvinte malcomportado serviria para ilustrar o processo de repressão que, como vimos, excluiria da consciência algum conteúdo psíquico inconciliável com as exigências éticas e estéticas dominantes na pessoa.

No entanto, prossegue Freud, após ser expulso, o indivíduo buscaria a todo custo reentrar na sala, e para impedi-lo seria necessário que um grupo de ouvintes fosse posicionado contra a porta, atuando como obstáculos contrários às tentativas de um retorno indesejado. Como vimos, analogamente à força contrária à reentrada do agente perturbador, exercida pelo grupo de participantes posicionados contra a porta, com a formulação do conceito clínico de resistência Freud designa justamente as forças psíquicas que se opõem ao retorno à consciência de recordações patogênicas reprimidas, supostas como na origem do sintoma.

Assim, a solução inicialmente encontrada para livrar-se de um ouvinte malcomportado — como teria sido a repressão de conteúdos psíquicos inconciliáveis — implicaria novo desgaste, pois a manutenção de um grupo de participantes alertas e preparados para impedir o retorno do agente perturbador — como a sustentação de uma resistência contra o retorno do reprimido —

exigiria um gasto extra de energia para o exercício das funções defensivas, por exemplo, na forma de atenção e prontidão redobradas.

Na imagem freudiana, tal gasto energético poderia ser representado pela atenção dividida com que se veriam os integrantes do grupo ao qual caberia bloquear a porta, cujo interesse pela conferência se veria prejudicado pelo dever de conter o agente perturbador. Já no caso do paciente, poder-se-ia supor que quotas significativas de energia normalmente disponível para um desempenho normal de funções psíquicas e comportamentais ver-se-iam comprometidas, pois desviadas destas e investidas na sustentação da resistência contra o retorno do reprimido.

Ainda na ilustração de Freud, ao ser posto para fora da sala, em suas tentativas de retorno, o agente poderia recorrer a gritos e golpes contra a porta, perturbando agora tanto quanto antes da expulsão, ou talvez ainda mais, os trabalhos do orador e dos interessados na conferência. Em outras palavras, a expulsão do ouvinte revelar-se-ia uma solução pouco satisfatória, uma vez que teria dado origem a um conflito duradouro, prejudicial e desgastante não apenas para o grupo de pessoas responsável por impedir a reentrada do agente perturbador, mas igualmente para o conferencista e o conjunto dos participantes, que veriam comprometido o andamento normal dos trabalhos e prejudicados seus resultados.

De modo análogo, apesar da resistência contínua contra o retorno do reprimido, o aparecimento de sintomas que teriam motivado a busca do paciente por auxílio terapêutico denunciaria alguma falha no processo defensivo. Dito de outro modo, não obstante os esforços da resistência, os conteúdos reprimidos ou fragmentos deles teriam encontrado alguma via de acesso à consciência, exteriorizando-se na forma de sintoma e afetando o desempenho antes normal da pessoa, seja na esfera psíquica ou corporal.

Clinicamente, uma descrição sobre o papel da repressão na contração de uma enfermidade histérica pode ser lida no relato do caso Miss Lucy R. Neste, o autor oferece indicações adicionais sobre o processo de conversão de afeto do psíquico para o somático, como vimos, um mecanismo suposto como responsável pela sobrecarga afetiva de uma função corporal normal, sobrecarga funcional da qual emanaria um sintoma físico. Sugere, além disso, que as circunstâncias nas quais seria desencadeado o mecanismo de defesa da repressão envolveriam um conflito entre grupos de representações incompatíveis. Leiamos a descrição do autor:

> Ora, pela análise de casos semelhantes, eu já sabia que, para a aquisição de uma histeria, uma condição psíquica é indispensável, a saber, que uma ideia seja intencionalmente afastada da consciência e excluída da elaboração associativa. Nessa repressão intencional vejo também o motivo para a conversão da soma de excitação, seja ela total ou parcial. A soma de excitação, não devendo entrar em associação psíquica, encontra mais facilmente o caminho errado para uma inervação corporal. O motivo da própria repressão só podia ser uma sensação de desprazer, a incompatibilidade da ideia a ser reprimida com a massa de ideias dominante no Eu.[34] Mas a ideia reprimida vinga-se, tornando-se patogênica. (Freud, 1895/2016b, pp. 168-169).

A repressão designaria assim um mecanismo psíquico de defesa localizado na origem de um adoecimento histérico ou neurótico. Quer dizer, como indicado anteriormente, a repressão é concebida como um mecanismo psíquico que pela primeira vez teria expulsado um conteúdo

---

[34] Convém esclarecer que o conceito propriamente psicanalítico de Eu resulta de uma elaboração tardia na obra freudiana, particularmente em *O eu e o id*, de 1923 (Freud, 1923/2011b). Por isso, o termo "Eu", encontrado em textos do período em estudo, tende a ser utilizado de forma vaga e imprecisa, designando a própria pessoa ou a noção psicológica igualmente vaga de personalidade. Também por isso, deparamo-nos com perífrases como: o eu oficial da pessoa, personalidade psíquica, entre outras.

mnêmico — no caso, impressões deixadas por alguma vivência cuja lembrança seria dolorosa ou desprazível para a pessoa — para fora do âmbito do pensar consciente. Conforme assinalado, conhecer as circunstâncias da vida do paciente em que a repressão teria sido desencadeada permanece como um problema e uma tarefa clínica a ser realizada ao longo do tratamento.

De todo modo, uma vez desencadeado o processo repressivo, motivado por alguma incompatibilidade entre um conteúdo psíquico e as representações dominantes na pessoa, verificar-se-ia um afastamento entre os agrupamentos psíquicos envolvidos. A resistência passaria a ser compreendida como expressão atual daquelas forças repressivas iniciais, mantidas de forma duradoura pelo agrupamento psíquico dominante, o repressor. A manifestação atual de resistências, verificada no aqui e agora do tratamento, teria a função de manter afastado do pensar consciente o conteúdo reprimido, impedindo seu retorno e expressão psíquica e verbal. Daí Freud considerar o fato clínico da resistência como prova da ocorrência de uma repressão.

Tentemos representar esquematicamente o mecanismo psíquico de defesa de repressão (Figura 21), reapresentando ao seu lado o esquema da resistência, a fim de ilustrar a relação concebida por Freud entre ambos os conceitos. Afinal, não custa enfatizar, as forças psíquicas responsáveis pelo desencadeamento da repressão, oriundas de representações morais, ideais estéticos e outros valores e crenças da pessoa, seriam as forças igualmente responsáveis pela manutenção da resistência contra o retorno do reprimido.

Figura 21 - Esquemas para a repressão e a resistência

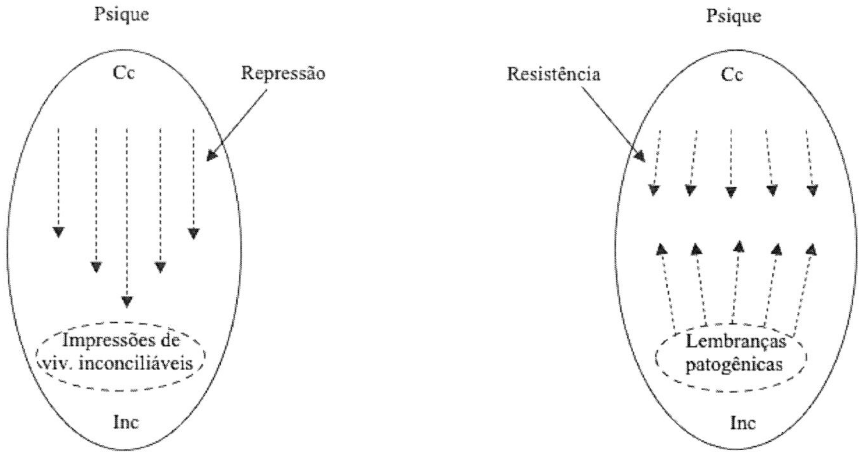

Fonte: O autor

Com base nessa compreensão inicial, veremos que outros processos aí implicados podem ser igualmente inferidos, como a ideia de um conflito entre forças contrárias alojadas em agrupamentos psíquicos em oposição, cuja elaboração teórica situará o autor a um passo de uma concepção dinâmica original acerca da clivagem psíquica. Por sua vez, essas formulações começariam a constituir uma rede de conceitos articulados, cujo desenvolvimento resultaria na teoria psicanalítica, entendida como a base do sistema psicanalítico erigido por Freud.

Dada a centralidade da repressão nessa rede conceitual, vale ler o registro feito em *Contribuição à história do movimento psicanalítico*, de 1914, lugar em que Freud considera a concepção sobre a repressão o pilar fundamental da psicanálise. Escreve ele:

> A teoria da repressão é o pilar em que repousa o edifício da psicanálise, a parte mais essencial dela; mas não é senão a expressão teórica de uma experiência que pode ser repetida à vontade, quando empreendemos a análise de um neurótico sem recorrer à hipnose. (Freud, 1914/2012b, p. 257).

Em seguimento aos passos lógicos de Freud em sua construção conceitual, vejamos como o autor considera as condições em que poderia ser desencadeado o mecanismo de defesa da repressão.

3. Condições para a ocorrência de repressão e seus efeitos: conflito psíquico e clivagem dinâmica da psique

Ao refletir sobre as condições psíquicas nas quais ocorreria uma repressão, Freud começa a compreendê-las como uma situação dominada por uma espécie de conflito de interesses entre agrupamentos representacionais. Com base em evidências fornecidas pela clínica, chega também a compreender algumas das características do conteúdo-alvo de defesas repressivas. Começamos assim a entrar em contato com um novo elemento na construção da teoria, expresso por isso por uma nomenclatura igualmente nova.

O autor passa a referir-se a um desejo reprimido, no sentido de um anseio ou aspiração frustrada em sua satisfação. Quer dizer, começamos a ser informados de que patogênico pode tornar-se o conteúdo de desejos ou aspirações impedidas em sua realização plena. Em razão de sua incompatibilidade com valores e crenças dominantes na pessoa, tal aspiração e as representações a ela associadas ver-se-iam expulsas dos domínios do pensar consciente pelas forças da repressão.

Nas traduções de Freud em português, o substantivo alemão *Wunsch* é costumeiramente vertido por "desejo", termo considerado pouco adequado, pois, como esclarecem Laplanche e Pontalis (1967/2001, pp. 113-115, verbete *Desejo*), apresenta a conotação de concupiscência e cobiça, mais intimamente relacionadas a vocábulos alemães específicos empregados por Freud ao tratar da teoria dos instintos e da sexualidade. Em outras palavras, como anseio, aspiração ou mesmo vertido por desejo, o *Wunsch* freudiano precisaria ser compreendido como um termo cuja significação não se encontra restrita ao desejo erótico em sua compreensão comum, isto é, como restrito a condutas mobilizadas pelo instinto sexual genital. Apesar dessas particularidades semânticas e conceituais, e por não dispormos ainda de elementos teóricos que nos permitam compreender de forma mais precisa o sentido do *Wunsch* freudiano, seguiremos o uso consolidado na literatura psicanalítica e, em lugar da expressão genérica "lembranças patogênicas", adotaremos o termo "desejo" para designar um anseio ou aspiração. Assim, a expressão "desejo reprimido" será empregada no sentido amplo de um voto, aspiração ou anseio frustrado em sua realização, restando, por isso, vivo e demandando satisfação.

3.1. O conflito psíquico: seu desencadeamento e instalação

Para tentar esclarecer as condições psíquicas que podem levar ao desencadeamento de repressão, apoiemo-nos na breve síntese do caso Elisabeth von R., apresentada por Freud na *segunda lição*, na qual põe em destaque o conflito que teria marcado o início da enfermidade da paciente. Leiamos o relato para analisá-lo na sequência:

Uma moça que pouco antes havia perdido seu amado pai e que lhe havia dado assistência – uma situação análoga à da paciente de Breuer – demonstrou, após o casamento da irmã mais velha, simpatia especial pelo novo cunhado, sentimento esse que podia ser tomado por afeição familiar. Pouco tempo depois a irmã adoeceu e morreu, quando a paciente e sua mãe estavam ausentes. Elas foram rapidamente chamadas, sem ter uma informação precisa do triste acontecimento. Quando a moça estava se aproximando do leito da irmã falecida, ocorreu-lhe, num breve instante, uma ideia que podia ser expressa nas palavras seguintes: Agora ele está livre e pode se casar comigo. Podemos dar como certo que tal ideia, que traía seu amor intenso pelo cunhado, de que ela mesma não tinha consciência, foi entregue à repressão no instante seguinte, graças ao tumulto de seus sentimentos. A garota adoeceu com graves sintomas histéricos e, quando a tomei em tratamento, verificou-se que havia esquecido completamente a cena junto ao leito da irmã e o feio impulso egoísta que nela se manifestara. Lembrou-se dele no tratamento, reproduziu o instante patogênico, dando mostras de violenta emoção, e ficou sã com o tratamento. (Freud, 1910/2013c, pp. 242-243).

A situação inicial seria caracterizada pela emergência de uma aspiração amorosa que, pelas características de seu conteúdo, entra em confronto com representações morais e outros ideais dominantes na paciente, instalando-se um conflito — ou, segundo o relato, dando origem a um tumulto de sentimentos — entre o desejo pelo cunhado e as forças psíquicas proibitivas que se opunham à sua realização. Vejamos como Freud descreve a situação:

Mas cabia também perguntar quais eram essas forças e quais as condições para a repressão, em que então discerníamos o mecanismo patogênico da histeria. Um exame comparativo das situações patogênicas, que havíamos conhecido mediante o tratamento catártico, permitiu responder a essa questão. Em todas aquelas vivências havia aflorado um desejo que se achava em agudo contraste com os demais desejos do indivíduo, que se mostrava inconciliável com as exigências éticas e estéticas da personalidade. (Freud, 1910/2013c, pp. 241-242).

A partir da compreensão de que situações psiquicamente conflituosas seriam geralmente instaladas pelo afloramento de um desejo — como a aspiração amorosa pela qual Elisabeth teria sido tomada ao leito da irmã — que entra em franca oposição aos demais valores e senso de realidade operantes na pessoa, Freud chega à formulação de um novo conceito, articulado aos dois primeiro apresentados — resistência e repressão —, o conceito de conflito psíquico [*psychischer Konflikt*] (cf. o verbete *Conflito psíquico*; Laplanche & Pontalis, 1967/2001, pp. 89-92).

Pela importância dessas elaborações teóricas iniciais, convém tentarmos reconstruir o raciocínio de Freud e segui-lo passo a passo. Comecemos então com a apresentação de um esquema sobre o processo de instalação de um conflito psíquico inicial entre um desejo nascente e o despertar de representações morais e estéticas da pessoa. Para tanto, passemos a representar o brotar de um desejo por meio de uma seta emergente e consideremos primeiro apenas o seu afloramento inicial ainda livre, isto é, sem a intervenção dos bloqueios impostos pelas forças repressivas (Figura 22).

Figura 22 - Esquema para o afloramento de um desejo

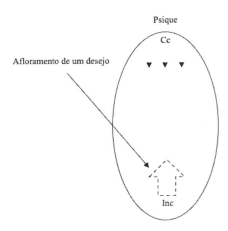

Fonte: O autor

Prosseguindo na reconstrução teórica, ao encontrar condições favoráveis, um desejo ou anseio amoroso crescente em intensidade terminaria por aceder aos domínios da consciência, impondo-se à corrente de pensamento, na forma de ideação ou fantasia, por exemplo, como aquela pela qual Elisabeth teria sido tomada ao leito da irmã falecida: "Agora ele está livre e pode se casar comigo". Concomitantemente à intrusão das aspirações amorosas na corrente de pensamento, ou logo a seguir, ver-se-iam despertadas as representações correspondentes aos valores morais e outros ideais da pessoa, cujo poderio psíquico confrontaria a tendência à realização daquele desejo, emergindo um conflito de interesses, ainda que temporário. Tentemos figurar esse estado de coisas psíquico (Figura 23):

Figura 23 - Esquema para a emergência de um conflito psíquico inicial

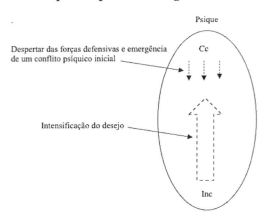

Fonte: O autor

Vimos anteriormente que uma repressão seria desencadeada na tentativa de pôr fim a um conflito psíquico. Vale observar, no entanto, que por si só a emergência de um conflito psíquico não implica necessariamente repressão. Isso porque, dependendo das condições e dos recursos psíquicos disponíveis, um conflito inicial pode ser solucionado por meio de processos defensivos normais, isto é, sem que ocorra o desencadeamento de uma defesa de tipo repressiva, da qual resultariam sintomas. A seguir abriremos parênteses para tentar esclarecer como modalidades defensivas consideradas normais, que pressupõem capacidades psíquicas necessárias à manutenção da saúde psicofísica, podem mostrar-se suficientemente eficazes na solução de um conflito psíquico, poupando a pessoa das consequências patológicas que resultariam da repressão. Portanto, ante a emergência de um conflito psíquico, conceber-se-iam dois destinos possíveis: ou 1) o conflito é capaz de ser conscientemente solucionado pelos recursos disponíveis — mediante defesas normais —, poupando a pessoa da neurose; ou, 2) na ausência de recursos psíquicos necessários à resolução normal de um conflito inicial, é capaz de entrar em operação uma tentativa de resolução que se verificará patológica por suas consequências.

No exemplo do caso Elisabeth von R., dadas as proibições impostas pelas forças morais e outros ideais e crenças valorizadas pela paciente, a fantasia de casamento recém-aflorada à consciência não encontraria guarida no conjunto do pensar consciente. Devido ao desprazer que resultaria de sua integração ao acervo representacional dominante na psique, esse agrupamento psíquico tenderia a rejeitar a aspiração amorosa, isto é, as representações e o afeto associado, expulsando todo esse conteúdo psíquico para fora da consciência. Com a rejeição sofrida pelo desejo, este tornar-se-ia reprimido e passaria a habitar um domínio psíquico logo designado por Freud pelo conceito de inconsciente. Leiamos as palavras do autor:

> Ocorrera um breve conflito e, no final dessa luta interior, a ideia que aparecia ante a consciência como portadora daquele desejo incompatível sucumbiu à repressão, sendo impelida para fora da consciência e esquecida, junto com as lembranças a ela relacionadas. O motivo da repressão, portanto, era a incompatibilidade entre a ideia em questão e o Eu do paciente; as forças repressivas eram as reivindicações éticas etc. do indivíduo. A aceitação do desejo inconciliável ou o prosseguimento do conflito teriam gerado intenso desprazer; esse desprazer foi evitado pela repressão, que, dessa maneira, revelou-se como um dos dispositivos de proteção da personalidade psíquica. (Freud, 1910/2013c, p. 242).

Conforme indicado anteriormente, como mecanismo psíquico de defesa, ao expulsar um conteúdo para fora dos domínios da consciência, a repressão teria como objetivo poupar-se do desprazer e sofrimento psíquicos decorrentes da intrusão de um desejo julgado incompatível com o conjunto da personalidade. Quer dizer, a permanência de uma espécie de contradição interna expressa pela oposição entre desejo e valores morais e outros ideais da pessoa implicaria a geração de mais desprazer. Porém, a tentativa de poupar-se desse aumento de desprazer pela via da repressão revelar-se-á uma solução não apenas inconveniente, mas patológica, pois logo se fariam sentir na forma de um sofrimento sintomático duradouro.

Poder-se-ia, portanto, descrever as condições para o desencadeamento da repressão como decorrentes do afloramento de um desejo que entra em contradição com as representações dominantes na pessoa. Na ausência de uma dissolução normal desse conflito inicial, sua intensificação poderia levar ao desencadeamento de repressão contra o impulso amoroso inconciliável, impedindo sua expressão por vias psíquicas e verbais; a defesa repressiva empurrá-lo-ia de volta às suas origens, impedindo sua participação junto ao circuito associativo do pensar consciente, produzindo assim um afastamento entre dois agrupamentos psíquicos. Quer dizer, por meio da repressão, um conflito inicial não solucionado por vias normais passa a configurar um conflito psíquico latente e duradouro, base da concepção freudiana de uma clivagem dinâmica da psique, conforme veremos na subseção a seguir.

Para representar esquematicamente um conflito psíquico duradouro, decorrente da rejeição do desejo pela repressão, consideraremos, em um dos polos, o desejo reprimido, que passaria a habitar a região da psique denominada inconsciente (Inc); no outro polo, as forças originárias da repressão, de agora em diante mantidas como uma resistência duradoura, algo como diques psíquicos contra o avanço do reprimido aos domínios do pensar consciente (Cc) e da motilidade verbal e comportamental (Figura 24).

Figura 24 - Esquema para um conflito psíquico duradouro

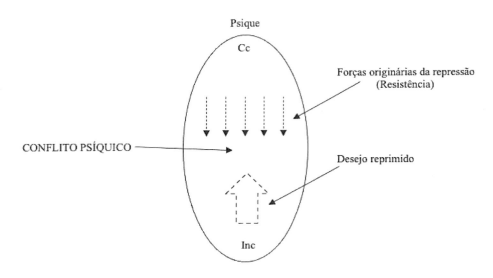

Fonte: O autor

Recapitulando: o afloramento de um desejo julgado incompatível com as representações do pensar consciente levaria à geração de desprazer, emergindo um conflito inicial na psique. Com a intensificação do desejo e seu cerceamento pelas representações morais que lhe contrapõem, o conflito inicial tende a intensificar-se, elevando o nível de tensão e de desprazer, situação que pede alguma solução. Na medida em que não possa ser solucionado por recursos psíquicos normalmente disponíveis, o desencadeamento da repressão consistiria em uma tentativa de escapar de um desprazer insuportável, gerado pelo conflito.

Porém, a tentativa de solução pela via da repressão revelar-se-ia apenas relativa e sobretudo insatisfatória. Por quê? Porque, para impedir o retorno do desejo rejeitado, as forças repressoras precisam manter uma resistência em alerta permanente, ou seja, é necessário sustentar de forma duradoura os sistemas de defesa erigidos contra os avanços do erotismo reprimido, o que implica dispêndio extra de energia psíquica, como vimos antes em comentários à imagem freudiana sobre a expulsão do ouvinte malcomportado. Em suma, apesar da tentativa de pôr fim a um conflito psíquico inicial desprazível, a rejeição de um desejo mediante repressão e a manutenção do conteúdo reprimido fora dos domínios da consciência pelas forças da resistência resultariam em um conflito psíquico duradouro e ainda mais desgastante.

Diferentemente, portanto, de condições estáticas consideradas na determinação da dissociação da consciência, como vimos em autores cujas concepções se encontrariam apoiadas em suposições derivadas da doutrina da hereditariedade, como a ideia de uma degeneração hereditária do sistema nervoso, a partir da descoberta clínica da resistência Freud teria passado a trabalhar com uma nova chave interpretativa, mediante a qual chega a compreender o afastamento entre agrupamentos de representações com base nas condições dinâmicas que o determinariam. Nesse sentido, os conceitos iniciais da nascente psicanálise — resistência, repressão e conflito psíquico — constituem não apenas a base de uma nova explicação sobre os processos dinâmicos da psique histérica e neurótica, mas concorrem para a formulação de uma concepção igualmente inovadora sobre a dissociação psíquica.

3.2. A clivagem dinâmica da psique

A partir dessas hipóteses teóricas sobre um confronto dinâmico entre agrupamentos de representações, assistimos à emergência de uma nova interpretação para os fatores responsáveis por cisões na psique. Como indicado, ao contrário de hipóteses sobre possíveis alterações anatômicas ou fisiológicas do sistema nervoso, supostas como decorrentes de uma degeneração hereditariamente determinada, para Freud a aparente desvinculação entre agrupamentos psíquicos verificados na histeria seria expressão de um jogo de forças opostas. Uma parte da psique reuniria o agrupamento relativo às representações morais e outros ideais e crenças que comandam o funcionamento psíquico oficial da pessoa, noutra os conteúdos representacionais carregados de excitação erótica não admitidos e rejeitados pelo primeiro.

Em vista da especificidade e originalidade da nascente concepção dinâmica sobre o afastamento entre agrupamentos psíquicos, convém destacá-la das concepções tradicionais sobre a dissociação da consciência pela adoção de uma nomenclatura que nos parece mais apropriada. Até agora fizemos um uso livre e indistinto de termos como "cisão" e "clivagem", e mesmo esporadicamente de "dissociação psíquica", ao referir-nos à concepção dinâmica de Freud. No entanto, por colocar-se nos antípodas de uma visão estática de dissociação da consciência, que supõe a existência de uma barreira involuntária a separar uma consciência normal de uma segunda consciência, passaremos a denominar apenas como clivagem psíquica, ou clivagem da psique, a separação conflituosa e dinamicamente sustentada entre consciente (Cc) e inconsciente (Inc). Para esclarecimentos acerca do sentido e usos do termo "clivagem" [*Spaltung*], ver o verbete *Clivagem do Ego (ou do Eu)*, em Laplanche e Pontalis (1967/2001, pp. 65-68).

Com a articulação dos conceitos iniciais de resistência, repressão e conflito psíquico, formulados a partir da elaboração teórica de fenômenos revelados pela nova técnica de tratamento em vigília, além de uma compreensão inovadora sobre a clivagem psíquica, parece possível desde já discernir por inferência algumas características sobre a porção da psique denominada inconsciente (Inc). Aqui não nos deteremos em sua discussão, pois estudaremos a constituição do inconsciente e sua formulação conceitual na *Segunda Parte*, dedicada ao exame da concepção freudiana de aparelho psíquico. Notemos apenas que, da articulação entre a compreensão do reprimido como constituído de desejos insatisfeitos, impedidos em sua realização, e as hipóteses sobre a geração contínua de excitação sexual, que vimos apresentadas no Rascunho G de 1895 (Freud, 1986b), poder-se-ia inferir desde já que o reprimido inconsciente é potencialmente explosivo.

Quer dizer, dado o caráter instintual erótico do desejo reprimido, sua tendência natural seria intensificar-se na mesma medida em que a geração endógena de excitação sexual tende a prosseguir, buscando expandir seus domínios e sobrepujar os diques psíquicos levantados pela resistência. Destarte, mesmo sem dispor ainda das formulações sobre a teoria dos instintos, parece possível compreender um pouco melhor o sentido dinâmico do conflito de forças que sustentariam uma clivagem psíquica. Tentemos representar graficamente a clivagem dinâmica da psique segundo a concepção de Freud (Figura 25):

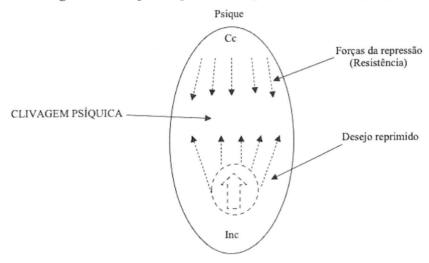

Figura 25 - Esquema para a clivagem dinâmica da psique

Fonte: O autor

Em outras palavras, do ponto de vista dinâmico, o inconsciente não seria apenas uma parte da psique afastada de sua porção consciente, habitada por desejos reprimidos não satisfeitos em busca de realização, mas seria sobretudo um domínio psíquico dinamicamente separado e impedido em suas conexões com o restante da psique consciente. Apesar do conflito de forças que sustentaria a clivagem dinâmica entre consciente e inconsciente, o surgimento de sintomas histéricos e neuróticos denunciaria alguma falha dos sistemas defensivos. Assim, com base no que já estudamos sobre a relação discernida por Breuer desde o caso Anna O., entre sintoma e lembranças de vivências patogênicas carregadas de afeto — o trauma psíquico —, relação preservada por Freud, não parece difícil inferir que o sintoma passaria a ser concebido como expressão do inconsciente, isto é, expressão do desejo reprimido.

Conforme veremos a seguir, em vista da tensão entre forças psíquicas em oposição que caracteriza um conflito psíquico, na medida em que ocorra algum desequilíbrio, motivado pela intensificação do afeto associado ao desejo reprimido ou algum comprometimento por parte das forças da resistência, não obstante a manutenção do aparato defensivo disponível, o reprimido pode ver-se em condições favoráveis de encontrar um caminho de retorno à consciência, seja pela exteriorização por inervações corporais, manifestando-se como um sintoma físico, seja por via associativa, na forma de um sintoma psíquico.

Veremos também que, devido ao caráter inconsciente dos processos psíquicos governados pelo desejo reprimido, as motivações subjacentes a um sofrimento sintomático permaneceriam refratárias aos esforços envidados pelo pensar e querer conscientes. Ou seja, o caráter inconsciente das motivações do sintoma explicaria seu desconhecimento pelo paciente.

Concluiremos esses comentários sobre as implicações teóricas extraídas por Freud da nova modalidade de tratamento em vigília com alguns comentários introdutórios ao processo de formação do sintoma, explicado a partir da concepção dinâmica sobre conflito e clivagem psíquicos. Antes, porém, para não deixar de lado uma observação importante feita pelo autor na sequência da exposição da *segunda lição*, abriremos um parêntese a título de balanço parcial para comentar algumas das implicações contidas nas novidades teóricas recém-apresentadas. Em vista do caráter didático deste texto, acreditamos que esses comentários possam municiar o iniciante com elementos úteis à compreensão da especificidade do conceito psicanalítico de sintoma, além de favorecer um vislumbre sobre as condições de possibilidade de um processo de cura na visão da nascente psicanálise.

A observação feita por Freud pode ser lida como uma objeção ao exposto neste capítulo, pois diz respeito ao caráter ordinário das formulações propostas. Porque, como o próprio autor reconhece, conflitos psíquicos não seriam atributos de histéricos ou neuróticos, mas podem ser normalmente reconhecidos na vida cotidiana. Ora, se o surgimento de ideias conflitantes consiste em fato corriqueiro, cabe ao autor explicar por que em certos casos ocorreria o desencadeamento de repressão e a instalação de um conflito psíquico duradouro com consequências patológicas, enquanto em outros casos um conflito inicial encontra solução psíquica considerada normal, isto é, sem complicações sintomáticas. Vejamos então como seria possível responder à objeção.

4. Parênteses para pensar algumas implicações da nova concepção dinâmica de clivagem psíquica

Entre as ponderações feitas por Freud na *segunda lição*, a primeira gira em torno de possíveis objeções contra sua proposição sobre a clivagem psíquica. De acordo com uma dessas objeções, o conflito psíquico suposto como na origem da repressão poderia ser considerado algo regular, não uma condição especial da histeria e das neuroses, pois constituiria uma tendência normal de as forças mantenedoras da saúde psíquica buscarem defender-se de impulsos cujas consequências podem ser desprazíveis ou trazer prejuízos à pessoa.

Mas não só isso, pois, levadas por uma tendência natural à fuga do desprazer, seria igualmente normal manter afastadas as recordações de vivências penosas. Quer dizer, conflitos psíquicos seriam normais na vida cotidiana, na qual necessitamos conter impulsos e filtrar desejos considerados impróprios em determinadas situações da vida em sociedade, como os impulsos eróticos e os agressivos. Portanto, ao contrário do que pretende Freud, parece que um conflito psíquico não levaria necessariamente à clivagem psíquica ou a algum tipo de cisão da personalidade e às consequências patológicas dela derivadas. Leiamos suas palavras:

Desta nossa concepção nascem novas questões em grande número. Sabe-se que é muito frequente a situação de conflito psíquico; o esforço do Eu em defender-se de recordações dolorosas é observado com inteira regularidade, sem que leve a uma cisão psíquica. Não podemos afastar o pensamento de que outras condições são requeridas para que o conflito resulte na dissociação. (Freud, 1910/2013c, p. 244).

Conforme mencionado, é possível que um conflito psíquico inicial seja solucionado sem o desencadeamento de repressão e a consequente instalação de um conflito duradouro e psiquicamente desgastante. Tratar-se-ia nesse caso da entrada em operação de recursos defensivos de cuja intervenção dependeria a manutenção da saúde psíquica, o que não se verificaria no caso da histeria e das neuroses em geral. Faz-se necessário, portanto, buscar maiores esclarecimentos sobre os fatores etiológicos capazes de explicar a diferença entre o normal e o patológico. Por isso, na *segunda lição*, Freud reconhece as limitações das formulações apresentadas até agora, que diriam respeito apenas ao início de um trabalho teórico e clínico, cujo desenvolvimento será relatado nas lições seguintes. Segundo suas palavras: "Também admito, de bom grado, que com a hipótese da repressão estamos apenas no começo, não no final de uma teoria psicológica, mas só podemos avançar aos poucos, o conhecimento completo dependerá de um trabalho maior e mais profundo" (Freud, 1910/2013c, pp. 244-245).

Ao longo dos comentários às lições subsequentes teremos oportunidade de acompanhar os avanços teóricos realizados por Freud e verificar o alcance das formulações conceituais propostas. Por ora, ainda que contemos com proposições apenas iniciais, tentemos examinar algumas das implicações nelas contidas, pois fornecem um vislumbre sobre a amplitude de fatores abarcados pelos conceitos estudados até agora. Uma dessas implicações relaciona-se ao caráter social da repressão, a outra à distinção entre mecanismos psíquicos de defesa patológicos e mecanismos defensivos tidos como normais. A partir desses esclarecimentos, talvez possamos ter um pouco mais claras a especificidade da concepção dinâmica de Freud e a acentuação da diferença em relação às proposições de Breuer, particularmente no que concerne ao processo de formação do sintoma.

4.1. Sobre o caráter sociocultural da repressão

Desde as considerações clínicas relacionadas ao caso Elisabeth, vimos que a instalação de um conflito psíquico resultaria do confronto entre um impulso erótico e as reivindicações éticas e estéticas que organizam o funcionamento psíquico e a conduta da pessoa. Assim, na medida em que se revela inconciliável com suas crenças e valores, a repressão expulsaria o impulso de desejo e as representações a ele associadas para fora da consciência. Mediante reflexão sobre as proposições apresentadas, parece possível inferir algumas de suas implicações. Por exemplo, se os obstáculos que impedem a livre exteriorização de um desejo são impostos por reivindicações éticas e estéticas da pessoa, e se tais referências, valores e ideais não são considerados por Freud como inatos, mas adquiridos ao longo do processo educativo, a tendência à repressão deve ser compreendida como sustentada por conteúdos igualmente provenientes da experiência ou da biografia da pessoa. Por isso, a repressão estaria diretamente relacionada ao desenvolvimento da moralidade e ideais afins.

Consistiria em uma antecipação indevida querer explorar o tema da moralidade sem que o assunto tenha sido objeto de esclarecimento teórico, o que significaria introduzir variáveis desconhecidas na tentativa de esclarecer a incógnita da qual nos ocupamos, no caso o caráter social da repressão. De fato, não obstante as suspeitas de Freud que vimos levantadas desde etapas iniciais de seu percurso intelectual, formulações conceituais sobre o processo de internalização de valores morais e outros ideais só serão apresentadas tardiamente na obra de Freud, particularmente nas proposições sobre a formação do Super-Eu em *O eu e o id*, de 1923.

Contudo, dado o caráter apenas indicativo dos comentários desta seção, talvez possamos contar com algumas descrições freudianas sobre o assunto, encontradas em textos do período de que nos ocupamos. Conforme algumas indicações apresentadas nos comentários ao percurso intelectual inicial do autor, baseadas na correspondência com Fliess, interrogações sobre o papel da moralidade e ideais estéticos, como a vergonha e o asco, encontravam-se presentes desde o início das reflexões teórico-clínicas do autor, sobretudo a partir da valorização da hipótese da defesa na explicação das neuroses, ou seja, justamente o período abarcado pela *segunda lição*.

Especificamente sobre o que interessa, em um Rascunho dedicado ao tema das neuroses de defesa, anexado à carta a Fliess de 1 de janeiro de 1896, ainda no período em que trabalhava com teoria da sedução, Freud levanta a hipótese de que, em face do desprazer produzido pela estimulação sexual precoce, fatores ligados à moralidade seriam responsáveis pelo desencadeamento da repressão. Leiamos suas palavras:

> Ficaremos profundamente mergulhados em enigmas psicológicos, se investigarmos a origem do desprazer que parece ser liberado pela estimulação sexual prematura, e sem o qual, no fim das contas, não se pode explicar o recalcamento. A resposta mais plausível recorre ao fato de que a vergonha e a moralidade são as forças recalcadoras. (Freud, 1986d, p. 164).

Cerca de um ano depois, com interesses mais claramente orientados para a compreensão da origem das tendências estéticas e morais na criança, na carta a Fliess de 8 de fevereiro de 1897, Freud pergunta ao amigo: "quando é que o nojo aparece pela primeira vez nas crianças pequenas e se existe algum período, na mais tenra infância, em que esses sentimentos estejam ausentes" (Masson, 1985/1986, p. 231). E cerca de quatro meses depois, na carta de 31 de maio de 1897, confidencia: "Outro pressentimento me diz, como se eu já soubesse – embora eu não saiba absolutamente nada –, que desvendarei, dentro de muito pouco tempo, a origem da moralidade" (Masson, 1985/1986, p. 250). Assim, embora o problema da gênese da moralidade venha a adquirir um esclarecimento conceitual efetivo apenas no seio das transformações teóricas dos anos 1920, interrogações sobre o papel de fatores morais, estéticos e ideais afins no processo de defesa já se faziam presentes desde as reflexões freudianas iniciais, encontrando-se indissociavelmente entrelaçadas às reflexões sobre a repressão.

Portanto, se considerarmos provisoriamente a opinião de que a fixação de representações morais, estéticas e outras crenças e valores dominantes na pessoa resultaria de sua internalização ao longo do desenvolvimento, dado que a repressão seria custeada por tais referências, algumas consequências lógicas decorrentes da concepção dinâmica de Freud podem ser extraídas pelo puro exercício do pensar. Quer dizer, mediante reflexões acerca das proposições sobre a repressão e a clivagem psíquica, estudadas até agora, é possível extrair algumas consequências sem a necessidade de recorrer a outros textos ou novas formulações do autor.

Poderíamos, então, dizer que: 1) dado o caráter adquirido das reivindicações morais e estéticas da pessoa, que a repressão é de origem social ou cultural; 2) que o conteúdo sobre o qual incide a repressão e a intensidade da defesa repressiva podem variar, dependendo do grupo social ou cultural no qual o indivíduo se encontra inserido ou teria tido sua formação de base; 3) apesar da origem sociocultural da repressão, a tendência repressora apresentar-se-ia em distintos graus em cada indivíduo e no mesmo indivíduo ao longo de sua vida, dependendo das experiências individuais tidas no processo de socialização, no qual seriam internalizadas crenças sobre a realidade, valores morais, ideais estéticos etc.; 4) portanto, dado que crianças pequenas não teriam ainda internalizados tais valores e regras de convivência social, diferentemente de adultos, elas não vivenciariam conflitos psíquicos, sendo seus impulsos e desejos expressos de forma livre.

Além disso, 5) diante das implicações contidas na concepção dinâmica do autor, parecem compreensíveis as interrogações compartilhadas com Fliess sobre a etapa do desenvolvimento infantil em que se verificaria o aparecimento de noções relacionadas ao nojo ou asco em crianças pequenas, sobre a ausência delas em idade precoce, bem como suas expectativas em relação à compreensão da origem da moralidade.

Por isso, parece possível supor desde já 6) que a internalização gradual de referências socioculturais — valores morais, ideais estéticos, senso de realidade etc. — obriga-nos a conceber o desenvolvimento do psiquismo como marcado por transformações, como as sugeridas pelas hipóteses sobre ressignificação da memória, que vimos levantadas na carta a Fliess de 6 de dezembro de 1896 (Masson, 1985/1986). Ao longo das transformações psíquicas, a partir de determinada etapa da vida, constituir-se-iam agrupamentos psíquicos suficientemente fortes, capazes de orientar de forma considerada normal e socialmente esperada a conduta psíquica, verbal e comportamental da pessoa.

Como vimos antes, tais agrupamentos psíquicos seriam os responsáveis tanto pela repressão que expulsa um conteúdo inconciliável para fora da consciência como pela manutenção da resistência na forma de diques psíquicos contra o retorno de conteúdos reprimidos, levando à instalação de um conflito psíquico duradouro. Assim, 7) dependendo das circunstâncias de sua biografia, diferentemente do normalmente esperado, uma pessoa pode chegar à vida adulta e, apesar disso, comportar-se como uma criança pequena, como se aqueles diques psíquicos estivessem ausentes ou não fossem suficientemente capazes de inibir impulsos e desejos de outro modo reconhecidos como inconciliáveis. Nesse caso, na ausência de alguma autoridade externa — pais ou outros adultos —, como uma criança pequena, a pessoa tenderia a expressar livremente seus impulsos e desejos.

Além dessas possibilidades, algumas das quais esperamos poder esclarecer ao longo de nossos estudos, talvez outras possam ser cogitadas. De todo modo, para tentar conhecer a atuação do mecanismo de defesa de repressão e, portanto, o sentido do sintoma, o modo como o sofrimento psíquico se afigura em cada caso e as condições necessárias para sua dissolução, seria mister levar em conta o processo de desenvolvimento do psiquismo. Ou seja, buscar conhecer particularmente o processo de formação da instância moral e fixação de outros ideais e crenças do indivíduo, já que desempenhariam papel determinante no funcionamento psíquico.

Em suma, dada sua aquisição ao longo do desenvolvimento, a tendência à repressão e outras modalidades defensivas não se encontrariam ativas no indivíduo desde o início da vida. E, principalmente, assim como a predominância da repressão em um funcionamento psíquico marcado por sintomas neuróticos resultaria de um desenvolvimento particular, da conjugação de diferentes fatores experienciais pode resultar um jeito psíquico de ser e de viver livre de sintomas, ou seja, um funcionamento em que predominem modalidades de defesa psíquica não patológicas.

Vejamos então como poderíamos começar a compreender a distinção entre mecanismos de defesa patológicos e mecanismos de defesa normais.

4.2. Mecanismos de defesa patológicos e mecanismos de defesa normais

Foi dito anteriormente que a instalação de um conflito psíquico por si só não implica repressão e muito menos um conflito duradouro com consequências patológicas, pois, na medida em que certas condições psíquicas estejam disponíveis, uma solução normal é possível. Significa dizer que o desencadeamento de uma defesa repressiva contra um impulso erótico, por exemplo, expulsando-o da consciência e criando as condições para a emergência de um sofrimento neurótico duradouro, pressupõe certo estado de coisas psíquico. Por outro lado, na medida em que um conflito psíquico encontre alguma solução capaz de poupar a pessoa das consequências de uma repressão, por mais difícil e trabalhosa que tal solução se revele, ela pressuporia algumas capacidades psíquicas. Trata-se, portanto, de considerações que concernem à diferença entre um funcionamento psíquico patológico, no sentido de que dele resultariam sintomas neuróticos, e um funcionamento psíquico considerado normal.

Embora nos encontremos apenas no início do estudo das ideias de Freud, ponderações sobre o sentido adquirido pelas noções de normal e de patológico no âmbito da concepção sobre os mecanismos de defesa podem contribuir não apenas para uma compreensão mais clara sobre o processo dinâmico subjacente à formação do sintoma, mas também para estimular desde já nossas inferências sobre algumas condições necessárias ao processo de cura. De forma direta, qual poderia ser o critério para distinguir um mecanismo de defesa patológico de um mecanismo de defesa normal?

Analogamente ao exposto anteriormente acerca do entrelaçamento do problema da moralidade e das formulações sobre a repressão, a distinção entre mecanismos de defesa patológicos e mecanismos de defesa normais também já vinha sendo considerada por Freud desde as incursões iniciais pela clínica das neuroses. Por exemplo, no Rascunho H, que contém um esboço de explicação da paranoia, enviado a Fliess em anexo à carta de 24 de janeiro de 1895, Freud (1986c) levanta algumas hipóteses sobre o mecanismo psíquico de defesa responsável pelo aparecimento de sintomas típicos desse quadro clínico. Não interessa aqui discutir o fenômeno da paranoia, apenas extrair das considerações de Freud alguns elementos teóricos para tentar compreender a diferença entre mecanismos de defesa patológicos e normais. Além do referido Rascunho, alguns esclarecimentos sobre as características desse quadro clínico podem ser encontrados no verbete correspondente em Laplanche e Pontalis (1967/2001, pp. 334-336).

A hipótese de Freud sobre a formação do sintoma típico desse quadro, as ideias persecutórias, é a de que resultariam de um mecanismo de defesa denominado projeção (cf. o verbete *Projeção*; Laplanche & Pontalis, 1967/2001, pp. 373-380). Podemos caracterizá-lo genericamente como o mecanismo psíquico mediante o qual a pessoa rejeita algum conteúdo desagradável ou inconciliável com as exigências predominantes no Eu, projetando-o para fora. Diferentemente da repressão, a defesa projetiva leva à rejeição de um conteúdo originado em si próprio, a partir de alguma modificação interna, como o despertar de um impulso erótico ou agressivo, direcionando-o para o mundo externo e projetando-o sobre outra pessoa ou pessoas.

Tomamos assim conhecimento de um mecanismo patológico de defesa distinto daquele conhecido até agora, a repressão. Nesta, um desejo ver-se-ia expulso da consciência e enviado de volta às suas origens, passando a habitar o domínio do inconsciente, resultando daí um conflito psíquico entre as forças repressoras e o reprimido, ou entre consciente e inconsciente. Já no caso da projeção, um desejo análogo sofreria outro destino, seria projetado sobre objetos do mundo externo, levando à instalação de um conflito diferente, entre o eu oficial da pessoa e a realidade — isto é, uma pessoa ou pessoas. Por isso, a partir da projeção de um desejo de si próprio sobre outrem, a pessoa tenderia a agir e reagir em relação a alguém ou a outras pessoas conforme o conteúdo psíquico projetado.

Por exemplo, no caso de um desejo inconciliável ou mesmo condenado pelos valores morais e outros ideais mantidos pela pessoa, com a projeção, o desejo seria projetado sobre outra pessoa, a partir do que ela poderia passar a sentir-se assediada e perseguida. Tudo se passaria como se, diante da dificuldade ou impossibilidade de lidar com os próprios impulsos e desejos, sua projeção sobre outra pessoa ajudasse a resistir a ele e rejeitá-lo, como é possível recusar outros conteúdos provenientes do mundo externo.

A esse respeito, Freud escreve no Rascunho H: "Antes, tratava-se de uma autorrecriminação interna, e agora era uma imputação vinda de fora: as pessoas diziam aquilo que, de outra maneira, ela diria a si mesma" (Freud, 1986c, p. 110). E complementa com esclarecimentos sobre os ganhos proporcionados por essa modalidade de defesa, pois a pessoa evitaria assim entrar em contato com os próprios impulsos e desejos, nem precisaria lidar com recriminações e juízos condenatórios proferidos contra si mesma pela instância moral, "mas podia rejeitar a [condenação] que lhe vinha de fora" (Freud, 1986c, p. 110).

Assim, além da repressão, a projeção seria outro mecanismo de defesa patológico; do primeiro, decorreriam sintomas histéricos e neuróticos, do segundo, sintomas paranoicos, classificados como da ordem das psicoses (cf. o verbete *Psicose*; Laplanche & Pontalis, 1967/2001, pp. 390-393). Mas que dizer acerca de mecanismos de defesa normais?

A esse respeito, nos comentários apresentados anteriormente sobre o caráter social da repressão, mencionamos que um dos requisitos da convivência coletiva consiste, dependendo das situações, na contenção dos próprios desejos, sejam impulsos eróticos ou agressivos. Em outras situações, como quando uma pessoa sabe estar sendo injustamente imputada a ela a responsabilidade por algum prejuízo causado a algo ou a alguém, é natural e mesmo esperado dela rejeitar a acusação injusta, recusá-la ou renegá-la, como se a enviasse de volta para fora, devolvendo-a a seus acusadores. A defesa verbal poderia ser vista como necessária à preservação da própria integridade moral. Isso significa que há inúmeros mecanismos psíquicos de defesa que são necessários à preservação da pessoa, seja no sentido da integridade moral, psíquica ou mesmo física, sendo, por isso, considerados mecanismos de defesa normais.

Do ponto de vista de uma concepção dinâmica sobre o funcionamento psíquico, a vida cotidiana seria marcada por conflitos psíquicos que não necessariamente dariam ensejo a conflitos patológicos duradouros, sendo solucionados de diferentes maneiras, mediante a intervenção de recursos psíquicos disponíveis. Assim, por exemplo, em face da emergência de um impulso agressivo ou desejo inconciliável com as exigências éticas da pessoa, em vez de um mecanismo de defesa patológico como a repressão ou mesmo a projeção, poder-se-ia falar da entrada em operação de uma inibição ou contenção normal dos impulsos e desejos.

No caso de um desejo de caráter erótico, sua inibição ou contenção poderia ser mantida provisoriamente, por algum tempo, postergando sua satisfação até que se verifiquem condições objetivas favoráveis, nas quais o desejo possa ser livremente expresso e encontrar realização. Quer dizer, mecanismos psíquicos de defesa considerados normais seriam modalidades defensivas capazes de poupar a pessoa tanto de consequências patológicas decorrentes do uso excessivo de certas formas de defesa como a repressão como de outros prejuízos resultantes da livre manifestação de impulsos tidos como inadequados à situação social.

De acordo, portanto, com a concepção dinâmica emergente de Freud, tanto um funcionamento psíquico marcado por sintomas como um reconhecido como normal seriam presididos por mecanismos de defesa, num caso, utilizados de forma abusiva, levando a consequências patológicas, noutro, mantidos dentro de parâmetros considerados normais. No fundo, a diferença entre ambos seria uma questão de grau, como indica o autor. Em relação ao mecanismo de projeção, por exemplo, Freud compreende que um certo grau de projeção ou transposição para fora de conteúdos internos seria característico da normalidade. Diz ele:

> ... estamos acostumados a ver nossos estados internos traídos (por alguma expressão de emoção) diante de outras pessoas. Isso responde pelos delírios normais de observação e pela projeção normal. E eles serão normais na medida em que, nesse processo, permanecermos conscientes de nossa própria modificação interna. (Freud, 1986c, p. 110).

Em vista dos recursos teóricos ainda limitados com que contamos, a menção de Freud a delírios normais e projeção normal pode parecer demasiado complicada, tornando mais complexa a questão que estamos tentando esclarecer. Porém, parte da dificuldade talvez seja esclarecida se refletirmos sobre certos estados internos que podem, à revelia da própria pessoa, ser denunciados aos outros por uma expressão emocional — por exemplo, um rubor ou outra manifestação emocional. Poder-se-ia perguntar: que tipo de estado interno gostaríamos de manter em segredo? Tratar-se-ia, por exemplo, de um impulso agressivo ou erótico avaliados como impróprios à situação e por isso inibido pelas tendências éticas e estéticas em operação na pessoa.

Desse modo, certas alterações nos estados internos poderiam ser mantidas em segredo, a não ser, como diz Freud, quando são traídos por expressões emocionais em geral difíceis de conter. Contudo, na medida em que a significação desses estados internos seja reconhecida pela pessoa como algo socialmente impróprio ou mesmo condenável, esse reconhecimento manifestar-se-ia como uma autocrítica ou autocondenação pela impropriedade, ainda que apenas em pensamento ou fantasia. Quer dizer, o reconhecimento pela própria pessoa da impropriedade de um pensamento ou fantasia, por exemplo, manifestar-se-ia por um sentimento de culpa consciente, o que faria toda diferença.

A traição a que o autor se refere, contida numa expressão emocional, poderia ser vista como uma comunicação para outras pessoas da culpa pela impropriedade do conteúdo fantasiado. Mediante esse tipo de comunicação indesejada e involuntária, o outro ou as outras pessoas teriam notícia sobre o que se passaria com a pessoa naquele momento. Parece que Freud considera uma projeção normal o processo subjacente à comunicação indesejada — a traição por expressão emocional —, por meio do qual o sentimento de culpa decorrente de uma autocondenação seria como que projetado sobre outras pessoas, socialmente compartilhado.

Por meio dessa modalidade de projeção considerada normal, a condenação e a culpa autoimputadas passariam a ser vistas como vindo também de fora. O sentimento de vergonha e a sensação de ser observado pelos outros resultaria do reconhecimento de que os outros sabem. Assim, o processo psíquico aí presente configuraria o que o autor chama de delírio de observação normal. A normalidade desse delírio estaria garantida, conforme considera, enquanto permanecemos conscientes dos próprios estados internos. Enfim, o critério de normalidade de um delírio de observação residiria na participação da consciência nesse processo, ou seja, na manutenção de um conhecimento consciente sobre esses estados internos e sobre sua significação.

Em consequência, caberia perguntar: quando, então, uma projeção se tornaria anormal, resultando em delírios patológicos? Segundo o autor, quando se deixa de ter consciência acerca das referidas modificações internas, ou seja, quando se perde o contato com a significação dos estados internos; no exemplo *supra*, quando, por alguma razão, perde-se contato com a autocrítica e a autocondenação em relação a uma impropriedade fantasiada, deixando de reconhecer o sentimento de culpa, que se tornaria inconsciente.

Tudo se passaria, no caso patológico, como se, por meio do mecanismo de defesa de projeção, a significação dos estados internos não reconhecidos pela pessoa — tornados inconscientes —, fossem rejeitados e transpostos para fora, imputados a outras pessoas. Com isso, para o agente da projeção, apenas essas pessoas deteriam o saber não reconhecido por si mesmo, que passaria, em seu delírio patológico, a sentir-se perseguido e condenado injustamente ou assediado apaixonadamente por aquelas. Nos termos de Freud: "Se nos esquecermos disso [ou seja, da modificação em nossos estados internos] e nos restar apenas a premissão [o lado] do silogismo que conduz para fora, teremos a paranoia, com sua supervalorização do que as pessoas sabem a nosso respeito" (Freud, 1986c, p. 110).

Em outras palavras, a projeção como mecanismo de defesa patológico implicaria uma perda da referência conferida pelos estados internos — o não reconhecimento deles —, em consequência da qual um delírio de observação que poderia ser considerado normal passa a adquirir independência, impondo-se à pessoa como um conteúdo real proveniente de fora. Por isso, Freud considera a projeção entendida como patológica como resultante do uso exagerado ou abusivo de um mecanismo normal. Nas palavras do autor:

> É uma questão de abuso de um mecanismo que é muito comumente empregado na vida normal: a transposição ou projeção. Sempre que ocorre uma modificação interna, temos uma opção entre pressupor para ela uma causa interna ou externa. Quando algo nos barra a derivação interna, atemo-nos, naturalmente, à externa. [...] *Trata-se, portanto, de um abuso do mecanismo de projeção para fins de defesa.* (Freud, 1986c, p. 110).

Diferença análoga entre um uso normal de um mecanismo de defesa e seu abuso na patologia é reconhecida por Freud em suas reflexões sobre o quadro da neurose obsessiva, cujas hipóteses iniciais girariam em torno do mecanismo de substituição de ideias. Sobre o assunto, é ainda no Rascunho H que ele esclarece:

> Algo bastante análogo, a rigor, ocorre nas ideias obsessivas. O mecanismo de substituição também é normal. Quando uma solteirona idosa cuida de um cãozinho, ou quando um velho solteirão coleciona caixas de rapé, a primeira está encontrando um substituto para sua necessidade de um companheiro conjugal, e o segundo, para sua necessidade de... uma multiplicidade de conquistas. [...] Trata-se de equivalentes eróticos. [...] Esse mecanismo de substituição que atua normalmente, é excessivamente empregado nas ideias obsessivas – também neste caso para fins de *defesa*. (Freud, 1986c, pp. 110-111).

Conforme vimos em comentários a título de *Esclarecimentos Preliminares* acerca das inovações nosográficas propostas pelo autor, o trabalho de delimitação de um novo quadro clínico seria guiado pela identificação do mecanismo psíquico de defesa compreendido como um denominador comum, em torno do qual seria agrupada uma multiplicidade de sintomas dele originados. Nessa linha, ao longo de suas pesquisas clínicas e elaborações teóricas, seriam paulatinamente identificadas e isoladas pelo autor diferentes modalidades patológicas de defesa, ocupando as formulações freudianas sobre os mecanismos de defesa papel central na psicopatologia psicanalítica. Por outro lado, somos apresentados a uma concepção geral segundo a qual mecanismos de defesa seriam constitutivos do funcionamento psíquico normal, sendo compreendidas como patológicas as formas defensivas baseadas no uso exagerado ou abusivo daqueles.

Assim, para concluir estas ponderações sobre os mecanismos de defesa, vale destacar que, além de um emprego normal ou patológico, eles são empregados tanto diante de impulsos e desejos de origem endógena como contra estímulos provenientes do mundo externo. Conforme vimos, em relação a excitações originadas internamente, podem ser empregados mecanismos de defesa considerados normais, como a inibição ou contenção consciente de impulsos e desejos, ou mecanismos de defesa patológicos, como a repressão de um desejo e sua expulsão para fora da consciência. Nesse caso, tanto a inibição ou contenção normal como a repressão patológica constituem mecanismos psíquicos de defesa voltados, digamos, para dentro, ou seja, defesas que visam impedir a exteriorização de impulsos ou desejos.

Por outro lado, haveria, igualmente, mecanismos de defesa voltados para fora. A projeção não seria bom exemplo, pois consistiria em transposição para fora de conteúdos originados internamente. Mas Freud não deixou de considerar mecanismos de defesa especialmente orientados contra estímulos provenientes da realidade, ou seja, defesas contra percepções indesejáveis ou de cujo reconhecimento resultariam desprazer. Analogamente aos demais, também nesta classe de defesa teríamos a distinção entre mecanismos considerados normais e patológicos.

Por exemplo, como antes mencionado, é considerado normal ou mesmo desejável que recusemos ou rejeitemos alguma acusação ou imputação injusta. Esse tipo de defesa normal contra estímulos provenientes do mundo externo também apresentaria seu correlato patológico, na medida em que seu uso excessivo ou abusivo passa a predominar no funcionamento psíquico. Teríamos assim uma psique dominada por um mecanismo de defesa que, tardiamente em sua obra, Freud denominará renegação ou recusa da realidade [*Verleugnung*] (cf. o verbete *Recusa (— da realidade)*; Laplanche & Pontalis, 1967/2001, pp. 436-438).

Como se pode inferir, a predominância dessa modalidade de defesa patológica, mediante a qual seriam rejeitadas as percepções resultantes de estímulos externos desprazíveis ou inconciliáveis com certas tendências dominantes na psique, levaria a perturbações na relação da pessoa com a realidade, portanto à formação de sintomas incluídos entre as psicoses. Identificado e esboçado desde o início, as elaborações teóricas sobre o mecanismo psíquico de renegação ou recusa da realidade seriam tardias na obra de Freud (Bourguignon, 1980/1991a), mas elas se tornariam centrais na psicopatologia psicanalítica, particularmente nas explicações sobre o processo de formação das psicoses e das perversões (Freud, 1924/2011d; 19127/2014b).

Obviamente, restaria por esclarecer por que em um caso ocorreria uma repressão em vez de uma inibição normal, ou por que uma projeção adquire contornos patológicos ao invés de manter-se dentro de parâmetros considerados normais, ou ainda quais seriam os fatores determinantes para a prevalência de uma defesa normal ou uma recusa patológica da realidade. Trata-se aqui de um problema etiológico, conhecer os fatores responsáveis pelo aparecimento de uma determinada patologia ou a manutenção da saúde psíquica, tarefa à qual Freud não se furtará ao longo de suas investigações e que teria a ver com o problema já mencionado da escolha da neurose.

De todo modo, do ponto de vista dos mecanismos de defesa, a diferença entre o normal e o patológico consistiria, portanto, em uma questão de grau. Por isso, conforme veremos em comentários mais à frente, o processo de cura considerado pela ótica dos mecanismos de defesa pressupõe a superação de modalidades de defesa patológica como a repressão, por exemplo, em favor de uma inibição normal, o que dependeria da aquisição de novas capacidades psíquicas, cuja facilitação caberia ao tratamento psicanalítico.

4.3. *Especificidade da concepção psicodinâmica de Freud*

Além do entendimento de que nem todo conflito bastaria para levar a uma clivagem, outra observação apresentada por Freud na *segunda lição* diz respeito às diferenças evidentes verificadas entre as novas formulações sobre a resistência e a repressão na explicação da clivagem psíquica e as concepções de Breuer sobre a dissociação da consciência. Desde os comentários preliminares à parceria entre ambos, foi anunciado que, dentre as diferenças que teriam se imposto de forma crescente, destacar-se-ia a predileção de Freud por uma concepção aquisicionista na explicação da patologia histérica, centrada na hipótese de uma defesa voluntária contra lembranças patogênicas. Nessa linha de pensamento, a concepção sobre a repressão resultaria de um trabalho desenvolvido de forma independente. Em *Contribuição à história do movimento psicanalítico*, de 1914, Freud volta a tratar dessa divergência teórica, lugar em que apresenta esclarecimentos mais precisos. Esclarece ele:

> A primeira diferença entre mim e Breuer apareceu numa questão atinente ao mecanismo psíquico da histeria. Ele dava preferência a uma teoria ainda fisiológica, digamos; pretendia explicar a cisão psíquica dos histéricos mediante a ausência de comunicação entre diversos estados mentais (ou, como dizíamos então, "estados de consciência"), e assim criou a teoria dos "estados hipnoides", cujos produtos penetrariam na "consciência desperta" como corpos estranhos não assimilados. Eu compreendia a coisa menos cientificamente, enxergava tendências e inclinações análogas às da vida cotidiana e concebia a própria cisão psíquica como resultado de um processo de repulsa que então designei como "defesa" e depois como "repressão". Fiz uma breve tentativa de deixar os dois mecanismos coexistirem, mas como a experiência me mostrava sempre o mesmo, apenas um, logo minha teoria da defesa se contrapunha à teoria hipnoide de Breuer. (Freud, 1914/2012b, p. 181).

Além dessa diferença em relação às concepções de Breuer, vimos, pelos esclarecimentos apresentados *supra*, que, em relação aos fatores que levariam à dissociação psíquica, Freud afasta-se de concepções correntes, como a de Janet, que explicariam aquele fenômeno a partir de suposições baseadas na doutrina da hereditariedade, como a hipótese da degeneração. Nessa direção, vimos também nos comentários biográficos que, desde 1896, sobretudo em artigos publicados em francês, Freud busca demonstrar as limitações e lacunas da doutrina da hereditariedade, recusando-se a limitar suas hipóteses sobre a etiologia da histeria a essa espécie de petição de princípio. Assim, ao apresentar suas formulações sobre a teoria da repressão, outro dos fatores que concorreriam para o afastamento de Freud em relação a Breuer, Janet e outros autores, que compartilhariam de suposições baseadas na hereditariedade como recurso explicativo, evidencia-se na consideração de fatores dinâmicos que levariam à clivagem psíquica.

Com base em considerações dessa ordem é que, na *segunda lição*, Freud enfatiza a diferença de sua nova concepção psicodinâmica em relação aos autores mencionados. Diz ele:

> Agora os senhores veem onde a nossa concepção se diferencia da de Janet. Nós não derivamos a cisão da psique de uma inata deficiência do aparelho psíquico para realizar a síntese, e sim a explicamos dinamicamente, pelo conflito entre forças psíquicas contrastantes, nela enxergando o resultado de uma ativa oposição entre os dois grupamentos psíquicos. (Freud, 1910/2013c, p. 244).

A partir do reconhecimento da diferença entre sua concepção em relação à de Breuer, Janet e outros, Freud mostra por que as novas proposições teóricas baseadas na repressão não se aplicariam aos resultados obtidos no caso Anna O. Isso porque as observações clínicas realizadas por Breuer no referido caso não teriam utilidade para comprovar as proposições freudianas. Comenta Freud:

> Por outro lado, os senhores não devem tentar refletir sobre o caso da paciente de Breuer a partir da repressão. Essa história clínica não se presta a isso, pois foi obtida mediante a influência hipnótica. Somente quando os senhores excluírem a hipnose poderão notar as resistências e repressões e formar uma ideia adequada do verdadeiro processo patogênico. (Freud, 1910/2013c, p. 245).

Como vimos, a descoberta da resistência e as demais formulações sobre o conflito psíquico só teriam sido possíveis a partir do abandono da hipnose por Freud e da introdução de ensaios com o tratamento conduzido com pacientes em estado normal de vigília. Segundo o autor, os fenômenos manifestos nesse novo contexto clínico permaneceriam ocultos ao manejo de Breuer, pois encobertos pelo estado de sonambulismo hipnótico.

Quer dizer, a realidade clínica com a qual Breuer teria se deparado no tratamento conduzido de acordo com o método catártico seria muito diferente do panorama exposto ao olhar de Freud após o abandono da hipnose e a adoção da técnica da pressão no tratamento em vigília. Por isso, enfatiza o autor, só ao renunciar à hipnose é possível constatar a resistência e supor a repressão e um conflito psíquico. Isso porque "A hipnose esconde a resistência e torna acessível determinado âmbito da psique, mas, em troca, acumula a resistência nos limites desse âmbito, formando uma muralha que torna inacessível tudo o que está além" (Freud, 1910/2013c, p. 245).

Apesar da especificidade da abordagem freudiana e de suas diferenças em relação à de Breuer, das descobertas realizadas por este último, Freud preserva aquela reconhecida como a mais valiosa, a saber, a de que sintomas são a expressão de lembranças patogênicas — de traumas psíquicos. Ele passa então a reinterpretar a relação sintoma-lembranças patogênicas agora pela ótica da nova concepção psicodinâmica. Dada sua importância para a discussão a seguir, convém ler as palavras do autor sobre a releitura que se propõe a fazer sobre a problemática do sintoma:

> O que extraímos de mais valioso da observação de Breuer foram os esclarecimentos sobre o vínculo entre os sintomas e as vivências patogênicas ou traumas psíquicos, e agora não podemos deixar de avaliar essas percepções a partir da teoria da repressão. Não percebemos,

à primeira vista, como se chega à formação de sintomas partindo da repressão. Em vez de fornecer uma complicada argumentação teórica, quero retornar, neste ponto, à imagem que utilizamos anteriormente para a repressão. (Freud, 1910/2013c, p. 245).

Passemos, então, à seção final e examinemos, a partir da teoria da repressão e de uma concepção dinâmica sobre a clivagem psíquica, como Freud concebe o processo de formação de sintoma.

5. A fórmula de Freud para a formação de sintoma baseada na concepção dinâmica de clivagem psíquica

A partir da discussão sobre o papel da repressão e da resistência na clivagem psíquica, vimos que uma defesa repressiva pode entrar em operação diante da impossibilidade de se lidar com um conflito psíquico por meio de defesas normais. Desencadeada a repressão, o conteúdo inconciliável ver-se-ia expulso da consciência, tornando-se inconsciente. Vimos também que em suas reflexões clínicas Freud preserva a hipótese de Breuer do vínculo entre sintoma e trauma psíquico. Assim, se, para a nova concepção dinâmica dos processos psíquicos, lembranças de vivências inconciliáveis objeto de repressão tornam-se traumáticas, o sintoma passa a ser compreendido como expressão de um conteúdo inconsciente reprimido. Vejamos, então, em linhas gerais, como se daria o processo de retorno do reprimido até sua expressão na forma de sintoma.

5.1. Sintoma como formação substitutiva deformada de um desejo inconsciente reprimido: uma aproximação inicial

Conforme indicação apresentada na citação *supra*, para tentar esclarecer o processo de retorno do reprimido na formação de sintoma, Freud retoma a imagem antes exposta para ilustrar o mecanismo de repressão, na qual um ouvinte malcomportado é expulso da sala de conferências. Vimos então que a mera expulsão não teria sido capaz de pôr fim ao problema, pois, mesmo de fora da sala, o agente continuaria a perturbar o andamento da conferência, buscando a todo custo reentrar ao recinto, manifestando-se aos gritos e golpeando a porta contra a qual alguns dos ouvintes teriam sido obrigados a manter-se de prontidão. A imagem freudiana serviria de ilustração para o conflito psíquico desgastante gerado pela repressão, pois passaria a ser necessária a manutenção de uma resistência permanente contra o retorno do reprimido — o agente expulso.

Para explicar como se daria o retorno do reprimido na formação de sintoma, Freud parte desse ponto da metáfora, ou seja, parte da situação ainda mais desgastante gerada pela expulsão do agente perturbador. Na *segunda lição* o autor nos convida a imaginar a atuação do anfitrião e organizador do Ciclo de Conferências como um mediador na busca de uma solução para o conflito instalado. Nessa tarefa, entre exigências e concessões, a negociação entre as partes em conflito resultaria no estabelecimento de um acordo em torno de algumas condições. Por exemplo, mediante a promessa por parte do agente expulso de guardar silêncio e manter um comportamento minimamente condizente com o ambiente, deixando de perturbar o bom andamento da conferência, o organizador autorizaria a liberação das barreiras de contenção mantidas pelo grupo de participantes colocado contra a porta, franqueando sua reentrada à sala.

Em termos conceituais, esse tipo de acordo entre dois interesses opostos, que possibilitaria solucionar um conflito psíquico, é designado pelo vocabulário freudiano como uma formação de compromisso [*Kompromissbildung*] (cf. o verbete *Formação de compromisso*; Laplanche & Pontalis,

1967/2001, pp. 198-199). Já a nova postura mais bem comportada assumida pelo agente, mostrando-se praticamente irreconhecível em suas características manifestas quando comparada ao comportamento reprovável anterior, serviria para ilustrar outro conceito psicanalítico, imprescindível à compreensão da formação de sintoma e de outros fenômenos psíquicos. Trata-se do conceito de formação substitutiva [*Ersatzbildung*], que designa uma manifestação psíquica apenas aparentemente nova, como se portasse roupagens modificadas, cuja função seria ocultar sua face verdadeira, ou seja, no caso do sintoma, seu vínculo original com um conteúdo inconsciente reprimido (cf. o verbete *Formação substitutiva*; Laplanche & Pontalis, 1967/2001, pp. 202-203).

Voltando à metáfora freudiana, apesar da limitação da analogia, o compromisso estabelecido entre as partes em conflito para viabilizar a readmissão do agente expulso, condicionada à adoção de uma nova forma de se comportar na sala de conferências — no limite, um comportamento irreconhecível —, serviria para ilustrar algumas etapas do processo de formação de sintoma [*Symptombildung*] (cf. o verbete *Formação de sintoma*; Laplanche & Pontalis, 1967/2001, pp. 199-200).

Para tentar situar melhor algumas dessas definições, pode-se dizer que, diferentemente da visão de Breuer, em Freud o sintoma passa a ser compreendido: 1) de um ponto de vista psicodinâmico mais amplo, como a resultante de uma formação de compromisso entre interesses em conflito; 2) em termos dos processos envolvidos, como um produto especial da operação de alguns mecanismos psíquicos, mediante os quais o material inconsciente reprimido é submetido a transformações, das quais resulta sua deformação, de modo que, ao exteriorizar-se como perturbação anímica ou corporal, torna-se irreconhecível pela consciência; e 3) do ponto de vista de uma classificação conceitual, como pertencente à classe dos fenômenos concebidos como formação substitutiva do inconsciente.

Vale observar desde já que, entre os três conceitos — formação de compromisso, deformação e formação substitutiva —, pela importância da deformação para a compreensão do processo psíquico que leva à manifestação de sintomas, um estudo mais específico acerca dos mecanismos nele envolvidos será realizado no Capítulo XI. Isso porque, para a leitura aqui proposta, uma consideração mais demorada sobre a deformação, inicialmente designada por Freud como um processo psíquico intermediário entre o reprimido e sua expressão deformada como sintoma, mostra-se necessária à compreensão do alcance do conceito de formação substitutiva, ao qual veremos subsumidos, além das formações sintomáticas da histeria e das neuroses, uma vasta série de fenômenos investigados pela psicanálise.

Mas, para começarmos a manejar os conceitos ora introduzidos e obtermos uma visão aproximativa sobre o processo de formação de sintoma, convém retomar a síntese freudiana do relato do caso Elisabeth. Segundo a reconstrução do autor, o processo teria se iniciado pela repressão de um desejo, seguindo-se da necessidade de reunir forças psíquicas para impor resistência contra o retorno do desejo reprimido, com o que assistimos à instalação de um conflito psíquico duradouro e desgastante. Dada a tensão que caracteriza o conflito entre os impulsos derivados do desejo inconsciente reprimido e as forças da resistência, a constatação de um sintoma permitiria supor algum tipo de falha nos sistemas de defesa, daí a fórmula freudiana inicial segundo a qual o sintoma seria expressão de um conteúdo inconsciente reprimido.

Consideremos o sintoma mais chamativo no caso Elisabeth. Freud esclarece que, ao recebê-la em tratamento, a queixa principal centrava-se em dores crônicas nas pernas, conforme escreve na abertura do relato do caso: "No outono de 1892, um colega amigo pediu-me que examinasse uma jovem mulher que há mais de dois anos sofria de dores nas pernas e andava com dificuldade. À solicitação, acrescentou que considerava tratar-se de um caso de histeria" (Freud, 1895/2016d, p. 194). A partir das informações colhidas na anamnese, das fornecidas pelas associações livres da paciente ao longo do tratamento e das proporcionadas pelo aprofundamento da análise, Freud teria chegado a uma compreensão acerca do sentido inconsciente do sintoma, isto é, de que as dores nas pernas seriam expressão deformada ou desfigurada de um desejo reprimido pelo cunhado. A suposição seria a de que o aparecimento do sintoma corporal se deveria a alguma falha na resistência mantida pelas forças repressoras, cujos diques psíquicos não teriam sido suficientes para conter a intensificação e avanço dos impulsos de desejo. Tentemos representar esquematicamente a concepção freudiana da formação de sintoma como expressão deformada do reprimido (Figura 26).

Figura 26 - Esquema para o sintoma como formação substituitiva de um desejo reprimido

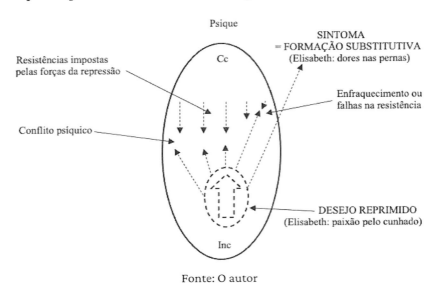

Fonte: O autor

Conforme mencionado, dado que Freud concebe o sintoma como uma formação substitutiva de um conteúdo inconsciente reprimido, faz-se necessário esclarecer o processo responsável pela transformação mediante a qual um desejo reprimido, não admitido pelas instâncias psíquicas superiores, adquiriria roupagens novas, revestindo-se de disfarces que o tornariam irreconhecível ao manifestar-se como sintoma, seja somático ou psíquico. Em Elisabeth, por exemplo, como explicar que um sintoma físico como as dores nas pernas pudesse consistir em manifestação de um desejo que a paciente, ainda que de forma reprimida e inconsciente, nutriria pelo cunhado? Por isso, a tarefa de Freud teria consistido em explicitar o trabalho psíquico de deformação do reprimido, suposição necessária para sustentar a tese de que o sintoma não consistiria senão em uma formação substitutiva.

Ao decompor o processo complexo que caracterizaria o retorno do reprimido na produção de sintoma, foi dito antes que Freud o compreenderá como resultante de uma formação de compromisso entre duas tendências em conflito, a do desejo inconsciente e a da resistência. Quer dizer, como na analogia com o papel desempenhado pelo organizador do evento na negociação das condições para a readmissão do agente perturbador ao recinto das conferências, a descoberta freudiana revela que o operador da repressão — e mantenedor da resistência — não deixa de ter participação no processo de formação de sintoma. Em outras palavras, conforme estudaremos em detalhes à frente, as deformações impostas ao desejo reprimido inconsciente transcorreriam sob a vigilância das forças da resistência. Em suma, por paradoxal que possa parecer, o próprio repressor e agente da resistência teria participação na formação de um sintoma histérico ou neurótico.

Em vista dessas variáveis complexas que envolvem a fórmula freudiana da formação de sintoma, o autor faz na *segunda lição* uma ressalva importante e instrutiva. Observa que, embora a analogia com o ouvinte expulso da conferência auxilie na compreensão da repressão e da resistência impostas contra o retorno do reprimido, sua contribuição para o esclarecimento do processo de formação de sintoma apresenta limitações. Isso porque, na ilustração, a suposição seria a de que um acordo satisfatório teria sido mutuamente respeitado, o que permitiria não apenas a readmissão do agente expulso, mas igualmente a liberação do grupo de participantes até então mantido em guarda contra a porta — como resistência contra os avanços e tentativas de reentrada indevida do agente —, dissolvendo assim o conflito e restaurando o andamento satisfatório da conferência. Ou seja, o acordo por meio da qual o agente excluído da sala teria recuperado seus direitos de ouvinte parece pressupor a restauração do estado anterior, no qual a conferência transcorreria sem maiores interrupções.

Por outro lado, considera Freud, apesar de resultar de uma formação de compromisso, o retorno do reprimido e sua manifestação na forma de sintoma implicaria desvantagens e prejuízos para a pessoa, não na restauração do estado psíquico anterior, de saúde, por exemplo. Em seus termos:

> ... estudando os doentes histéricos e outros neuróticos, chegamos à conclusão de que neles *fracassou* a repressão da ideia a que se liga o desejo insuportável. É certo que a impeliram para fora da consciência e da lembrança e aparentemente se pouparam uma enorme soma de desprazer, *mas no inconsciente o desejo reprimido continua a existir*, espreita por uma oportunidade de ser ativado, e então consegue enviar à consciência uma *formação substitutiva* para o que foi reprimido, deformada e tornada irreconhecível, à qual logo se ligam os mesmos sentimentos de desprazer dos quais o indivíduo se acreditava poupado mediante a repressão. (Freud, 1910/2013c, p. 246).

Em razão do desconhecimento das motivações inconscientes, o sintoma irromperia como um corpo estranho à consciência, uma formação substitutiva, podendo manifestar-se de diferentes formas na vida comportamental do paciente, seja sobrecarregando certas inervações corporais, dando origem a sintomas físicos — como as dores nas pernas em Elisabeth —, seja concentrando-se na esfera psíquica, levando a perturbações anímicas, como ideias obsessivas. Por isso, Freud conclui: "Tal formação substitutiva da ideia reprimida – o sintoma – é imune a ataques subsequentes por parte do Eu defensivo, e no lugar do breve conflito surge um sofrimento interminável" (Freud, 1910/2013c, pp. 246-247).

5.2. Dois problemas a serem investigados na sequência dos estudos: o prazer oculto sob o sintoma e o processo de deformação do reprimido

Como esperamos ter conseguido indicar, o processo de formação de sintoma distinguido por Freud apresenta um alto grau de complexidade conceitual, e, para compreendê-lo, precisaremos nos inteirar de outras hipóteses teóricas ainda não estudadas, necessárias ao esclarecimento de dois problemas: 1) um ainda não tematizado, relativo à satisfação inconsciente proporcionada pelo sintoma, ou seja, ao prazer oculto sob o sofrimento histérico e neuróticos em geral; 2) outro já mencionado anteriormente, relacionado aos principais mecanismos psíquicos responsáveis pela transformação do material reprimido em sintoma, o processo de deformação.

Para introduzir o primeiro problema, vale se perguntar por que a resolução de um sintoma neurótico se mostra tão trabalhosa e demorada. Em termos breves, porque, embora haja sofrimento manifesto, desprazer e dor reais, paradoxalmente, o sintoma envolve um ganho de prazer, uma satisfação não reconhecida, difícil de ser abandonada. Como explicar essa característica enigmática do sintoma histérico e neurótico, que ocultaria sob o manto do sofrimento uma satisfação inconsciente?

Afinal, pelas aproximações feitas até agora, a suposição freudiana sobre as deformações sofridas pelo reprimido só ajudaria a esclarecer o caráter estranho do sintoma em relação a suas motivações inconscientes. No caso de Elisabeth, por exemplo, mesmo contando com descrições apenas iniciais e ainda insuficientes sobre o processo de deformação, poderíamos talvez fazer algumas concessões e aceitar provisoriamente a palavra de Freud de que o sintoma principal da paciente — as dores nas pernas — seja expressão desfigurada do desejo reprimido inconsciente pelo cunhado. Mas e a suposição de um prazer oculto sob o sofrimento, de uma satisfação inconsciente secretamente auferida sob a dor do sintoma, como concordar com a plausibilidade dessa ideia?

De fato, o esclarecimento desse problema requer a consideração de certas hipóteses teóricas do autor, algumas das quais já mencionadas em *Esclarecimentos Preliminares*, mas que precisarão ser reunidas e discutidas em conjunto com outras formulações. Trata-se das hipóteses levantadas por Freud sobre o fator quantitativo envolvido nos processos psíquicos e as tendências reguladoras da economia psíquica. Como vimos ao examinar o trabalho em parceria com Breuer, seria de Freud a proposição da ideia segundo a qual o aporte de excitação no sistema nervoso ocasionaria um aumento de tensão interna que tende a impulsionar reações reflexas de descarga das quantidades aportadas. Tal funcionamento sugeriria a ideia de uma tendência operacional, cuja finalidade regulatória consistiria em evitar o acúmulo de excitações, a fim de manter a tensão interna em nível confortável.

No caso Elisabeth, o fator econômico diria respeito às excitações de caráter erótico investidas em representações ou ideias que conformariam o anseio pelo cunhado, como exemplificado pela fantasia de casamento. Consideradas muito cedo por Freud como propulsoras do funcionamento neuropsíquico, as excitações sexuais despertadas e gradualmente intensificadas, secretamente acalentadas pela paciente, expressariam em linguagem econômica um aumento de tensão interna. Isso significa que, além de poder ser considerada uma forma de realização de desejo, a exteriorização de parte da excitação erótica reprimida, na forma de uma fantasia de casamento aflorada ao leito da irmã falecida, corresponderia a uma reação de descarga impelida pela tendência à redução de tensão interna.

Por sua vez, a repressão que logo incidiria sobre a fantasia, expulsando da consciência não apenas seu componente ideativo, mas sobretudo as excitações eróticas mobilizadoras do desejo, levaria ao aporte de mais excitação ao volume de tensão já acumulado internamente, mantido inconsciente. Esse componente econômico do desejo reprimido é que seria compreendido por Freud como o fator motor da formação de sintoma. Isso porque, impulsionadas pela tendência à redução de tensão interna, as excitações eróticas acumuladas e mantidas reprimidas conseguiriam reencontrar posteriormente algum caminho de retorno, exteriorizando-se na forma de sintoma.

Resultaria dessas considerações a ideia de que o sintoma neurótico apresenta duas faces, sendo considerado não apenas uma formação substitutiva deformada do reprimido, mas principalmente compreendido como uma via alternativa de realização ou satisfação encontrada por um desejo proibido, mantido inconsciente. Em termos econômicos, mediante a formação de sintoma, as quantidades de excitação represadas ou os impulsos eróticos reprimidos teriam encontrado alguma via de exteriorização, de alívio parcial de tensão. Conforme buscaremos tornar mais claro a partir do exame das hipóteses econômicas de Freud, por mais que produza sofrimento e restrições às atividades normais da pessoa, a dor do sintoma — como as dores nas pernas de Elisabeth — encobriria um prazer simultaneamente auferido, ainda que se trate de satisfação parcial e inconsciente, que se dá por vias inusitadas em relação àquelas fantasiadas a partir do anseio original.

O segundo problema que pede por esclarecimentos tem a ver com o processo mediante o qual um desejo reprimido adquiriria novas roupagens, resultando em formações psicogênicas irreconhecíveis ao funcionamento consciente da pessoa. Conforme observado anteriormente, ao menos à primeira vista, como explicar a disparidade visível entre uma manifestação sintomática, como as dores nas pernas de Elisabeth, e um suposto desejo inconsciente? Faz-se necessário, portanto, conhecer as operações psíquicas, efetuadas por mecanismos específicos, que incidiriam sobre o material mnêmico reprimido, deformando-o ou desfigurando-o até sua exteriorização na forma de sintoma.

Analogamente às condições impostas ao agente expulso para ter franqueada sua reentrada à sala de conferências, cujas novas atitudes, ao menos em sua aparência, poderiam ser vistas como completamente distintas das que teriam motivado sua expulsão, a explicitação dos mecanismos psíquicos responsáveis pelas deformações e desfigurações às quais o desejo reprimido é submetido, conferindo-lhe uma nova roupagem, possibilitará a Freud fundamentar metapsicologicamente sua concepção de sintoma como uma formação substitutiva do inconsciente.

Mais importante: ao buscar elucidar os pormenores do processo de formação de sintoma, Freud compreenderá o papel central desempenhado por alguns mecanismos psíquicos elementares responsáveis por produzir deformações e desfigurações em conteúdos inconscientes, encontrando razões para generalizar essa descoberta para a explicação de outras fenômenos psíquicos. Ou seja, ele vai demonstrar que as ocorrências espontâneas comunicadas pelo paciente em análise, os sonhos, os atos falhos, os chistes, entre outros fenômenos, podem ser igualmente concebidos como formações substitutivas desfiguradas de conteúdos inconscientes.

A compreensão dos mecanismos que constituem o processo deformação adquirirá assim um lugar de destaque na teorização freudiana, não só nessa fase inicial, mas no amplo quadro da psicanálise. Porque, por meio dela, o autor será capaz de articular formulações sobre novos fenômenos aos conceitos que vinha forjando para dar conta da formação de sintoma, expandindo o tecido conceitual e a capacidade explicativa da metapsicologia em construção.

Em vista, portanto, da centralidade do processo de deformação do reprimido, não apenas na concepção psicanalítica de sintoma, mas para a compreensão de uma vasta gama de fenômenos psíquicos interpretados como formações substitutivas do inconsciente, o exame dos desenvolvimentos teóricos e das consequências técnicas dessa descoberta fundamental de Freud ocupará o restante dos capítulos deste volume. Mas, antes, abriremos um parêntese para reunir, no capítulo seguinte, algumas hipóteses mediante as quais o autor busca dar conta do fator econômico constitutivo dos processos psíquicos, cuja consideração é necessária para compreendermos a outra face do sintoma, o prazer oculto ou a satisfação inconsciente auferida às expensas do sofrimento neurótico.

CAPÍTULO X

UM RIO, DOIS CANAIS: EXPLORANDO ALGUMAS HIPÓTESES ECONÔMICAS DE FREUD PRECURSORAS À FORMULAÇÃO DO PRINCÍPIO DE PRAZER COMO REGULADOR DO FUNCIONAMENTO PRIMÁRIO DA PSIQUE

Vimos, pelo estudo dos conceitos de resistência e repressão, que na concepção emergente de Freud se destaca o dinamismo inerente a uma psique habitada por representações investidas de afeto, as quais acabariam conformando agrupamentos psíquicos com tendências opostas. Abriremos agora parênteses para explorar algumas hipóteses econômicas mediante as quais, desde o início de suas reflexões, Freud buscava dar conta do elemento quantitativo envolvido nos fenômenos neuróticos. Embora a consideração do fator econômico torne mais complexa a concepção freudiana sobre os processos psíquicos, ela possibilita, por outro lado, uma explicação mais precisa e fundamentada sobre certas manifestações observadas em formações substitutivas como o sintoma.

Convém esclarecer, porém, que, devido às indeterminações relacionadas à natureza das excitações que impulsionariam os processos psíquicos, sobretudo no período inicial da obra freudiana, nossa tarefa neste capítulo limitar-se-á a reunir algumas hipóteses aproximativas sobre o tema. Trabalharemos com ideias já conhecidas desde os comentários sobre o percurso intelectual inicial do autor para, a partir delas, explorar outras hipóteses relacionadas. Buscamos com isso circunscrever alguns elementos teóricos precursores à proposição do princípio de prazer como regulador do funcionamento primário da psique.

Apesar de fragmentários, esperamos que os subsídios teóricos reunidos possam servir para começarmos a compreender o enigma de uma satisfação inconsciente, oculta sob um sofrimento sintomático, conforme introduzido no capítulo anterior. Do ponto de vista dos estudos sobre a teoria psicanalítica, a expectativa é a de que não apenas possam contribuir para mostrar como fatores econômicos e dinâmicos se encontram indissociavelmente entrelaçados nas concepções de Freud, mas sejam igualmente úteis como considerações preparatórias aos estudos posteriores sobre o papel dos instintos na propulsão da atividade psíquica.

O capítulo encontra-se organizado em quatro seções. Começaremos pela exploração da imagem freudiana apresentada na *primeira lição*, do rio cujo leito se desdobra em dois canais, a fim de verificar sua utilidade para pensarmos alguns destinos possíveis dos afetos que resultariam em modalidades distintas de expressão sintomática. Na segunda seção, a partir da retomada de ideias freudianas já conhecidas desde os comentários sobre a parceria com Breuer, nomeadamente a tendência à constância das excitações intracerebrais, reuniremos outras hipóteses levantadas por Freud em *Projeto de uma psicologia*, de 1895, sobre os princípios que regulariam os processos neuronais e explicariam os desempenhos de um aparelho neuropsíquico. Além de serem vistas como precursoras de formulações posteriores sobre um aparelho psíquico, veremos que a exploração de tais ideias podem ser úteis à compreensão do sentido das formulações posteriores de Freud sobre o princípio de prazer.

Os apontamentos apresentados na terceira seção visam indicar como o aprofundamento paulatino das reflexões sobre o papel da realidade na regulação da economia psíquica possibilita a Freud descrever conceitualmente o funcionamento do psiquismo como resultante de processos complexos sustentados por dois princípios econômicos, o princípio de realidade e o princípio de prazer. Na medida em que as tendências estabelecidas por esses princípios podem opor-se mutuamente, sua consideração proporciona-nos um ponto de vista adicional que ajuda a ampliar nosso entendimento sobre o sentido do conflito psíquico. Na última seção, retomaremos a problemática da dupla face do sintoma, a fim de mostrar como a consideração do fator econômico envolvido nos processos psíquicos inconscientes é imprescindível para se compreender a tese freudiana do ganho de prazer que se esconderia sob o sofrimento neurótico.

1. A imagem freudiana do rio com dois canais e alguns destinos possíveis do afeto

Ao relatar na *primeira lição* as descobertas de Breuer de que sintomas histéricos seriam a expressão de lembranças de vivências desagradáveis carregadas de afeto, Freud utiliza-se da imagem de um rio que se desdobra em dois canais para ilustrar processos em que se verificariam uma conversão de afetos retidos na psique para inervações corporais. Vale reler as palavras do autor para depois comentá-las: "Se um rio flui por dois canais, num deles ocorre uma inundação quando a corrente do outro depara com um obstáculo" (Freud, 1910/2013c, p. 234).

Quer dizer, diferentemente de um fluxo quantitativamente normal de excitações, que se poderia considerar na circulação entre pensamentos e ações corriqueiras — como um rio cujas águas seguiriam por um único leito —, o processo de conversão histérica sinalizaria para um bloqueio em um dos canais e transbordamento do outro. Afinal, a formação de um sintoma corporal histérico resultaria de um excesso de afeto retido na esfera psíquica que, mediante conversão, teria se alastrado por certas inervações corporais, sobrecarregando-as e comprometendo as funções normalmente desempenhadas.

Mas a ilustração de Freud seria útil não só como figura auxiliar na compreensão do papel da conversão histérica de excitação psíquica represada na formação de sintomas corporais, ela serviria sobretudo como esboço de um modelo psicofísico elementar, a partir do qual se pode conceber diferentes destinos do afeto, senão vejamos.

Se considerarmos os dois canais em que se desdobram o leito de um rio como representação esquemática das dimensões psíquica e corporal do ser humano, a metáfora de Freud ajudaria a esclarecer sua concepção geral sobre a expressão das emoções. Quer dizer, o esquema freudiano serviria para exibir o processo de exteriorização física e psíquica das excitações originadas, tanto em desempenhos normais como em um funcionamento psíquico marcado por sintomas e sofrimentos de diferentes ordens.

Normalmente, as excitações originadas endogenamente tenderiam a fluir pelo organismo como um todo, distribuindo-se tanto pelas trilhas associativas de representações, ativando processos psíquicos da ordem do pensar e do fantasiar, como pelas inervações glandulares, vasculares e musculares subjacentes às funções endócrinas, motoras e corporais em geral. Poder-se-ia pensar a drenagem normal das excitações como uma condição para a manutenção do equilíbrio psicofísico. Nos casos normais, portanto, as excitações originadas tendem a ser drenadas pelas vias de exteriorização disponíveis, seja por meio da ação direta, quando possível, seja pelo pensamento. Para explorar alguns ensinamentos contidos na ilustração freudiana, representemos primeiro o esquema em que as excitações originadas endogenamente ou despertadas por estímulos externos são livremente exteriorizadas física e psiquicamente, isto é, fluem desimpedidas por dois canais (Figura 27).

Figura 27 - Esquema para o fluxo normal de excitações

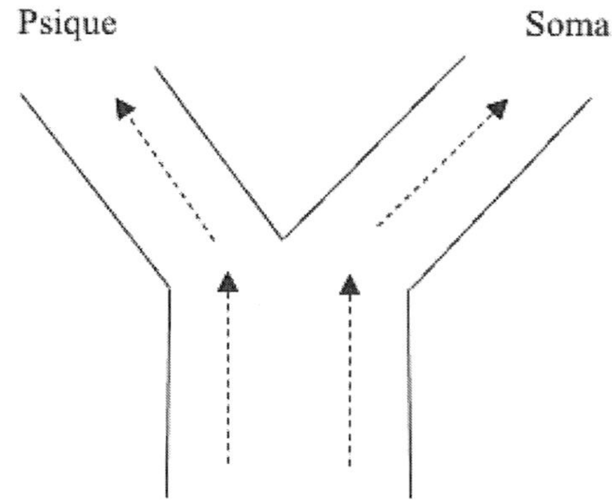

Psique   Soma

Fonte: O autor

Para os casos patológicos, vimos duas proposições, uma de Breuer e outra de Freud. Para Breuer, em razão da queda espontânea em estados hipnoides, lembranças carregadas de afeto restariam retidas numa porção secundária da consciência, inacessíveis às associações do pensar consciente. Na concepção dinâmica de Freud, por outro lado, obstáculos interpostos por forças defensivas constitutivas do próprio eu, na forma de uma repressão inicial e na manutenção de resistências posteriores, é que seriam as responsáveis pelo bloqueio das excitações originadas, investidas em representações de alguma vivência inconciliável, como na fantasia de casamento de Elisabeth, restando reprimidas na psique.

Nos termos da analogia freudiana, a obstrução imposta contra o escoamento normal pelo canal que representa a via psíquica ocasionaria o represamento de excitações, com a consequente intensificação do volume afetivo, o que levaria a um aumento de tensão interna. Com o refluxo afetivo alastrando-se pelas vias disponíveis — na linguagem conceitual de Freud, com a entrada em operação do mecanismo de conversão histérica —, parte das excitações poderia tomar a direção do canal colateral, das inervações corporais. Estas já contariam, porém, com uma quota de investimento normal, necessário para os desempenhos normais de suas funções, de modo que a sobrecarga de excitações sobre as inervações somáticas — expressa pelo transbordamento do canal correspondente — resultaria em perturbações funcionais, dando origem a sintomas histéricos, como as dores nas pernas de Elisabeth (Figura 28).

Figura 28 - Esquema para a obstrução do fluxo de excitações por via psíquica

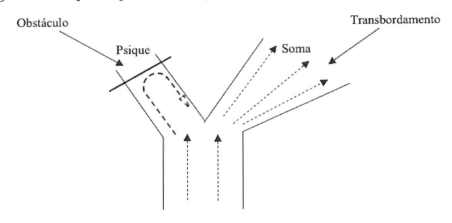

Fonte: O autor

No contexto da *primeira lição*, a hipótese econômica da retenção de afeto e do transbordamento afetivo, que serviria para explicar a formação do sintoma histérico, explicaria igualmente o sucesso relativo do método catártico de Breuer. Ao possibilitar a exteriorização adequada do afeto traumático — ab-reação —, as inervações corporais então comprometidas pela sobrecarga de excitações ver-se-iam aliviadas e restauradas suas funções normais anteriores; ou seja, seria restituído o equilíbrio excitativo e o fluxo normal pelos canais de exteriorização, o que se traduziria no desaparecimento do sintoma, ainda que temporariamente.

Quanto ao modo de operação da nova técnica terapêutica de Freud, as transformações anímicas implicadas na resolução de um conflito psíquico parecem impor limitações à potencialidade heurística do esquema fixo de um rio com dois canais. Isso porque um sucesso na nova modalidade de tratamento não envolveria apenas a restituição de um equilíbrio anteriormente existente na distribuição quantitativa das excitações, mas a conquista de um reequilíbrio interno dependeria de uma nova compreensão por parte do próprio paciente sobre os polos em conflito na experiência afetiva em tela. Tomando como exemplo o caso Elisabeth, a possibilidade de cura envolveria uma transformação da pessoa, ao menos no que concerne ao modo de lidar com um desejo até então reprimido, desfazendo-se da repressão e substituindo-a por modalidades normais de defesa, e/ou desenvolvendo condições internas para integrar o desejo à vida afetiva. No capítulo dedicado ao exame do emprego da técnica freudiana de tratamento consideraremos algumas indicações do autor sobre os destinos possíveis do desejo reprimido e as transformações anímicas inerentes ao processo de cura psicanalítica.

Prosseguindo com a exploração da imagem freudiana, assim como da obstrução do canal psíquico resultaria um transbordamento sobre o canal somático, poderíamos imaginar a situação inversa. No caso de existirem obstáculos contrários ao livre fluir de excitações pelo canal relativo às funções corporais, poderia resultar um transbordamento sobre o canal que representa a psique, levando à formação de sintomas psíquicos.

Além de descrições sobre alguns sintomas psíquicos relatados no caso Anna O., como estados de ausências e confusão mental, exemplos de perturbações funcionais resultantes da sobrecarga de excitações na esfera psíquica foram mencionados ao tratarmos do trabalho de inovação nosográfica de Freud, em particular na delimitação do quadro da neurose obsessiva. Neste, afetos concentrados sobre um complexo representacional reprimido, não exteriorizados pela fala, nem transpostos em ações ou elaborados psiquicamente pelo pensar, permaneceriam na esfera psíquica e sofreriam deslocamento para outra representação, em geral anódina, mas com alguma ligação secundária com o complexo reprimido, levando à formação de uma espécie de símbolo daquele. A partir dessa modalidade de substituição de representações, a representação substituta seria objeto de sobreinvestimento afetivo, podendo assim impor-se de forma repetitiva na cadeia de associação de ideias, dando origem ao que se denomina de ideias fixas ou representações obsessivas, sintomas típicos desse quadro clínico isolado por Freud. Esse estado de coisas poderia se figurado pelo seguinte esquema (Figura 29):

Figura 29 - Esquema para a obstrução do fluxo de excitações por via somática

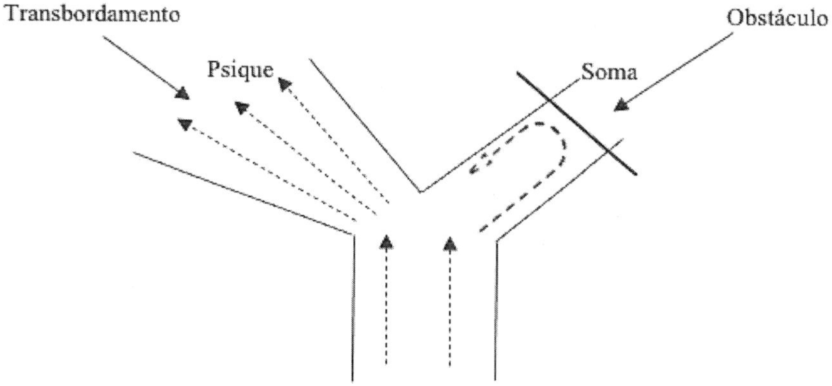

Fonte: O autor

Levando ao extremo a exploração da imagem freudiana, poder-se-ia imaginar uma situação econômica em que obstáculos impedissem as excitações originadas de fluírem livremente tanto em direção às exteriorizações somáticas como pelas vias da elaboração psíquica, o que ocasionaria um acúmulo incomensurável de tensão interna. Tratar-se-ia, obviamente, de uma situação fictícia, mas cujas implicações podem ser úteis para começarmos a compreender o papel do fator econômico sobretudo no caso de um desejo reprimido.

Um bloqueio completo das vias de exteriorização de afeto seria uma situação fictícia, porque, conforme as hipóteses com que Freud trabalharia ao menos desde *Tratamento psíquico*, de 1890, a expressão das emoções consistiria em um processo natural e involuntário. Significa dizer que as excitações originadas endogenamente ou estimuladas a partir de fora acabariam por encontrar meios de exteriorização, ao menos em algum grau — exteriorizações parciais —, pelas inervações glandulares, vasculares ou outras vias somáticas e psíquicas. Pensemos, por exemplo, na sudorese, no rubor, na taquicardia e outras manifestações corporais involuntárias.

Devido a esse fator involuntário é que vimos Freud observar, em *Tratamento psíquico* e em suas reflexões iniciais sobre a paranoia, que em certos casos a expressão das emoções seria pouco vantajosa, ao denunciar estados emocionais que a pessoa preferiria ou desejaria conservar em segredo. Ora, em que consistiriam os conteúdos reprimidos senão em estados emocionais análogos, diferenciando-se apenas pelo seu desconhecimento pela própria pessoa? Quer dizer, no caso do segredo, um estado emocional é conscientemente ocultado pela pessoa, enquanto, no caso do reprimido, por tratar-se de um conteúdo expulso para fora da consciência, um desejo — isto é, todo o estado afetivo que o caracteriza — resta desconhecido pela consciência. Em ambos, porém, em vista dos processos envolvidos na expressão das emoções, tanto o conteúdo mantido em segredo como o desejo inconsciente reprimido tenderiam a ser denunciados por exteriorizações parciais de afeto, formas indiretas de manifestação.

Ora, não parece difícil intuir que tal desvantagem, considerada por Freud como característica do processo de expressão de emoções, constituiria uma vantagem técnica no manejo clínico da histeria e outras neuroses. A propósito do papel da expressão das emoções no trabalho terapêutico, é o próprio Freud que o ilustra, ao indicar no caso Elisabeth as primeiras suspeitas levantadas a partir de certas reações emocionais curiosas manifestadas pela paciente durante um exame clínico. Nas páginas iniciais do relato do caso, ao descrever os principais sintomas, Freud considera, por exemplo, que, ao contrário de reações esperadas para dores de fundo orgânico, a fisionomia e expressões da paciente denunciariam certo prazer resultante da manipulação pelo médico de áreas do corpo comprometidas pelo processo doloroso. Nas palavras do autor:

> Mas quando se beliscava ou se pressionava a pele e a musculatura hiperálgica das pernas da srta. v. R..., seu rosto tomava uma expressão peculiar, mais de prazer que de dor, ela soltava gritos – como em meio a cócegas voluptuosas, não pude evitar pensar. (Freud, 1895/2016d, p. 197).

Para compreender a importância de exteriorizações emocionais parciais como a descrita por Freud, que serviria de ponto de apoio para inferências que visem o desvelamento de possíveis motivos ocultos sob o sintoma, vale também lembrar o considerado em comentários a alguns aspectos metodológicos da autoanálise de Freud, em particular do procedimento de inferência pelo qual se chegaria à conclusão sobre um estado de consciência no outro. Entre outras observações, vimos então que uma expressão emocional, como a manifestação de choro por parte de uma pessoa, possibilitaria inferir como predominante nela naquelas circunstâncias certo estado subjetivo, como o da tristeza, por exemplo. Como lá, o caráter inusitado e mesmo contraditório da expressão emocional de Elisabeth ao ser submetida ao exame clínico por Freud constituiria um indicador importante, obviamente articulado a outros levantados pelo terapeuta ao longo da análise e trazidos pela anamnese, a partir do quais se poderia levantar alguma hipótese de trabalho. Em suma, poder-se-ia esperar de hipóteses assim levantadas que se tornem progressivamente mais consistentes, até se chegar, quiçá, a um desenho satisfatório do quadro patológico e suas motivações inconscientes.

Resumindo, dado o caráter involuntário do processo que envolve a expressão das emoções, mesmo no quadro fictício cogitado, em que ambos os canais se veriam bloqueados, tal bloqueio não afetaria integralmente as excitações, pois alguma quota de afeto se veria exteriorizada. Em particular no caso das neuroses, significa dizer que, não obstante o trabalho da resistência, os afetos reprimidos tendem a encontrar algum caminho de exteriorização parcial, seja pelas inervações somáticas — glandulares, vasculares, musculares etc. —, seja por via psíquica, investindo cadeias associativas de representações que constituem o pensar, o fantasiar etc.

Numa exteriorização parcial do reprimido pela via psíquica, por exemplo, poder-se-ia cogitar que os conteúdos ideativos formados sejam mantidos voluntariamente em segredo ou inibidos, mas isso enquanto não alcançarem um montante insuportável e passarem a ser vistos como inconciliáveis com as representações e valores dominantes no Eu. Lembremo-nos da fantasia espontânea de Elisabeth ao leito da irmã falecida, de um ansiado casamento com o cunhado recém-viúvo, logo reprimida. Tentemos traduzir esse estado de coisas econômico pelo diagrama a seguir (Figura 30).

Figura 30 - Esquema para a obstrução do fluxo pelos dois canais

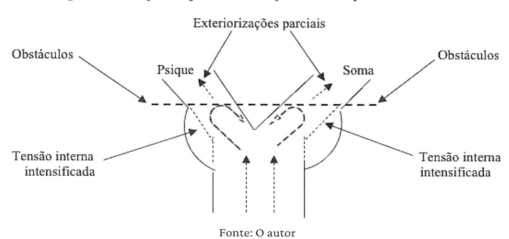

Fonte: O autor

Apesar do caráter fictício do esquema, será que não poderíamos nos interrogar sobre situações concretas, nas quais as excitações originadas encontrariam obstáculos em ambas as vias, impedindo sua exteriorização livre? Em nosso convívio coletivo, por exemplo, o que se passaria com as excitações originadas endogenamente ou despertadas por estimulação externa, como impulsos eróticos, impulsos agressivos etc.? Podemos exteriorizá-los espontaneamente, de forma livre e desimpedida? Conforme assinalado em comentários sobre o caráter sociocultural da repressão, devido à internalização de regras morais, padrões de convívio social e outros costumes culturais, constitutivos da vida coletiva, não nos vemos normalmente obrigados a conter a livre exteriorização de impulsos considerados inadequados a determinados contextos? Parece, portanto, que o esquema expressa muito mais do que uma situação fictícia, como aventada anteriormente.

Obviamente, as vias de exteriorização somática — pela fala e pelo agir — ver-se-iam mais prejudicadas do que a via psíquica, pois, embora haja barreiras socioculturais contra a exteriorização verbal e comportamental de certos impulsos e desejos, em certa medida nada nos impediria de pensar e fantasiar sobre. Caberia, então, perguntar-nos pelos destinos dos impulsos e desejos impedidos de satisfação, acumulados pela contenção imposta por barreiras sociais, barreiras essas compreendidas como diques inscritos psiquicamente em cada um de nós. Esperamos esclarecer algumas dessas questões ao longo dos capítulos subsequentes.

Como se pode notar, além de servir para destacar a dimensão econômica constitutiva dos processos psíquicos, a exploração da imagem freudiana do rio com dois canais tornaria mais clara a necessidade de considerar dois elementos centrais na teorização freudiana, a ideia de soma de excitação ou quota de afeto e a noção de representação. Como indicado em comentários sobre a trajetória intelectual do autor, mesmo antes da parceria formal com Breuer e das primeiras publicações sobre os fenômenos histéricos e neuróticos, Freud perseguia uma fórmula de caráter psicológico que levasse em conta esses dois elementos — representação e afeto —, como revelam os textos de 1891 sobre as afasias e sobretudo o de 1893 sobre as paralisias histéricas.

Em outras palavras, a compreensão de que toda representação é afetiva — expressão da conjugação entre representação e afeto, qualidade e quantidade, sentido e força etc. — traduziria a tese freudiana da inseparabilidade entre corpo e psique, defendida desde *Tratamento psíquico*, de 1890. Conforme ilustrado pelo diagrama sexual endereçado a Fliess em 1894, excitações sexuais originadas no interior do corpo seriam investidas em representações do grupo sexual psíquico, ativando e mobilizando processos associativos como o pensar, o fantasiar etc.; inversamente, a intensificação da carga afetiva na esfera psíquica tenderia a fazer deslocar as excitações para vias de inervação somática, colocando em atividade funções corporais normais, mediante as quais se buscaria algum objeto sexual favorável. Também seria pela via psicossomática que, dependendo da intensidade do afeto psiquicamente represado, este poderia sobrecarregar funções corporais, dando origem a sintomas, como descrito pelo mecanismo de conversão histérica.

Assim, embora descrito inicialmente com base em pressupostos fisiológicos, é importante guardarmos da imagem do rio com dois canais a exteriorização afetiva pelo duplo registro do corpo e da psique, pois esse modelo revelar-se-á útil em estudos posteriores sobre a concepção freudiana de instinto sexual, na qual reencontraremos considerações sobre as vias somáticas e psíquicas de exteriorização da sexualidade infantil, razão pela qual será compreendida como psicossexualidade.

Conforme indicado, retomaremos a seguir algumas hipóteses de Freud sobre a regulação do sistema nervoso, já conhecidas desde o trabalho conjunto com Breuer, a fim de mostrar como, articuladas a outras formulações do autor, conformariam as bases a partir das quais veremos assentadas algumas proposições sobre os princípios que regulariam os processos quantitativos subjacentes às funções psíquicas, como o princípio de prazer.

2. Explorando algumas hipóteses iniciais de Freud sobre a regulação dos processos neuronais: subsídios para a compreensão do sentido econômico do princípio de prazer

Em relação ao fator quantitativo inerente aos processos psíquicos, vimos, nos comentários à trajetória intelectual do autor, que ao menos desde 1890, conforme consignado em *Tratamento psíquico*, ele já reconhecia a importância do afeto na interação entre corpo e psique. Estados psíquicos reconhecidos como de elevada intensidade afetiva, como a euforia, a fúria, o arrebatamento sexual e as manifestações corporais que as acompanham, evidenciariam as influências exercidas pela psique sobre o corpo. Freud considera, no entanto, que estados psíquicos intensificados como os mencionados apenas destacariam o componente afetivo envolvido, tornando-o mais facilmente reconhecível; porque o afeto é compreendido como contraparte de toda atividade psíquica. Em outras palavras, para o autor, toda atividade representativa, como o raciocinar, o desejar, o fantasiar etc., encontra-se, em menor ou maior intensidade, investida de afeto. Por isso, como assinalamos, toda representação é afetiva.

Ainda em comentários ao percurso intelectual do autor, vimos que, no período de parceria com Breuer, o afeto passa a desempenhar papel central nas formulações sobre o mecanismo psíquico da histeria, encontrando-se diretamente relacionado à concepção de trauma psíquico como o responsável pelo aparecimento de um sintoma. Nesse contexto, com base em suposições sobre os desempenhos do sistema nervoso, Freud teria formulado a hipótese de que suas funções seriam reguladas por uma tendência a manter constante o nível de excitação. Examinemos então algumas das reelaborações freudianas sobre a regulação da economia psíquica apresentadas a partir dessa hipótese inicial.

2.1. Das suposições iniciais sobre uma tendência geral a manter constante a excitação intracerebral às hipóteses sobre a relação entre afeto e representação

A suposição seria a de que todo aumento de excitação no interior do sistema, seja originado endogenamente pela intensificação de carências corporais ou proveniente de estímulos externos, seria seguido de uma tendência a desfazer-se do excesso quantitativo Tal eliminação se daria mediante ativação de dispositivos motores e psíquicos, buscando restituir o estado anterior de equilíbrio. Convém retomar as palavras de Breuer, postas no capítulo teórico de *Estudos sobre a histeria*, de 1895, mediante as quais indica que a distinção de uma espécie de princípio derivado dessas suposições proviria de Freud. Segundo o autor, a "remoção do excesso de excitação é uma necessidade do organismo e aqui nos deparamos, pela primeira vez, com o fato de que existe no organismo uma '*tendência a manter constante a excitação intracerebral*' (Freud)" (Breuer, 1895/2016b, p. 279).

Ao buscar por fontes que corroborariam as indicações de Breuer sobre a autoria da hipótese da tendência à constância, encontramos, no rascunho de Freud à *Comunicação preliminar*, enviado ao parceiro em 1893, o esboço de um princípio geral de funcionamento do sistema nervoso. Nesse rascunho a tendência a manter constante o nível de excitação intracerebral era expressa por Freud nos seguintes termos:

> *O sistema nervoso aspira a manter constante dentro de seus recursos funcionais algo que se poderia denominar "soma de excitação", e realiza esta condição da saúde na medida em que soluciona por via associativa todo aumento sensível de excitação ou o descarrega mediante uma reação motora correspondente.* (Freud, 1940-1941/2006g, p. 190).

Note-se que a descrição de Freud da tendência à constância é apresentada em linguagem claramente neurofisiológica, pois trata-se de considerações sobre o funcionamento do sistema nervoso. Apesar disso, ela seria estendida e utilizada em suas tentativas de compreensão dos processos psíquicos. Tais imprecisões ou flutuações de sentido nas formulações freudianas perduram ao longo da etapa inicial das investigações do autor e devem-se às dificuldades enfrentadas ao lidar com a complexidade dos processos subjacentes à histeria.

Tentemos representar por meio de um esquema preliminar a formulação freudiana sobre a tendência à constância de excitação no sistema nervoso (Figura 31).

Figura 31 - Esquema geral para a tendência à constância das excitações intracerebrais

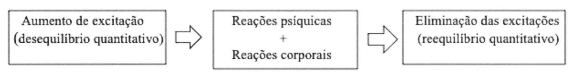

Fonte: O autor

Apesar dos esforços envidados para se chegar à formulação de uma explicação em linguagem mais psicológica para o fenômeno histérico, devido às dificuldades de esclarecimento que envolvem a relação do neurofisiológico e neuroanatômico com o psicológico, problema recorrente evidenciado sobretudo pelos estudos de 1891 sobre as afasias e de 1893 sobre as paralisias histéricas, por um bom tempo o autor transitará entre as fronteiras desses campos do saber científico, buscando, em hipóteses oriundas do domínio da neuropatologia, em que se tornara especialista, elementos que auxiliassem a pensar os processos psíquicos.

Esse tipo de extensão metodológica parece visível também no artigo publicado em 1894, intitulado *As neuropsicoses de defesa: Ensaio de uma teoria psicológica da histeria adquirida, de muitas fobias e representações obsessivas, e certas psicoses alucinatórias*. Segundo suas palavras:

> [...] nas funções psíquicas cabe distinguir algo (montante de afeto, soma de excitação) que tem todas as propriedades de uma quantidade – ainda que não disponhamos de meios para medi-la; algo que é suscetível de aumento, diminuição, deslocamento e descarga, e se distribui pelos traços mnêmicos das representações como o faria uma carga elétrica pela superfície dos corpos. (Freud, 1894/2023c, p. 61).

No texto, Freud considera essa formulação uma concepção auxiliar ao esclarecimento das propriedades do fator quantitativo subjacente às descrições de diferentes quadros clínicos que integrariam a classe das neuropsicoses de defesa. A hipótese de uma regulação do nível de tensão interna ajudaria a avançar na elaboração teórica de intuições anteriores sobre o papel do afeto na expressão das emoções e esclarecer processos que justificariam a ideia de que toda representação é afetiva. Conforme a citação, segundo essa concepção auxiliar, um elemento quantitativo, descrito ainda de maneira vaga como uma soma de excitação ou montante de afeto, ocuparia ou investiria os traços mnêmicos que constituem as representações ou ideias, deslocando-se pelas trilhas associativas, podendo concentrar-se sobre determinadas ideias, ser deslocadas de uma representação à outra, ou ser eliminada pelas vias disponíveis.

Essas descrições vagas, expressão das tentativas iniciais de Freud em compreender não só a regulação do nível das excitações investidas em representações, mas a equilibração das funções psíquicas como um todo, começam a ser formuladas em linguagem mais clara — ainda pautadas na consideração de processos que teriam lugar no sistema nervoso — no mais importante rascunho enviado a Fliess em 1895, posteriormente intitulado *Projeto de uma psicologia*. Vejamos então o que *Projeto* pode nos ensinar acerca de alguns princípios supostos pelo autor como reguladores de um aparelho neuropsíquico.

2.2. *Da ficção de um princípio de inércia neurônica à compreensão da tendência à constância como reguladora do funcionamento neuropsíquico: alguns comentários a partir de "Projeto de uma psicologia", de 1895*

No segundo semestre de 1895, após a publicação de *Estudos sobre a histeria*, Freud entrega-se a uma reflexão cujo objetivo consistia em explicar as funções psíquicas a partir de hipóteses neurológicas. Tais reflexões se encontram no manuscrito enviado a Fliess, posteriormente intitulado pelos editores da obra de Freud como *Projeto de uma psicologia* (Freud, 1950/2003a). Conforme preliminarmente introduzido em comentários ao percurso intelectual inicial do autor, encontra-se aí o esboço de uma concepção de aparelho neurônico, na qual são reunidas de forma mais precisa e contextualizada num quadro teórico mais abrangente suas hipóteses sobre os princípios reguladores da economia neuropsíquica. Segundo as palavras iniciais do autor, "O propósito [é][35] oferecer uma psicologia científica e naturalista, ou seja, expor os processos psíquicos como estados quantitativamente determinados de partes materiais capazes de serem especificadas e, com isso, torná-los intuitivos e livres de contradição" (Freud, 1950/2003a, p. 175).

Dois são os postulados de partida. Utilizando-se do conceito então recentemente introduzido no meio científico, o aparelho teria neurônios como base material, os quais seriam ocupados ou investidos por excitações, designadas no texto por um termo genérico, a saber, "quantidade"; dependendo da origem das excitações, o termo "quantidade" é abreviado, embora nem sempre de forma consistente ao longo do texto, respectivamente, pela letra Q, para quantidade exógena, ou Qη', para quantidade endógena — ou seja, Q seguida pela letra grega Eta, minúscula, acompanhada do sinal de apóstrofo, η' (cf. Gabbi Jr., 2003, p. 24, nota 3). A indeterminação presente no uso da nomenclatura — quantidade, Q ou Qη' — deve-se à dificuldade em caracterizar a natureza do componente econômico envolvido nos processos neuropsíquicos.

Conforme vimos, cerca de um ano antes, em *Neuropsicoses de defesa*, de 1894, o componente quantitativo das funções psíquicas vinha sendo pensado como uma soma de excitação ou montante móvel de afeto, em analogia a uma carga elétrica que se distribuiria pela superfície dos corpos. Apesar de continuar a fazer uso de uma nomenclatura vaga para designar o fator econômico, Freud apresenta em *Projeto* uma descrição mais precisa, se não sobre o que se pode entender por soma de excitação ou montante de afeto, ao menos sobre o dinamismo que lhe seria inerente, pois a quantidade é definida como o elemento responsável pela diferença entre os estados de repouso e de atividade que se verificaria no aparelho neurônico. Conforme suas palavras, a psicologia científico-naturalista "Concebe o que diferencia atividade de repouso como Q, submetida à lei geral do movimento" (Freud, 1950/2003a, p. 175). Significa dizer que o afluxo de excitações no aparelho, oriundas de estímulos externos ou de modificações endógenas, colocaria os neurônios em movimento, ativando os processos neuropsíquicos. Por outro lado, a eliminação das excitações possibilitaria o reencontro com o estado anterior de repouso.

Em harmonia com hipóteses presentes em textos anteriores, quantidades de afeto ou somas de excitação fluiriam pelas redes neuronais, podendo ser retidas e concentradas sobre determinados neurônios ou agrupamentos deles ou eliminadas pelas terminações neuromusculares, neuroendócrinas, neurovasculares etc. A base empírica a partir da qual Freud teria encontrado razões para generalizar a ideia de uma Q em circulação nos processos neuropsíquicos, que configuraria o ponto de vista econômico da metapsicologia em construção, é claramente indicada no texto. Escreve ele:

> Decorreu diretamente da observação clínica de patologia, em que se tratou em especial da ideia copiosamente intensa, como no caso de histeria e de compulsão, nos quais, como se mostrará, a característica quantitativa sobressai-se de forma mais pura que em [processos][36] normais. Processos como substituição, conversão, eliminação, que deveriam ter sido descritos ali, sugeriram diretamente a concepção da excitação n[ervosa] como quantidade

---

[35] Esclarecimentos entre colchetes no original.
[36] Esclarecimentos entre colchetes no original. Talvez por tratar-se de um rascunho de ideias compartilhadas com um amigo que acompanhava de perto a evolução de suas formulações, além do uso abreviado de Q para quantidade e N para neurônio, o texto de *Projeto* apresenta outras abreviações, para as quais o tradutor apresenta esclarecimentos entre colchetes.

em fluxo. Não pareceu ser ilícita uma tentativa que procurasse generalizar aquele conhecimento. (Freud, 1950/2003a, pp. 175-176).

Ao conceber um aparelho neurônico, Freud buscaria representar um dispositivo cujo funcionamento seria responsável por todas as manifestações de organismos complexos como os seres humanos, em particular as funções psíquicas, tanto em sua conformação patológica como os desempenhos considerados normais. Daí os desafios para a psicologia científico-naturalista esboçada em *Projeto*. Para se ter uma ideia sobre o engajamento do autor nessa empreitada, vale reler algumas palavras com as quais compartilha com Fliess as dificuldades enfrentadas ao buscar estabelecer uma articulação coerente entre as hipóteses apresentadas em *Projeto*. A carta é datada de 16 de agosto de 1895 e o trecho em questão já é de nosso conhecimento desde *Esclarecimentos Preliminares*. Freud escreve:

> A psicologia é mesmo uma cruz. Jogar boliche ou catar cogumelos, pelo menos, são passatempos muito mais saudáveis. Tudo o que eu estava tentando fazer era explicar a defesa, mas experimente só tentar explicar algo que vem do âmago da natureza! Tive que abrir caminho palmo a palmo através do problema da qualidade, do sono e da memória – em suma, a psicologia inteira. Agora não quero mais ouvir falar nisso. (Masson, 1985/1986, p. 137).

Apesar das dificuldades para se chegar a uma descrição coerente sobre a possível composição estrutural e o funcionamento de dispositivo tão complexo, o autor extrairá ensinamentos decisivos dessa espécie de experimento teórico, a partir dos quais veremos emergir uma teoria psicológica inovadora sobre o funcionamento de um aparelho análogo, o aparelho psíquico proposto em *A interpretação dos sonhos*, de 1900.

Em analogia ao sistema nervoso, o aparelho de *Projeto* seria concebido como um dispositivo reflexo composto por ramificações de neurônios, apresentando uma extremidade sensorial ou aferente, responsável pela recepção de estímulos, e uma extremidade motora ou eferente, por meio da qual excitações seriam eliminadas. Talvez possamos intercalar aqui a hipótese geral de Freud de uma tendência à constância das excitações intracerebrais, mencionada anteriormente, pois as excitações recebidas pela extremidade sensorial seriam eliminadas pela extremidade motora, restituindo ao aparelho seu estado de equilíbrio quantitativo inicial. Assim, o esquema da tendência à constância, exposto antes (Figura 31), serviria para ilustrar o processo reflexo que caracterizaria o desempenho geral do aparelho neuropsíquico.

Mas no texto de *Projeto*, ao refletir sobre o desenvolvimento desse aparelho hipotético, desde um desempenho elementar primitivo até as aquisições de capacidades psíquicas complexas, o autor teria alcançado a compreensão inicial necessária para formular em linguagem mais precisa suas hipóteses sobre os princípios que regulariam seu funcionamento.

Inicialmente, denomina princípio de inércia nervosa como a tendência segundo a qual o neurônio singular buscaria libertar-se do aumento de tensão ocasionado pela recepção de estímulos. Como o aparelho seria composto por redes de neurônios, o princípio de inércia concebido para um neurônio único é generalizado e compreendido como a tendência reguladora do funcionamento neuropsíquico como um todo (cf. o verbete *Princípio de inércia (neurônica)*; Laplanche & Pontalis, 1967/2001, pp. 361-363). Tentemos representar esquematicamente o princípio freudiano de inércia (Figura 32).

Figura 32 - Esquema para o princípio de inércia neurônica

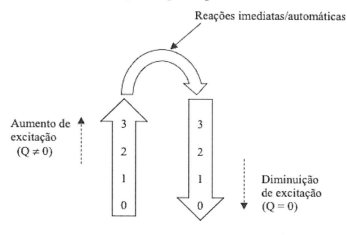

Fonte: O autor

Freud considera o desempenho regulado pelo princípio de inércia uma função primária do sistema neurônico, que corresponderia ao emprego da mesma quantidade de excitação recebida para custear as ações necessárias à sua eliminação, ou seja, "para entregá-la por meio da ligação com os mecanismos musculares e conservar-se, assim, sem estímulo" (Freud, 1950/2003a, p. 176). A função primária do aparelho seria baseada num funcionamento caracterizado pelo automatismo e imediatez, na medida em que todo aumento de tensão, que colocaria o aparelho em movimento, seria acompanhado de reações reflexas, por meio das quais a Q introduzida no sistema seria imediatamente eliminada, restituindo o estado inicial de repouso.

Para o autor, dado o caráter primário desse tipo de funcionamento, ele seria válido para pensar as operações desencadeadas em um aparelho primitivo diante de estímulos provenientes do mundo externo, em relação aos quais se poderia empregar a própria quota de excitação aferente para custear o acionamento de mecanismos de fuga. Por exemplo, diante de estímulos desagradáveis provenientes de uma fonte de calor e do aumento de tensão interna ocasionado, uma atividade motora reflexa entraria em operação para afastar-se dela, o que possibilitaria a um organismo reencontrar o estado anterior de repouso ou de quietude, isto é, de Q = 0.

Todavia, um funcionamento regulado apenas pelo princípio de inércia, mediante o qual estímulos exógenos seriam passíveis de eliminação integral por via reflexa, sendo empregados para acionamento de mecanismos de fuga, seria uma concepção demasiado limitada, válida talvez apenas para organismos elementares. Isso porque, com a complexificação estrutural e funcional adquirida ao longo da evolução, organismos complexos como os seres humanos receberiam, além de estímulos exógenos, principalmente estímulos endógenos, provenientes do interior do corpo; e contra estes últimos um desempenho primário como a fuga de estímulos, baseado no princípio de inércia, não se mostraria eficaz. Por quê?

Ora, porque excitações originadas endogenamente, relacionadas às necessidades corporais, como a carência de alimento; e às sexuais, por exemplo, requereriam, para sua resolução ou satisfação, desempenhos mais elaborados do que a mera fuga de estímulos. Por isso, ao refletir sobre os desempenhos necessários à adaptação de organismos como os seres humanos, Freud reconhece que o princípio de inércia seria violado desde o início, dando lugar à introdução de tendências de funcionamento menos rígidas e mais adequadas à sobrevivência e ao desenvolvimento. Dada a importância dessas hipóteses para nossos estudos, leiamos as palavras de Freud:

> Contudo, o princípio da inércia é violado desde o começo segundo uma outra relação. Com a complexidade [crescente][37] do interior [do organismo], o sistema nervoso recebe estímulos do próprio elemento corporal, estímulos endógenos, que devem ser igualmente eliminados. Estes se originam em células corporais e resultam nos grandes carecimentos: fome, respiração, sexualidade. O organismo não pode escapar deles, como no caso dos estímulos externos, não pode utilizar sua Q para a fuga de estímulo. (Freud, 1950/2003a, p. 176).

Reações motoras aleatórias, como a fuga, seriam inadequadas em face da estimulação endógena, pois, dadas suas características, as necessidades corporais persistiriam. Diferentemente de estímulos exógenos, cuja cessação pode ser alcançada mediante reações de fuga, estímulos endógenos seriam contínuos, razão pela qual aumentos de excitação experimentados como sensação desagradável de fome, por exemplo, só podem ser reduzidos sob certas condições, alcançadas mediante intervenção no mundo externo, como a busca e ingestão de alimento. Quer dizer, a fuga de estímulo — baseada no princípio de inércia — é ineficaz para lidar com necessidades corporais. Para eliminar excitações originadas endogenamente e cancelar temporariamente uma fonte de estimulação interna, é preciso que o agente realize intervenções específicas no mundo externo, denominadas por Freud ações específicas (cf. o verbete *Ação específica*; Laplanche & Pontalis, 1967/2001, pp. 4-6).

Além disso, diferentemente de reações reflexas automáticas e aleatórias, que podem ser custeadas com o emprego da própria quota de excitação introduzida pelo estímulo externo, Freud entende que por si só a quantidade de excitação originada endogenamente seria insuficiente para a realização das ações específicas requeridas, sendo necessário o recurso a quantidades extras de excitações. Porque, dependendo da intensidade das carências corporais e da multiplicidade de ações específicas requeridas, seria preciso um gasto maior de energia para efetuar ações coordenadas que sejam coroadas pela satisfação. Nos termos do autor:

> Para poder executar essa ação, que merece ser chamada de *específica*, é preciso um desempenho independente de Qη' endógena; em geral [é][38] superior a ela, pois o indivíduo está colocado sob condições que podem ser designadas como *necessidade da vida*. (Freud, 1950/2003a, pp. 176-177).

Ora, poder-se-ia perguntar, donde proviria tal *plus* de excitação necessário à realização de ações específicas? Obviamente do próprio organismo. Por isso, diz Freud, é preciso supor, em organismos complexos, a manutenção de uma reserva energética, um armazenamento de excitações, o que se traduz em tolerância de algum grau de tensão interna acima do nível de repouso, isto é, acima de Q = 0. É sobretudo por essa razão que o funcionamento neuropsíquico de organismo complexos como os seres humanos não deve ser regido pelo princípio de inércia. A suposição seria a de que, ao longo da evolução, organismos complexos devem ter aprendido a tolerar certo grau de tensão interna e armazenado Q suficiente para a realização de ações específicas necessárias à preservação da vida.

---

[37] Esclarecimentos entre colchetes no original.
[38] Esclarecimentos entre colchetes no original.

Além disso, diferentemente de reações reflexas primárias, ações específicas consistem em comportamentos selecionados, baseados em coordenadas preexistentes, fixadas como um hábito ao longo da experiência. No quadro das hipóteses freudianas, tais coordenadas seriam possibilitadas pelo que se denomina memória, função neuropsíquica básica para a aprendizagem e desenvolvimento de capacidades funcionais secundárias, mais complexas. Em relação à problemática da memória, já tivemos um contato preliminar com algumas das hipóteses freudianas, postas na carta a Fliess de 6 de dezembro de 1896, ao discorrer sobre o desenvolvimento das reflexões metapsicológicas do autor no período inicial de seu percurso intelectual. Essas hipóteses serão retomadas e mais bem exploradas ao estudarmos a teoria do aparelho psíquico de 1900, na *Segunda Parte*. Por ora, basta-nos guardar que, diferentemente da função primária, expressa pela fuga de estímulo mediante reações automáticas e imediatas, reguladas pelo princípio de inércia, ações específicas e outras atividades coordenadas, baseadas na seleção de registros previamente inscritos nos sistemas de memória, correspondem ao que o autor denomina de função secundária, biologicamente adaptativa.

Ao considerar o desenvolvimento biológico do organismo e as exigências crescentes impostas pelas necessidades da vida, que requerem desempenhos cada vez mais complexos, Freud busca demonstrar por que é exigido ao organismo aprender a armazenar e suportar o armazenamento de excitações em seu interior, contrariando a tendência ao repouso ou quietude, $Q = 0$, ditada pelo princípio de inércia. Por isso, conclui, o princípio de inércia, concebido originalmente como uma tendência primária de funcionamento, precisa dar lugar a uma nova regulação, caracterizada pela tendência a manter um nível constante de excitação, ou nível de Q diferente de zero, necessário à função secundária, à realização de ações específicas. Importante ler as palavras do autor:

> Com isto, o sistema nervoso é coagido a abandonar a tendência originária para a inércia, isto é, para nível = 0. Ele tem de permitir a ocorrência de armazenamento de $Q\eta'$ para satisfazer a exigência da ação específica. Na forma como o armazenamento se faz, mostra-se, no entanto, a permanência da mesma tendência, modificada no esforço de manter a $Q\eta'$ no menor nível possível, em defender-se contra a elevação, ou seja, em mantê-la constante. (Freud, 1950/2003a, p. 177).

Resumindo, para satisfazer carências corporais impostas pelas necessidades da vida, organismos complexos teriam sido levados a abandonar a tendência originária à inércia, ou seja, teriam sido obrigados a abandonar um funcionamento caracterizado por descargas reflexas de toda excitação que impusesse atividade ao sistema neurônico, visando manter-se livre de tensão e restituir o estado anterior de repouso. Com isso, uma nova forma de regulação seria instituída, passando o aparelho neuropsíquico a ser regulado por uma tendência análoga, mas caracterizada pela manutenção de um nível constante de excitação interna, nível esse diferente de zero, isto é, de $Q \neq 0$.

Levado assim pelas necessidades da vida, o organismo aprenderia a suportar o armazenamento de excitação em nível constante — ou seja, a manter um nível constante de tensão e de atividade ou movimento em seu interior —, reserva econômica exigida para garantir a realização de ações específicas (cf. o verbete *Princípio de constância*; Laplanche & Pontalis, 1967/2001, pp. 355-361). Dado que essa forma de regulação resultaria de uma modificação do princípio da inércia, tomemos o esquema esboçado para este último e efetuemos as adaptações necessárias para representar esquematicamente a tendência a manter constante o nível de excitação (Figura 33).

Figura 33 - Esquema para a tendência à constância

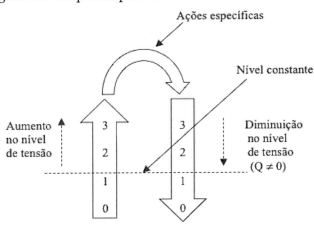

Fonte: O autor

Reencontramos assim na exposição analítica de *Projeto* ideias antes esboçadas, como as referidas desde o rascunho de 1893 à *Comunicação preliminar*, a tendência à constância das excitações intracerebrais. No entanto, a partir da presente exposição passamos a vislumbrar o quadro teórico no qual Freud trabalha, formado por hipóteses científico-naturalistas sobre um aparelho neuropsíquico. Nesse contexto, além de uma articulação mais consistente das hipóteses sobre a regulação da economia neuropsíquica, encontram-se justificativas teóricas que proporcionam uma compreensão mais bem fundamentada sobre o sentido biologicamente adaptativo da função secundária baseada na tendência à constância. Assim, nos termos da concepção proposta, uma tolerância em relação a certo grau de tensão interna ou quantidade de excitação mantida em nível constante consistiria em condição para a sobrevivência, pois necessário à realização de ações específicas, mediante as quais as necessidades vitais poderiam encontrar satisfação real.

Freud reconhece, porém, que a eficiência funcional de todo dispositivo biológico depende de certas condições, na ausência das quais pode sofrer perturbações funcionais. Nos termos do autor: "Todos os dispositivos de natureza biológica têm seus limites de eficiência, fora dos quais falham. Esta falha se exterioriza em fenômenos roçando o patológico, dando, por assim dizer, os protótipos normais para o patológico" (Freud, 1950/2003a, p. 185). Poder-se-ia pensar em situações sobretudo de grande elevação de tensão interna, imposta por carências corporais ou por estímulos externos, em que o aparelho deixasse de desempenhar adequadamente suas funções, comprometendo a eficácia de ações específicas ou mesmo vendo-se incapaz de coordená-las.

Obviamente, a extensão desse desarranjo pode alcançar desde pequenos desvios até comprometimentos em graus elevados de funcionalidade do aparelho. Quer dizer, dependendo da extensão da falha funcional, poder-se-ia esperar não apenas a exteriorização de fenômenos que roçam o patológico, como diz Freud, mas também a criação de condições neuropsíquicas para o retorno e predomínio de formas primárias de reação e exteriorizações comportamentais patológicas. Antes de retomar a discussão de uma dessas formas de exteriorização patológica, o sintoma, examinemos um fenômeno tido como intermediário que, no dizer de Freud, roça o patológico, a fim de verificar o que seu exame consegue nos ensinar sobre os princípios de regulação do funcionamento psíquico.

2.3. Importância da concepção econômica de Freud sobre a dor e o desprazer para a compreensão do princípio de prazer como regulador do funcionamento primário da psique

Uma das situações em que o aparelho neuropsíquico se tornaria disfuncional seria no caso da dor, compreendida por Freud como efeito da irrupção de quantidade demasiado grande de estímulos, que ocasiona um aumento repentino de tensão interna. Em face da penetração repentina de excitações em intensidade elevada, impulsionados pela tendência à constância, os mecanismos de reação disponíveis seriam automática e imediatamente colocados em operação, com vistas a desfazer-se do excesso de excitação.

Apesar de o aparelho contar com dispositivos protetores contra estímulos exógenos, como os órgãos dos sentidos, sua capacidade de filtragem seria sobrepassada pelo excesso quantitativo que caracteriza o fenômeno da dor. E, em razão das consequências funcionais decorrentes, a dor é considerada por Freud (2003, p. 186) como "o mais imperioso de todos os processos". Devido a urgência das reações defensivas desencadeadas e intensidade das descargas correspondentes, a dor deixaria marcas mnêmicas profundas no aparelho neuropsíquico, manifestas como lembranças duradouras de uma vivência dolorosa associada a um objeto ou situação hostis.

Não avançaremos aqui na discussão da vivência de dor e suas consequências patológicas, pois, além de ter sido introduzida em discussões sobre alguns aspectos metodológicos da autoanálise de Freud, ela será retomada na *Quarta Parte* ao estudarmos o desenvolvimento do aparelho psíquico proposto em *A interpretação dos sonhos*, de 1900. Basta-nos aqui lembrar que, segundo a concepção freudiana, a vivência de dor deixaria atrás de si uma tendência primária de funcionamento psíquico, marcada por reações automáticas e imediatas, manifesta não apenas pela fuga em relação ao objeto hostil e situações hostis similares, mas também a evitar a todo custo recordar-se de elementos relacionados à experiência dolorosa. Na medida em que sua eventual recordação seria acompanhada de sensações não necessariamente dolorosas, mas desprazíveis, a partir da consideração das consequências funcionais decorrentes do fenômeno da dor, Freud introduz a discussão sobre o par desprazer-prazer.

Em termos econômicos, desprazer seria caracterizado como uma sensação associada a um aumento relativo de excitação, enquanto prazer consistiria em sensação decorrente do rebaixamento de tensão proporcionado pela eliminação de excitações acumuladas. Nas palavras do autor, "*desprazer* corresponderia ao aumento do nível de $Q\eta$' ou ao crescimento quantitativo da pressão [...] Prazer seria a sensação de eliminação" (Freud, 1950/2003a, p. 190).

O desprazer apresentaria similaridade com a dor, pois ambos se relacionariam à elevação de tensão. No entanto, diferentemente da irrupção repentina de grandes quantidades de excitação de origem exógena, que caracterizaria economicamente a dor ou a sensação dolorosa, o desprazer estaria associado à elevação em nível menos intenso de excitação, por exemplo, ocasionada pela recordação de uma vivência dolorosa ou por acúmulo de excitações originadas endogenamente.

Na esteira das reflexões sobre as tendências reguladoras dos processos neurônicos, a consideração da série de sensações conscientes de desprazer-prazer leva o autor a valorizar a ideia já conhecida de uma "tendência da vida psíquica para *evitar desprazer*" (Freud, 1950/2003a, p. 190). Mais do que isso, porém, ele busca situar a tendência a evitar desprazer ao lado de sua formulação sobre o princípio de inércia. Em seus termos: "estamos tentados a identificá-la com a tendência primária para a inércia" (Freud, 1950/2003a, p. 190).

As considerações econômicas sobre o problema das sensações conscientes de desprazer e de prazer e sobretudo a compreensão de que reinaria no aparelho neuropsíquico uma tendência a evitar desprazer interessam ser destacadas, porque servem para indicar alguns dos elos intermediários de uma cadeia de reflexões que vai da hipótese sobre a constância das excitações intracerebrais às elaborações teóricas sobre o princípio de prazer como regulador do funcionamento propriamente psíquico. Por designar o estado de tensão aumentada, propulsor das reações do aparelho neuropsíquico e posteriormente do funcionamento psíquico em geral, a consideração das concepções iniciais de Freud sobre o desprazer e sobretudo da tendência a evitá-lo ajudam a compreender o sentido de suas formulações posteriores sobre o problema. A esse respeito, podem ser encontrados em textos posteriores ao *Projeto*, de 1895, como no capítulo teórico de *A interpretação de sonhos*, de 1900 (Freud, 1900/2019e), o emprego da expressão "princípio de desprazer" e, depois, em *Formulações sobre os dois princípios do funcionamento psíquico*, de 1911 (Freud, 1911/2010a), menção à expressão elíptica "princípio de prazer-desprazer" antes do emprego da forma sintética e definitiva "princípio de prazer" (cf. o verbete *Princípio de prazer*; Laplanche & Pontalis, 1967/2001, pp. 364-368).

Quer dizer, sobretudo "princípio de desprazer", utilizada imediatamente após as considerações apresentadas em *Projeto*, expressaria de forma mais direta e clara a ideia de que a vida psíquica, ao menos em seu modo primário de funcionamento, seria regulada pela tendência a evitar desprazer — a fugir de aumentos de excitação ou aumentos de tensão no interior do sistema. Embora a denominação "princípio de prazer" acentue mais fortemente a ideia de uma tendência a buscar prazer, entendido em termos econômicos como sensação consciente decorrente da eliminação de excitações acumuladas, do alívio de tensão interna, para uma compreensão de caráter didático em relação a essa tendência reguladora do funcionamento elementar do psiquismo, convém guardar a ideia de que o fator propulsor se encontra no desprazer, no aumento de excitação, na intensificação de tensão interna.

Para representar graficamente a tendência de funcionamento expressa pelo princípio de prazer, tomemos o esquema da tendência à constância e façamos algumas adaptações, conforme se segue (Figura 34).

Figura 34 - Esquema para o princípio de prazer

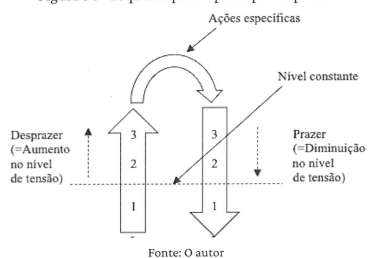

Fonte: O autor

Conforme aprenderemos pelo estudo da teoria freudiana dos instintos e da sexualidade infantil, à medida que o autor avança na compreensão teórica sobre o fator instintual como economicamente determinante nos processos psíquicos, mediante a formulação do conceito psicanalítico de instinto, a problemática do prazer passa a desempenhar um papel central em suas elaborações teóricas e clínicas. De todo modo, ao começar a explorar a concepção de Freud sobre a economia dos processos psíquicos, vimos que suas hipóteses sobre a regulação dos desempenhos de um aparelho neuropsíquico constituem subsídios teóricos úteis à compreensão do sentido econômico do par desprazer-prazer, base para a proposição do princípio de prazer como regulador da economia psíquica.

A consideração das formulações freudianas sobre a regulação dos processos psíquicos seria necessária a uma compreensão mais ampla e consistente de uma série de manifestações psíquicas, não apenas patológicas, como o sintoma neurótico, mas para um funcionamento considerado normal. Ao levá-las adiante, o próprio Freud compreenderia melhor as implicações da aproximação sugerida anteriormente entre a tendência a evitar desprazer — característica o princípio de prazer —, e a tendência primária à inércia, à busca de repouso, de quietude, de $Q = 0$. Ou seja, apesar de expressar uma tendência de funcionamento psíquico empiricamente verificável, o princípio de prazer explicaria apenas parcialmente o comportamento humano. Afinal, conforme ensina a experiência, o advento de uma tendência a conter o automatismo de reações imediatas de descarga e a suportar certo nível de desprazer seria uma condição não apenas para a vida em sociedade, mas para a própria sobrevivência do organismo humano.

Em outras palavras, ao levar em conta as imposições da realidade social ao longo do desenvolvimento psíquico do indivíduo, Freud compreende que, como tendência primária, o princípio de prazer — isto é, a tendência e evitar desprazer — ver-se-ia confrontado e inibido por uma tendência secundária, progressivamente introduzida no funcionamento psíquico. Para indicar alguns desses desenvolvimentos na concepção psicodinâmica do autor, antes de considerar o papel do fator econômico na elucidação do prazer oculto sob o sintoma, faremos um breve comentário sobre a introdução do princípio de realidade como uma tendência secundária de regulação dos processos psíquicos.

3. Breves indicações sobre o papel das hipóteses econômicas de Freud no aprofundamento da concepção psicodinâmica: a oposição entre princípio de prazer e princípio de realidade e a complexidade da regulação do funcionamento psíquico

Em que sentido a consideração da dimensão quantitativa e das tendências reguladoras do funcionamento psíquico pode contribuir para um aprofundamento na compreensão de processos dinâmicos como o do conflito psíquico? Ora, a consideração da dimensão econômica dos processos psíquicos tornaria evidente que Freud não concebe o conflito psíquico como uma mera oposição entre agrupamentos distintos de representações esvaziadas de energia, de força ou de afeto, como vimos desde *Tratamento psíquico*, de 1890.

Se, desde a carta a Fliess de 6 de dezembro de 1896 (Masson, 1985/1986), aprendemos que representações, ou registros mnêmicos de vivências, não devem ser compreendidas como meras imagens estáticas, fixadas de uma vez por todas, mas seriam de tempos em tempo retranscritas ou atualizadas de acordo com novas aquisições psíquicas, agora, com a consideração do fator econômico inerente aos processos psíquicos, compreende-se que tais agrupamentos mnêmicos se encontram carregados de afeto ou, como dirá mais tarde, investidos de excitações instintuais — de desejo erótico ou libido, no caso do instinto sexual. Significa dizer que, num conflito psíquico entre consciente e inconsciente, expresso por obstáculos sustentados pelo agrupamento psíquico formado por representações morais, estéticas etc. contra a realização de desejos considerados proibidos, encontram-se envolvidas quantidades de excitação ou conteúdos energéticos em oposição, enfim, forças em conflito.

Poder-se-ia inferir do exposto que o poder psíquico fundado em representações morais, estéticas e outros valores e ideais internalizados a partir da realidade sociocultural só será capaz de reprimir um desejo tido como inconciliável se, do ponto de vista econômico, dispuser de quantidade de energia suficiente para superar em intensidade as excitações instintuais eróticas, cujo fluxo quantitativo seria governado pela tendência primária a evitar todo aumento de desprazer. Ou seja, uma repressão só se torna possível quando a instância repressora for capaz de sobrepor-se ao automatismo de um funcionamento psíquico regulado pelo princípio de prazer, inibindo-o e impondo um novo regime funcional. Porque, conforme veremos em detalhes ao examinar o desenvolvimento da psicossexualidade, até que tal inibição secundária seja possível, predominariam as manifestações psíquica e comportamental primárias, governadas pelo princípio de prazer.

A consideração do fator econômico constitutivo da abordagem metapsicológica dos processos psíquicos possibilita assim compreender o conflito psíquico não apenas como uma oposição entre agrupamentos mnêmicos distintos, mas igualmente um confronto entre modos distintos de regulação econômica. Temos, assim, de um lado, uma porção da psique cujos processos seriam regulados pela tendência a evitar o acúmulo de excitações desprazíveis — princípio de prazer —, fazendo uso de todos os meios de descarga ou exteriorização disponíveis, em desconsideração a qualquer exigência imposta pela realidade; de outro, a parcela da psique regulada por tendências de funcionamento estabelecidas ao longo do desenvolvimento psíquico, a partir da observância às regras coletivas e da internalização de normas de conduta impostas pela vida em sociedade, como as ditadas pela moralidade e outros valores e crenças.

A este modo de regulação do funcionamento psíquico, baseado no autocontrole, caracterizado pela tolerância ou afirmação em face do desprazer e adiamento das descargas de excitação até que se verifiquem condições favoráveis à realização de um desejo, Freud (1911/2010a) denominará princípio de realidade (cf. também o verbete *Princípio de realidade*; Laplanche & Pontalis, 1967/2001, pp. 368-371). Em suma, o autor propõe um novo princípio econômico, cuja finalidade adaptativa consistiria em sobrepor-se ao princípio de prazer e introduzir uma regulação mais fina aos processos anímicos, baseada em exigências impostas pela realidade, entre as quais a moralidade.

Assim, ao menos a partir de certa etapa de seu desenvolvimento ontogenético, o psiquismo humano passaria a ser regulado por dois princípios opostos ou em conflito, o princípio de prazer e o princípio de realidade. A parte inconsciente da psique e os conteúdos que nela habitam seriam governados pela tendência a evitar desprazer — o princípio de prazer —, e os processos relacionados à esfera consciente tenderiam a ser regulados pelo princípio de realidade.

Considerando os estudos realizados até aqui, poder-se-ia inferir que a formação de um agrupamento coeso e suficientemente capaz de desempenhos orientados pelo sentido de realidade, por regras morais, estéticas etc., ou seja, um funcionamento psíquico regulado pelo princípio de realidade, resultaria de um desenvolvimento tardio no ser humano. E, dado que a repressão seria sustentada sobretudo pela força da moralidade, pode-se inferir também que uma instância repressora advém apenas secundariamente. Significa dizer, portanto, que, durante parte considerável das etapas iniciais da vida, prevaleceria no indivíduo humano a tendência a evitar desprazer, ou seja, um funcionamento primário governado pelo princípio de prazer.

Apesar de consistir em antecipações de formulações encontradas em etapas mais avançadas da teoria psicanalítica, sobretudo daquelas relacionadas ao desenvolvimento funcional do aparelho psíquico, esperamos que essas indicações relativas aos princípios reguladores do funcionamento psíquico e sobretudo sobre a concepção econômica geral de Freud contribuam como subsídios para as discussões que se seguem.

4. Para concluir: importância do fator econômico para a compreensão do prazer oculto sob a dor do sintoma

Para encerrar estes comentários sobre a dimensão econômica dos processos psíquicos, vamos retomar um dos problemas introduzidos na seção final do capítulo anterior, para tentar indicar como a consideração da noção de desprazer e da tendência do princípio de prazer é necessária ao desvelamento da face oculta do sintoma. Apenas ao considerá-la seria possível esclarecer o sentido econômico do prazer inconsciente subjacente ao sofrimento sintomático, exemplificado pela interpretação freudiana de que as dores nas pernas de Elisabeth ocultariam a realização parcial de um desejo reprimido pelo cunhado.

Tomemos, então, uma vez mais, o exemplo de Elisabeth. Com foco na situação econômica do caso, poder-se-ia dizer que, na origem da formação do sintoma principal da paciente — as dores na perna —, encontrar-se-ia um aumento de tensão interna, ocasionado por uma aspiração amorosa não admitida. A intensificação dos impulsos amorosos seria assinalada por uma sensação crescente de desprazer e/ou de dor. Teoricamente, em vista da regulação do funcionamento psíquico pela tendência a evitar desprazer — o princípio de prazer —, o aumento de tensão interna impulsionaria reações automáticas de descarga das excitações, almejando algum alívio.

Porém, como toda pessoa adulta, Elisabeth contaria com diques psíquicos a impedir a exteriorização livre de impulsos avaliados como inconvenientes ou proibidos, segundo regras morais e outros ideais e senso de realidade compartilhados, inscritos psiquicamente. Quer dizer, a suposição seria a de que, com a instauração de um princípio de realidade, um modo de funcionamento psíquico mais suave e adequado às exigências socioculturais buscaria sobrepor-se à tendência primária imposta pelo princípio de prazer, inibindo descargas intensas e imediatas. Não obstante a vigência de um princípio de realidade, o adoecimento da paciente denunciaria as insuficiências dos esforços secundários de inibição dos impulsos movidos pelo princípio de prazer e o consequente desencadeamento de repressão do desejo em algum momento precedente às manifestações sintomáticas, além de falhas na manutenção da resistência e o consequente retorno do reprimido na forma de sintoma.

Como observado em comentários a vinhetas do caso, em Elisabeth as exteriorizações parciais do desejo não teriam se limitado às vias corporais. Antes da agudização do quadro clínico, elas teriam se manifestado por via psíquica. As excitações correspondentes à aspiração amorosa teriam chegado a roçar os domínios da consciência, exteriorizando-se temporariamente por meio de uma fantasia ao leito da irmã falecida: "Agora ele [o cunhado] está livre e você pode tornar-se sua mulher". Dado seu caráter inconciliável e a impossibilidade de acolhê-la e integrá-la ao pensar consciente, a suposição seria a de que nessas circunstâncias as forças psíquicas representadas pela moralidade e outros valores teriam reprimido a fantasia de casamento, instaurando um conflito psíquico duradouro, do qual resultaria o sintoma mais chamativo, as dores nas pernas.

A fim de destacar o componente econômico, poder-se-ia dizer que em Elisabeth, por mais que em sua aparência o sintoma se revele uma espécie de corpo estranho, cujo sentido escaparia às capacidades de conhecimento consciente da paciente, o afeto ou as excitações eróticas subjacentes seriam aquelas originárias do anseio pelo cunhado, que ousara uma vez aflorar à consciência, mas sofrera o destino da repressão. Apesar de tornarem-se esquecidas — inconscientes —, as excitações investidas junto às representações que constituem o desejo frustrado em sua realização manter-se-iam ativas, intensificando a tensão interna em estado latente. Governadas pelo princípio de prazer, as excitações eróticas reprimidas estariam sempre prontas a apoderar-se de toda e qualquer via disponível de exteriorização que possibilitasse alguma redução de tensão interna.

Além disso, como reiteradamente assinalado, sobretudo em relação a excitações eróticas, por sua origem endógena, como vimos ilustrado pelo diagrama sexual apresentado no Rascunho G, enviado a Fliess no início de 1895, Freud (1986b) já as compreendia como geradas de forma contínua, acumulando-se e ocasionando um aumento crescente de pressão interna, impondo assim exigências igualmente crescentes em termos de descarga, de alívio de tensão. Quer dizer, na medida em que são produzidas de forma contínua por processos endógenos, as excitações eróticas tendem naturalmente a elevar o nível de tensão interna e a intensificar a tendência ao automatismo de reações que atendam aos ditames do princípio do prazer.

Dito de outro modo, a tensão reprimida, à qual se veriam continuamente aportadas novas quotas de excitação originadas endogenamente — assim como estimuladas a partir de fora —, tende a intensificar o conflito psíquico, exigindo esforços defensivos cada vez maiores, fazendo crescer a sensação de desprazer. A formação de um sintoma, como as dores nas pernas de Elisabeth, resultaria do rompimento do equilíbrio tenso expresso pelo conflito, liberando a tensão represada, ou quotas dela, que seriam convertidas para a esfera somática, sobrecarregando inervações corporais e perturbando as funções correspondentes. Por isso, ao exteriorizarem-se como sintoma, as excitações eróticas reprimidas — ou quotas dela — teriam reduzidas em algum grau o nível de tensão desprazível, encontrando por esse caminho uma forma de alívio, auferindo assim alguma quota de prazer, de satisfação parcial.

Recorrendo ao jogo de imagens sugerido pela metáfora freudiana do rio com dois canais, segundo a qual a imposição de obstáculos contra o livre fluxo por um dos canais levaria à inundação do canal adjacente, poder-se-ia dizer, em relação aos objetivos da repressão de impulsos eróticos, que consistiriam em impedir a exteriorização das excitações por ambos os canais. Ou seja, a defesa repressiva buscaria impedir tanto a exteriorização pela via somática, expressa pela fala ou pela ação, como psíquica, mediante o pensar, o fantasiar etc., situação fictícia que, como vimos antes, levaria ao transbordamento do rio e ao alagamento generalizado.

Ainda que concebível, como vimos pela consideração do processo de expressão de emoções, a possibilidade de bloqueios extremos permaneceria uma ficção. Podemos compreender melhor agora que sobretudo as excitações originadas endogenamente tendem, ao acumularem-se, a imiscuir-se por quaisquer brechas e a aproveitar-se de situações de enfraquecimento da defesa, tomando as vias de descarga disponíveis e exteriorizando-se em montantes parciais possíveis, porque são movidas pela tendência à descarga imediata, ditada pelo princípio de prazer. Quer dizer, não obstante os esforços da defesa, descargas automáticas de tensão impulsionadas pelo princípio do prazer seriam análogas aos processos evidenciados pela expressão involuntária de emoções, na qual, além de exteriorizações por via psíquica, como o despertar ou a intensificação do pensar e do fantasiar, dar-se-ia igualmente a ativação em algum grau de inervações musculares, vasculares, glandulares etc., as vias somáticas de eliminação parcial de excitações.

Portanto, um ensinamento que se poderia extrair dessas explorações sobre a abordagem econômica de Freud seria o de que prazeres parciais parecem constituir uma regra da vida psíquica, apresentando-se o sintoma como uma espécie de representante emblemático dessa regra no campo das neuroses. Apesar de inadequado e danoso para a pessoa, como produto de excitações reprimidas que teriam, ao menos parcialmente, alcançado algum sucesso na busca por exteriorização e descarga, o sintoma consiste igualmente em um meio de obtenção de prazer, um veículo de realização parcial de desejo. Do ponto de vista da tendência reguladora do funcionamento psíquico orientada para evitar aumentos desprazíveis de excitação — o princípio do prazer —, por mais que sofrimentos e prejuízos reais de toda ordem constituam a face manifesta do sintoma, em seu substrato econômico o sintoma consiste em uma formação psicogênica por meio da qual, de forma oculta ou inconsciente, auferir-se-ia alguma quota de prazer. Em suma, ainda que inconscientemente, o sintoma realiza desejo.

Com base nessas considerações, poder-se-ia dizer que as dificuldades enfrentadas na dissolução de sintomas histéricos e neuróticos não resultariam de mero apego do paciente ao sofrimento, por inúmeros que possam ser os benefícios secundários proporcionados pela enfermidade; antes, dever-se-ia ao prazer auferido inconscientemente, marca característica do sintoma neurótico. De forma mais correta, portanto, dir-se-ia que se trataria de um apego, mas não ao sofrimento, e sim ao alívio parcial de tensão proporcionado pelo sintoma; apego ou fixação da própria psique à satisfação auferida de forma inconsciente pela via de descarga de excitações reprimidas que constitui o sintoma.

Do ponto de vista de uma teoria da clínica, poder-se-ia dizer que se encontraria nesse prazer oculto proporcionado pela descarga inconsciente de excitações reprimidas, regulada pelo princípio de prazer, a razão principal das dificuldades que envolvem a resolução de um sintoma neurótico. Isso porque sua dissolução requer o abandono de uma forma cristalizada de redução de tensão desprazível, de obtenção de prazer. Far-se-ia necessário, portanto, facilitar a construção de vias alternativas não patológicas de satisfação, baseadas na realidade, capazes de substituir e compensar o prazer auferido pela via do sintoma. Em razão do apego ao prazer inconsciente inerente ao sofrimento manifesto, à cura psicanalítica estaria implicada uma transformação significativa no conjunto do funcionamento psíquico, ao longo da qual mecanismos de defesa patológicos, como a repressão, localizados na origem da formação de sintoma, teriam de dar lugar a modalidades adaptativas de defesa, capazes de inibir e elaborar psiquicamente e assim proporcionar outro destino ao desejo até então reprimido.

Se for assim, poder-se-ia perguntar, a partir do caso tantas vezes mencionado, quais seriam as condições psíquicas necessárias à superação das dores de amor constitutivas do sintoma de Elisabeth, senão o reconhecimento do desejo inconsciente reprimido e seu acolhimento e integração junto ao agrupamento psíquico associado ao eu oficial, ao repressor, portanto. Mais: como tornar possível tal integração, senão mediante trabalho reflexivo e experiências afetivas que envolveriam não apenas o desenvolvimento de alternativas criativas de prazer e satisfação reais, mas uma concomitante revisão de valores, ideais e crenças, em suma, uma transformação de si geradora de uma nova *Gestalt* psíquica, na qual as tendências repressoras e em consequência os sintomas não encontrariam mais razão de ser.

As considerações econômicas sobre o prazer e satisfação inconscientes operantes na enfermidade neurótica constituem assim não apenas pressupostos imprescindíveis à compreensão do sentido do sintoma, mas igualmente elementos teóricos que teriam possibilitado a Freud aprimorar o manejo do tratamento, buscando pensar formas de intervenção mais apropriadas à realidade psíquica revelada pelas investigações metapsicológicas. Porque, se as dores e os sofrimentos podem ser reconhecidos conforme as descrições verbais da pessoa acometida pelo sintoma ou inferida pelo observador a partir de outras reações manifestas pelo paciente, a apreensão do prazer oculto sob o conteúdo manifesto só pode se dar por mediação teórica, pelo recurso à conceituação sobre a economia psíquica que começam a dar corpo à metapsicologia.

No capítulo seguinte prosseguiremos com o estudo da formação de sintoma e teremos oportunidade de considerar mais de perto o fator econômico subjacente ao processo, mas então numa articulação mais ampla com a dimensão dinâmica e as hipóteses tópicas ou topológicas sobre a psique, que veremos começar a ser introduzidas por Freud. Fechemos então o parêntese aberto para introduzir esses esclarecimentos provisórios sobre a economia psíquica e sua regulação e retomemos o curso dos comentários às *Cinco lições*, buscando agora compreender o trabalho de deformação, que justificaria a tese freudiana do sintoma como uma formação substitutiva deformada de um conteúdo inconsciente reprimido. A partir dessa descoberta crucial para o aprofundamento da compreensão metapsicológica dos processos psíquicos, Freud ver-se-ia em condições não apenas de refinar e fundamentar melhor a concepção psicanalítica sobre as neuroses, mas consideraria legítimo estender o modelo explicativo do sintoma a uma série de fenômenos psíquicos igualmente compreendidos como formações substitutivas do inconsciente.

CAPÍTULO XI

AS DESCOBERTAS DE FREUD SOBRE O PROCESSO DE DEFORMAÇÃO DO REPRIMIDO NAS NEUROSES: IMPORTÂNCIA DAS HIPÓTESES SOBRE A DINÂMICA DAS REPRESENTAÇÕES E A ESTRATIFICAÇÃO DO PSIQUISMO PARA A COMPREENSÃO DO SINTOMA COMO UMA FORMAÇÃO SUBSTITUTIVA

Ao examinar a *segunda lição*, vimos que as formulações freudianas sobre a resistência, a repressão e o conflito psíquico, conceitos basilares da concepção dinâmica sobre a clivagem psíquica, articuladas às hipóteses sobre o componente econômico propulsor dos processos anímicos, introduzem uma concepção alternativa às então correntes sobre os fenômenos histéricos e neuróticos em geral. A partir desse novo quadro teórico é que Freud propõe a fórmula que constitui o conceito psicanalítico de sintoma: uma formação substitutiva deformada de um desejo inconsciente reprimido.

Tentaremos agora compreender ao menos aproximativamente como operariam os mecanismos psíquicos mediante os quais conteúdos inconscientes teriam suas características originais deformadas, tornando-se irreconhecíveis ao ganharem exteriorização na forma de sintoma. Introduzido no final da *segunda lição*, o processo de deformação é mencionado de forma recorrente ao longo da *terceira*, porque serve de fundamento para o assunto que ocupa a maior parte dessa conferência, a saber, o método da psicanálise e as principais manifestações psíquicas cuja interpretação levaria ao desvelamento de conteúdos inconscientes. A descoberta da deformação e seu reconhecimento como processo psíquico nuclear na formação de sintoma será decisiva não apenas para Freud firmar a base inicial da teoria psicanalítica e ampliar seu alcance explicativo, mas igualmente para aprimorar a técnica de tratamento.

Para se ter uma ideia das consequências decorrentes dessa descoberta, vale adiantar que, por um lado, Freud teria compreendido que a deformação não atua apenas na produção de sintomas, mas é capaz de explicar uma vasta gama de fenômenos psíquicos, compreendidos como formações substitutivas do inconsciente, como as ocorrências espontâneas comunicadas pelo paciente em tratamento, os sonhos, os chistes, os atos falhos, as manifestações transferenciais etc. Por outro lado, como decorrência lógica do reconhecimento desse denominador teórico comum à explicação de uma série de fenômenos — que justificaria falar, por exemplo, de identidade entre sintoma e sonho —, o autor compreende que a técnica desenvolvida para o tratamento de neuroses pode ser empregada na análise de outros fenômenos demonstrados como pertencentes à categoria das formações substitutivas. Como estudaremos, é com base nessa generalização que se pode igualmente falar de uma identidade entre a técnica de tratamento de neuroses e a técnica de interpretação de sonhos.

Todas essas formulações se encontram condensadas na exposição de Freud, evidenciando a importância do conteúdo da *terceira* das *Cinco lições de psicanálise* para a compreensão de alguns dos fundamentos teóricos do método psicanalítico e do campo de investigação inicialmente delineado para a psicanálise, razão pela qual os comentários elaborados para explicitá-lo ocuparão o restante deste volume. Além do presente capítulo, dedicado à exploração de algumas hipóteses que justificariam falar de descoberta do processo de deformação, buscaremos em capítulos subsequentes examinar as generalizações teóricas e técnicas propostas pelo autor com base nesse novo conhecimento.

Apesar de central para justificar a ampliação do alcance da teoria e da técnica psicanalíticas, dado o espaço restrito da conferência, Freud não entra na discussão dos mecanismos psíquicos que operariam as deformações do reprimido, limitando-se, na parte derradeira da exposição aí dedicada aos sonhos, a mencionar dois dos principais, o mecanismo de deslocamento e o de condensação. Descrições sobre o modo de operação desses mecanismos e de outros que operariam a deformação de conteúdos inconscientes são apresentadas principalmente nas análises sobre o processo de produção do fenômeno onírico em *A interpretação dos sonhos*, de 1900, mas que consistem em formulações demasiado avançadas para o estágio atual de nossos estudos.

Para tentar preencher essa lacuna, recorreremos a textos freudianos anteriores, já mencionados ou comentados parcialmente, a fim de reunir subsídios teóricos mais acessíveis que nos possibilitem um contato inicial com algumas hipóteses luminares sobre a dinâmica das representações, levantadas ainda no período de gestação da psicanálise, no capítulo intitulado *A psicoterapia da histeria*, integrante da obra conjunta com Breuer, *Estudos sobre a histeria*, de 1895. Acreditamos que tais hipóteses podem ser úteis a uma compreensão aproximativa acerca do modo complexo de operação dos dois mecanismos psíquicos mais salientes da concepção freudiana sobre a deformação, servindo também de preparação ao estudo de processos análogos, como os encontrados nas formulações mais avançadas de Freud, o trabalho do sonho e a sublimação.

Os comentários foram organizados em quatro seções. A primeira apresenta uma recapitulação e síntese sobre a formação de sintoma, a fim de destacar a ideia de retorno do reprimido, trajetória ao longo da qual seriam operadas as deformações do desejo inconsciente. Na segunda seção, para obter uma compreensão aproximativa acerca do modo de atuação da condensação e do deslocamento, dois dos mecanismos psíquicos responsáveis pela deformação do reprimido, buscaremos apoio em algumas hipóteses metapsicológicas iniciais, esboçadas por Freud no mencionado capítulo de *Estudos sobre a histeria*, de 1895. Conforme preliminarmente indicado em comentários ao percurso intelectual inicial do autor — na seção 2 do Capítulo III —, para tentar compreender as razões do caminhar tortuoso evidenciado pelas associações livres produzidas pelo paciente em tratamento, ele busca imaginar o modo como as representações correspondentes às recordações evocadas poderiam estar dispostas na psique do enfermo.

Por meio desse exercício — que se poderia qualificar de metapsicológico — é que o autor levanta algumas hipóteses sobre a dimensão espacial da psique, distinguindo estratos psíquicos concêntricos, perpassados por graus crescentes de resistência, encontrando-se as representações constituintes do material reprimido conectadas por trilhas associativas desde as camadas mais periféricas do espaço psíquico, próximas à consciência, passando pelos estratos intermediários, até um núcleo inconsciente. Além dessa distribuição espacial, o autor considera que as representações estariam associadas segundo outros critérios, como o que leva em conta seu conteúdo. Por este critério, Freud compreende que, a uma dada representação, pode estar associada uma multiplicidade de representações alheias, como se formasse um nó psíquico de feixes associativos. Apesar de complexas, com a consideração desse primeiro esboço de uma concepção inovadora sobre a espacialidade e o dinamismo inerente ao psiquismo humano, passamos a contar com subsídios teóricos úteis para pensar não apenas o modo de atuação dos mecanismos constitutivos do processo de deformação, mas também os modelos posteriormente elaborados pelo autor para tentar dar conta da estrutura e do funcionamento da psique.

Com base nessas hipóteses, na terceira seção tentaremos obter uma visão aproximada sobre o modo inconsciente de operação dos mecanismos de deslocamento e de condensação, responsáveis pelas deformações sofridas pelo reprimido até sua exteriorização como sintoma. Para finalizar, buscaremos na quarta seção explorar algumas das consequências decorrentes dessas novas hipóteses para alguns temas estudados em capítulos anteriores, cujo entendimento precisaria ser reconsiderado, relativizado ou ampliado; esse balanço também pretende servir de preparação para as discussões apresentadas em capítulos subsequentes sobre alguns dos desenvolvimentos que se verificariam no plano da teoria e da técnica.

1. Retomada e síntese de algumas ideias iniciais de Freud sobre o processo psíquico determinante das neuroses: retorno do reprimido e sintoma como formação substitutiva deformada de um desejo inconsciente

Ao acompanhar a reconstrução freudiana do processo de formação de sintoma, vimos que em sua origem encontra-se uma repressão, mecanismo de defesa mediante o qual um desejo considerado inconciliável com as representações dominantes no Eu ver-se-ia afastado para fora do pensamento e atividade motora conscientes. Apesar de reprimido, o conteúdo expulso da consciência guardaria toda sua vivacidade, passando a habitar o território aos poucos denominado por Freud como do inconsciente, onde seria mantido represado pela resistência duradoura sustentada pelo Eu.

O caso Elisabeth serviria para ilustrar a vivacidade inerente às representações carregadas de erotismo que constituem o complexo do desejo reprimido, pois continuariam investidas de excitações instintuais não satisfeitas; estas, devido à regulação pela tendência a evitar o desprazer resultante de aumentos crescentes de tensão — o princípio do prazer —, pressionariam para obter alguma forma de descarga. No quadro do conflito psíquico instalado, o aparecimento de um sintoma assinalaria o fracasso da resistência diante da pressão crescente do desejo inconsciente reprimido. Sobre esse processo, leiamos algumas palavras de Freud apresentadas no início da *terceira lição*:

> [...] estudando os doentes histéricos e outros neuróticos, chegamos à conclusão de que neles *fracassou* a repressão da ideia a que se liga o desejo insuportável. É certo que a impeliram para fora da consciência e da lembrança e aparentemente se pouparam uma enorme soma de desprazer, *mas no inconsciente o desejo reprimido continua a existir*, espreita por uma oportunidade de ser ativado. (Freud, 1910/2013c, p. 246).

Apesar dos diques psíquicos que constituem a resistência, o desejo reprimido e seus derivados apenas aguardariam pelo momento oportuno para apoderarem-se de representações alheias ou de inervações, a fim de retornarem à consciência e à motilidade verbal ou comportamental. O sintoma resultaria, portanto, do fracasso da resistência, isto é, do fracasso na manutenção das forças defensivas da repressão, sendo compreendido como expressão do retorno do reprimido. Em outros termos, as excitações eróticas relacionadas às representações inconscientes reprimidas teriam encontrado meios para deslocarem-se e transferirem-se para outras representações não reprimidas ou para inervações corporais.

Como estudamos, no caso de uma conversão do psíquico para o somático, tal deslocamento de excitação para inervações somáticas levaria à sobrecarga da função motora correspondente, perturbação funcional que se manifestaria como sintoma corporal, como as dores nas pernas de Elisabeth. Por outro lado, a permanência de excitações flutuantes na esfera psíquica, e seu deslocamento desde o complexo de representações do desejo reprimido em direção a representações alheias não reprimidas, sobreinvestindo-as, pode levar à formação de um sintoma psíquico, como ideias fixas ou ações obsessivas que se impõem de forma repetitiva e desinibida à cadeia de pensamento ou agir conscientes. Em suma, devido a uma resolução inadequada de um conflito inicial, mediante o desencadeamento de uma defesa patológica como a repressão e a intervenção de outros fatores inconscientes no processo de retorno do reprimido, no lugar de um breve conflito, a emergência de um sintoma neurótico leva à instalação de um sofrimento duradouro, pois imune às tentativas de resolução pelos esforços conscientes do Eu.

Mas por quais meios o sintoma adquiriria uma conformação tão distinta em relação ao conteúdo reprimido? Afinal, como evidenciado em Elisabeth, o sintoma principal do caso, as dores nas pernas, ao menos em sua aparência, nada parecia ter a ver com um suposto desejo pelo cunhado. Ao refletir mais detidamente sobre o processo que leva ao aparecimento de um sintoma é que Freud teria compreendido o papel desempenhado por alguns mecanismos psíquicos na deformação do conteúdo originalmente reprimido. Por consistir em desejo inconciliável com as normas vigentes no Eu, sob a pressão da resistência, o conteúdo reprimido ver-se-ia submetido a um processo de transformação de suas características, do qual resultaria uma configuração inteiramente distinta da original, o sintoma, compreendido como uma formação substitutiva daquele. Segundo os termos de Freud, ante alguma brecha na resistência, o desejo inconsciente

> [...] então consegue enviar à consciência uma *formação substitutiva* para o que foi reprimido, deformada e tornada irreconhecível, à qual logo se ligam os mesmos sentimentos de desprazer dos quais o indivíduo se acreditava poupado mediante a repressão. Tal formação substitutiva da ideia reprimida – o sintoma – é imune a ataques subsequentes por parte do Eu defensivo, e no lugar do breve conflito surge um sofrimento interminável. (Freud, 1910/2013c, pp. 246-247).

Como vimos no capítulo anterior, dado o fator econômico envolvido na formação de sintoma, sob a dor e o sofrimento manifestos, ocasionados pela sobrecarga afetiva de uma inervação corporal — como seria o caso das dores nas pernas de Elisabeth —, esconder-se-ia um ganho de prazer, uma satisfação parcial de um desejo proibido. Devido ao caráter sobredeterminado do sintoma, que contaria com múltiplos fatores causais, apesar do interesse consciente do paciente em livrar-se do sofrimento, esforçando-se em atender à regra freudiana de dizer livremente tudo que lhe vem à mente, seu apego inconsciente à satisfação inerente ao sintoma contribuiria para a manutenção da resistência. Para compreender esse aparente paradoxo, é necessário considerar, além do fator econômico constitutivo do desejo reprimido, outro conceito mencionado, o de formação de compromisso.

Conforme a analogia freudiana do mecanismo de repressão, ilustrada pela expulsão de um ouvinte malcomportado da sala de conferências, vimos que, em razão de prejuízos maiores decorrentes do conflito instalado entre as invectivas do agente para tentar retornar ao recinto e as barreiras impostas contra sua reentrada, a autoridade responsável pelo evento buscaria negociar algumas condições para sua readmissão à sala. Quer dizer, em analogia às negociações realizadas entre a autoridade e o agente expulso — por exemplo, que modificasse o comportamento criticável anterior e adotasse uma atitude minimamente adequada ao recinto —, o retorno do reprimido na forma de sintoma não resultaria senão de uma espécie de compromisso entre a agência repressora e mantenedora da resistência, o Eu, e as forças do desejo reprimido. Dito de forma breve, de acordo com a concepção freudiana de formação de compromisso, a participação do Eu é constitutiva da formação de sintoma.

Como anteriormente indicado, esse ponto de vista serviria para ilustrar a sobredeterminação ou causação múltipla do sintoma, pois não resultaria apenas da irrupção mecânica de impulsos reprimidos como corpos inteiramente estranhos à vida psíquica, mas de um compromisso em que tomam parte as forças egoicas da resistência, ainda que ele permaneça desconhecido para a consciência. Como na mudança de atitude evidenciada pelo ouvinte antes malcomportado ao ser readmitido à sala de conferências, em relação ao qual se poderia imaginar um agir quase como fosse outra pessoa, o conteúdo inconsciente reprimido sofreria transformações psíquicas que fariam dele figura irreconhecível à consciência. O sintoma passaria assim a ser concebido como uma formação substitutiva deformada de um desejo reprimido, tornando-se o processo de deformação central na concepção psicanalítica sobre as neuroses.

Para tentar representar graficamente esse estado de coisas, retomaremos o esquema da formação de sintoma, mas, em vez de uma seta pontilhada linear, como utilizada em ilustrações apresentadas até agora, faremos uso de uma seta pontilhada em zigue-zague para indicar com maior destaque a atuação do processo de deformação (Figura 35).

Figura 35 - Esquema para o processo de deformação na formação de sintoma

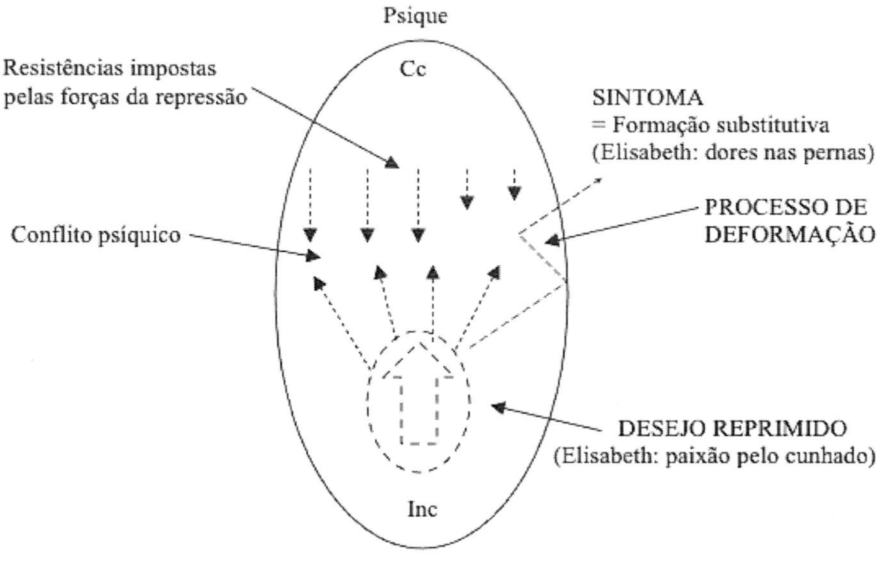

Fonte: O autor

No quadro do conflito entre as pressões do desejo inconsciente reprimido e a contrapressão da resistência, aquele encontraria meios de escapar à vigilância desta e retornar à consciência, dando origem a sintomas. Dado, porém, que em suas características manifestas o sintoma nada teria a ver com um suposto desejo reprimido, essa diferença restaria por ser explicada. Afinal, além do aproveitamento das intuições de Breuer sobre a relação entre trauma psíquico e sintoma, as suspeitas de Freud de que uma formação sintomática seria expressão do reprimido inconsciente teriam sido reforçadas pelos resultados do trabalho terapêutico. No caso Elisabeth, por exemplo, apesar da interrupção do tratamento, o desvelamento do desejo inconsciente reprimido e sua reintegração ao pensar consciente teriam sido acompanhados pela melhora relativa no estado geral da paciente, como o autor viria a saber posteriormente. Em suma, se o sintoma for compreendido como uma formação substitutiva deformada do desejo reprimido, restaria por explicar como se daria a transformação deste naquele; daí a necessidade de explicitar o processo de deformação.

Mas como se dariam as transformações psíquicas que confeririam uma nova roupagem ao conteúdo de um desejo expulso da consciência pela repressão? Em outros termos, por quais meios se daria a transformação do reprimido em sintoma? Foi assinalado que, entre os mecanismos psíquicos que atuariam nesse processo, dois dos principais seriam a condensação e o deslocamento. Assim, para tentar obter uma compreensão aproximativa sobre o modo como operariam esses mecanismos, começaremos pela consideração de algumas hipóteses metapsicológicas iniciais de Freud, mediante as quais busca descrever o palco psíquico no qual se desenrolaria a dinâmica das representações subjacente ao processo de deformação de conteúdos inconscientes reprimidos[39].

---

[39] Dado que encontramos entre as edições de Freud em português termos distintos para designar o processo de transformação do reprimido, convém apresentar alguns esclarecimentos sobre nossa preferência pelo termo "deformação", não apenas porque esse processo é central para a compreensão da exposição aqui desenvolvida, mas principalmente pelo papel-chave desse conceito no interior das concepções de Freud. Vimos que no âmbito das *Cinco lições* ele é mencionado pela primeira vez no final da *segunda lição*, mediante o qual o autor busca mostrar por que o sintoma em psicanálise precisa ser compreendido como uma formação substitutiva deformada do reprimido. O termo empregado por Freud no original alemão é *Entstellung*, sendo apresentado de forma mais explícita, na cronologia das publicações do autor, em descrições sobre o processo de formação de sonhos, assunto que ainda não estudamos e que só examinaremos em linhas gerais à frente. Para fazermos uma ideia desse uso, bastaria dizer que, analogamente ao sintoma, o que se denomina sonho, isto é, as imagens e sensações de vivências tidas em estado de sono e das quais nos recordamos ao despertar, é concebido como uma outra formação substitutiva de conteúdos inconscientes. O autor propõe então a distinção entre um conteúdo manifesto do sonho — o sonho como recordado — e um conteúdo onírico latente — o desejo inconsciente. Pois bem, o processo de deformação na teoria freudiana sobre os sonhos é concebido justamente para explicar a transformação do conteúdo latente em conteúdo manifesto. Em *A interpretação dos sonhos*, de 1900, Freud dedica um capítulo inteiro para esclarecer as deformações às quais os conteúdos oníricos latentes ou inconscientes seriam submetidos ao longo do processo de fabricação de sonhos. O capítulo é intitulado *Die Traumenstellung*, a deformação do sonho ou a deformação onírica, para o qual encontramos diferentes traduções. Entre as versões brasileiras de Freud produzidas direto do alemão, Paulo César de Souza, por exemplo, traduz por *A deformação onírica*, enquanto Renato Zwick emprega *A distorção onírica*. Na versão em castelhano, o tradutor José Luis Etcheverry verte o título de Freud por *La desfiguración onírica*. Todas essas versões do livro dos sonhos de Freud já foram mencionadas e referenciadas. Para melhor nos situarmos diante dessas diferentes opções de tradução, e a fim de justificar nossa própria opção, vimos em consulta ao dicionário que o verbo *entstellen*, cujo substantivo correspondente é *Entstellung*, apresenta alguns dos seguintes sentidos: "1) tornar algo ou alguém feio [*hässlich machen*], distorcer [*verzerren*], deformar ou desfigurar [*verunstalten*], mutilar [*verstümmeln*], como nas expressões 'o cadáver estava horrivelmente deformado/desfigurado [*die Leiche war grässlich esntstellt*]'; 'ele estava deformado/desfigurado pelo ferimento (até se tornar irreconhecível) [*durch die Verletzung war er (bis zur Unkenntlichkeit) entstellt*]'. 2) falsificar/adulterar algo: falsificar [*fälschen*], adulterar [*verfälschen*], apresentar como falso [*falsch darstellen*], como nas expressões 'reproduzir de modo deformado/desfigurado/distorcido o conteúdo de uma carta, um acontecimento [*einen Vorfall, den Inhalt eines Briefes entstellt wiedergeben*]'; 'redigir um relatório de modo distorcido/deformado/deturpado [*einen ~den Bericht schreiben*]'; 'falsificar/deformar/desfigurar/distorcer um texto [*einen Text ~*]" (Wahrig, 2000, p. 292). Como se pode notar, segundo os usos indicados pelo dicionário, as opções de todos os tradutores listados anteriormente — deformação, distorção e desfiguração — recobririam, com algumas diferenças de ênfase, o sentido veiculado pelo verbo *entstellen* e pelo substantivo *Entstellung*. No caso dos sonhos, parece-nos adequado o uso de distorção — tanto quanto de deformação e desfiguração —, por exemplo, na expressão: o sonho é uma formação distorcida/deformada/desfigurada de um conteúdo latente. O sonho, porém, é apenas uma das formações substitutivas, como aprenderemos. No caso do sintoma, parece que o uso de distorção se verifica prejudicado em face das duas opções alternativas. Isso porque dizer que o sintoma é uma formação psíquica distorcida do desejo reprimido parece uma forma de expressão um tanto fraca se comparada a expressões como: o sintoma é uma formação psíquica deformada ou desfigurada do desejo reprimido. Por exemplo, se retomarmos os exemplos fornecidos pelo dicionário, parecer-nos-á que o sentido das transformações sofridas pelo reprimido no sintoma teria menos a ver com falsificações ou distorções que podem ser produzidas em textos e documentos, e mais com algo como: "ele foi desfigurado/deformado pelo ferimento (até se tornar irreconhecível)". Em nossa exposição, para acompanhar o processo de nascimento da psicanálise, o foco da análise recai sobre os processos psíquicos inconscientes distinguidos por Freud inicialmente em suas investigações sobre as neuroses, depois no trabalho com os sonhos e outros fenômenos. Ora, na concepção sobre as neuroses, tais processos psíquicos inconscientes, que consistiriam em elos intermediários distinguidos inicialmente entre o reprimido e o sintoma e entre conteúdos latentes e o conteúdo manifesto do sonho,

2. Algumas hipóteses metapsicológicas iniciais de Freud sobre a dinâmica das representações e a estratificação do psiquismo: subsídios para uma compreensão aproximativa dos principais mecanismos psíquicos responsáveis pela deformação do reprimido

A proposição de uma explicação dinâmica para a clivagem psíquica nas neuroses seria apenas o ponto de partida para a construção de uma teoria geral sobre a estrutura e o funcionamento do psiquismo. Nessa empreitada, a formulação dos primeiros conceitos metapsicológicos, como os de resistência, repressão e conflito psíquico, seria seguida pela proposição de outros conceitos, como os de formação de compromisso e de formação substitutiva. Mas a descoberta que possibilitaria uma articulação consistente desses primeiros conceitos na descrição do processo de formação de sintoma seria a da deformação.

Nessa linha de raciocínio, tratar-se-ia, para Freud, de aprofundar a análise do problema da incongruência entre a configuração do sintoma e o desejo inconsciente suposto em sua base, a fim de tentar identificar os mecanismos específicos cuja operação promoveria a deformação do conteúdo reprimido. Ao longo dessa investigação, dos mecanismos psíquicos inconscientes distinguidos pelo autor, dois deles destacar-se-iam pelo seu caráter ubíquo ou onipresente entre os fenômenos psíquicos categorizados como formações substitutivas, a condensação e o deslocamento. Conforme assinalado, é em *A interpretação dos sonhos*, de 1900, que encontramos descrições específicas, mais maduras e claras, acompanhadas de exemplos, sobre a atuação, além da condensação e do deslocamento, de outros mecanismos que atuariam no processo de deformação de um desejo inconsciente até sua expressão em imagens oníricas[40].

Antes, porém, da publicação da obra considerada inaugural da psicanálise, na qual expõe a ideia de uma psique estruturada por sistemas ou instâncias organizadas hierarquicamente segundo critérios funcionais — Inconsciente e Pré-consciente/Consciente —, Freud já esboçara algumas hipóteses sobre o possível modo de organização das representações numa psique concebida não só em termos dinâmicos, mas espaciais. Elas proviriam das investigações iniciais do autor sobre as neuroses, e teriam sido levantadas no bojo das interrogações sobre algumas características chamativas evidenciadas pelo tratamento de pacientes histéricos, cujos primeiros resultados podem ser verificados no capítulo de sua autoria, dedicado à discussão da técnica terapêutica,

---

seriam processos mediadores responsáveis por modificações efetuadas sobre um conteúdo mnêmico inconsciente de modo a apresentá-lo como se outro fosse. Assim, além de explicar a produção de sintoma e de outras formações substitutivas, é a consideração do processo de deformação que possibilitaria a Freud consolidar e fundamentar metapsicologicamente a técnica psicanalítica de análise e interpretação que, ao buscar percorrê-lo em sentido inverso, possibilitaria o desvelamento de suas motivações inconscientes. Aqui o *Vocabulário da psicanálise* pode ser-nos útil, pois verifica-se, na entrada "Deformação" [*déformation*, em francês], o esclarecimento de que a escolha desse termo se deu perante os usos de alternativas em língua francesa então propostas para traduzir o alemão *Entstellung*. Os autores referem-se especificamente ao termo "transposição" [*transposition*, em francês], utilizado na tradução francesa da época do livro dos sonhos de Freud, termo que consideram demasiado fraco para designar as deformações visadas por Freud. Nas palavras dos autores: "O termo parece-nos muito fraco. Os pensamentos latentes não são apenas expressos em outro registro (*cf.* transposição de uma melodia), mas ainda desfigurados de tal modo que só por um trabalho de interpretação podem ser restituídos. O termo 'alteração' foi afastado em virtude de sua tonalidade pejorativa. Propomos deformação" (Laplanche & Pontalis, 1967/2001, p. 111). Levando em consideração esses argumentos, deixamos de lado a opção de Zwick por "distorção", considerando mais adequado o uso de "deformação" ou "desfiguração". Sobretudo em vista da explicitação que buscaremos fazer do processo, um termo significativamente mais potente parece-nos mais adequado para designar também os efeitos decorrentes das modificações impostas ao ou sofridas pelo reprimido, que, como um cadáver deformado ou desfigurado, tornar-se-ia irreconhecível. Embora tenhamos mais familiaridade com o termo "desfiguração", proveniente de um contato mais longo com a versão castelhana de Etchverry, por considerá-lo mais adequado e expressivo para designar as descobertas freudianas e nossa própria redescoberta desse conceito ao longo da elaboração desses estudos de teoria psicanalítica, seguiremos o uso de Souza na edição de Freud da Companhia das Letras e utilizaremos "deformação".

[40] Ver, por exemplo, em *A interpretação dos sonhos*, o capítulo IV intitulado *A deformação onírica* (Freud, 1900/2019c); e o capítulo VI, intitulado *O trabalho do sonho* (Freud, 1900/2019d), especificamente as seções A e B, respectivamente intituladas *O trabalho da condensação* e *O trabalho do deslocamento*. Ver também o Capítulo XIII deste volume, no qual fazemos uma apresentação sucinta sobre a teoria freudiana sobre os sonhos.

intitulado *A psicoterapia da histeria* (Freud, 1895/2016e), integrante da obra conjunta com Breuer, *Estudos sobre a histeria*, de 1895.

A partir de um exercício original de metapsicologia, realizado no intuito de compreender o possível modo em que o material patogênico revelado pelo tratamento estaria disposto na psique do paciente, o autor teria esboçado algumas hipóteses luminares sobre a organização e o funcionamento do psiquismo. Embora expostas de modo fragmentário e em linguagem sintética, essas ideias constituem uma primeira tentativa de pensar a dinâmica das representações em uma psique concebida como um espaço estratificado.

A imaginação científica do autor teria sido retrospectivamente estimulada por interrogações acerca de certas características evidenciadas pelo desenrolar de um processo analítico, marcado não só por manifestações da resistência. Por exemplo, além de bloqueios recorrentes na comunicação do paciente, que prejudicavam a continuidade do trabalho recordativo, seria notável, por um lado, a disparidade entre o conteúdo de uma recordação despertada em relação à anterior e, por outro, a ressurgência posterior — na mesma sessão ou em sessões subsequentes — de lembranças de conteúdo similar às evocadas antes, como se se tratasse de deslocamentos associativos entre conjuntos de representações afins, mas afastadas entre si no espaço psíquico.

Ao tentar reconstruir o curso das representações evocadas nas associações livres do paciente, Freud teria sido levado a representar suas conexões como trilhas associativas tortuosas, em geral interrompidas em um ou outro ponto, às vezes retomadas a partir de outro conjunto de recordações. Tal estado de coisas sugeriria a ideia de que, ao suposto complexo representacional de um desejo inconsciente reprimido, encontrar-se-iam associadas inúmeras representações alheias, conectadas entre si por trilhas associativas estendidas pelo espaço psíquico.

Além disso, a relativa facilidade de evocação de lembranças de determinado conteúdo, em contraposição às interrupções inoportunas do paciente em outros momentos do trabalho recordativo, sugeriria a hipótese de uma incidência em grau diverso da resistência sobre as representações que conformariam o material psíquico patogênico. Com isso, o espaço no qual estariam distribuídas as representações, conectadas por um emaranhado de trilhas associativas, precisaria ser visto como que recortado por estratos psíquicos concêntricos, entre os quais a resistência se distribuiria em graus crescentes de intensidade, desde as camadas periféricas, passando pelas intermediárias, até os estratos mais próximos ao núcleo inconsciente reprimido.

Embora consistam em descrições complexas e de difícil exposição, buscaremos explorar as hipóteses levantadas por Freud ao tentar compreender o possível modo de disposição das representações que espelharia o curso tortuoso das associações livres na análise. Nesse exercício, o autor concebe três modalidades em que o material psíquico patogênico encontrar-se-ia organizado na psique do paciente: a estratificação cronológica, a concêntrica e a lógica.

Depois, para indicar como essas hipóteses iniciais já complexas adquirem uma complexidade ainda maior, exploraremos a noção de ponto nodal, introduzida por Freud para ilustrar a forma típica de associação de representações na estratificação lógica. A ideia de ponto nodal ajudaria a mostrar como uma determinada representação pode encontrar-se logicamente associada a muitas outras, reunindo ou condensando em si significações e valores de múltiplas representações. Além da ideia de um ponto nodal, veremos também que, no esforço de tornar mais bem visualizáveis a complicada rede de trilhas associativas que conectariam uma multiplicidade de representações a um núcleo inconsciente reprimido, Freud recorre a outra metáfora, a saber, a de uma árvore genealógica invertida.

Apesar da complexidade das descrições freudianas, sobretudo o entendimento de que uma representação simultaneamente conectada a múltiplas outras pode concentrar conteúdos transferidos das demais, proporcionado pela noção de ponto nodal, seria útil às nossas necessidades, pois jogaria alguma luz sobre o modo de trabalho dos mecanismos de condensação e deslocamento.

2.1. As três modalidades de estratificação do material psíquico patogênico distinguidas por Freud

Comecemos pela leitura das palavras com que o autor faz a apresentação do assunto a ser exposto nas páginas finais de *A psicoterapia da histeria*. Escreve ele:

> Procedo a esta última parte da exposição com a expectativa de que as particularidades psíquicas a serem aqui desveladas possam um dia alcançar certo valor como matéria-prima para uma dinâmica das ideias. A primeira e mais forte impressão que se colhe em tal análise é, sem dúvida, a de que o material psíquico patogênico supostamente esquecido, que não se encontra à disposição do Eu, não desempenha nenhum papel na associação e na lembrança — mas, não obstante, de algum modo está ali pronto e em correta e boa ordem. Trata-se apenas de eliminar resistências que obstruem o caminho até ele. (Freud, 1895/2016e, pp. 402-403).

Para tentar reconstruir a trama de representações que corresponderiam aos avanços, interrupções e retornos que caracterizam o desenrolar de um processo terapêutico baseado na regra da associação livre, como teria sido inicialmente experimentado no caso Elisabeth, Freud imagina uma espécie de mapa psíquico em que representações se encontrariam conectadas por trilhas associativas. Como sugeririam os bloqueios e interrupções nas comunicações da paciente, as trilhas mnêmicas que recortariam a psique não constituiriam cadeias de representações associadas em sequência linear, que seguiriam livres e diretamente desde as primeiras lembranças trazidas à consciência até o suposto complexo de representações patogênicas reprimidas, fonte do sintoma; antes, deveriam consistir em trilhas associativas tortuosas, ziguezagueantes, que espelhassem os avanços e retornos reiterados. Reflexões sobre o material de observações clínicas sugeriam, portanto, que as associações estabelecidas entre as representações apresentariam uma trajetória quebradiça, que passaria das lembranças mais facilmente acessíveis por inúmeras estações intermediárias até aproximarem-se das lembranças patogênicas.

Como intuição inicial, Freud distinguiria um núcleo formado por representações interligadas, correspondentes às vivências traumáticas que estariam na origem de um sintoma, como seria o caso do conteúdo mnêmico associado à paixão reprimida pelo cunhado em Elisabeth. Esse núcleo patogênico, composto de representações carregadas de excitação, encontrar-se-ia mantido sob repressão, sendo circundado por uma infinidade de outras representações intermediárias associativamente conectadas a representações superficiais mais facilmente acessíveis à consciência. Assim, entre as lembranças localizadas em áreas periféricas e aquelas pertencentes ao núcleo patogênico profundo, as representações distribuídas pelo espaço psíquico intermediário seriam inicialmente inacessíveis à consciência, mas poderiam tornar-se evocáveis à medida que o tratamento progredisse de forma favorável. Tentemos figurar esse estado de coisas por meio de um esquema (Figura 36):

Figura 36 - Esquema geral para o espaço psíquico

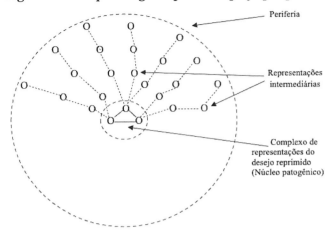

Fonte: O autor

Em seu esforço de elaboração teórica, Freud teria conseguido estabelecer outras distinções na trama associativa formada pelas lembranças de vivências relacionadas a um sintoma. Para prosseguirmos na exploração dessas hipóteses, leiamos as palavras com que o autor sintetiza o exposto até agora:

> Primeiramente há um *núcleo* de lembranças (de vivências ou sequências de pensamentos), nas quais o fator traumático culminou ou a ideia patogênica encontrou seu mais puro desenvolvimento. Em torno desse núcleo, encontramos uma quantidade amiúde incrivelmente abundante de outro material mnemônico que é preciso elaborar na análise, em ordenação tripla. (Freud, 1895/2016e, p. 404).

Conforme se lê, sempre com base em observações clínicas, Freud distingue na trama formada pelo material psíquico intermediário três tipos distintos de ordenação associativa ou três modos diferentes em que as representações estariam organizadas. Tratar-se-ia de três modalidades de estratificação, cada uma relacionada a um critério específico mediante o qual as representações se encontrariam associadas entre si na psique, a saber, a estratificação cronológica, a estratificação concêntrica e a estratificação lógica.

2.1.1. Estratificação cronológica

Na estratificação cronológica as representações relacionadas a um mesmo tema encontrar-se-iam associadas conforme a sucessão temporal em que as vivências correspondentes teriam ocorrido. Nos termos do autor:

> Em primeiro lugar, distingue-se uma inequívoca *ordenação* cronológica linear, que ocorre no interior de cada tema. [...] A esse agrupamento de lembranças da mesma natureza numa pluralidade linearmente estratificada, como um dossiê, um maço de documentos etc., chamei formação de um *tema*. (Freud, 1895/2016e, pp. 404-405).

Por tema Freud compreende um conjunto de lembranças de vivências comuns associativamente ligados de forma sucessiva e linear, ou seja, enumerados ou distribuídos segundo o critério cronológico, como se formasse uma lista de documentos ordenados, como um dossiê sobre determinado assunto. Segundo o autor,

> ... eles [os temas] são uma ocorrência bastante comum em toda análise e surgem sempre numa ordem cronológica tão infalivelmente confiável como a sequência dos dias da semana ou dos meses em pessoas mentalmente normais, e dificultam o trabalho da análise pela peculiaridade de inverterem, na reprodução, a ordem de seu aparecimento; a vivência mais fresca e recente do fascículo vem primeiro, como "página de cobertura", e o final é constituído pela impressão com que a série, na realidade, começou. (Freud, 1895/2016e, p. 405).

Vale notar a observação de Freud de que, por um lado, as impressões mnêmicas que formam um tema encontrar-se-iam ordenadas cronologicamente, ou seja, de acordo com a sucessão temporal em que as vivências correspondentes teriam ocorrido. Mas, por outro lado, nas associações livres do paciente em tratamento, essas representações seriam em geral evocadas em ordem inversa, ou seja, das lembranças de vivências mais recentes, temporalmente mais frescas e mais facilmente acessíveis à consciência, às mais antigas, localizadas no início da série.

2.1.2. Estratificação concêntrica

Além da disposição cronológica, Freud considera que o material mnêmico patogênico estaria ordenado de acordo com um segundo critério, pois seria possível distinguir diferentes camadas representacionais pelas quais estariam distribuídas as representações que formam um tema. Em outras palavras, uma parcela das representações de um tema estaria localizada em camadas mais superficiais; outra porção delas, distribuída por estratos intermediários; enquanto as mais tardiamente evocadas nas associações livres do paciente se localizariam em estratos psíquicos mais profundos, próximos ao núcleo. A resistência seria o fator que governaria a disposição das representações por camadas no espaço psíquico.

Para representar essa segunda modalidade de ordenação do material mnêmico, o autor propõe a ideia de uma estratificação concêntrica, na qual as representações estariam dispostas em camadas ou níveis, de acordo com a intensidade da resistência. Nas palavras do autor:

> Esses temas mostram um segundo tipo de ordenação; eles estão – não posso expressá-lo de outro modo – *estratificados concentricamente em torno do núcleo patogênico*. Não é difícil dizer o que constitui essa estratificação, conforme qual grandeza, decrescente ou crescente, se efetua essa ordenação. São *camadas* de igual *resistência*, crescente em direção ao núcleo, e, assim, *zonas de igual modificação da consciência*, nas quais se estendem os vários temas. (Freud, 1895/2016e, p. 405).

Devido a diferenças na intensidade da resistência, menor entre as camadas periféricas e mais intensa naquelas mais próximas ao núcleo patogênico, em estratos superficiais encontrar-se-ia apenas uma porção das representações pertencentes a um determinado tema, as mais levemente afetadas pela resistência e, por isso, mais facilmente evocáveis. Portanto, avanços no trabalho de recordação de vivências relacionadas a qualquer tema só seriam possíveis na medida em que a redução da intensidade da resistência dominante nos estratos intermediários possibilitasse a evocação das representações.

Assim, de acordo com essa segunda modalidade de estruturação do material psíquico patogênico, baseada no grau de resistência que incide sobre os conteúdos mnêmicos, no mais profundo dos estratos estariam localizadas as representações reprimidas; por isso, mais fortemente impedidas de tornar-se conscientes. Os estratos intermediários conteriam representações medianamente afetadas pela resistência, às quais estariam associativamente conectadas as recordações de mais fácil acesso, localizadas em camadas psíquicas superficiais.

A distinção desse segundo modo de organização do material psíquico patogênico começa a tornar o assunto complexo e mais difícil de ser exposto, porque a caracterização apresentada até agora, baseada apenas na consideração de representações que formariam um único tema, deve ser válida para pensar as representações pertencentes a quaisquer outros temas. Significa dizer que não apenas em camadas superficiais, mas igualmente em estratos psíquicos intermediários e profundos — ou, segundo a expressão de Freud na citação *supra*, em cada uma dessas "zonas de igual modificação da consciência" —, encontrar-se-ia uma multiplicidade de representações associadas entre si, pertencentes aos mais diferentes temas. Teríamos assim que pensar em ramificações de trilhas associativas unindo as representações, ramificações essas que não estariam limitadas a uma determinada camada psíquica, mas estender-se-iam desde a periferia do espaço psíquico ao núcleo patogênico. Tentemos figurar aproximativamente essa modalidade de estratificação psíquica (Figura 37):

Figura 37 - Esquema para a estratificação concêntrica

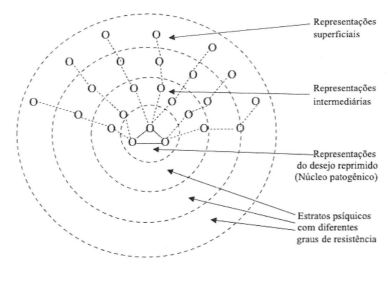

Fonte: O autor

No esquema, a letra O, em maiúscula, designa representações ou complexos representacionais subjacentes às lembranças potencialmente evocáveis nas associações livres do paciente em tratamento. As conexões associativas originais que teriam sido estabelecidas entre as representações ou registros mnêmicos quando das vivências correspondentes são designadas por linhas pontilhadas; elas se estenderiam da periferia ao núcleo, passando pelos diferentes estratos psíquicos intermediários. Já as setas cheias são utilizadas para indicar de modo aproximativo o encadeamento tortuoso exibido pelas lembranças evocadas e comunicadas pelo paciente.

Para o autor, a modalidade concêntrica de organização das representações seria útil à compreensão das características do trabalho clínico, pois ela refletiria de forma adequada a trajetória irregular das associações livres fornecidas pelo paciente. As interrupções no trabalho associativo em determinado ponto e o retorno a recordações mais superficiais, menos afetadas pela resistência, por exemplo, que em geral se manifestariam após avanços relativos, denunciariam a interferência da resistência distribuída de forma desigual pelas representações localizadas em diferentes estratos psíquicos. Leiamos algumas palavras de Freud para depois complementar esses comentários. Escreve ele:

> As camadas mais periféricas contêm, de diversos temas, aquelas lembranças (ou fascículos) fáceis de recordar e que sempre foram claramente conscientes; quanto mais nos aprofundamos, maior a dificuldade em reconhecer as lembranças emergentes, até que, próximo ao núcleo, deparamos com aquelas que o paciente ainda nega ao reproduzir. (Freud, 1895/2016e, p. 405).

A modalidade concêntrica de estratificação poderia assim servir para explicar por que as representações localizadas no estrato psíquico periférico seriam mais facilmente acessíveis às associações livres do paciente: porque sobre elas incidiria uma resistência menos intensa. Destarte, evocada a maioria das lembranças disponíveis nas camadas mais periféricas, para prosseguir com as associações, seria necessário vencer resistências mais intensas que incidiriam sobre representações localizadas em estratos intermediários e profundos. Poder-se-ia inferir, portanto, que, na ausência de condições favoráveis à diminuição da resistência, ver-se-iam comprometidas as expectativas em relação ao progresso do tratamento, cujo objetivo consistiria em desvelar os conteúdos reprimidos no núcleo patogênico inconsciente.

2.1.3. Estratificação lógica

Mas, além da estratificação cronológica e da estratificação concêntrica, Freud distingue uma terceira modalidade de conexão entre as representações. Nesta, as representações relacionadas a um sintoma estariam conectadas por um critério lógico, segundo o qual as associações seriam estabelecidas de acordo com o seu conteúdo ou significado. Conforme as suposições do autor, essa modalidade de associação de representações explicaria por que um encadeamento associativo pode estender-se por um amplo espectro do psiquismo, conectando representações de estratos superficiais às localizadas em camadas próximas ao núcleo, voltando a conectar-se com outras representações de níveis intermediários ou superficiais. A imagem resultante seria assim a de trilhas associativas quebradiças, como cursos em zigue-zague conduzidos num plano horizontal ou vertical, constituindo múltiplas ramificações mnêmicas.

Dada a complexidade dessas descrições, embora extensa, vale ler a caracterização freudiana da estratificação lógica para depois comentá-la. Escreve Freud:

> Há que se mencionar ainda um terceiro tipo de ordenação, o mais essencial e sobre o qual mais difícil é fazer uma afirmação geral. É a ordenação segundo o conteúdo de ideias, o encadeamento pelo fio lógico que se estende até o núcleo e que, em cada caso, pode corresponder a um caminho

especial, irregular e com múltiplas sinuosidades. Essa ordenação tem um caráter dinâmico, em contraposição ao morfológico das duas estratificações antes mencionadas. Enquanto estas últimas poderiam ser representadas, em um esquema espacial, por linhas rígidas, arqueadas e retas, para acompanhar a marcha do encadeamento lógico precisaríamos figurar uma vareta que, seguindo-a pelos mais intrincados caminhos, avança das camadas superficiais às profundas e de volta, mas, de modo geral, da periferia ao núcleo central, nisso devendo tocar todas as estações; da mesma forma, portanto, como o zigue-zague dos movimentos de um cavalo, na solução de um problema, atravessa o tabuleiro de xadrez. (Freud, 1895/2016e, p. 406).

Embora mais complexo e de difícil descrição, dos três tipos de estratificação de representações distinguidos por Freud, este seria o mais instrutivo no que concerne à tentativa de compreender a organização do material patogênico na psique do paciente. Isso porque, diferentemente das estratificações anteriormente descritas, nesta modalidade de estratificação psíquica um fator lógico multiplicaria as possibilidades de encadeamento entre as representações. Por esse critério, as associações não poderiam ser vistas como se fossem estabelecidas apenas mecanicamente entre um grupo de recordações afetadas por grau análogo de resistência, localizadas num mesmo estrato psíquico, como talvez pudessem ser consideradas as conexões de representações na estratificação concêntrica.

Segundo o entendimento freudiano, essa terceira modalidade de ordenação do material patogênico romperia com uma visão mecânica e mesmo linear acerca das associações estabelecidas entre os elementos mnêmicos de um tema no interior de um estrato psíquico. Por serem baseadas no conteúdo ou significação, as associações estabelecidas na estratificação lógica conseguem unir representações pertencentes aos mais diferentes estratos psíquicos. Por exemplo, representações de estratos próximos ao núcleo podem ver-se logicamente conectadas a outros conteúdos representacionais localizados em estratos superficiais, entre as quais se poderiam encontrar incluídas inúmeras conexões com representações intermediárias, conformando uma trilha associativa quebradiça ou em zigue-zague.

Apesar da complexidade do assunto e das dificuldades de acompanhar as reflexões do autor, com a suposição de que na estratificação lógica as associações entre as representações seriam estabelecidas com base no conteúdo veiculado, Freud passaria a contar com hipóteses que parecem refletir melhor a trajetória tortuosa evidenciada pelas lembranças evocadas nas associações livres do paciente. Pois, se a suposição é a de que as lembranças ou cenas das vivências evocadas têm como correspondentes representações inscritas em diferentes sistemas de memória — ou estratos psíquicos —, é possível compreender agora por que o curso associativo exibido pelas comunicações do paciente apresenta uma trajetória tão tortuosa.

Por exemplo, em termos ideais, se se considera o espaço psíquico como um plano bidimensional livre de interferências da resistência, poder-se-ia supor que, a partir de recordações de estratos superficiais, as associações do paciente tenderiam a seguir em avanços retilíneos por representações de estratos intermediários, conseguindo daí convergir perpendicularmente em direção a uma representação localizada à esquerda ou para outra à direita. A partir desta, ou daquela, o curso associativo poderia avançar em direção a representações de estratos mais profundos, prosseguindo com sucesso até as proximidades do núcleo patogênico. No entanto, devido à pressão da resistência do Eu, o mais comum seria o caso em que, a partir de um dos entroncamentos mnêmicos intermediários, a associação seja levada a retroceder para representações de estratos mais superficiais, impondo o reinício do trabalho associativo. Além de retardar e dificultar o avanço do processo analítico, tais características exibidas pelo trabalho associativo do paciente levariam Freud a figurar a trilhas mnêmicas resultantes como uma trajetória quebradiça, ziguezagueante.

Portanto, além da consideração da resistência, com as hipóteses sobre a estratificação lógica múltiplas seriam as possibilidades de conexão entre as representações. Por isso, a imagem que se poderia depreender dessas descrições seria ainda mais difícil de ser apresentada graficamente do que as sugeridas pelas estratificações anteriores. Isso porque, ao levar em conta o conteúdo representacional, inúmeras seriam as possibilidades de conexão entre as representações, resultando em uma multiplicidade de trilhas associativas de trajetória em zigue-zague, perpassando, da periferia ao núcleo patogênico, os diferentes estratos do espaço psíquico. Daí a analogia freudiana entre esse curso em zigue-zague das trilhas associativas de representações com o movimento em L do cavalo no jogo de xadrez.

Apesar das dificuldades em expressar graficamente esse estado de coisas psíquico, tentaremos figurá-lo por meio do esquema a seguir, apenas para indicar aproximativamente as complexas ramificações formadas pelas associações entre representações, conforme concebidas por Freud na estratificação lógica. Como no esquema anterior, a letra O designa representações ou complexos representacionais e a linhas pontilhadas as trilhas associativas que as conectariam (Figura 38):

Figura 38 - Esquema para a estratificação lógica

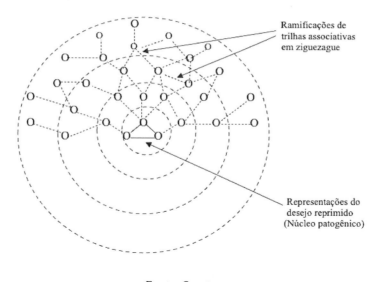

Fonte: O autor

2.2. Introdução da noção de ponto nodal e a complexificação da dinâmica das representações na estratificação lógica

Embora já bastante complexa, a exposição *supra* não esgota o rol das hipóteses levantadas por Freud ao tentar compreender a dinâmica das representações, pois as comunicações fornecidas por pacientes em associação livre teriam revelado várias cadeias de lembranças ligadas à recordação de uma vivência única, sugerindo a ideia de que a uma representação podem estar simultaneamente conectadas múltiplas cadeias associativas. Como essa possibilidade obriga a pensar a estruturação lógica das representações por meio de um modelo tridimensional, Freud relativiza a analogia de trilhas em zigue-zague com o movimento do cavalo no tabuleiro de xadrez. Introduz então a noção de ponto nodal para designar as representações localizadas no cruzamento de duas ou mais cadeias associativas, ou seja, representações às quais convergiriam múltiplos feixes associativos provenientes de representações de diferentes localidades psíquicas. Leiamos suas palavras:

> Retenho ainda por um momento esta última comparação [das trilhas em ziguezague com o movimento do cavalo no tabuleiro de xadrez], para salientar um ponto em que ela não faz justiça às propriedades do objeto comparado. A conexão lógica corresponde não apenas a uma linha dobrada em zigue-zague, mas antes a uma linha ramificada e, muito particularmente, a um sistema de linhas convergentes. Ela apresenta pontos nodais, nos quais dois ou mais fios se encontram para, a partir dali, prosseguirem unidos. (Freud, 1895/2016e, p. 406).

Dada a importância da ideia de ponto nodal para a compreensão do modo de operação dos mecanismos de condensação e deslocamento, para auxiliar nos comentários às palavras de Freud, tentemos imaginá-lo com o auxílio de um esquema. Embora não disponhamos de recursos gráficos necessários para representar tridimensionalmente um ponto nodal, tentemos esboçar uma figuração aproximada, conforme a seguir (Figura 39).

Figura 39 - Esquema para o ponto nodal

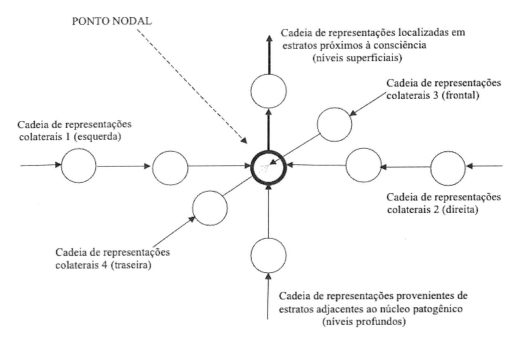

Fonte: O autor

O esquema representaria uma porção do material psíquico intermediário composto de representações — designadas pela letra O — associativamente conectadas, formando múltiplas cadeias ideativas convergentes em direção a uma determinada representação — destacada pela letra **O** em negrito —, o ponto nodal. (Apesar de esclarecimentos já apresentados, vale aqui reforçar o entendimento de que, seguindo Freud, ao utilizarmos o termo "representação", não nos referimos a uma unidade representacional isolada, mas a complexos mnêmicos compostos por várias impressões relacionadas a uma cena ou vivência. A esse respeito, vale lembrar os conceitos de representação de objeto e representação de palavra, concebidos como representações complexas compostas de diferentes elementos mnêmicos, conforme vimos em comentários a *Sobre a concepção das afasias*, de 1891). As setas cheias simples são utilizadas para indicar as diversas trilhas associativas colaterais convergentes ao ponto nodal, donde partiria um feixe associativo mais robusto, indicado por setas cheias em negrito, meio de transferência de conteúdos e excitações concentrados no ponto nodal para outras representações.

Para tentar contemplar o caráter tridimensional desse aspecto da estruturação lógica das representações, indicamos no esquema alguns posicionamentos possíveis das múltiplas cadeias associativas convergentes em relação ao ponto nodal. Este poderia, desse modo, estabelecer conexões com uma cadeia de representações proveniente de estratos mais profundos, próximos ao núcleo patogênico, além de associações com representações colaterais localizadas à direita e à esquerda, assim como com elementos mnêmicos das faces traseira e frontal. Já as setas em negrito que partem do ponto nodal indicam, no caso, sua conexão com representações de camadas mais superficiais, embora, pelo critério lógico, essa associação condensada de sentido consiga se dar em qualquer direção e com representações de quaisquer dos estratos psíquicos. Quer dizer, a um ponto nodal são capazes de convergir inúmeras cadeias de lembranças, provenientes de diferentes estratos psíquicos; tal convergência expressaria o processo dinâmico mediante o qual os conteúdos veiculados pelas representações colaterais poderiam ser deslocados ou transferidos ao ponto nodal; por sua vez, o conteúdo condensado em um ponto nodal poderia ser transferido para outras representações logicamente afins.

A reflexão metapsicológica impulsionada por resultados da experiência clínica teria levado Freud a reconhecer outras propriedades igualmente complexas apresentadas pelo material psíquico patogênico. Por exemplo, outra das complicações teria a ver com a necessidade clínica de se supor mais de um núcleo psíquico patogênico, já que prevaleceria nas neuroses a incidência de traumas parciais mais do que de um fator causal único. Leiamos suas palavras:

> Geralmente a situação não é tão simples como a descrevemos em casos particulares; por exemplo, quando há um só sintoma, surgido num grande trauma. Na maioria dos casos não se tem um sintoma histérico único, mas certo número deles, em parte independentes uns dos outros, em parte ligados entre si. Não se deve esperar uma lembrança traumática única e, como núcleo da mesma, uma única ideia patogênica; é preciso, isto sim, estar preparado para séries de traumas parciais e cadeias de pensamentos patogênicos. A histeria traumática monossintomática é, por assim dizer, um organismo elementar, um ser unicelular, em comparação com a complicada estrutura de uma neurose histérica grave, tal como habitualmente a encontramos. (Freud, 1895/2016e, pp. 403-404).

Como se pode perceber, diante da complexidade evidenciada pelo material psíquico patogênico, conforme reconhecida por Freud, nossas tentativas de acompanhá-lo em suas descrições e expressar graficamente o modo de estruturação das representações, sobretudo a partir da hipótese da estratificação lógica, restam precárias. Isso porque, se antes buscamos figurar para um único sintoma um agrupamento de trilhas associativas que partiriam de um núcleo patogênico, distribuindo-se por representações de estratos intermediários, até representações de estratos superficiais, agora, a partir da consideração das constatações clínicas descritas pelo autor, é preciso imaginar na psique a justaposição de diferentes agrupamentos de trilhas mnêmicas, cada conjunto de ramificações relacionado a um núcleo patogênico distinto. O autor encerra suas considerações acerca dessa nova complicação nos seguintes termos:

Concluirei minha tentativa de elucidar a organização do material psíquico patogênico introduzindo ainda uma complicação. Pode ocorrer que haja mais do que um só núcleo no material patogênico; se, por exemplo, é preciso analisar uma segunda irrupção histérica que tem sua própria etiologia, mas está ligada a uma primeira irrupção de histeria aguda, superada anos antes. Podemos facilmente imaginar que camadas e vias de pensamento devem se acrescentar então para estabelecer uma conexão entre os dois núcleos patogênicos. (Freud, 1895/2016e, p. 407).

Em outras palavras, teríamos que pensar o entrelaçamento no espaço psíquico de dois ou mais agrupamentos de ramificações associativas originadas de dois ou mais núcleos patogênicos. Assim, a complexificação inevitável das hipóteses sobre o modo de estruturação das representações, necessária para fazer jus às constatações clínicas, torna ainda mais difíceis nossas tentativas de tornar visualizáveis as ramificações de trilhas associativas na estratificação lógica.

2.3. Os pontos nodais e a imagem de árvores genealógicas invertidas entrelaçadas na figuração das conexões associativas de representações na estratificação lógica

Mas é no contexto dessas complicações adicionais que, entre outros esclarecimentos, Freud oferece uma definição que pode reforçar nossas impressões sobre a importância da ideia de ponto nodal. Tal definição se encontra, porém, em outro texto, publicado um ano depois da primeira exposição dessas hipóteses sobre a dinâmica das representações em *A psicoterapia da histeria*, de 1895, no artigo de 1896, intitulado *A etiologia da histeria* (Freud, 1896/2023i). Neste, para tentar capturar a complexidade da estratificação lógica das representações, o autor recorre à imagem de uma árvore genealógica, mas invertida, pois, como vimos, a hipótese era a de que as associações estabelecidas entre as representações partiriam de um núcleo patogênico profundamente reprimido, ramificando-se por inúmeras representações intermediárias até os estratos psíquicos próximos à consciência.

Analogamente à descrição *supra*, a imagem de uma árvore genealógica invertida serviria a uma figuração ideal em que as trilhas associativas formadas a partir de um complexo de representações reprimidas explicaria a formação de um único sintoma. Como a realidade evidenciada pela clínica era a de que, na maioria dos casos, os pacientes encontrar-se-iam acometidos por mais de um sintoma, seria necessário, como assinalado, conceber mais de um núcleo patogênico com suas ramificações de representações. Significa dizer que é preciso supor a coexistência no espaço psíquico de mais de uma árvore genealógica invertida.

Na análise de situações complexas como as encontradas no trabalho clínico, ao perseguir em sentido inverso as cadeias de representação supostas por Freud como preexistentes, partindo das recordações fornecidas pelo paciente em associação livre, seriam evocadas inicialmente as lembranças de vivências recentes, mais facilmente acessíveis à consciência, localizadas em camadas superficiais da estrutura psíquica patogênica e menos fortemente atingidas pela resistência. Com o progresso do tratamento e a diminuição gradual da resistência, seriam pouco a pouco evocadas representações localizadas em estratos intermediários, correspondentes a vivências comuns a duas ou mais árvores genealógicas invertidas. Quer dizer, tais representações pertenceriam às trilhas mnêmicas correspondentes a um sintoma tanto quanto às cadeias de representações ligadas a um segundo ou terceiro sintoma. Reencontramos assim a noção de ponto nodal, pois, como estudamos, estes corresponderiam a representações localizadas no cruzamento de duas ou mais cadeias associativas.

De acordo com essas hipóteses, tratar-se-ia da situação complexa em que duas ou mais árvores genealógicas estariam entrelaçadas por meio de lembranças de vivências comuns, isto é, de representações de vivências que podem ter tido participação na determinação tanto de um primeiro sintoma como na de um segundo ou terceiro. Por isso, o autor considera que "Não deixa de ser pertinente a comparação com a árvore genealógica de uma família cujos membros casaram-se entre si" (Freud, 1896/2023i, p. 201). É justamente no contexto dessas considerações sobre lembranças de vivências que se encontrariam no cruzamento de cadeias de representações pertencentes a diferentes árvores genealógicas invertidas que, em *A etiologia da histeria* de 1896, o autor apresenta uma definição de ponto nodal. Diz ele: "Aquela experiência pertence, então, às duas séries, representa um *ponto nodal*, do qual encontramos vários em toda análise" (Freud, 1896/2023i, p. 202), indicando, por meio de nota de pé de página, o texto da seção III de *A psicoterapia da histeria*, de 1895, para maiores considerações acerca da noção de ponto nodal.

Apesar de dificuldades maiores ainda do que as anteriores para representar graficamente relações associativas tão complexas como as concebidas por Freud ao buscar compreender as conexões dinâmicas estabelecidas pelas representações, esboçamos a seguir um esquema simplificado para tentar figurar o essencial da modalidade lógica de estratificação. Levamos em conta ramificações de trilhas associativas originadas a partir de apenas um núcleo patogênico, ou figurando uma única árvore genealógica invertida, apenas para indicar aproximativamente a função desempenhada pelos pontos nodais — destacados pela letra O em negrito e sublinhado **O** — na estratificação lógica (Figura 40).

Figura 40 - Esquema para os pontos nodais na estratificação lógica

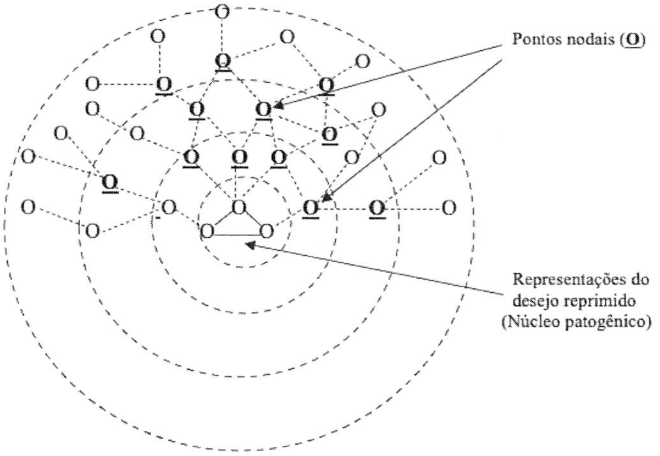

Fonte: O autor

A partir do exposto, é possível perguntar: como as hipóteses freudianas sobre a dinâmica das representações podem servir de subsídios para uma compreensão aproximativa sobre o processo de deformação do reprimido na formação de sintoma? Ora, vimos que ramificações de trilhas associativas oriundas de um núcleo patogênico estender-se-iam em zigue-zague, formando pontos nodais, perpassando os estratos intermediários até alcançarem a periferia do espaço psíquico; tenhamos em mente principalmente a tendência a evitar aumentos de desprazer — o princípio de prazer —, reguladora sobretudo das excitações inconscientes reprimidas, como seria o caso daquelas represadas no núcleo patogênico; então, será que não poderíamos tomar as ramificações associativas de representações como uma espécie de meio condutivo pelo qual excitações impulsionadas pela pressão do desejo reprimido ganhariam exteriorização e manifestar-se-iam como sintoma? Assim, se for possível articular essas hipóteses sobre a dinâmica das representações àquelas antes estudadas sobre o fator econômico inerente aos processos psíquicos, talvez consigamos obter algumas impressões úteis sobre o modo de operação dos dois principais mecanismos responsáveis pela deformação do reprimido, a condensação e o deslocamento.

3. Condensação e deslocamento como principais mecanismos psíquicos inconscientes responsáveis pela deformação do reprimido: alguns comentários aproximativos

Convém esclarecer inicialmente que, por visar uma reflexão apenas aproximativa sobre o modo inconsciente de atuação dos mecanismos psíquicos em tela, os comentários desta seção serão baseados unicamente em inferências feitas a partir das hipóteses apresentadas anteriormente. Evitaremos recorrer aos desenvolvimentos posteriores realizados por Freud sobre a condensação e o deslocamento para não ter de trabalhar com incógnitas ainda mais complicadas para o estágio atual de nossas discussões; além disso, eles serão objeto de exame complementar em capítulo apropriado, à frente, dedicado à exploração do processo psíquico de formação de sonhos, o trabalho do sonho. A parte essencial dos comentários será desenvolvida em duas etapas: buscaremos primeiro obter uma compreensão aproximativa sobre os dois mecanismos psíquicos em questão; depois tentaremos indicar por que as operações da condensação e do deslocamento precisam ser compreendidas como processos que se desenrolam de modo inconsciente.

Aprendemos em estudos anteriores que o conteúdo de um desejo reprimido consiste não apenas em representações ou imagens recordativas, mas que estas se encontram investidas ou ocupadas pelas excitações suscitadas quando das vivências correspondentes. Por isso, no espírito da tese freudiana enunciada desde 1890 em *Tratamento psíquico*, segundo a qual toda representação é afetiva, o núcleo patogênico precisa ser compreendido como habitado por um complexo de representações reprimidas carregado de excitações impedidas em sua satisfação direta pelas forças repressivas, como ilustrado em Elisabeth pela paixão reprimida pelo cunhado. Significa dizer que, para obtermos uma visão aproximada sobre o modo de atuação dos mecanismos de condensação e deslocamento, as hipóteses sobre a dinâmica das representações num psiquismo estratificado precisam ser consideradas em articulação com as suposições econômicas de Freud sobre a regulação do funcionamento psíquico.

Conforme aprendemos, governadas pelo princípio de prazer, as operações psíquicas primárias seriam impulsionadas mecanicamente por aumentos de excitação, objetivando o alívio ou a satisfação proporcionada pela descarga — ainda que parcial — de excitações. No caso do estado de tensão de desejo, que caracteriza o reprimido, dado que esse objetivo seria perseguido a todo custo, não obstante as defesas mantidas pela resistência egoica, as excitações reprimidas tenderiam a tomar toda e qualquer trilha associativa disponível, cuja resistência fosse transponível, ocupando as representações ou inervações adjacentes.

Poder-se-ia dizer, portanto, que o fluxo de excitações pelas trilhas associativas por entre as representações, desde o núcleo patogênico até a periferia da consciência, seria impulsionado pela pressão do reprimido. Ou seja, movidas pela busca de satisfação, porções das excitações eróticas represadas tendem a apoderar-se de trilhas associativas adjacentes e a investir representações não suficientemente controladas pela resistência, buscando prosseguir de representação-a-representação em direção aos estratos intermediários e periféricos. Quer isso dizer que as conexões descritas por Freud como formando zigue-zagues, a convergência de diferentes feixes associativos para uma representação intermediária comum e outras configurações adquiridas pelas ramificações de representações podem ser compreendidas, em primeiro lugar, como desvios de curso — ou formações de compromisso — resultantes do conflito entre a pressão mecânica das excitações reprimidas e a contrapressão da resistência.

Logo, a pressão centrífuga dos conteúdos inconscientes que formam o núcleo patogênico não seria o único fator a explicar os desvios de curso tomados pelas excitações reprimidas. Recordemos a metáfora freudiana do processo de formação de compromisso, segundo a qual, em razão de perturbações ainda maiores produzidas por um ouvinte malcomportado expulso da sala de conferências, não restaria ao organizador do evento outra solução senão tentar negociar algumas condições para a readmissão do agente, como o abandono de seu comportamento anterior e adoção de um mais apropriado ao recinto.

Tal qual a ilustração de Freud, na impossibilidade de conter totalmente o avanço das impulsões do desejo inconsciente, as forças de resistência buscariam impor caminhos alternativos ou desvios, a fim de garantir que, ao atender às condições exigidas para sua exteriorização parcial, ainda que alcance alguma satisfação parcial mediante investimentos em representações alheias, dando origem a formações substitutivas, a realização direta de desejo seja ocultada da consciência. Por isso, conforme já assinalado, além da pressão do desejo inconsciente, a própria resistência — ou melhor, seu mantenedor — tomaria parte na abertura das inúmeras rotas alternativas que conformariam as complexas ramificações de trilhas associativas de representações, conforme figuradas pela estratificação lógica.

Dessa perspectiva econômico-dinâmica, ao referirmo-nos anteriormente a transferências de excitação de uma representação a outra, não estávamos senão lidando com processos que o autor seria pouco a pouco capaz de discernir mais claramente, distinguindo-o como um mecanismo psíquico específico, o deslocamento. Analogamente, ao referir-nos à concentração de excitações provenientes de múltiplas cadeias associativas sobre uma representação ou complexo representacional comum, localizado no entroncamento de duas ou mais cadeias associativas, o ponto nodal, não estaríamos tratando senão de processos distinguidos pelo autor como outro mecanismo psíquico singular, o de condensação.

Em outras palavras, deslocamento e condensação designariam mecanismos de cuja atuação resultariam alterações de conteúdo ou de significado em representações-alvo de investimentos oriundos do desejo inconsciente reprimido. Poder-se-ia tomar tais alterações de significado como o efeito de uma espécie de mesclagem entre fragmentos de conteúdo provenientes do reprimido com conteúdos próprios às representações-alvo de condensações e deslocamentos. A ideia de uma mesclagem de conteúdo, que daria origem a produtos mnêmicos híbridos, não forneceria intuições úteis a uma compreensão aproximativa das deformações sofridas pelas representações envolvidas?

Aqui vale retomar outra metáfora freudiana, a da árvore genealógica invertida, utilizada para tentar figurar as ramificações de trilhas associativas de representações ligadas a um único núcleo patogênico, pois parece adequada à discussão e bastante instrutiva, senão vejamos. Como o parentesco que une os membros pertencentes a um mesmo grupo familiar, a possibilidade aventada anteriormente de uma mesclagem de conteúdos de diferentes representações sugeriria a hipótese de que aquelas afetadas pelo trabalho dos mecanismos de deslocamento e condensação teriam herdado — ou ver-se-iam inoculadas por — traços próprios ao material mnêmico que constituem o desejo reprimido. Tudo se passaria, então, como se um grupo de representações começasse a exibir certo traço comum, como numa família.

Em outras palavras, pela ação dos mecanismos de condensação e deslocamento, conteúdos alheios originários de elementos representacionais do núcleo patogênico reprimido teriam entrado em associação com o conteúdo original de cada uma das representações do grupo que compõe uma árvore genealógica. Com a mesclagem ou hibridização resultantes dessa incorporação de traços mnêmicos alheios, é o próprio significado dessas representações intermediárias que sofreria modificação, de modo que, em menor ou maior grau, todas elas passariam a exibir alguma característica do desejo reprimido. Tal elemento comum justificaria, portanto, falar da conformação de uma espécie de parentesco entre um grupo de representações distintas conectadas por ramificações de trilhas associativas provenientes do núcleo patogênico. Em suma, como os membros de um grupo familiar, dispostos numa mesma árvore genealógica, teríamos uma ramificação de representações associativamente conectadas, todas descendentes do desejo reprimido.

Importa, porém, observar que, nesse processo dinâmico de transferências e concentrações de conteúdo, parece que não só as representações intermediárias teriam sua significação alterada. No afã de alcançar algum alívio de tensão mediante exteriorização motora ou psíquica, ao ter seu conteúdo afetivo espraiado pelas trilhas associativas e mesclado a inúmeras representações distribuídas pelos estratos intermediários, ao tempo que aufere alguma satisfação parcial, é a própria potência original do desejo reprimido que estaria sendo consumida em alguma medida. Quer dizer, não obstante a expansão conquistada por meio de deslocamentos e condensações, além da dissipação relativa de sua potência, a mesclagem de conteúdos desiderativos com conteúdos de representações intermediárias não implicaria deformação do próprio desejo reprimido?

Aqui vale lembrar o registro feito em capítulo anterior acerca dos dois problemas-chave que precisariam ser elucidados para se compreender o sentido do sintoma em psicanálise, a saber, o processo deformação do reprimido e o prazer oculto sob o sofrimento. Isso porque as inferências feitas até agora sobre o modo de trabalho da condensação e do deslocamento possibilitam o manejo desses dois problemas de forma articulada para auxiliar na compreensão da deformação do desejo inconsciente.

Por exemplo, em relação ao prazer oculto sobre a dor do sintoma, dissemos antes que, impulsionadas pelo princípio de prazer, ao serem parcialmente transferidas por deslocamento desde um núcleo patogênico de elevada tensão desprazível e investidas em representações intermediárias medianamente afetadas pela resistência, as excitações reprimidas teriam encontrado alguma forma substitutiva de expressão, auferindo satisfação em algum grau. Quer dizer, se até então o desejo inconsciente se encontrava represado num núcleo patogênico, o espraiamento de suas excitações pelas representações intermediárias equivaleria a uma redução em algum grau das excitações acumuladas, um rebaixamento de tensão interna acompanhado de sensações de prazer, ainda que parcial.

Mas, além da quota de prazer proporcionada pela diminuição de tensão interna, ao ter seu conteúdo ou fragmentos dele, por obra de mecanismos de deslocamento e condensação, espraiado e mesclado a representações alheias, o desejo reprimido não perderia apenas em potência, mas ver-se-ia igualmente descaracterizado em algum grau, isto é, hibridizado e deformado em relação ao conteúdo original. Dito de outro modo, embora originalmente tenha sido alvo de repressão, tornado inconsciente e mantido represado num núcleo inconsciente, na medida em que se torna capaz de investir ou ocupar representações intermediárias, de sua associação com conteúdos alheios resultariam formas de expressão igualmente deformadas em relação ao suposto conteúdo original do desejo então reprimido. Em suma, se a suposição freudiana de um dinamismo for aceita como inerente aos processos psíquicos, aqui exemplificado por mecanismos de deslocamento e condensação governados pelo princípio de prazer, então a deformação deveria ser compreendida como um destino de todo desejo reprimido, cuja face original se veria assim para sempre perdida.

Embora não seja fácil distinguir claramente esses dois mecanismos psíquicos interdependentes, a título de definição, poder-se-ia dizer que a condensação [*Verdichtung*] designaria os processos associativos verificados entre representações, segundo os quais uma representação localizada no cruzamento de duas ou mais cadeias associativas seria capaz de receber e concentrar nela conteúdos transferidos de representações adjacentes, formando um ponto nodal ou nó psíquico altamente concentrado (cf. o verbete *Condensação*; Laplanche & Pontalis, 1967/2001, pp. 87-89). Já o deslocamento [*Verschiebung*] designaria o processo pelo qual um conteúdo reprimido inconsciente — composto de representações e excitações livremente móveis —, pela pressão originada do estado de tensão de desejo, tem seu investimento ou parte dele transferido para outra representação ou representações (cf. o verbete *Deslocamento*; Laplanche & Pontalis, 1967/2001, pp. 116-118).

A título de ilustração, tomamos um esquema utilizado anteriormente e introduzimos pequenas modificações, a fim de tentar representar de modo aproximado as operações dos mecanismos de deslocamento e de condensação. Utilizamos a letra **O**, em negrito e sublinhado, para indicar pontos de condensação; já as setas pontilhadas indicam a direção das transferências ou deslocamentos de conteúdos reprimidos, que seguiriam do núcleo patogênico às representações intermediárias que levam à periferia (Figura 41):

Figura 41 - Esquema para os pontos de condensação e as trilhas de deslocamento

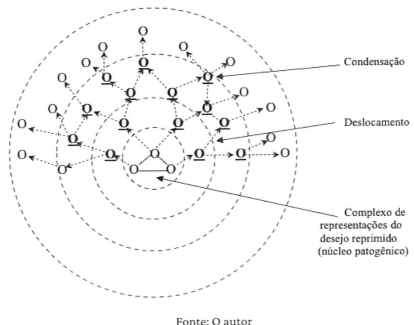

Fonte: O autor

Ainda em relação à atuação dos mecanismos de condensação e deslocamento, para passar ao segundo ponto que nos propomos a examinar nesta seção, poder-se-ia perguntar: como apreender o caráter inconsciente desses processos? Ora, dado que não conhecemos até então o conceito freudiano de inconsciente, nem dispomos de descrições satisfatórias sobre essa categoria de processos psíquicos, talvez a reconsideração de alguns aspectos das hipóteses sobre a dinâmica das representações possibilitem inferências úteis à compreensão inicial de um sentido descritivo comum de inconsciente, além de servir de base para ensaiarmos algumas distinções mais avançadas que encontraremos nas elaborações de Freud sobre essa dimensão da psique.

Em primeiro lugar, vale lembrar que as hipóteses sobre a estratificação do psiquismo e a dinâmica das representações resultariam do esforço reflexivo do autor para tentar reconstruir e elaborar teoricamente fatos evidenciados pela clínica das neuroses. Significa dizer que o paciente nada sabe sobre os processos complexos imaginados por Freud como subjacentes ao curso tortuoso das associações livres por ele comunicadas. Obviamente, esses processos hipotéticos também não são passíveis de observação, podendo, em certas circunstâncias, no máximo ser inferidos pelo terapeuta familiarizado com tais hipóteses, como certos bloqueios e interrupções ao trabalho associativo teriam sido compreendidos pelo autor como interferências da resistência. Assim, como não se trataria de processos conscientes, é possível apreender um sentido inicial em que se consegue designar os processos descritos pelas hipóteses freudianas, a saber, o sentido descritivo de inconsciente.

Na acepção descritiva, o termo "inconsciente" é comumente utilizado, por exemplo, quando se diz que o paciente nada sabe em relação aos processos descritos pela teoria psicanalítica em construção, ou seja, que tais processos são inconscientes no sentido de que escapariam ao conhecimento consciente do paciente. Nesse sentido, condensação e deslocamento consistiriam em mecanismos psíquicos que se desenrolariam de forma inconsciente, já que o paciente nada sabe deles, nem podem ser apreendidos pela escuta e observação terapêuticas.

Ainda pelo ângulo descritivo, mas não mais num sentido comum, ao considerar a incidência desigual da resistência sobre diferentes recordações e propor, por exemplo, uma estratificação concêntrica do material psíquico patogênico, Freud considera um estrato nuclear em torno do qual se encontrariam distribuídos estratos intermediários, circundados por estratos mais próximos da superfície consciente. De acordo com essa concepção espacial da psique, poder-se-ia dizer que, em maior ou menor grau, praticamente todo o espaço psíquico considerado pelas hipóteses freudianas sobre a dinâmica das representações corresponde à dimensão inconsciente da psique, já que a consciência seria uma propriedade associada apenas a estratos mais periféricos.

Mas, para além de uma acepção puramente descritiva, parece que a consideração da tópica ou topologia psíquica concebida por Freud em *A psicoterapia da histeria*, de 1895 — conforme tentamos representar graficamente anteriormente —, oferece-nos indicações suficientemente claras para prosseguirmos com essas inferências iniciais sobre o caráter inconsciente dos processos de condensação e deslocamento. Reconsideremos, por exemplo, a distinção de um núcleo fortemente afetado pela resistência, o núcleo patogênico propriamente inconsciente reprimido, em torno do qual se estenderia um vasto território psíquico intermediário, medianamente dominado pela resistência, cujas representações seriam inicialmente inconscientes, mas poderiam vir a tornar-se conscientes à medida que o tratamento progredisse, isto é, à medida que fossem criadas condições facilitadoras para a diminuição da resistência no paciente.

Ora, em vista dessa distinção entre um núcleo propriamente inconsciente e estratos intermediários medianamente inconscientes, que se estenderiam até as proximidades da superfície consciente, será que não poderíamos avançar nas inferências e considerar por própria conta a possibilidade de outras distinções para tentar nos aproximar do modo como Freud estaria começando a repensar a ideia de inconsciente?

Uma primeira inferência, conforme assinalado antes, seria a de que o espaço psíquico considerado por Freud na tentativa de traduzir em teoria resultados de observações clínicas deve ser um território eminentemente inconsciente. A segunda, heuristicamente mais produtiva, seria a de que se poderia distinguir dois setores nesse território psíquico, ambos inconscientes, mas que apresentariam características distintas. A zona central representada pelo núcleo patogênico poderia ser distinguida como propriamente inconsciente, pois os conteúdos aí localizados estariam maximamente reprimidos, ou seja, os conteúdos do núcleo reprimido encontrar-se-iam impedidos por fortes resistências de tornarem-se conscientes.

Diferentemente, a área mais ampla do espaço psíquico, na qual se localizariam diferentes estratos intermediários que circundariam o núcleo inconsciente reprimido, seria também inconsciente, mas não no mesmo sentido dos conteúdos nucleares reprimidos. Afinal, as representações distribuídas pelos estratos intermediários, embora inicialmente inconscientes, poderiam em condições favoráveis de diminuição na intensidade da resistência ter franqueado seu acesso à consciência.

Portanto, embora ainda baseado principalmente em considerações psicodinâmicas, no grau de incidência da resistência, poder-se-ia distinguir duas espécies de inconsciente: um inconsciente nuclear, cujo conteúdo se encontraria fortemente reprimido; e uma espécie de inconsciente intermediário, cujos conteúdos mnêmicos, por estarem medianamente expostos à resistência, seriam mais suscetíveis de evocação pela consciência[41].

Além de servir para começarmos a pensar algumas distinções sobre a dimensão inconsciente da psique, pode-se compreender também, como assinalado antes, que o lugar reservado ao que chamamos de consciência estaria relacionado à zona fronteiriça do estrato mais superficial do espaço psíquico. Quer dizer, nos termos dos processos dinâmicos aqui descritos, a consciência adviria apenas secundariamente, não se encontrando entre as etapas prévias dos processos psíquicos — como a condensação e o deslocamento — que se desenrolam de modo inconsciente entre os estratos intermediários, e menos ainda entre os conteúdos mnêmicos mantidos sob repressão no núcleo patogênico[42].

De todo modo, se guardamos a ideia de que a propriedade inconsciente dos processos psíquicos constitui suposição inerente às hipóteses iniciais de Freud sobre a dinâmica das representações, podemos contar com condições mais favoráveis para encaminhar a formulação proposta anteriormente sobre o estatuto dos mecanismos de condensação e deslocamento. Porque, se os processos dinâmicos e econômicos caracterizados por transferências e concentrações de conteúdo envolvem sobretudo representações inconscientes de estratos intermediários, como ilustrado pela hipótese dos pontos nodais, parece legítimo inferir que deslocamento e condensação são mecanismos psíquicos que se desenrolam de forma inconsciente[43].

---

[41] Acerca dos diferentes sentidos em que Freud faz uso do termo "inconsciente", vale consultar o artigo já indicado, publicado em 1912, intitulado *Algumas observações sobre o conceito de inconsciente na psicanálise* (Freud, 1912/2010g), além da primeira seção, intitulada *Consciência e inconsciente*, de *O eu e o id*, de 1923 (Freud, 1923/2011b). Convém também guardar a ideia de uma espacialidade psíquica resultante das hipóteses freudianas sobre a dinâmica das representações e, em particular, a distinção aqui explorada entre um núcleo inconsciente reprimido, em torno do qual se estenderia um vasto território inconsciente, pois servirá de subsídio aos estudos sobre a teoria do aparelho psíquico, na *Segunda Parte* destes estudos de teoria psicanalítica. Trabalharemos aí com formulações conceituais mais elaboradas sobre um Sistema Inconsciente, no qual se encontrariam representações inconscientes reprimidas, e um Sistema Pré-consciente, povoado por representações inconscientes, mas não reprimidas. Quer dizer, no fundo, as hipóteses sobre a estratificação do psiquismo apresentadas de forma sintética em *A psicoterapia da histeria*, de 1895, não seriam senão algumas das precursoras das formulações conhecidas como a primeira tópica do aparelho psíquico em *A interpretação dos sonhos*, de 1900. Mas, para marcar melhor o desenvolvimento dessas concepções, conforme já indicado no Capítulo III, é interessante notar que, entre as hipóteses expostas em *A psicoterapia da histeria*, capítulo freudiano de *Estudos sobre a histeria*, cuja primeira edição é de abril de 1895, e a primeira publicação das novas formulações sobre a estrutura e o funcionamento do psiquismo humano no livro sobre os sonhos de 1900, um modelo intermediário de aparelho neuropsíquico é esboçado por Freud em *Projeto de uma psicologia*, rascunho enviado a Fliess entre o final de setembro e início de outubro de 1895. Na mesma direção, vimos que, na carta de 6 de dezembro de 1896, Freud levanta hipóteses que se aproximariam ainda mais do modelo proposto em 1900, uma vez que já encontramos nela a distinção entre Inconsciente, Pré-consciente e Consciente, para designar diferentes sistemas de registros de memória. Quer dizer, parece promissor, para um esclarecimento mais detalhado a respeito da evolução da reflexão que desemboca na teoria do aparelho psíquico, considerar nesse rastreamento, além desses dois últimos textos, sobretudo as hipóteses iniciais de Freud sobre a dinâmica das representações e a estratificação do psiquismo.

[42] Apesar de já nesse período, na terceira parte, intitulada *Tentativa de representar os processos psi normais*, de *Projeto de uma psicologia*, de 1895 (Freud, 1950/2003a, pp. 233-260), o autor recorrer a elementos linguísticos para tentar descrever o processo pelo qual uma representação inconsciente se tornaria consciente — especificamente as representações de palavra, como vimos, conceito introduzido em *Sobre a concepção das afasias*, de 1891, e que será retomado ao estudarmos a teoria do aparelho psíquico apresentada em *A interpretação dos sonhos*, de 1900 —, o lugar ocupado pela consciência na metapsicologia freudiana restará problemático (cf. o verbete *Consciência (psicológica)*; Laplanche & Pontalis, 1967/2001, pp. 93-97).

[43] Embora tenhamos articulado nossos comentários sobre a condensação e o deslocamento a partir de pressupostos sobretudo econômicos, o próprio Freud demonstra como esses mecanismos psíquicos poderiam explicar uma série de fenômenos que envolvem mais claramente a linguagem, como os sonhos, os chistes, os lapsos verbais, entre outros. A discussão sobre a importância da linguagem na psicanálise e desta para os estudos linguísticos ultrapassa os objetivos introdutórios deste trabalho, não sendo abordada em comentários de capítulos seguintes, nem ao examinarmos a atuação do processo de deformação no chiste, nem nas considerações sobre os atos falhos. Apresentaremos apenas algumas considerações adicionais sobre o mecanismo de deslocamento e condensação ao tratar da concepção freudiana sobre o processo de formação de sonhos. Por isso, vale destacar as indicações de Laplanche e Pontalis (1967/2001), que, em comentários ao verbete "Deslocamento", apontam como as hipóteses freudianas teriam servido de base não só para alguns desenvolvimentos propostos por autores que se dedicaram aos estudos linguísticos, mas também para os que, informados pelos desenvolvimentos da linguística contemporânea, buscaram repensar as formulações metapsicológicas de Freud sobre o inconsciente. Escrevem eles: "Em Freud, o termo 'deslocamento' não implica o privilégio deste ou daquele tipo de ligação associativa ao longo da qual se realiza: associação por contiguidade ou por semelhança. O linguista Roman Jakobson chegou a relacionar os mecanismos inconscientes descritos por Freud com os processos retóricos da metáfora e da metonímia, considerados por ele os dois polos fundamentais de toda a linguagem; e foi assim que aproximou o deslocamento da metonímia, onde a ligação de contiguidade é que está em causa, enquanto o simbolismo corresponderia à dimensão metafórica, onde reina a associação por semelhança (8). J. Lacan, retomando e desenvolvendo estas indicações, assimila o deslocamento à metonímia e a condensação à metáfora (9); o desejo humano é estruturado fundamentalmente pelas

Apesar de os comentários apresentados não constituírem conhecimentos suficientes para esclarecer as operações do deslocamento e da condensação em seus pormenores, parece possível compreender que a deformação de conteúdos inconscientes resulta principalmente do trabalho desses dois mecanismos psíquicos inconscientes, inferidos por Freud a partir dos resultados do trabalho analítico e posteriormente articulados à conceituação metapsicológica em construção.

Nesse sentido, para reforçar uma compreensão importante, da qual Freud deriva um novo conceito psicanalítico, não custa voltar a considerar a tese freudiana de que toda representação é afetiva, isto é, de que alguma quota de afeto ou soma de excitação seria inerente a toda representação. Assim, como vimos antes, traços do desejo reprimido encontrar-se-iam disseminados por um vasto território psíquico, imiscuídos sob o disfarce proporcionado por representações intermediárias e superficiais. Estas poderiam constituir-se em símbolos do reprimido, substitutos ou formações substitutivas daquele, ainda que a deformação dificulte seu reconhecimento imediato. O desenvolvimento dessas ideias levará o autor a formular um novo conceito metapsicológico, o de derivados do inconsciente (cf. o verbete *Derivado do inconsciente*; Laplanche & Pontalis, 1967/2001, p. 111). Incluir-se-iam nessa categoria representações que exibem maior ou menor grau de semelhança com o reprimido, dependendo das desfigurações resultantes das conexões associativas estabelecidas, se menos ou mais longínquas em relação ao núcleo patogênico.

Ora, se voltarmos a considerar também o estabelecido pelo princípio regulador da economia psíquica, na medida em que, do espraiamento de excitações por uma extensão considerável de trilhas mnêmicas, resultaria o rebaixamento em algum grau de tensão no núcleo patogênico reprimido, deslocamentos e condensações seriam eles mesmos promotores de prazer, de satisfação parcial. Por isso, entre as implicações decorrentes da consideração das formações representacionais intermediárias como derivados do inconsciente, uma teria a ver com a possibilidade de avançar na compreensão do estatuto da fantasia [*Phantasie*] em psicanálise, conforme vimos introduzida por Freud no contexto da problemática da descrença na realidade das cenas de sedução.

Embora em seu sentido popular o termo "fantasia" designe uma atividade consciente de imaginação às vezes pueril e em geral distanciada da realidade, a significação que começaria a se firmar nas concepções de Freud estaria circunscrita às características apresentadas pelas representações intermediárias, entendidas como derivados do reprimido inconsciente ou formações substitutivas inconscientes do reprimido. Em suma, além de a formação de fantasia se dar de forma inconsciente, na medida em que promove uma diminuição relativa de pressão desprazível no núcleo patogênico, as fantasias estariam a serviço da realização — ainda que parcial — de um desejo reprimido (cf. o verbete *Fantasia*; Laplanche & Pontalis, 1967/2001, pp. 169-173). Portanto, se fôssemos reconsiderar algumas das dificuldades relacionadas à sustentação da teoria da sedução por Freud, conforme os comentários apresentados em *Esclarecimentos Preliminares*, agora parece mais claramente compreensível como esse entendimento inovador sobre a fantasia, proporcionada pelas hipóteses sobre a dinâmica das representações constantes de *A psicoterapia da histeria*, de 1895, pode ter desempenhado papel decisivo nas reflexões que reforçariam a descrença do autor na realidade das cenas de sedução relatadas por seus pacientes.

Destarte, ainda que tenhamos recorrido a caracterizações talvez demasiado concretas para facilitar a compreensão, as hipóteses sobre a dinâmica das representações e a estratificação do psi-

---
leis do inconsciente e eminentemente constituído como metonímia" (p. 118). Os numerais constantes da citação correspondem às indicações dos textos de Jakobson e Lacan, respectivamente, *Dois aspectos da linguagem e dois tipos de afasia* e *A instância da letra no inconsciente ou a razão desde Freud*.

quismo, levantadas por Freud num experimento teórico sobre o modo de estruturação do material psíquico patogênico revelado pelo trabalho clínico, além de auxiliar em uma compreensão aproximativa sobre os principais mecanismos que operariam o processo de deformação do reprimido na formação de sintoma, apresentariam uma série de novas implicações que serão cruciais para o aprofundamento e expansão das reflexões freudianas. Por isso, para não encerrar estes comentários sem indicar outras de suas implicações, consideraremos a seguir algumas que seriam úteis aos nossos estudos, na medida em que podem contribuir para melhorar nossa compreensão de certos temas já tratados e servir para indicar a direção de alguns desenvolvimentos novos.

4. Balanço parcial: algumas consequências teórico-clínicas decorrentes das descobertas sobre a deformação do reprimido nas neuroses e do reconhecimento por Freud da complexidade da dinâmica das representações

Para fazermos ideia de algumas das consequências que se poderiam verificar como decorrentes das hipóteses freudianas sobre a dinâmica das representações num psiquismo estratificado para uma compreensão teórica mais abrangente e aprofundada sobre as neuroses, buscaremos sintetizar algumas mencionadas anteriormente e indicar outras que podem servir aos nossos objetivos.

4.1. Possibilidade de fundamentar de forma mais segura a fórmula do sintoma como formação substitutiva deformada do reprimido e a explicação do prazer oculto sob o sofrimento neurótico

O mapeamento das trilhas associativas abertas pelo trabalho do deslocamento e da condensação explicaria melhor não apenas o sintoma como formação substitutiva deformada do desejo reprimido, mas ajudaria a reforçar a compreensão sobre a satisfação auferida inconscientemente sob o sofrimento manifesto. Porque, ao serem levadas pelas ramificações associativas, desde o núcleo patogênico até as representações presentes na base do sintoma, as excitações reprimidas encontrariam um meio para exteriorizarem-se, ainda que a condição imposta pela resistência para franquear a descarga afetiva seja a deformação do conteúdo original. Assim, por um lado, teríamos reforçada a compreensão da conexão entre o sintoma como formação substitutiva desfigurada de um desejo inconsciente reprimido — como as dores nas pernas em Elisabeth e a paixão reprimida pelo cunhado. Por outro, com a explicação possibilitada pela consideração dos princípios reguladores da economia psíquica, segundo a qual a manifestação do reprimido como sintoma proporciona uma redução parcial de tensão no núcleo patogênico, teríamos reafirmada a compreensão inicial sobre a face oculta da neurose, ou seja, sobre o prazer parcial inconscientemente auferido sob a dor de um sofrimento neurótico.

4.2. Aprofundamento da compreensão sobre o conflito psíquico, a formação de compromisso e a determinação múltipla do sintoma

As perdas de conteúdo que acompanhariam as inúmeras transferências parciais de investimento, de uma representação a outra, expressariam o processo produtor de deformações sobre o conteúdo do desejo reprimido. Nesse processo, caracterizado por deslocamentos e condensações, poder-se-ia distinguir interesses contrários que expressariam um conflito psíquico entre os objetivos do desejo reprimido e os da resistência. Em outras palavras, o processo de deformação poderia ser compreendido como uma resultante da oposição entre a pressão do desejo reprimido, que busca, a todo custo e por quaisquer caminhos, o alívio proporcionado pela exteriorização da excitação, e a contrapressão exercida pela resistência.

No entanto, mais do que resultado mecânico de um conflito entre tendências contrárias, como na ilustração sugerida por Freud de uma negociação entre o coordenador do ciclo de conferências e o ouvinte expulso da sala, o processo de deformação seria compreendido como resultante de um compromisso entre o interesse da resistência do Eu em defender-se contra o desprazer resultante de uma satisfação proibida e o objetivo erótico do desejo reprimido que, impulsionado pela tendência a evitar desprazer, não busca senão alguma forma de exteriorização. Representemos esse estado de coisas pelo seguinte esquema (Figura 42).

Figura 42 - Esquema para o processo de deformação como resultante do conflito entre a pressão do desejo e a contrapressão da resistência

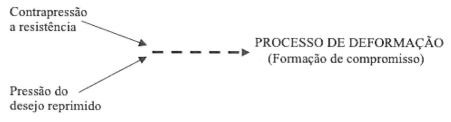

Fonte: O autor

Há aqui ao menos duas implicações a serem consideradas. Além de reencontramos a tese freudiana da sobredeterminação ou determinação multifatorial dos fenômenos psíquicos, a consideração dos objetivos específicos de cada umas das tendências contrárias em jogo possibilitar-nos-ia estender o raciocínio para conhecer uma hipótese, para nós, nova de Freud, a de representação com objetivo, decisiva para a compreensão dos fundamentos da técnica psicanalítica.

De acordo com a tese da sobredeterminação, no processo de produção de sintoma, caracterizado pelas deformações sofridas pelo reprimido ao longo de sua trajetória rumo a exteriorização, concorreriam diferentes fatores causais. Se de início o sintoma fora compreendido como expressão de um desejo não reconhecido, logo Freud compreende ser necessário relativizar essa afirmação, pois a forma de exteriorização do desejo inconsciente reprimido não corresponderia a uma expressão direta de seu conteúdo, mas a uma manifestação desfigurada deste, pois submetido a uma transformação pelo processo de deformação.

A sobredeterminação estaria implicada em descrições sobre a formação de compromisso, pois o sintoma compreendido como uma formação substitutiva deformada do desejo reprimido resultaria, no mínimo, de uma espécie de acordo entre as condições impostas pelo Eu e a submissão dos impulsos reprimidos à deformação. Assim, ao longo do processo psíquico do qual emerge um sintoma, em razão da atuação do trabalho do deslocamento, da condensação, entre outros mecanismos psíquicos, o conteúdo reprimido ver-se-ia parcialmente disseminado pelas trilhas associativas abertas entre inúmeras representações intermediárias, mas perdendo e tendo deformadas suas características originais.

Em suma, ao considerar a trajetória apresentada pelas associações do paciente em tratamento, Freud considera que o caráter sobredeterminado do sintoma pode ser reconhecido também na necessidade de percorrer uma multiplicidade de lembranças, dispostas em diferentes trilhas associativas que conduzem ao núcleo patogênico. Significa dizer que de algum modo todas as representações conectadas ao reprimido, por integrarem uma árvore genealógica, contribuiriam para a formação de um sintoma. Por isso, observa, "Para dizê-lo em outras palavras, é bastante notável a frequência com que um sintoma é *multiplamente determinado, sobredeterminado*" (Freud, 1895/2016e, p. 407).

4.3. Uma consequência importante decorrente do aprofundamento da compreensão do conflito psíquico: a hipótese das representações com objetivo

Considerando os interesses divergentes de diferentes instâncias envolvidas no processo de formação de um sintoma, pode-se compreender que as trilhas associativas entre as representações não seriam abertas apenas pela força mecânica vinculada à intensidade das excitações oriundas do desejo reprimido, que, impulsionadas pelo princípio do prazer, circulariam livremente pela psique. Isso porque, por meio da imposição de resistência ao livre fluxo de excitações, o trabalho psíquico do Eu impede a expressão livre e direta do desejo reprimido. Como vimos, esse jogo de interesses em conflito explicaria a multiplicação de trilhas associativas em ramificações de representações, pois, entre as condições impostas pela resistência, encontrar-se-ia a proibição de que conteúdos afetivos ou excitações provenientes do desejo reprimido fossem investidas em quaisquer representações intermediárias.

Começamos aqui a considerar um novo elemento no quadro das descrições apresentadas até agora, a saber, o caráter seletivo do trabalho de resistência do Eu. Porque as proibições impostas contra a livre ocupação ou investimento pelas excitações reprimidas decorreriam das características das próprias representações intermediárias, já que, a alguns desses elementos representacionais, poderiam corresponder lembranças de vivências que, pelo seu conteúdo, seriam comprometedoras para o Eu. Em outras palavras, por suas características, um determinado conteúdo representacional intermediário é capaz de apresentar maior potencial de risco para os interesses do Eu, pois poderia tornar precários os disfarces necessários à dissimulação dos investimentos inconscientes reprimidos, denunciando mais facilmente sua ligação com um desejo considerado proibido.

Por outro lado, outras representações intermediárias, cujo conteúdo — anódino, inofensivo e insignificante — não apresentasse nenhuma relação ou proximidade com o conteúdo do desejo reprimido, poderiam se prestar a encobrir de forma mais eficaz um investimento erótico que o Eu buscaria esconder, não só dos outros, mas principalmente de si mesmo. Assim a participação da resistência do Eu na formação de sintoma poderia ser inferida pelo trabalho psíquico de coordenação das escolhas das representações às quais seriam liberadas as transferências ou condensações de investimentos eróticos provenientes do núcleo reprimido.

Essa seletividade, que seria uma característica essencial da atividade da resistência do Eu, pode ser mais claramente verificada no processo de formação de sonhos, em cujas descrições Freud cunha um conceito específico, o de censura [*Zensur*], como veremos brevemente no Capítulo XIII ao examinar a concepção do autor sobre os fenômenos oníricos (cf. o verbete *Censura*; Laplanche & Pontalis, 1967/2001, pp. 64-65). Além disso, dado que a formação de sonhos ocorre em estado de sono, caracterizado pela ausência de consciência, a consideração da censura onírica ajudaria a avançar no esclarecimento de um problema que, como tentamos indicar anteriormente, apesar de sua importância clínica, não é fácil de ser claramente apreendido e justificado teoricamente, a saber, o caráter inconsciente do trabalho da resistência e, por extensão, o reconhecimento de que o próprio Eu pode operar de modo inconsciente.

Ao refletir sobre os interesses contrários envolvidos no conflito psíquico e nas formações de compromisso, Freud compreende que cada um desses polos apresentaria representações que se distinguiriam por expressar objetivos ou intenções não apenas distintas, mas opostas; elas seriam as responsáveis por orientar e conduzir tanto as demandas por descarga e satisfação oriundas do reprimido como a atividade inibitória e de resistência dos processos egoicos. Trata-se do que o autor denominou representações com meta ou representações com objetivo [*Zielvorstellung*] (cf. o verbete *Representação-meta*; Laplanche & Pontalis, 1967/2001, pp. 451-452).

De um lado, governadas pelo princípio do prazer, as representações com objetivo relacionadas ao desejo inconsciente seriam as responsáveis por conduzir os investimentos reprimidos por todas as representações aptas a acolhê-los, servindo de veículo ou elo intermediário de uma cadeia associativa que possibilitaria a exteriorização do afeto desprazível, favorecendo assim, ainda que de forma parcial, a diminuição da tensão no núcleo patogênico. Do lado da resistência egoica, as representações com objetivo seriam aquelas relacionadas principalmente a moralidade e outros valores e ideais estabelecidos a partir da consideração da realidade — princípio da realidade —, responsáveis por guiar o sistema de defesas e organizar a sustentação de uma vigilância constante contra a exteriorização de conteúdos do desejo reprimido não submetidos à deformação.

Segundo essa nova nomenclatura, o conflito psíquico poderia ser concebido como uma oposição entre representações de objetivo inconscientes e representações de objetivo conscientes — parcialmente, ao menos. Veremos no último capítulo deste volume como Freud extrai dessas novas formulações teóricas consequências decisivas para fundamentar a técnica psicanalítica.

4.4. Reconhecimento da indistinção entre representações pertencentes ao material patogênico e representações pertencentes às funções normais do Eu: impossibilidade de separar o normal do patológico

A partir do reconhecimento da complexidade apresentada pela dinâmica das representações, Freud extrai outras implicações que, se não contribuem para tornar claras as descrições sobre os meandros da psique, ajudam-nos a enxergar melhor a distância cada vez maior em que começa a se situar a concepção freudiana em relação às teorias psicológicas tradicionais. Uma dessas implicações diz respeito à recolocação do problema da relação entre o patológico e o normal.

De acordo com as hipóteses sobre a dinâmica das representações, de um núcleo patogênico habitado por conteúdos mnêmicos inconscientes reprimidos partiriam trilhas associativas de representações que, passando por estratos intermediários, alcançariam as camadas psíquicas mais acessíveis à consciência. Nessa descrição ainda relativamente simples, as cadeias associativas formadas pelos elementos representacionais relacionados a um núcleo patogênico poderiam ser figuradas por meio da metáfora da árvore genealógica invertida. Contudo, a partir da introdução da ideia de ponto nodal, Freud considera que as representações tidas como pertencentes às trilhas associativas ligadas a determinado núcleo patogênico podem encontrar-se conectadas por cadeias colaterais a representações localizadas em trilhas associativas provenientes de núcleo patogênico distinto. Quer dizer, a suposição de pontos nodais exige que se considere um entrelaçamento entre representações de trilhas associativas pertencentes a diferentes núcleos traumáticos. Para fazer jus à complexidade apresentada pelas redes de associação de representações que recortariam o espaço psíquico, vimos que Freud considera mais adequado falar de árvores genealógicas entrelaçadas.

Assim, resultaria dessas hipóteses complexas de Freud a compreensão de que as representações pertencentes ao material patogênico não necessariamente seriam destacáveis do restante das representações que serviriam às funções do Eu normal. Também por isso, conforme veremos a seguir, outra das consequências resultantes das hipóteses freudianas teria a ver com uma nova compreensão sobre os objetivos da técnica. Antes leiamos algumas considerações do autor, derivadas do reconhecimento de uma indistinção entre o material psíquico tido como patológico em relação ao que seria considerado normal. Escreve ele:

> Nosso grupo psíquico patogênico, em contrapartida, não se deixa extrair limpamente do Eu; por todos os lados as suas camadas externas passam para o Eu normal; na verdade, pertencem a este último tanto quanto à organização patogênica. A fronteira entre ambos, na análise, torna-se puramente convencional, encontrando-se ora aqui ora ali e, em alguns lugares, é mesmo impossível mostrá-la. As camadas internas alheiam-se cada vez mais do Eu, sem que, de novo, a fronteira do patogênico visivelmente tenha início em algum lugar. (Freud, 1895/2016e, pp. 407-408).

Quer dizer, não apenas as abstrações teóricas obrigam a reconhecer a complexidade da dinâmica das representações, mas igualmente as observações clínicas reforçam a hipótese de um entrelaçamento associativo entre as representações que serviriam ao Eu normal e as representações patogênicas, de modo que se torna difícil determinar de forma clara a fronteira entre a parcela do material mnêmico comprometido pela patologia neurótica e a parte preservada da psique.

Como vimos, a estratificação concêntrica explicaria por que o Eu teria acesso menos dificultado às recordações presentes em estratos superficiais do que às representações intermediárias e às mais próximas ao núcleo patogênico. Dever-se-ia à distribuição desigual da resistência, que seria mais branda nas camadas mais periféricas do espaço psíquico, nas quais se localizariam as representações cujos conteúdos apresentariam maior grau de deformação, sendo, por isso, mais dificilmente reconhecidas como associadas ao material patogênico. Por outro lado, uma resistência mais intensa, necessária para impedir o acesso às representações reprimidas, atuaria em estratos mais profundos, porque os conteúdos aí presentes seriam menos fortemente afetados pela deformação. Haveria assim uma relação inversamente proporcional entre a intensidade da resistência e o grau de deformação exibidos pelo material mnêmico.

Embora do ponto de vista da estratificação concêntrica o núcleo patogênico possa ser visto como uma espécie de território psíquico estrangeiro, protegido pela muralha da resistência do Eu distribuída concentricamente pelos estratos intermediários, vimos também que, do ponto de vista da estratificação lógica, as representações intermediárias estariam em maior ou menor grau ocupadas por ou investidas de afeto originário do reprimido, o que demonstra a importância do conceito de derivado do inconsciente. Mas sobretudo a consideração do papel dos pontos nodais, que entrelaçariam cadeias de representações intermediárias pertencentes a diferentes árvores genealógicas, parece justificar a compreensão freudiana segundo a qual elementos mnêmicos que serviriam às funções do Eu normal poderiam estar igualmente a serviço do grupo psíquico patogênico.

Quer dizer, para além do parentesco entre as múltiplas representações patogênicas que conformariam uma árvore genealógica ou árvores genealógicas entrelaçadas, dado o laço lógico que uniria as representações postas a serviço da deformação de conteúdos reprimidos, a pontos nodais poderiam encontrar-se conectadas cadeias de representações pertencentes tanto ao Eu normal como ao material patogênico. Significa dizer ainda, como assinalamos antes, que todas a representações, sejam elas supostas como pertencentes ao material patogênico, sejam supostas como necessárias à realização das funções egoicas normais, encontrar-se-iam em maior ou menor grau investidas de conteúdos afetivos originários do desejo reprimido.

Portanto, em vista das dificuldades de distinguir, dentre o material psíquico, as representações afetadas por um desejo inconsciente reprimido daquelas supostamente isentas de qualquer investimento patogênico, poder-se-ia inferir que, analogamente à satisfação inconsciente subjacente ao sintoma, também uma atividade representativa considerada normal proporcionaria a diminuição em algum grau de tensão interna. Daí o prazer igualmente oculto auferido no pensar e em atividades psíquicas análogas, como o fantasiar; como o sintoma, o pensar normal constitui também um meio de realização parcial de desejo.

4.5. Reavaliação do objetivo geral do trabalho terapêutico: da remoção de um corpo estranho à dissolução de uma infiltração

Vale, por fim, considerar outra implicação decorrente das hipóteses de Freud sobre a dinâmica das representações, que envolve uma compreensão mais adequada sobre as finalidades da terapêutica baseada na associação livre. Isso porque a complexidade que caracterizaria o material psíquico patogênico torna inadequada a ilustração antes utilizada por Freud para expressar o objetivo do tratamento, a saber, a metáfora cirúrgica da remoção de um corpo estranho, conforme sugerida pelo efeito obtido com o uso da hipnose no método catártico de Breuer.

Quer dizer, a ideia de uma catarse ou purgação de afetos ligados a representações supostamente localizadas em regiões psíquicas dissociadas da consciência normal revela-se inapropriada para traduzir a tarefa mais complexa, trabalhosa e demorada, necessária ao desvelamento do sentido inconsciente de um sintoma. Afinal, ainda que com base numa compreensão aproximativa sobre o processo de deformação do reprimido no sintoma, proporcionada pelas hipóteses iniciais de Freud sobre a dinâmica das representações, a técnica de tratamento em vigília consistiria, na medida em que pudesse contar com a diminuição progressiva da resistência, em desfazer ponto por ponto as deformações resultantes do trabalho da condensação e do deslocamento, buscando assim reabrir trilhas mnêmicas que possibilitem acesso ao reprimido.

Estaríamos assim a léguas de distância de uma concepção de dissociação da consciência, em que porções desta seriam vistas como incomunicáveis entre si — como na suposta dissociação entre uma segunda consciência em relação à consciência normal —, que favoreceria a imagem da terapia como remoção de um corpo estranho. Para Freud, ao contrário, a imagem mais apropriada seria proporcionada por uma metáfora hidráulica, que sugeriria a ideia de uma infiltração que ocuparia e obstruiria as trilhas associativas. Nessa figuração, a resistência é compreendida como aquilo que se infiltra, a matéria psíquica que obstruiria o fluxo livre das excitações pelas trilhas associativas originais, bloqueando o acesso às representações de vivências que constituem o complexo reprimido.

Como então conceber o objetivo da nova terapêutica em vigília baseada na associação livre? Ora, dado que a resistência seria a responsável pela obstrução das trilhas associativas originais, ou seja, o que impede a livre manifestação de desejos considerados proibidos, dos quais os sintomas seriam expressão deformada, caberia ao tratamento psicanalítico facilitar condições para a dissolução da resistência. Assim, em termos ideais, com a desobstrução das conexões associativas entre as representações, esperar-se-ia uma manifestação pouco a pouco mais livre de conteúdos até então impedidos em sua exteriorização e sua paulatina reintegração ao conjunto das funções normais do Eu. A esse respeito, Freud escreve:

> A organização patogênica não se comporta realmente como um corpo estranho, mas, isto sim, como um material infiltrado. Nessa imagem, a resistência deve ser tomada como aquilo que está infiltrando. E a terapia também não consiste em extirpar algo – disso a psicoterapia é incapaz ainda hoje –, mas em dissolver a resistência e, desse modo, abrir à circulação o caminho para uma região até então bloqueada. (Freud, 1895/2016e, p. 408).

Em outras palavras, na medida em que o tratamento ofereça condições para a dissolução da resistência, com a desobstrução das trilhas associativas constitutivas do desejo, ver-se-ia reaberto o trânsito de excitações por regiões mnêmicas antes inacessíveis, restituindo assim conexões associativas prejudicadas pelo processo repressivo. Por isso, mais do que uma catarse ou purgação de afetos represados, por possibilitar o aproveitamento de conteúdos antes reprimidos e sua reintegração ao patrimônio psíquico do Eu normal, parece que o método terapêutico freudiano favoreceria o enriquecimento da psique em seu conjunto.

Se a repressão de um desejo inconciliável e a manutenção duradoura de uma resistência contra o seu retorno era o que explicava o desconhecimento do paciente em relação às motivações do próprio sofrimento, a partir da integração de conteúdos reprimidos ao conjunto das funções normais do Eu, pode-se supor que a pessoa estaria em condições mais favoráveis do que as da época da repressão para proceder a uma avaliação justa de seu desejo e das possibilidades de realização real. Ou seja, proceder a uma avaliação baseada na realidade — logo, mediante um funcionamento psíquico regulado pelo princípio de realidade —, acerca da pertinência e conveniência do conteúdo reintegrado.

Tal avaliação poderia consistir, por exemplo, em rever as motivações então inconscientes que teriam impulsionado a repressão e levado ao aparecimento de sintomas, a partir do que o conteúdo reintegrado pode ter fortalecido sua fixação psíquica por meio de novos investimentos afetivos ou, dependendo do veredito baseado na realidade, relegado a uma espécie de desgaste psíquico em que consistiria o esquecimento normal. Alguns comentários acerca dos destinos possíveis do desejo reprimido, vislumbrados por Freud como resultante do desfecho do tratamento psicanalítico, serão apresentados na última seção do Capítulo XIV, sobre o emprego da técnica de tratamento de neuroses.

*

Para encerrar, poder-se-ia dizer que a consideração das novas suposições topológico-dinâmicas sobre a estruturação do material psíquico patogênico, articulada a elementos teóricos já conhecidos de discussões anteriores, como as hipóteses econômicas sobre a regulação do funcionamento psíquico, possibilitar-nos-ia vislumbrar o desenho de um quadro teórico mais amplo, a partir do qual Freud começaria a compreender metapsicologicamente certos mecanismos psíquicos inconscientes que explicariam a deformação sofrida por conteúdos inconscientes reprimidos.

Levando assim em conta as hipóteses teóricas levantadas para tentar decifrar os meandros do processo de deformação do qual resulta o sintoma, não parece difícil inferir o questionamento que teria tomado o espírito do nosso autor e o passo seguinte avançado em suas reflexões teórico-clínicas. Será que a deformação é um processo restrito à formação de sintomas neuróticos? Ou: será que os mecanismos psíquicos operantes nas deformações que explicam as transformações sofridas pelo reprimido até sua manifestação como um sintoma não operariam igualmente na produção de outros fenômenos psíquicos? Em outras palavras, seria o sintoma a única modalidade de formação substitutiva do inconsciente? Será que outros fenômenos psíquicos não poderiam ser igualmente explicados como formações substitutivas de conteúdos inconscientes?

CAPÍTULO XII

A GENERALIZAÇÃO POR FREUD DAS DESCOBERTAS SOBRE O PROCESSO DE DEFORMAÇÃO NAS NEUROSES E A COMPREENSÃO DE OUTROS FENÔMENOS COMO FORMAÇÕES SUBSTITUTIVAS: O CASO DOS PENSAMENTOS ESPONTÂNEOS COMUNICADOS PELO PACIENTE, DOS CHISTES E DOS ATOS FALHOS

No capítulo anterior, vimos que as descobertas sobre a deformação do reprimido possibilitam a Freud aprofundar sua compreensão sobre os processos psíquicos dos quais resultariam os sintomas neuróticos. Embora apenas aproximativo e embasado em hipóteses ainda precárias sobre a dinâmica das representações, constantes de *A psicoterapia da histeria*, de 1895, o exame do trabalho psíquico dos mecanismos de condensação e deslocamento nas deformações produzidas sobre o reprimido indica que, desde a etapa inicial de suas reflexões, nosso autor contaria com intuições teóricas relativamente consistentes para sustentar a fórmula do sintoma como uma formação substitutiva deformada do reprimido.

Retomaremos a partir de agora os comentários a *Cinco lições de psicanálise* e neste capítulo começaremos a examinar o relato contido na *terceira lição*. Nela, Freud defende não apenas a extensão do modelo explicativo do sintoma para o esclarecimento de outros fenômenos, que serão compreendidos como formações substitutivas análogas, mas o emprego igualmente estendido da técnica desenvolvida para o tratamento de neuroses. Pela importância do conteúdo dessa conferência para se compreender o alcance dos fundamentos teóricos e técnicos iniciais da psicanálise, vale indicar resumidamente os tópicos abordados pelo autor, pois servirão de base para os estudos que compõem o restante deste volume.

Em termos estruturais, após introduzir o tema da deformação ao final da *segunda*, a exposição da *terceira lição* inicia-se com a retomada de considerações teóricas sobre a técnica. Freud esclarece que reflexões sobre as dificuldades encontradas no manejo da técnica da pressão no tratamento em vigília teriam possibilitado a aquisição de uma nova compreensão sobre o sentido das recordações comunicadas pelo paciente, que viria a ser decisiva para o aprimoramento do método psicanalítico. Trata-se da compreensão segundo a qual as lembranças evocadas e comunicadas pelo paciente durante a sessão consistiriam em formações psíquicas intermediárias que, como elos de ligação, possibilitariam ao longo do trabalho terapêutico um acesso ao material patogênico. As comunicações espontâneas do paciente não exibem de forma clara e direta seu vínculo com o reprimido, porque teriam sofrido deformação, consistindo, portanto, em produções substitutivas deformadas análogas ao sintoma.

Na sequência, para indicar como suas intuições teóricas não estariam restritas aos sintomas da patologia neurótica e às ocorrências espontâneas no enfermo em tratamento, mas poderiam ser estendidas à explicação de outras manifestações psíquicas igualmente compreendidas como formações substitutivas, Freud introduz o fenômeno do chiste ou tirada espirituosa, a fim de demonstrar como processos de deformação se encontrariam em operação também na vida psíquica normal.

Esse relato de caráter predominantemente teórico constitui apenas a parte inicial da *terceira lição*. A exposição mais extensa visa esclarecer o aproveitamento prático de diferentes fenômenos substitutivos, que, ao serem submetidos à mesma técnica de análise e interpretação desenvolvida para o tratamento de neuroses, possibilitaria o desvelamento de suas motivações inconscientes. O autor apresenta exemplos de três fenômenos, em relação aos quais, junto aos breves esclarecimentos sobre o emprego da técnica para sua interpretação, oferece indicações igualmente sucintas sobre o papel da deformação em seu processo de produção. O primeiro consistiria no aproveitamento dos pensamentos espontâneos comunicados pelo paciente em tratamento, material psíquico pelo qual se orientaria a escuta do terapeuta no desvelamento de motivações reprimidas que sustentariam o sintoma neurótico; o segundo seria a interpretação de sonhos, considerada a via régia para o conhecimento do inconsciente; e o terceiro, a valorização freudiana dos chamados atos falhos como meio análogo aos dois anteriores para o desvelamento de motivações ocultas.

Antes de encerrar a exposição com um breve balanço sobre as potencialidades da técnica de análise e interpretação por ele desenvolvida, seus fundamentos objetivos e algumas críticas às resistências contra as concepções defendidas pela psicanálise, Freud menciona de passagem um outro fenômeno subsumido à categoria das formações substitutivas. Trata-se de certas manifestações afetivas observadas no paciente em tratamento e endereçadas à figura do terapeuta, fenômeno denominado transferência, retomado e caracterizado de forma sucinta na *quinta lição*.

Como se pode notar, deparamo-nos na *terceira lição* com uma exposição condensada de uma série de novos fenômenos, cuja compreensão requereria a consideração de formulações conceituais mais avançadas do que aquelas das quais lançamos mão até agora, o que comprometeria a regra metodológica pela qual nos guiamos nestes estudos sobre o processo de nascimento da psicanálise, em cujas análises buscamos, sempre que possível, recorrer apenas a hipóteses teóricas previamente enunciadas pelo autor. Por outro lado, como *Cinco lições de psicanálise* consiste em um texto baseado nas conferências ministradas em 1909, é de se esperar que os relatos apresentados por Freud não se limitem às descobertas realizadas na etapa inicial de seu percurso intelectual, descritas nas *duas primeiras lições*.

De fato, os temas tratados na *terceira* e nas lições subsequentes provêm de publicações imediatamente posteriores a 1900, uma das etapas mais férteis do percurso considerado propriamente psicanalítico de Freud. Nela, o autor ver-se-ia em condições de tornar públicas as sínteses a que chegara sobre diferentes fenômenos psíquicos com que vinha lidando, ao menos desde os trabalhos realizados em parceria com Breuer, pavimentando assim as bases teóricas e técnicas da psicanálise como uma nova disciplina científica. Por exemplo, após a publicação de sua obra magna, *A interpretação dos sonhos*, de 1900, publica *Psicopatologia da vida cotidiana*, em 1901 (Freud, 1901/2021), livro no qual trata dos atos falhos; depois *O chiste e sua relação com o inconsciente*, em 1905 (Freud, 1905/2017a), em que analisa o fenômeno do chiste e manifestações relacionadas ao humor; é também de 1905 o relato clínico intitulado *Análise fragmentária de uma histeria* ("*o caso Dora*") (Freud, 1905/2016h), cujo tratamento teria transcorrido em 1901 e no qual se destacaria o fenômeno da transferência; é ainda de 1905 a obra reiteradamente mencionada, que serviria de base para o relato da *quarta lição*, na qual o autor propõe o conceito psicanalítico de instinto e apresenta suas descobertas sobre as manifestações sexuais infantis, os *Três ensaios sobre a teoria da sexualidade*.

A consideração desse contexto ajuda a esclarecer não apenas a proveniência das caracterizações resumidas de Freud sobre as formações substitutivas elencadas na *terceira lição*, mas revela que uma compreensão adequada sobre os processos psíquicos inconscientes responsáveis por sua produção requer que se levem em consideração as formulações teóricas sobre o funcionamento do aparelho psíquico, proposta em *A interpretação dos sonhos*, de 1900, e sobre o papel propulsor dos instintos, apresentado em *Três ensaios sobre a teoria da sexualidade*, de 1905.

Em vista, porém, da estratégia metodológica utilizada e dos objetivos introdutórios da discussão, esperamos que o recurso a hipóteses teóricas já conhecidas, sobre a dinâmica das representações e a estratificação do psiquismo, constantes de *A psicoterapia da histeria*, de 1895, além das concepções sobre a regulação da economia psíquica, seja suficiente para obtermos uma compreensão aproximativa sobre os processos psíquicos inconscientes envolvidos na produção dos fenômenos psíquicos que examinaremos. Obviamente, sempre que necessário e conveniente aos objetivos da discussão, para complementar comentários elaborados a partir das indicações resumidas de Freud e tentar esclarecer melhor o modo como ele compreende os novos fenômenos com que teremos de lidar, recorreremos a outros de seus escritos, nos quais trata o assunto de forma mais ampla e aprofundada.

Assim, buscaremos desenvolver as descrições breves de Freud presentes no relato da *terceira lição*, mediante as quais o autor defende a extensão do modelo teórico do sintoma, estabelecido ao longo de suas investigações iniciais sobre as neuroses, como válido para a explicação de uma série de fenômenos psíquicos distintos. As formulações sobre o processo de deformação passariam a desempenhar o papel de denominador teórico comum que justificaria reuni-los sob a rubrica conceitual das formações substitutivas. Decorrência lógica dessa generalização teórica, Freud defenderá a validade de um emprego igualmente estendido da técnica estabelecida no tratamento de pacientes neuróticos, pois ela apresentaria eficácia também no desvelamento de conteúdos inconscientes determinantes dos sonhos, dos atos falhos, da transferência e demais fenômenos substitutivos. Destarte, a explicitação do conteúdo da *terceira lição* possibilitaria colocar em perspectiva o desenho de um método e o delineamento de um campo de investigação *sui generis*, próprio à nascente psicanálise, o das formações substitutivas do inconsciente.

Considerando a amplitude desse objetivo, optamos por seguir passo a passo e tratar separadamente do exame da teoria e do emprego freudiano da técnica. Procuraremos, então, ao longo dos comentários que se seguem neste volume, primeiro conhecer a explicação teórica que justificaria incluir cada um dos fenômenos descritos na categoria de formações substitutivas do inconsciente. Para realizar essa tarefa, não seguiremos à risca a ordem dos temas conforme figuram no relato freudiano, mas efetuaremos pequenos câmbios, a fim de adaptá-los aos nossos propósitos. Assim, a explicitação da teoria ocupará dois capítulos: o presente, que examina o papel da deformação na produção de três delas, dos pensamentos espontâneos do paciente, dos chistes e dos atos falhos; e o capítulo seguinte, que será dedicado inteiramente ao exame do processo de deformação na produção de sonhos.

Depois, examinaremos em mais três capítulos o aproveitamento prático desses fenômenos para o desvelamento de conteúdos inconscientes. Trabalharemos com dois exemplos: o emprego freudiano da técnica de tratamento de neuroses, que será examinado em um capítulo, complementado por um capítulo adicional, dedicado à apreciação do fenômeno da transferência; e o manejo da técnica de interpretação de sonhos, que será examinado no penúltimo capítulo. Num capítulo final, buscaremos reunir alguns elementos considerados ao longo das discussões sobre a teoria das formações substitutivas e seu manejo e articulá-los a certas formulações sintéticas de Freud, presentes no *capítulo sétimo* de *A interpretação dos sonhos*, de 1900, para tentar pensar as linhas básicas de uma fundamentação teórica do método psicanalítico.

Os comentários deste capítulo foram organizados em quatro seções. Na primeira, apresentamos uma síntese do processo de deformação na produção de sintoma à luz das hipóteses sobre a dinâmica das representações, pois ele seria utilizado como modelo para a explicação dos fenômenos descritos a seguir. Na segunda seção, examinaremos o papel da deformação na produção dos pensamentos espontâneos comunicados pelo paciente em tratamento. Como talvez seja possível vislumbrar, esta exposição servirá de subsídio para os comentários a serem apresentados em capítulo à frente sobre o emprego da técnica freudiana de tratamento de neuroses, já que esta seria orientada pela escuta das ocorrências espontâneas comunicadas pelo enfermo. Na terceira seção, trataremos do fenômeno do chiste ou tirada espirituosa, mediante o qual Freud busca demonstrar como processos de deformação e produção de formações substitutivas não seriam uma particularidade da patologia neurótica, mas encontrar-se-iam presentes na vida psíquica normal. O fenômeno dos atos falhos será examinado na quarta seção, mediante o qual Freud busca demonstrar que as descobertas sobre a deformação e as formações substitutivas se aplicariam à vida cotidiana. Uma seção final será dedicada a um balanço da exposição sobre as três formações substitutivas examinadas e à preparação para a discussão do tema do capítulo seguinte.

1. A deformação do reprimido na formação de sintoma: um modelo metapsicológico para pensar outros fenômenos como formações substitutivas

Tomemos uma vez mais o exemplo do sintoma principal de Elisabeth. Com base na reconstrução de Freud, em termos genéticos, o roteiro teria sido inicialmente marcado pelo surgimento de uma aspiração amorosa pelo cunhado; e, não obstante o interesse consciente do Eu em mantê-lo em segredo, inibindo-o, o desejo crescente teria sido denunciado ao exteriorizar-se na forma de pensamento ao leito de morte da irmã: "Agora ele está livre e você pode se tornar sua mulher" (Freud, 1895/2016d, p. 240). Ao apresentar-se desnudado à consciência, não podendo ser elaborado psiquicamente nem admitido pela instância egoica regida pela moralidade e outros valores e crenças da paciente, o destino do desejo não teria sido outro senão a repressão.

De posse das hipóteses sobre a dinâmica das representações, poder-se-ia imaginar a ação da resistência, sustentada de forma duradoura pelas forças egoicas contra o retorno do reprimido, como uma infiltração que ocuparia as trilhas associativas originais, obstruindo tanto as tentativas de exteriorização do desejo tornado inconsciente como uma aproximação pelo trabalho terapêutico. A paciente ver-se-ia então dominada por um esquecimento patológico, isto é, como efeito do trabalho da resistência, deixaria de ter acesso às lembranças das vivências e cenas que teriam servido de ingredientes na montagem da aspiração amorosa.

Devido ao estado de tensão em que se encontrariam as excitações eróticas frustradas em sua realização, guiado pela tendência a evitar desprazer — o princípio de prazer —, o conteúdo reprimido passaria a exercer pressão contra as barreiras impostas pela resistência, buscando ocupar todas as trilhas associativas e representações disponíveis, a fim de exteriorizar-se em algum grau e auferir alguma quota de satisfação. O conflito psíquico instalado seria desgastante sobretudo para o Eu e o aparecimento de um sintoma denunciaria o fracasso dos esforços defensivos. Como vimos, no caso das dores nas pernas de Elisabeth, a suposição seria a de que as excitações do desejo reprimido teriam conseguido apoderar-se de certas inervações corporais, sobreinvestindo-as, comprometendo suas funções normais e manifestando-se como dor física.

A partir dessas suposições é que o autor teria avançado na cogitação de um território psíquico formado por estratos concêntricos, no centro do qual se encontraria um núcleo patogênico inconsciente, ao qual estariam conectadas ramificações de representações que se estenderiam até elementos mnêmicos mais superficiais, ligados às inervações corporais comprometidas pelo sintoma. Ao longo dessa trajetória, o conteúdo do desejo reprimido de Elisabeth pelo cunhado teria sua feição deformada, tornando-se irreconhecível ao exteriorizar-se sob as vestes de um sintoma histérico como as dores nas pernas. Enfim, resultante do compromisso entre os interesses psíquicos em jogo — a tendência à realização do desejo reprimido e as proibições do Eu —, os desvios associativos produzidos por deslocamentos e condensações, mediante os quais buscamos representar o processo de deformação, encobririam as trilhas associativas então estabelecidas nas etapas de constituição do desejo.

Para finalizar esta breve síntese, convém retomar dois esquemas já conhecidos a partir das discussões sobre a formação de sintoma, pois podem ser úteis na comparação com o processo de produção dos fenômenos a serem examinados a seguir. Primeiro o esquema mediante o qual buscamos destacar, no quadro do conflito psíquico originado pela repressão, o curso em zigue-zague que serviria para representar o processo de deformação do desejo reprimido até sua exteriorização como sintoma (Figura 43).

Figura 43 - Esquema geral para o processo de deformação na produção de sintoma

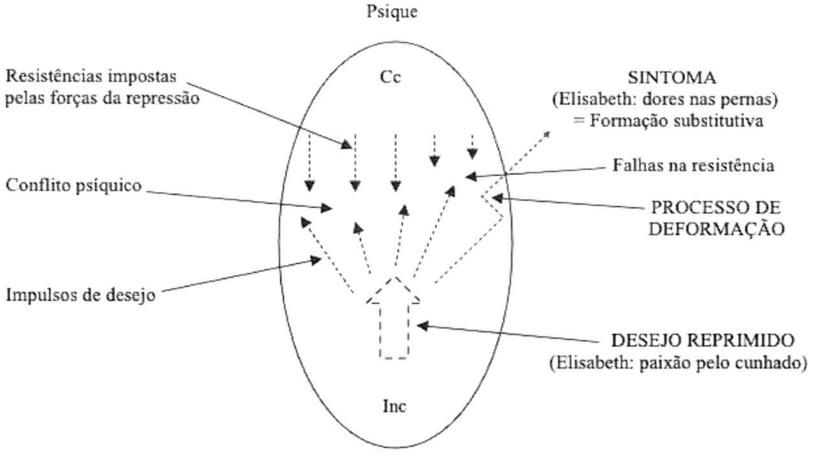

Fonte: O autor

O segundo esquema, com sugestões sobre o modo de atuação da condensação e do deslocamento, serviria para representar de forma mais detalhada o processo de deformação do reprimido na produção de sintoma à luz dos subsídios teóricos proporcionados pelas hipóteses sobre a dinâmica das representações. Façamos então pequenas adaptações a esse esquema mais detalhado, a fim de indicar as ramificações associativas de representações que, em Elisabeth, ligariam o desejo reprimido pelo cunhado ao sintoma principal da paciente, as dores nas pernas (Figura 44).

Figura 44 - Esquema para a deformação na produção de sintoma em Elisabeth

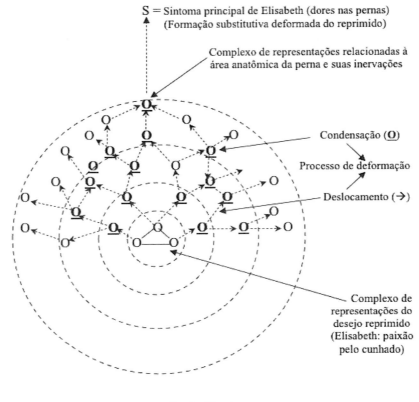

Fonte: O autor

Traduzindo: Ao buscar elucidar o problema que constituía o vaivém das associações livres do paciente e certas características apresentadas pelas recordações evocadas, o construtor da psicanálise teria concebido a ideia de que a disposição das representações correspondentes em cadeias associativas ramificadas em zigue-zague explicaria o curso tortuoso exibido pelo trabalho recordativo dos pacientes. Impulsionados pela fuga ao desprazer, fragmentos de conteúdo do desejo reprimido no núcleo patogênico ver-se-iam transferidos às representações de estratos intermediários e mesclados a conteúdos ideativos alheios. Com base nas hipóteses de Freud, nossa sugestão foi a de que os principais mecanismos psíquicos responsáveis por tais operações, das quais resultaria a deformação do reprimido, seriam o deslocamento e a condensação.

Aprendemos também que seria duplo o efeito produzido por essas transferências de conteúdo do reprimido e sua mesclagem com conteúdos alheios: por um lado — e esta é uma compreensão importante para a discussão sobre os pensamentos espontâneos na seção seguinte —, o reprimido passava a dispor de inúmeros veículos mediante os quais poderia expressar-se de forma disfarçada; por outro, o próprio desejo inconsciente teria deformada sua feição original. Daí a dificuldade de identificá-lo ao alcançar a superfície consciente e exprimir-se, no caso de

Elisabeth, como um sintoma corporal, as dores nas pernas. Apenas com o avanço do trabalho terapêutico é que Freud viria a compreender o sintoma principal da paciente como uma formação substitutiva deformada da paixão reprimida pelo cunhado.

Mas o caráter enigmático do sintoma nas neuroses, que se apresenta como uma formação cujas motivações escapam à compreensão pela consciência, seria apenas um serviço que a deformação prestaria ao Eu, pois este ver-se-ia poupado de entrar em contato com um conteúdo inconciliável; obviamente, ao custo de um sofrimento duradouro, como registrara o autor. Mas, na formação de compromisso que constitui o sintoma, a deformação estaria igualmente — ou, talvez, principalmente — a serviço do reprimido. Isso porque, como vimos ao entrar em contato com algumas hipóteses econômicas de Freud, sob os disfarces de uma expressão sintomática dolorosa, ocultar-se-ia uma realização de desejo, senão vejamos.

Uma vez alvo de repressão, as excitações eróticas que constituem o desejo reprimido, tanto as mantidas no núcleo patogênico como as que se estendem pelo seu entorno inconsciente, passariam a ser regidas pelo princípio de prazer, sendo impulsionadas a exteriorizar-se a qualquer custo, a buscar satisfação. Nesse processo, não obstante os bloqueios impostos pela resistência, as transferências de quotas de excitação do reprimido para outras representações intermediárias acabaria por desembocar na superfície psicofísica, dando origem a um produto psicogênico deformado, o sintoma. Por isso, não custa enfatizar a compreensão geral derivada das considerações econômicas de Freud, segundo a qual, sob o manto do sofrimento neurótico, esconder-se-ia um ganho de prazer, a realização parcial de um desejo inconsciente reprimido.

Para lançar uma problemática-guia para as discussões que se seguem, cuja finalidade é examinar a base teórica comum que legitimaria a generalização freudiana do conhecimento sobre a deformação no sintoma para a compreensão de outros fenômenos como formações substitutivas análogas, convém destacar as duas descobertas essenciais à compreensão do sintoma em psicanálise. Como vimos, a consideração dos efeitos decorrentes do processo de deformação do reprimido possibilita a Freud demonstrar: que 1) o sintoma é uma formação substitutiva do reprimido e que, 2) sob a dor do sintoma, ocultar-se-ia uma satisfação inconsciente, uma realização parcial de desejo.

Se for assim, isto é, se o sintoma neurótico não é senão uma formação substitutiva deformada a serviço da realização de um desejo inconsciente reprimido, e se, como o autor defende, outros fenômenos psíquicos devem ser considerados formações substitutivas análogas ao sintoma neurótico, então será necessário demonstrar: 1) que a deformação é um processo central na produção de pensamentos espontâneos comunicados pelo paciente, de chistes, de atos falhos, de sonhos etc.; e 2) que a produção desses fenômenos deve encontrar-se a serviço da realização parcial de um desejo.

2. Os pensamentos espontâneos comunicados pelo paciente como formações substitutivas deformadas do desejo inconsciente reprimido: preliminares à fundamentação da técnica freudiana de tratamento de neuroses

Conforme vimos em comentários à *segunda lição*, após o abandono do uso da hipnose, Freud teria passado a trabalhar com o paciente em estado de vigília, deparando-se então com resistências que dificultavam o acesso às lembranças de vivências traumáticas, supostas como presentes na origem do sintoma. Para prosseguir com o tratamento em vigília, ele teria passado a utilizar-se da técnica da pressão, aliada a outras estratégias de convencimento, mediante as quais buscava vencer a resistência em operação no paciente. *Grosso modo*, a tarefa clínica consistiria em solicitar ao paciente que buscasse expressar verbalmente as lembranças que pudessem ter relação com o seu sofrimento e em convencê-lo de que com esforço conseguiria recordar-se de vivências que poderiam auxiliar na dissolução do sintoma, e, sobretudo, em assegurar-lhe que tais lembranças lhe ocorreriam quando o médico exercesse uma leve pressão sobre sua testa.

O relato apresentado na segunda conferência seria, porém, incompleto, conforme o próprio Freud esclarece na abertura da *terceira lição*. Diz ele:

> Senhoras e senhores: Nem sempre é fácil dizer a verdade, especialmente quando é preciso ser breve; por isso devo corrigir uma inexatidão que expressei na última conferência. Eu lhes disse que, tendo renunciado à hipnose, insistia para que os pacientes me informassem tudo o que lhes ocorria acerca do problema que abordávamos – pois sabiam de fato o que se achava supostamente esquecido, e o que lhes ocorresse certamente conteria o que se buscava –, e efetivamente descobria que a primeira coisa que lhes vinha à mente trazia o esperado e demonstrava ser a esquecida continuação da lembrança. Bem, isso não é inteiramente correto; eu o expus desse modo simplificado para manter a concisão. (Freud, 1910/2013c, p. 248).

Em outras palavras, a técnica da pressão não era a técnica definitiva, pois Freud acabaria por abrir mão desse artifício em favor de um manejo mais condizente com suas descobertas sobre as propriedades dinâmicas da psique. Mas, para não passar por alto sobre a argumentação do autor, sigamos o compasso da exposição da *terceira lição*, na qual se pode verificar algumas das razões teórico-clínicas que justificariam as modificações introduzidas no manejo do tratamento, entre as quais a compreensão acerca do caráter substitutivo dos pensamentos espontâneos comunicados pelo paciente seria determinante.

Além de corrigir a forma simplificada com que teria se referido aos sucessos terapêuticos alcançados desde o abandono da hipnose, o autor observa que a nova modalidade de tratamento em vigília era uma técnica trabalhosa, pois raros seriam os casos em que as lembranças patogênicas surgiam de forma evidente no trabalho recordativo do paciente. Em geral as lembranças relatadas diziam respeito a vivências ordinárias, que não apresentavam as propriedades traumáticas e a coerência lógica necessárias, que justificariam os sintomas. Segundo suas palavras:

> Na realidade, somente nas primeiras vezes acontecia de o que fora mesmo esquecido se apresentar por mera insistência minha. Continuando com o procedimento, sempre vinham coisas que não podiam ser as corretas, pois não se adequavam ao contexto e os próprios pacientes as rejeitavam como incorretas. A insistência não ajudava, e parecia um erro haver abandonado a hipnose. (Freud, 1910/2013c, pp. 248-249).

Apesar de ter enfrentado novas dificuldades com a técnica de tratamento em vigília, vimos que outras observações clínicas relatadas no caso Elisabeth von R. e no caso Lucy R., além dos resultados das reflexões sobre o processo terapêutico em *A psicoterapia da histeria* — todos reunidos em *Estudos sobre histeria*, publicado em abril de 1895 —, revelam que desde essa época Freud já avançava em suas hipóteses sobre o caráter dinâmico dos processos psíquicos. A esse respeito, na *terceira lição* o autor relaciona suas hipóteses sobre o dinamismo inerente à psique à suposição de um determinismo psíquico, crença segundo a qual não haveria ocorrências psíquicas aleatórias ou desprovidas de motivação. Assim, na medida em que se leva em conta a suposição de uma causalidade própria ao psiquismo, as ocorrências relatadas pelo paciente — inicialmente tidas como incorretas ou inadequadas em vista dos objetivos do tratamento — não deveriam ser tomadas como casuais; antes, deveriam encontrar-se de algum modo relacionadas ao quadro clínico, mesmo que desprovidas de ligação imediata e clara com os conteúdos reprimidos supostos como responsáveis pelos sintomas. Nos termos do autor:

> Nessa fase de perplexidade, agarrei-me a um preconceito que teria sua legitimidade científica demonstrada por C. G. Jung e seus discípulos de Zurique, anos depois[44]. Devo dizer que pode ser útil, às vezes, ter preconceitos. Eu tinha em alta conta o rigor do determinismo dos processos psíquicos, e não podia crer que um pensamento que o paciente produzia num estado de extrema atenção fosse completamente arbitrário e sem relação com a ideia esquecida que procurávamos; o fato de que não era idêntico a essa podia ser explicado satisfatoriamente a partir da situação psicológica postulada. (Freud, 1910/2013c, p. 249).

Qual seria a situação psicológica postulada que explicaria a diferença entre as ocorrências espontâneas comunicadas pelo paciente e o conteúdo inconsciente visado pelo tratamento? Quer dizer, quais seriam as hipóteses psicológicas que, apesar da ausência de correlação clara, possibilitariam suprir os elos faltantes e justificar a consideração das ocorrências espontâneas como relacionadas em algum grau ao conteúdo reprimido suposto como subjacente à enfermidade? Ora, aprendemos que a concepção dinâmica de Freud sobre a clivagem psíquica supõe um conflito entre desejo e proibição. O caráter duradouro do conflito psíquico resultaria da manutenção constante de forças repressivas na forma de uma resistência contrária à exteriorização do desejo proibido, sendo a deformação do reprimido um processo resultante de uma espécie de acordo ou compromisso entre ambas as tendências em oposição. Leiamos o que Freud escreve a respeito:

> No doente em tratamento atuavam duas forças contrárias: de um lado seu esforço consciente em atrair o material esquecido presente no inconsciente para a consciência, de outro a resistência nossa conhecida, que se opunha a que o reprimido ou seus derivados se tornassem conscientes. Se tal resistência era igual a zero ou muito pouca, o esquecido se tornava consciente sem deformação; logo, era plausível supor que a deformação do que era buscado resultaria tanto maior quanto maior fosse a resistência a que ele se tornasse consciente. (Freud, 1910/2013c, p. 249).

Antes de prosseguir com comentários sobre o caráter deformado dos pensamentos espontâneos comunicados pelo paciente, cumpre notar na citação a ausência de menção específica a um desejo reprimido como um dos polos do conflito psíquico. O autor refere-se ao conflito clinicamente mais aparente entre uma suposta vontade consciente do paciente em colaborar para o sucesso do tratamento e o trabalho de uma resistência desconhecida pelo próprio Eu. Nesse conflito, na medida em que a resistência diminuísse, os esforços do paciente em recordar-se ver-se-iam recompensados pelo afloramento na consciência do material esquecido no inconsciente.

Ora, considerando a compreensão adquirida pelos estudos realizados até agora sobre o conflito psíquico, a expressão freudiana mostra-se inadequada, pois aprendemos que o conflito se dá entre a resistência do Eu e as tendências à exteriorização de um desejo reprimido, e não entre a vontade de cura do paciente e a resistência. A forma com que Freud exprime a ideia de

---

[44] Trata-se de experimentos com a associação de palavras, utilizados com a finalidade de tornar manifesto um complexo ideativo supostamente patogênico. Freud volta a mencionar o trabalho de Jung na sequência da *terceira lição*, onde se pode ler: "Querendo obter um conhecimento rápido e provisório dos complexos reprimidos de um paciente, sem examinar ainda sua organização e inter-relação, os senhores podem recorrer à *experiência da associação*, tal como foi desenvolvida por C. G. Jung e seus discípulos" (Freud, 1910/2013c, p. 253).

conflito psíquico assemelhar-se-ia à sua intuição inicial, conforme vimos em comentários ao percurso intelectual do autor, a saber, à hipótese de correntes de pensamento antitéticas ou a vontade consciente e uma vontade contrária que explicariam as dificuldades de uma parturiente em realizar a amamentação, formulada no artigo intitulado *Um caso de cura por hipnose*, de 1892 (Freud, 1892-1893/2006f).

Deixando de lado a possibilidade de uma mera regressão a formulações de etapas anteriores de sua reflexão teórico-clínica, pois, na época da publicação de *Cinco lições* Freud, já teria produzido avanços significativos na teoria e na clínica psicanalíticas, tentemos compreender por que a menção a um conflito entre a vontade consciente do paciente e a resistência inconsciente pode ter razão de ser. Ao compreendermos essas razões, estaremos providos de alguns subsídios teóricos úteis ao acompanhamento da exposição sobre o papel da deformação em fenômenos psíquicos tidos como normais.

Comecemos lançando mão de outros elementos teóricos já conhecidos, como as inferências sugeridas pela hipótese freudiana da estratificação concêntrica da psique, conforme comentários feitos no capítulo anterior. Vimos então que, baseado no grau de incidência da resistência, Freud distingue um núcleo psíquico patogênico, no entorno do qual se estenderiam estratos intermediários concêntricos, circundados por camadas psíquicas periféricas adjacentes à consciência. Segundo essa disposição espacial, os conteúdos do núcleo patogênico deveriam ser considerados propriamente inconscientes, pois sobre eles incidiria a mais forte resistência; já os conteúdos distribuídos pelos estratos psíquicos intermediários seriam também inconscientes, mas, por encontrarem-se afetados por graus variados de resistência, poderiam tornar-se conscientes a posteriori, por exemplo, na medida em que o desenrolar do tratamento possibilite uma distensão da resistência.

Portanto, além de conteúdos conscientes, relativos aos estratos mais periféricos, teríamos duas modalidades de conteúdos psíquicos inconscientes, os nucleares, que, por serem reprimidos, mostrar-se-iam altamente resistentes ao trabalho recordativo do paciente, e os conteúdos mnêmicos de estratos intermediários, por assim dizer, apenas medianamente inconscientes. Ora, levando em consideração essas hipóteses, parece que não seria ilegítimo cogitar um conflito entre tendências psíquicas emanadas da superfície consciente e outras tendências relacionadas ao inconsciente intermediário, mais ou menos como na expressão atenuada de Freud, de um conflito entre a vontade de cura do paciente e a resistência inconsciente.

De todo modo, uma compreensão clara e mais abrangente sobre o sentido do conflito psíquico só será possível quando o autor conseguir formular um conceito metapsicológico de Eu, o que precisaremos aguardar até 1923, com a publicação de *O eu e o id* (Freud, 1923/2011b). A título de indicação, diferentemente da concepção cartesiana e das opiniões populares, o Eu em psicanálise será concebido como uma instância psíquica cujos desempenhos seriam apenas parcialmente conscientes, sendo a resistência uma das atividades egoicas não conscientes. Significa dizer que a própria pessoa, isto é, considerando provisoriamente como tal a parte consciente do Eu, desconhece o trabalho psíquico inconsciente da resistência.

Por isso, embora a menção freudiana de um conflito entre a vontade consciente do paciente e a resistência não seja de todo inadequada, uma formulação clara sobre os polos do conflito psíquico, em particular no caso de uma formação patológica como o sintoma neurótico, seria aquela que considerasse: por um lado, a suposta vontade consciente de cura mais o trabalho inconsciente da resistência, ambos integrantes do Eu, com a diferença de que uma corresponderia às funções conscientes e outra a operações egoicas que se desenrolam de forma inconsciente; e, no polo oposto, os esforços de exteriorização do desejo inconsciente reprimido.

Essas novidades sobre os desempenhos conscientes e inconscientes do próprio Eu remetem a considerações já apresentadas em capítulos anteriores, como na seção 4.2 do Capítulo XI, onde buscamos elencar algumas consequências decorrentes da descoberta freudiana da resistência e das formulações dos conceitos de repressão e de conflito psíquico, que se encontram na base de uma nova concepção sobre a clivagem dinâmica da psique. Vimos então que se poderia falar de mecanismos de defesa patológicos tanto quanto de mecanismos de defesa normais e que, além da intensidade dos processos, a diferença entre ambos residiria na menor ou maior capacidade de coordenação dos processos psíquicos por parte do Eu. Significa dizer que se pode falar igualmente de conflito psíquico patológico, como inicialmente revelado pelas investigações de Freud sobre a enfermidade neurótica — e que ocupou o centro dos estudos realizados até agora —, tanto quanto de conflitos psíquicos normais.

Em outras palavras, enquanto um conflito psíquico propriamente patológico expressa a oposição entre o Eu e conteúdos inconscientes reprimidos, os quais são barrados em suas tentativas de reintegração às funções egoicas conscientes, um conflito psíquico considerado normal não envolveria necessariamente conteúdos expulsos da consciência pela repressão, podendo ser figurado, de acordo com as formulações tardias de Freud, como uma oposição de forças no interior do próprio Eu. Em suma, conflitos psíquicos tidos como normais podem ocorrer ou entre duas tendências claramente conscientes, ou entre uma tendência consciente e outra não consciente, ou seja, uma tendência inconsciente, mas não no sentido do reprimido.

Reforçando: Conteúdos inconscientes não reprimidos seriam aqueles não barrados pelas forças da resistência, portanto, passíveis de tornar-se conscientes a posteriori, por exemplo, mediante esforço recordativo, investimento de atenção etc. Assim, embora, nos comentários feitos até agora sobre a formação de sintoma, tenhamos trabalhado com a ideia de que o conflito instalado se daria entre Eu e reprimido, uma modulação nessa compreensão será importante para pensarmos outras formações substitutivas não patológicas, nas quais as tendências em oposição podem encontrar-se no interior do próprio Eu, de modo que um desejo inconsciente reprimido não figuraria explicitamente no jogo de forças, como veremos a seguir no caso de alguns chistes e atos falhos.

Apresentados esses reparos, prossigamos com o exame do papel da deformação nos pensamentos espontâneos. Como se traduzisse o conflito psíquico aos termos de uma relação aritmética, na citação *supra* Freud considera que, no caso ideal de ausência de resistência, o desejo então reprimido poderia ser livre e claramente exibido. Dadas, porém, as imposições da resistência, o conteúdo do desejo reprimido seria em maior ou menor grau impedido em sua expressão como tal, sofrendo deformações. Com base na compreensão sobre o papel do processo de deformação na produção de sintoma, Freud teria suspeitado de que as ocorrências relatadas pelo paciente em tratamento pudessem corresponder a formações psíquicas igualmente deformadas em relação ao conteúdo suposto como originalmente reprimido.

Mais: Sem levar em conta o trabalho do deslocamento e da condensação, se as deformações apresentadas pelos pensamentos espontâneos puderem ser compreendidas como um efeito da intervenção de forças resistentes sobre as tendências do desejo reprimido, poder-se-ia esperar da atenuação da resistência uma redução proporcional das dificuldades de comunicação expostas pelo paciente; consequentemente, poder-se-ia esperar uma verbalização de ocorrências espontâneas cada vez menos deformadas. Por isso, Freud passaria a compreender os pensamentos espontâneos comunicados pelo paciente como formações substitutivas deformadas análogas ao sintoma. Escreve ele na *terceira lição*:

> O pensamento aparecido no lugar do que era buscado havia ele mesmo se originado como um sintoma, portanto; era uma nova formação substitutiva, artificial e efêmera, para o que fora reprimido, e tanto mais diferente desse quanto maior a deformação que ele sofrera por influxo da resistência. Mas ele tinha de mostrar certa semelhança com o que era buscado, devido à sua natureza de sintoma, e, se a resistência não era muito forte, devia ser possível, a partir do pensamento surgido, chegar ao que era buscado. (Freud, 1910/2013c, pp. 249-250).

Levando em conta avanços como esses na compreensão teórica, não parece difícil compreender por que Freud teria deixado de recorrer ao artifício da pressão na testa do paciente, herdado de Bernheim, e passado por um breve período a solicitar que o enfermo se concentrasse na busca de recordações relacionadas ao tratamento, para em seguida abandonar definitivamente o uso de expedientes invasivos ou impositivos. Progressos na elucidação do processo de deformação em produções psíquicas como os pensamentos espontâneos comunicados pelo paciente constituiriam justificativas teóricas cada vez mais consistentes para os ajustes efetuados pelo autor na técnica de tratamento.

Ele teria assim passado a solicitar ao paciente que apenas falasse livremente sobre tudo o que lhe ocorresse, que expressasse verbalmente todas as ocorrências que percebesse ou sentisse, mesmo que vagamente, como pensamentos e fantasias, excitações e sensações corporais difusas, ausências etc. E, sobretudo, que evitasse fazer avaliações críticas acerca dessas ocorrências, como se eram pertinentes ao caso, coerentes ou moralmente reprováveis etc. Em suma, que o paciente expressasse verbalmente todos os seus pensamentos, sentimentos e sensações, de forma livre e desimpedida de valoração moral e outras avaliações e críticas baseadas na realidade, e que colocasse em palavras todas essas ocorrências, por mais absurdas ou incoerentes que pudessem parecer.

Destarte, a expectativa clínica fundada na compreensão teórica seria a de que a escuta e análise das livres ocorrências [*Freien Anfälle*], ou pensamentos espontâneos comunicados pelo paciente, proporcionasse material suficiente ao desvelamento do reprimido. Como já foi assinalado na discussão sobre o abandono da hipnose e a introdução do tratamento em vigília, e examinaremos melhor no capítulo que trata do emprego freudiano da técnica de tratamento de neuroses, trata-se aqui do método de associação livre [*Freie Assoziation*], estabelecida como regra fundamental da psicanálise.

Um denominador teórico comum começaria, portanto, a se destacar na discussão apresentada até aqui: a deformação desempenharia papel central não apenas na formação de sintoma, mas igualmente na produção dos pensamentos espontâneos comunicados pelo paciente. Para ilustrá-lo, tomemos o primeiro esquema apresentado anteriormente, na síntese sobre o modelo explicativo das neuroses, no qual buscamos indicar, por meio de uma seta em zigue-zague, o lugar da deformação na produção de sintoma. Dado que, como formações substitutivas, as comunicações espontâneas do paciente exibiriam a mesma natureza de sintoma, na reprodução do esquema podemos lançar mão da mesma seta em zigue-zague para indicar o processo de deformação na produção de pensamentos espontâneos (Figura 45).

Figura 45 - Primeiro esquema para a deformação nos pensamentos espontâneos

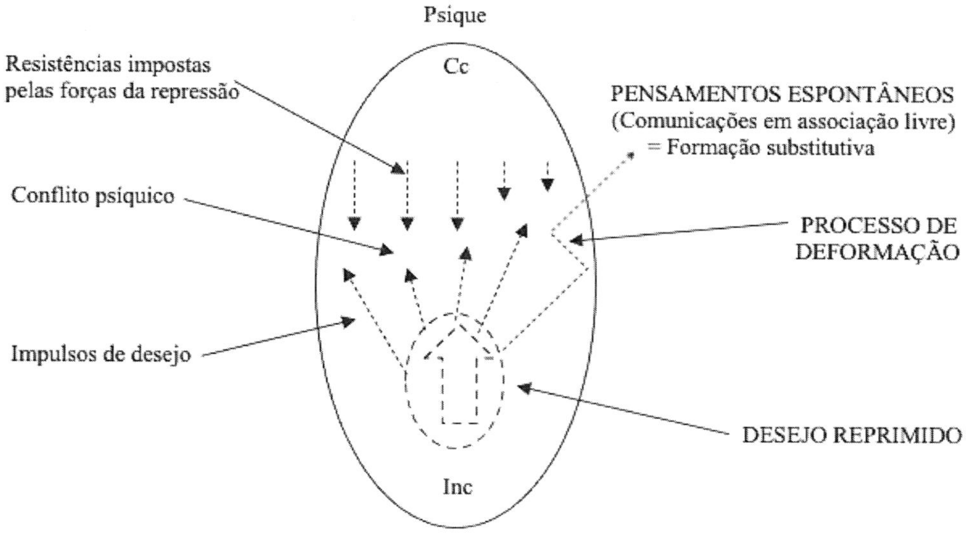

Fonte: O autor

Se levarmos em conta as hipóteses sobre a dinâmica das representações num psiquismo estratificado, presentes em *A psicoterapia da histeria*, de 1895, poder-se-ia dizer que Freud teria produzido avanços significativos na elucidação da "situação psicológica postulada" ainda na etapa inicial de suas reflexões teóricas. Porque, à luz dessas hipóteses mais complexas, que possibilitariam avançar na compreensão dos mecanismos psíquicos responsáveis pela deformação do reprimido, tornar-se-ia mais clara e precisa a "natureza de sintoma" dos pensamentos espontâneos, ou seja, evidenciar-se-ia a identidade metapsicológica entre uma formação sintomática e as ocorrências comunicadas pelo paciente.

Em comentários à frente, ao examinar o emprego da técnica freudiana no tratamento de neuroses, buscaremos analisar em detalhes o manejo do método de associação livre, que busca, como Freud diz na citação *supra*, "a partir do pensamento surgido, chegar ao que era buscado". Ou seja, a partir das primeiras ocorrências espontâneas comunicadas pelo paciente, o trabalho associativo prosseguiria de uma ocorrência a outra, para tentar alcançar os domínios do reprimido. Veremos então que o trabalho analítico costuma seguir pelas mesmas trilhas associativas constituídas pelo processo de deformação, mas em direção inversa. Pensando isso, e como pretendemos fazer uso desses esquemas como ilustração aos comentários sobre o processo analítico, vale retomar o esquema mais complexo, baseado nas hipóteses sobre a dinâmica das representações num psiquismo estratificado, utilizado anteriormente para indicar como atuariam alguns dos mecanismos responsáveis pela deformação do reprimido no sintoma.

Tomemos então o esquema mais completo, também apresentado na síntese sobre a formação de sintoma, pois, mediante pequenas adaptações, poderemos dar destaque gráfico aos pensamentos espontâneos (P.E.) comunicados pelo paciente. Talvez a percepção visual facilite a compreensão do estatuto de sintoma desses fenômenos, pois consistiriam em formações substitutivas análogas, resultante do trabalho de deformação, no qual, entre outros mecanismos psíquicos, destacar-se-iam o deslocamento e a condensação (Figura 46).

Figura 46 - Segundo esquema para a deformação nos pensamentos espontâneos do paciente

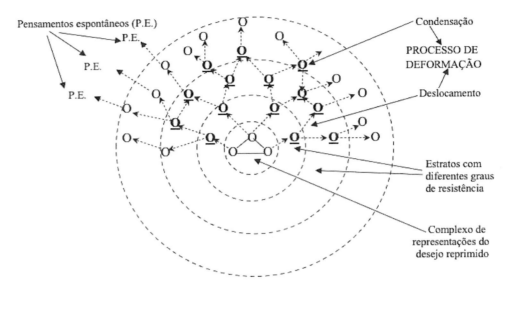

Fonte: O autor

Traduzindo: Por encontrarem-se submetidas a uma resistência mais fraca, em geral as primeiras recordações evocadas pelo paciente seriam as relativas a representações (O) localizadas em estratos superficiais. Assim, como formações substitutivas do reprimido, os pensamentos espontâneos (P.E.) verbalizados pelo paciente teriam como correspondente nos sistemas psíquicos representações ou registros mnêmicos (O e **O**) passíveis de serem despertados na medida da diminuição da resistência.

Como ensina Freud, a deformação do reprimido resultaria tanto maior quanto mais intensa a resistência infiltrada pelas trilhas associativas. Como uma infiltração, a resistência teria obstruído o trânsito e a comunicação pelas trilhas associativas de representações originalmente estabelecidas na constituição do desejo, obrigando assim as excitações reprimidas a tomarem caminhos alternativos. Tais desvios seriam efetuados por meio de deslocamentos e condensações que abririam novas trilhas mnêmicas, estabelecendo conexões associativas com outras representações, alheias ao complexo do desejo, resultando numa mesclagem ou hibridização de conteúdo. Com isso, além do esquecimento patológico em relação às motivações do sofrimento, decorrente da repressão, as deformações sofridas pelo conteúdo do desejo reprimido explicariam tanto a formação de sintoma, como o despertar de lembranças de cenas ou de vivências aparentemente anódinas, os pensamentos espontâneos comunicados pelo paciente.

Pode-se inferir, portanto, que, na medida em que o trabalho analítico fosse capaz de desfazer de forma progressiva as deformações impostas pela resistência, isto é, fosse capaz de dissolver pouco a pouco a infiltração que obstrui as trilhas associativas originais do desejo, desfazendo as condensações e deslocamentos, conteúdos inconscientes até então inacessíveis encontrariam condições cada vez mais bem facilitadas para uma exteriorização por vias normais, como o pensamento e a fala. A partir disso, poder-se-ia esperar ocorrências cada vez menos deformadas nas associações do paciente, quiçá até o reconhecimento do desejo reprimido e a dissolução do sintoma. Daí, como indicamos, a nova compreensão de Freud sobre as finalidades do trabalho terapêutico conduzido em vigília, a saber, facilitar condições para a dissolução da resistência.

Ao compreender as roupagens deformadas com que se revestem os pensamentos espontâneos, além de identificar a estrutura metapsicológica comum partilhada com o sintoma, Freud compreende o papel central que os pensamentos espontâneos comunicados pelo paciente podem desempenhar na prática psicanalítica, pois serviriam de recurso técnico, meio ou veículo mediante o qual, de uma livre ocorrência a outra, ver-se-ia possibilitada uma aproximação aos domínios do desejo reprimido.

Por isso, a descoberta do processo de deformação e sua consideração nas reflexões sobre o papel das ocorrências espontâneas no paciente em tratamento possibilitam a Freud compreendê-las como uma formação substitutiva do reprimido análoga ao sintoma. Nosso autor teria assim encontrado um fundamento teórico mais consistente sobre o qual assentar a técnica de tratamento, conforme veremos ao examinar mais de perto o manejo freudiano.

Antes de finalizar, resta considerar um aspecto importante da tese freudiana sobre o sintoma, que precisaria estar contemplado por essa caracterização sobre os pensamentos espontâneos, a fim de sustentar a pretendida extensão de Freud das descobertas sobre o papel da deformação na produção de sintoma para a explicação de outros fenômenos como formações substitutivas. Isso porque, como vimos, além de formação substitutiva deformada do reprimido, o sintoma proporciona um prazer oculto, ou seja, realiza desejo.

A esse respeito, sobressai nos comentários apresentados o caráter deformado dos pensamentos espontâneos comunicados pelo paciente, mas e a outra característica essencial do sintoma, o prazer oculto sob o sofrimento? É possível demonstrar que também os pensamentos espontâneos escondem algum prazer parcial, encontrando-se, analogamente ao sintoma, a serviço da realização de desejo?

Parece que sim. Afinal, como exibido pelo último esquema apresentado anteriormente, as representações ou impressões mnêmicas — tanto as superficiais como as intermediárias — correspondentes aos pensamentos espontâneos encontrar-se-iam associativamente conectadas ao núcleo inconsciente reprimido. Além disso, como árvores genealógicas invertidas, as trilhas associativas que levam do núcleo ao sintoma poderiam ser compartilhadas pelas representações evocadas nas comunicações espontâneas do paciente. Portanto, como aprendemos ao examinar algumas hipóteses econômicas de Freud, se o sintoma serve como meio para a realização parcial de desejo, na medida em que serve como uma válvula de escape para o afeto represado no núcleo patogênico inconsciente, também as comunicações espontâneas do paciente devem fazê-lo.

Aqui vale lembrar os comentários apresentados na seção 4.4. do capítulo anterior, nos quais buscamos indicar uma das implicações decorrentes das hipóteses de Freud sobre a dinâmica das representações e estratificação do psiquismo, a saber, o reconhecimento da indistinção entre representações pertencentes ao material patogênico e as representações pertencentes ao Eu normal. Observamos então que, dada a dificuldade em distinguir conteúdos mnêmicos comprometidos com o sintoma dos que estariam a serviço das funções normais do Eu, a própria atividade de pensar ou associar representações umas às outras proporcionaria prazer, ou seja, serviria aos propósitos da realização de desejo. Ora, se pensar realiza desejo, que dizer de falar?

Portanto, assim como o sintoma constituiria em um meio de exteriorização de excitações ligadas ao desejo reprimido, proporcionando o rebaixamento em algum grau da tensão no núcleo patogênico inconsciente, as verbalizações do paciente acerca de tudo que lhe ocorre — os pensamentos espontâneos — serviriam igualmente como espécie de válvula de escape, favorecendo o rebaixamento de tensão interna, constituindo uma formação substitutiva deformada a serviço do princípio de prazer, da realização parcial de desejo.

Para prosseguir com o exame das justificativas teóricas que o autor teria encontrado para generalizar o modelo explicativo do sintoma, vejamos como ele teria enxergado a atuação do processo de deformação em outro fenômeno subsumido à categoria das formações substitutivas, o chiste ou tirada espirituosa.

3. O chiste como exemplo de atuação do processo de deformação e produção de formações substitutivas para além da patologia

Na *terceira lição*, depois de discorrer sobre o estatuto de sintoma dos pensamentos espontâneos comunicados pelo paciente em tratamento, Freud dedica-se a mostrar como o processo de deformação descoberto em investigações sobre a patologia neurótica pode ser verificado também na vida psíquica normal. Para tanto, ele passa a tratar do fenômeno do chiste ou tirada espirituosa [*Witz*], uma formação psíquica que, pelo efeito cômico e engenho requerido em sua elaboração, estaria relacionada ao que popularmente chamamos de piada.

Sobre o assunto, publica em 1905 uma obra específica intitulada *O chiste e sua relação com o inconsciente* (Freud, 1905/2017a), livro no qual avalia algumas das concepções propostas por outros autores, buscando reuni-las num todo mais bem articulado. Nessa tarefa, ao considerar as características do fenômeno dos chistes, como a concisão de um enunciado chistoso, busca esclarecer a técnica envolvida em sua elaboração e destacar suas propriedades essenciais. Em relação às tendências mobilizadoras do chiste, propõe a distinção entre os inofensivos, cujo caráter cômico se encerraria em si mesmo, e os tendenciosos, que, por encontrarem-se a serviço de outros propósitos, como uma intenção não revelada ou um desejo inconsciente, seriam capazes de produzir diferentes efeitos entre os ouvintes. O escrutínio desse material, à luz dos novos pontos de vista proporcionados pelas hipóteses metapsicológicas sobre os processos inconscientes, possibilita a Freud formular uma nova explicação sobre os mecanismos envolvidos na formação de chistes e o sentido de seus efeitos aprazíveis.

Para tentar conhecer ao menos aproximativamente como as hipóteses sobre os mecanismos psíquicos que levam à deformação do reprimido na formação do sintoma podem auxiliar na compreensão de um fenômeno normal como o chiste, comecemos pelo exame do exemplo oferecido por Freud na *terceira* das *Cinco lições de psicanálise*, de 1910. Tratar-se-ia de um chiste formulado por um crítico de arte, já analisado na obra de 1905 (Freud, 1905/2017a, pp. 107-108), por meio do qual uma opinião negativa em relação aos interlocutores passaria a ser enunciada de forma disfarçada. O autor relata:

> A piada diz o seguinte. Dois negociantes pouco escrupulosos haviam conseguido, mediante uma série de empreendimentos ousados, acumular uma grande fortuna, e então se esforça-

vam por serem acolhidos na boa sociedade. Entre outras coisas, pareceu-lhes conveniente se fazerem retratar pelo mais caro e eminente pintor da cidade, cujos quadros eram considerados verdadeiros acontecimentos. Numa grande *soirée* foram apresentadas as caríssimas pinturas, e os dois anfitriões conduziram pessoalmente o mais prestigioso crítico e conhecedor de arte até o local do salão onde se achavam pendurados os dois retratos, a fim de escutar sua opinião maravilhada. Ele contemplou longamente os quadros, balançou a cabeça, como se notasse a ausência de algo, e perguntou, apontando para o espaço vazio entre os dois quadros: "*And where is the Saviour?* [E onde está o Salvador?][45]". (Freud, 1910/2013c, pp. 250-251).

É na sequência do relato que Freud oferece uma breve discussão sobre o sentido da tirada espirituosa, buscando mostrar como, apesar de se tratar de um fenômeno normal, o processo envolvido em sua produção seria análogo àquele do qual resultariam a formação de um sintoma neurótico e os pensamentos espontâneos comunicados pelo enfermo em tratamento. Leiamos então mais algumas palavras do autor para depois comentá-las passo a passo:

> Vejo que todos riem dessa boa piada; vamos buscar compreendê-la juntos. Entendemos o que o conhecedor de arte quer dizer: "Vocês são dois velhacos, exatamente como aqueles entre os quais o Salvador foi crucificado". Mas ele não diz assim; em vez disso, expressa algo que à primeira vista parece inadequado e fora de contexto, mas que no momento seguinte percebemos como alusão ao insulto que tinha em mente e como substituto perfeito para este. (Freud, 1910/2013c, p. 251).

De cara, Freud aponta para o sentido oculto sob a tirada espirituosa do crítico de arte, ou seja, que, ao perguntar "E onde está o Salvador?", o que se estaria querendo dizer é "Vocês são dois velhacos exatamente como aqueles entre os quais o Salvador foi crucificado". Se for assim, significa dizer que, sob o disfarce de um enunciado aparentemente anódino e despropositado, pois discrepante em relação à situação em questão, esconder-se-ia a mensagem real visada pelo crítico de arte, a de que se trataria de dois empresários de caráter duvidoso.

Quer dizer, o conteúdo da mensagem visada não é expresso diretamente pelo falante, senão que faz uso de uma expressão em si mesma desprovida de sentido para aquele contexto, mas que os ouvintes compreenderiam a posteriori como uma alusão à intenção oculta do crítico de arte. Daí que, para Freud, como na formação de sintoma e nos pensamentos espontâneos do paciente, o chiste apresentaria uma estrutura análoga, a saber, um conteúdo psíquico oculto — a opinião negativa em relação aos empresários e o desejo de expressá-la abertamente — e um conteúdo manifesto — o chiste —, entre os quais atuaria o processo de deformação. Tentemos examinar mais de perto esse processo.

Foi dito que, em si mesmo ou tomado de forma isolada, o enunciado elevado ao status de uma boa tirada espirituosa — "E onde está o Salvador?" — pode ser visto como inadequado à situação ou desprovido de coerência, pois poder-se-ia questionar a relação objetiva que teria com os objetos em apreciação. Afinal, o que a figura dos empresários retratados nos dois quadros fixados lado a lado poderia ter a ver com a representação de Jesus Cristo, o Salvador, crucificado? Em suma, como o referido enunciado poderia veicular alguma mensagem sobre as personagens retratadas pelos dois quadros?

---

[45] Esclarecimentos entre colchetes do tradutor.

À primeira vista, obviamente, nenhuma. Daí o contrassenso do enunciado ao ser tomado isoladamente. Essa falta de sentido também seria notada pela percepção imediata dos ouvintes, que, somente depois de um breve lapso de tempo, suficiente para o desenrolar de um processo associativo, capturariam a opinião negativa não manifesta que o crítico de arte faz colar ao enunciado, o que lhe conferiria seu caráter chistoso, responsável pelo desencadeamento das reações cômicas que costumam acompanhar uma boa piada. A apreensão do caráter chistoso do enunciado e a fruição de seus efeitos aprazíveis pelos ouvintes dependeriam, portanto, de certos conhecimentos prévios, que possibilitariam refazer o caminho associativo que conecta os ingredientes implícitos na construção do chiste, do contrário a piada restaria incompreendida.

Traduzindo em linguagem já conhecida a partir das hipóteses sobre a dinâmica das representações, tudo se passaria como se, por meio da capacidade criativa e agilidade de pensamento, ao contemplar a face dos empresários retratados pelos dois quadros fixados lado a lado, uma associação fosse estabelecida com uma representação que lhe seria familiar, a de Jesus Cristo crucificado ao lado de dois malfeitores. A conexão associativa facilitaria o deslocamento do conteúdo associado à motivação de base — a opinião negativa em relação aos empresários — para uma representação alheia, originária de um contexto distinto da situação presente. A opinião negativa em relação aos dois empresários ver-se-ia assim deslocada e condensada ou sobreposta à representação dos dois malfeitores crucificados ao lado de Cristo. Destarte, o enunciado em si mesmo anódino e inapropriado, "E onde está o Salvador?", serviria como um veículo para transmitir de forma disfarçada a mensagem crítica original, de que se trataria de dois empresários de caráter igualmente duvidoso[46].

Obviamente, ressalva Freud, dadas as diferenças qualitativas, não se encontrariam, no processo de formação de um chiste, todas as condições descritas como presentes na produção de sintomas neuróticos. Apesar disso, considera, é possível mostrar que a motivação que leva ao chiste é idêntica aos motivos que impulsionam a formação de sintoma e aos pensamentos espontâneos do paciente. Segundo suas palavras:

> Não podemos esperar que na anedota se achem todas as condições que supomos haver na origem do pensamento que ocorre a nosso paciente, mas enfatizamos a identidade da motivação para a anedota e o pensamento. Por que o crítico não fala diretamente aos dois velhacos o que gostaria de lhes dizer? Porque bons motivos contrários estão presentes nele [motivos que podem ser conscientes], além de sua vontade de lhes dizer isso na cara. Não deixa de ser arriscado ofender pessoas que nos recebem e que dispõem dos vigorosos punhos de uma extensa criadagem. Pode-se ter o mesmo destino que na conferência anterior apresentei numa analogia para a "repressão". (Freud, 1910/2013c, p. 251).

Em outras palavras, tanto no caso dos pensamentos espontâneos comunicados pelo paciente como no chiste do crítico de arte, tratar-se-ia de criar meios para disfarçar um desejo ou uma intenção cuja exteriorização é vista como inapropriada. No caso do paciente em tratamento,

---

[46] Como observamos no capítulo anterior, a consideração por Freud dos mecanismos de condensação e deslocamento como alguns dos que operariam de forma inconsciente produzindo deformações de conteúdos psíquicos abre um leque de possibilidades de diálogo da nascente psicanálise com outros ramos do saber, como o das ciências da linguagem. Especificamente em relação às formulações freudianas sobre o chiste e, como veremos à frente, sobre os atos falhos, por envolverem processos psíquicos mais diretamente relacionados com fenômenos linguísticos, poderiam servir de base para pensarmos uma metapsicologia da linguagem. Ultrapassa os objetivos destes estudos de introdução à teoria psicanalítica, mas vale registrar, como se pode verificar desde as hipóteses sobre o papel da representação de palavra nas reflexões do autor sobre o fenômeno das afasias, além da compreensão do tratamento psíquico como cura pela palavra, que a problemática da linguagem se encontra desde suas origens no âmago da psicanálise freudiana.

aprendemos que pensamentos e outras ocorrências espontâneas por ele comunicadas emergem como resultado do mesmo processo psíquico responsável pela formação de sintoma, a saber, as imposições da resistência que levam à deformação de um desejo inconsciente reprimido. Já no chiste do crítico de arte, embora não se trate de um desejo inconsciente, nem reprimido, a crítica intencionada é igualmente contida em sua exteriorização direta, o que se aproximaria de uma proibição interna aos moldes do que se verifica na repressão de um desejo nas neuroses. Analogamente às transformações impostas ao reprimido, para poder ser exteriorizada, a intenção crítica contida precisa ser submetida a uma deformação, ser encoberta pelos disfarces proporcionados por um enunciado indireto, alusivo.

O motivo que se contrapõe à exteriorização ostensiva da crítica intencionada, considera Freud, seria análogo aos motivos que levam ao desencadeamento da repressão na neurose, ou seja, a avaliação pelo crítico de arte das consequências prejudiciais que poderiam decorrer da exteriorização de uma crítica aberta e direta contra figuras detentoras de poder ou autoridade. Em termos metapsicológicos, significa dizer que o processo de produção de chistes seria análogo ao processo descoberto na investigação da formação de sintoma e dos pensamentos espontâneos, ambos caracterizados pelo conflito psíquico entre a tendência egoica proibitiva e um desejo ou intenção cuja exteriorização é vista como inapropriada ou prejudicial ao próprio Eu. No exemplo de Freud, instalado o conflito, entrariam em operação mecanismos psíquicos que produziriam deformações sobre o conteúdo real da intenção de criticar, levando à sua exteriorização através de uma formação substitutiva descaracterizada de sua feição original, o chiste. Leiamos a conclusão do autor:

> Por essa razão o crítico não expressa diretamente o insulto imaginado, e sim de forma distorcida, como uma "alusão com omissão", e à mesma constelação se deve, a nosso ver, que o paciente produza, em vez da ideia esquecida que buscamos, um pensamento substitutivo mais ou menos distorcido. (Freud, 1910/2013c, p. 251).

Em resumo, poder-se-ia considerar que, no chiste, encontrar-se-iam presentes duas forças ou dois interesses distintos: de um lado, o desejo ou a intenção consciente do crítico de arte de criticar abertamente os empresários mal-afamados, de outro, a contenção na exteriorização direta da crítica, em nome do interesse do próprio Eu em respeitar a etiqueta ou, por conhecer a má fama das figuras envolvidas, preservar a integridade física, moral etc. Portanto, como formação substitutiva, o chiste resultaria de um conflito psíquico entre duas tendências em oposição.

Aqui as considerações iniciais apresentadas antes, sobre a necessidade de distinguir conflitos psíquicos normais de um conflito psíquico patológico, podem ser úteis à compreensão do processo do chiste, pois é possível que o conflito presente em sua base não se identifique integralmente com o que se encontraria na origem de sintomas neuróticos e dos pensamentos espontâneos do paciente. Como vimos, diferentemente do conflito patológico, instaurado pela impossibilidade de se lidar com um desejo considerado proibido, em relação ao qual a pessoa nada sabe ou nada quer saber, um conflito psíquico considerado normal seria aquele em que a disputa entre as forças em jogo se daria no próprio Eu, ou seja, sob a vigilância e coordenação da instância egoica, como seria o caso do chiste do crítico de arte, cuja vontade ou intenção de criticar lhe seria consciente.

De fato, como fenômeno psíquico considerado normal, seria esperado que o processo de formação do chiste apresentasse algumas especificidades. Por outro lado, interessa a Freud mostrar que, embora não consista em um conflito inconsciente, encontrar-se-ia também na base da formação do chiste um conflito psíquico, mas em relação ao qual o Eu pode estar consciente e exercer controle. Do mesmo modo, como formação substitutiva deformada em relação ao anseio original de criticar aberta e livremente aos empresários mal-afamados, o chiste resultaria de uma espécie de acordo ou formação de compromisso entre a intenção de criticar e as resistências impostas pelos interesses de autopreservação do Eu. Assim, consideradas as devidas especificidades, as hipóteses teóricas levantadas nas investigações sobre a patologia neurótica e os conceitos aí formulados poderiam ser estendidos para explicar a formação de um fenômeno normal como o chiste.

Apesar das limitações desta exposição sumária sobre o assunto, guardemos provisoriamente a conclusão de Freud de que o chiste consiste em uma formação substitutiva análoga ao sintoma e às ocorrências espontâneas no paciente, pois resultaria do trabalho psíquico que leva à deformação de conteúdos psíquicos cuja exteriorização direta é vista como inapropriada. E, para representar esquematicamente o papel do processo de deformação na produção de chistes, como o do crítico de arte, retomaremos apenas o primeiro esquema utilizado tanto na exposição sobre o sintoma como os pensamentos espontâneos do paciente, efetuando nele as adaptações necessárias (Figura 47).

Figura 47 - Esquema para o processo de deformação na produção de chistes

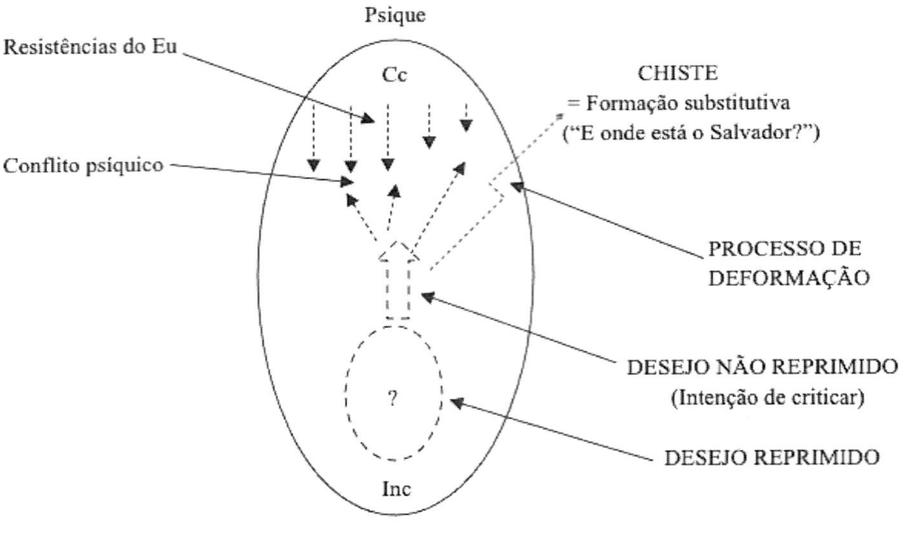

Fonte: O autor

Esclarecimentos sobre alguns novos elementos que figuram no esquema do chiste: Em comparação com o esquema da deformação no sintoma, no qual se destaca o desejo inconsciente reprimido como propulsor de processos que desembocam em formações substitutivas, como as dores nas pernas de Elisabeth e os pensamentos espontâneos comunicados pelo paciente em tratamento, a deformação no chiste do crítico de arte também incidiria sobre um conteúdo desiderativo. No entanto, esse conteúdo não diria respeito necessariamente a um desejo reprimido ou a outro conteúdo inconsciente não reprimido, senão que a deformação incidiria sobre uma intenção em relação à qual o Eu teria consciência, como a intenção de criticar, indicado no esquema como um desejo não reprimido. O papel de desejos reprimidos e outros conteúdos inconscientes na formação de chistes será considerado a seguir.

Dir-se-ia, portanto, como já indicado, que no caso do chiste em questão o conflito permaneceria sob o controle de funções egoicas conscientes, que conseguiriam dominar e sobrepor-se à tendência a exteriorizar aberta e livremente uma crítica, porque, apesar de pertinente e justa, poderia ser prejudicial aos interesses de autopreservação do Eu. Quer dizer, por compartilhar desse dinamismo básico que caracteriza a formação de sintoma nas neuroses e as ocorrências espontâneas no paciente, que é o conflito psíquico, mas, por não envolver necessariamente um desejo inconsciente reprimido, e por contar, além disso, com um relativo controle egoico sobre as forças em oposição, o chiste incluir-se-ia entre os fenômenos considerados normais.

É necessário, porém, relativizar essas considerações, pois, como aprendemos a partir das hipóteses de Freud sobre a dinâmica das representações, antes de tomarem as inervações motoras da fala e serem postas em palavras, assim como os pensamentos espontâneos comunicados pelo paciente, parte dos processos psíquicos subjacentes à formação do chiste desenrolar-se-ia de forma instantânea ou automática, ou seja, sem conhecimento por parte da consciência. Assim, em relação aos mecanismos específicos envolvidos no processo de deformação do desejo de criticar, como o deslocamento e a condensação, mesmo no chiste em questão, não caberia afirmar que sua formação se dá sob inteira coordenação da consciência, no sentido de que o Eu consciente seria capaz de apreendê-los intuitivamente, controlá-los e, se necessário, descrevê-los. Também como já assinalado em outras ocasiões, uma compreensão sobre o caráter inconsciente de certas funções egoicas só será possível quando pudermos contar com um conceito metapsicológico de Eu, o que se dará com o estudo de *O eu e o id*, de 1923.

Especificamente em relação ao fator propulsor envolvido na formação do chiste, vale também esclarecer que, embora o exemplo apresentado tenha nos levado a trabalhar com a hipótese de uma intenção consciente de criticar, portanto, um desejo não submetido à repressão, Freud considera o papel de motivações inconscientes na formação do chiste, sobretudo a partir do exame de exemplos de chistes tendenciosos caracterizados pela agressividade, analisados na obra de 1905, cuja vinculação com conteúdos inconscientes, aliás, é explicitamente anunciada pelo título: *O chiste e sua relação com o inconsciente*. Sem conseguirmos dispor aqui desses desenvolvimentos teóricos, para finalizar estes comentários, talvez possamos levantar algumas questões baseadas preferencialmente em conhecimentos já adquiridos sobre a teoria freudiana em desenvolvimento, a fim de tentar contemplar ao menos a título de indicação o sentido do prazer nos chistes.

As hipóteses de Freud sobre a estratificação do psiquismo, sobretudo as relacionadas aos processos que teriam lugar em estratos psíquicos intermediários que circundam o núcleo patogênico, nos quais se desenrolaria parte dos processos de deformação no sintoma e nas ocorrências espontâneas no paciente, parece ajudar a tornar igualmente mais claro o caráter inconsciente dos mecanismos envolvidos na formação de chistes. Mas, para compreender os efeitos aprazíveis de uma tirada espirituosa, é importante considerar, junto às hipóteses sobre a estratificação da psique, o papel do fator econômico nos processos que envolvem ganhos de prazer e se desenrolariam à margem da autopercepção do Eu consciente, como buscamos indicar ao considerar algumas das hipóteses econômicas de Freud.

Considere, por exemplo, o efeito prazeroso do riso proporcionado pelo chiste, sobretudo daqueles claramente insuflados de agressividade: como explicar tal ganho de prazer senão mediante a consideração de processos como o da exteriorização parcial de excitações vinculadas a desejos reprimidos, conforme vimos ao buscar desvelar o prazer oculto sob o sintoma. Guardadas as diferenças manifestas e outras particularidades qualitativas, do ponto de vista econômico, não poderia se tratar também nos chistes de processos de exteriorização de excitações represadas, análogos ao verificado no sintoma? Não entraremos aqui em detalhes sobre esse processo, mas é justamente o que se busca analisar no capítulo intitulado o *Mecanismo do prazer na psicogênese do chiste*, do livro de 1905 (Freud, 1905/2017a, pp. 168-198).

Como aprendemos, se as excitações vinculadas a um desejo inconsciente represado no núcleo patogênico se encontram em estado de tensão, sua exteriorização, ainda que parcial — na forma de sintoma ou por meio das comunicações de pensamentos espontâneos pelo paciente —, corresponderia a uma diminuição de tensão, ou seja, a uma distensão vivenciada como prazer, satisfação. Ora, não parece ser diferente no caso do chiste, sobretudo entre os tendenciosos. Como o prazer ou satisfação que se ocultaria sob uma formação sintomática, o prazer experimentado junto ao efeito cômico de uma boa piada tendenciosa não poderia ser igualmente explicado pela exteriorização parcial de excitações represadas? Diferentemente, porém, de um prazer que se esconde sob a dor do sintoma, permanecendo inacessível ao enfermo, o sentido do prazer experimentado no chiste seria compreendido pela consciência. Isso porque a plateia reconhece a crítica velada expressa pelo formulador por meio do chiste, ou seja, conforme indicado antes, os ouvintes reproduziriam a associação entre o enunciado chistoso e uma intenção de criticar que, por razões já conhecidas, não pode ser manifesta de forma explícita.

Em chistes mobilizados por tendências inconscientes, tudo se passaria como se uma boa tirada espirituosa possibilitasse uma abertura momentânea nos sistemas de defesa do Eu, por meio da qual excitações vinculadas a conteúdos inconscientes mantidos sob controle de resistências teriam a chance de ganhar exteriorização, ainda que parcial e de forma velada (Freud, 1905/2017a, p. 169). Guardadas as devidas diferenças, no caso do chiste do crítico de arte, mesmo considerando que se trataria de um desejo consciente, o fato de a intenção de criticar ser impedida em sua exteriorização direta por forças egoicas supostamente conscientes não significaria dizer que o afeto correspondente permanece igualmente em estado de relativa tensão?

Se for assim, analogamente à abertura momentânea produzida na resistência contra um conteúdo inconsciente, dado o caráter igualmente tendencioso do chiste do crítico de arte, não se poderia considerar no processo de sua formação uma abertura análoga, por meio do qual excitações vinculadas à intenção original de criticar ver-se-iam exteriorizadas sob o disfarce de um enunciado anódino? Porque, como vimos anteriormente ao tratar de algumas características do chiste, em termos metapsicológicos, o trabalho psíquico subjacente à criação engenhosa do crítico de arte não poderia ser traduzido pela abertura de trilhas associativas que colocariam em conexão as representações da situação atual, as do contexto da crucificação de Cristo e as do desejo consciente de criticar?

Significa dizer que o afeto vinculado ao desejo de criticar impulsionaria o processo associativo no qual se desenrolariam as deformações — por meio de condensações e deslocamentos —, das quais resultaria uma mesclagem ou condensação de significados que conferiria à tirada "E onde está o Salvador?" seu caráter chistoso. Assim, o prazer experimentado junto às reações cômicas decorrentes do chiste resultaria, tanto em seu formulador como em ouvintes, da eliminação de excitações então impedidas em sua exteriorização direta. Em suma, por contar com o conhecimento dos contextos envolvidos e uma identificação com a motivação secreta do formulador da tirada espirituosa, o prazer compartilhado pelos ouvintes remete ao caráter social do chiste, tema analisado no capítulo V, intitulado *Os motivos do chiste: O chiste como processo social*, também da obra de 1905 (Freud, 1905/2017a, pp. 199-225).

Como se pode perceber, a explicitação dos meandros do processo de formação de chistes demandaria análises que ultrapassam o objetivo limitado do presente capítulo, que consiste apenas em buscar compreender, por meio do exame sumário das formações substitutivas elencadas, algumas das justificativas de Freud para generalizar as descobertas sobre o processo de deformação do reprimido no sintoma. De todo modo, esperamos que esses comentários acerca da concepção freudiana sobre os chistes possam ajudar a obter uma visão aproximativa sobre o papel desempenhado pela deformação na produção desses fenômenos psíquicos; porque, como indicado na introdução do capítulo, sobretudo na distinção do processo de deformação, estaria amparada a generalização do conhecimento teórico obtido na investigação das neuroses e a subsunção dos chistes à categoria das formações substitutivas.

Para encerrar, vale enfatizar uma implicação de largo alcance que se reafirma pelo estudo dos chistes. Vimos que, desde o reconhecimento por Freud da complexidade de processos envolvidos na dinâmica das representações, uma de suas consequências teria a ver com a dificuldade em determinar a fronteira entre as operações psíquicas típicas da patologia neurótica e aquelas sobre as quais estaria assentada a atividade psíquica considerada normal. Nesse sentido, a pretensão de Freud de generalizar as descobertas sobre a deformação do reprimido no sintoma para a explicação de um fenômeno normal, como o chiste, frustra sobremaneira as expectativas que talvez ainda pudéssemos nutrir em relação a uma diferenciação clara entre o normal e o patológico. Porque, como Freud busca demonstrar, sob a roupagem manifesta de uma tirada espirituosa, encontrar-se-iam deformações análogas às identificadas na produção de formações substitutivas patológicas, como os sintomas neuróticos e os pensamentos espontâneos comunicados pelo paciente.

Como veremos a seguir, as dificuldades em distinguir claramente o normal do patológico ver-se-iam ratificadas por novas demonstrações, segundo as quais o processo de produção de outros fenômenos considerados normais, como atos falhos e sonhos, é igualmente caracterizado pelo conflito psíquico, pela deformação e pela realização de desejo, o que ampliaria o rol de formações substitutivas análogas ao sintoma das neuroses.

4. A valorização freudiana do fenômeno dos atos falhos e a descoberta de processos de deformação e produção de formações substitutivas na vida cotidiana

O fenômeno dos atos falhos teria atraído o interesse de Freud desde as etapas iniciais de sua prática clínica. Embora sua principal obra, intitulada *Psicopatologia da vida cotidiana* (Freud, 1901/2021), tenha vindo à luz em 1901, a primeira publicação de suas reflexões sobre o tema data de 1898, no artigo intitulado *O mecanismo psíquico do esquecimento* (Freud, 1898/2023j), seguido de *Lembranças encobridoras* (Freud, 1899/2023k), de 1899. As hipóteses levantadas nesses dois artigos teriam servido de base para a construção dos capítulos iniciais do livro de 1901, em que são desenvolvidas. Um fato relevante, informa Strachey (1962/2006e), tem a ver com o fenômeno analisado no artigo de 1899, que proviria da compreensão adquirida no exercício de autoanálise do autor, segundo a qual camadas de recordações secundárias ou deformadas estariam destinadas a encobrir registros mnêmicos mais essenciais. A problemática dos atos falhos e de fenômenos afins ocupa, portanto, parte significativa dos interesses freudianos desde o período considerado pré-psicanalítico.

Antes de prosseguir, não custa esclarecer que, como nas discussões desenvolvidas até agora, para não cairmos em dificuldades maiores, evitaremos recorrer a formulações conceituais mais avançadas, de etapas posteriores da elaboração teórica de Freud. Para um exame em linhas gerais do processo de formação dos atos falhos, suficiente para tentar compreender o papel aí desempenhado pela deformação, que justificaria a subsunção desses fenômenos à classe das formações substitutivas, os recursos teóricos necessários para fundamentar nossos comentários serão aqueles já conhecidos de capítulos anteriores. Além de um exemplo clássico desse fenômeno, buscaremos em obras mais maduras do autor apenas algumas indicações complementares sobre o mecanismo psíquico dos atos falhos e o caráter inconsciente das motivações que podem encontrar-se em sua origem.

Ao introduzir o tema na *terceira lição*, Freud apresenta os atos falhos como outra classe de fenômenos psíquicos em cuja formação podem ser reconhecidas intenções ocultas ou desejos inconscientes, análogos aos demonstrados como atuantes nos sintomas, nos pensamentos espontâneos comunicados pelo paciente, nos chistes e, como estudaremos a seguir, nos sonhos. Seu aproveitamento como recurso técnico, isto é, como material de análise e interpretação, viria a comprovar que razões secretas exteriorizadas de modo deformado se encontrariam também na origem desses fenômenos. Significa dizer que uma descoberta inicialmente realizada em investigações sobre a patologia neurótica e que explicaria a formação de sintoma pode ser estendida também à explicação de fenômenos corriqueiros da vida cotidiana das pessoas, descoberta que viria uma vez mais a minar as crenças correntes acerca de uma distinção clara entre o patológico e o normal.

Mas o que são atos falhos? Uma definição apropriada sobre esses fenômenos pode ser encontrada no *Vocabulário da psicanálise* de Laplanche e Pontalis (1967/2001, p. 44), onde se lê:

> Ato em que o resultado explicitamente visado não é atingido, mas se vê substituído por outro. Fala-se de atos falhos não para designar o conjunto das falhas da palavra, da memória e da ação, mas para as ações que habitualmente o sujeito consegue realizar bem, e cujo fracasso ele tende a atribuir apenas à sua distração ou ao acaso.

Trata-se, portanto, de equívocos ou falhas verificadas em atividades psíquicas e motoras que a pessoa é reconhecidamente capaz de realizar, de modo que, no lugar de uma consequência esperada, surge um resultado inesperado, um substituto em geral inoportuno e inadequado à situação. Além disso, a definição indica que os possíveis motivos desse fracasso tendem a ser relevados, atribuídos a alguma distração, ao cansaço ou deixadas de lado como casuais, enfim, desconsiderados.

Aqui caberia destacar o sentido da valorização freudiana dos atos falhos sugerido pelo título da seção. Ao contrário da tendência comum a não atribuir-lhes valor, a tomá-los como corriqueiros e casuais, ou seja, considerá-los como equívocos sem motivação específica psicologicamente relevante, Freud passa a debruçar-se sobre essa classe de fenômenos e a apreciá-los cientificamente. Ao abordá-los pela ótica das hipóteses em desenvolvimento sobre o conflito psíquico e a dinâmica das representações, desde cedo os atos falhos — ao lado dos sintomas e dos sonhos — teriam se tornado objeto de suas reflexões metapsicológicas.

4.1. Das opiniões tradicionais à concepção alternativa de Freud sobre os atos falhos

Leiamos então as palavras com que o autor apresenta o assunto na *terceira lição* para depois comentá-las. Escreve ele sobre os atos falhos:

> Trata-se dos pequenos atos falhos de indivíduos tanto normais como neuróticos, aos quais não se costuma dar importância: o esquecimento de coisas que podem saber e às vezes sabem realmente (por exemplo, a momentânea dificuldade em recordar um nome), os lapsos verbais em que todos incorremos, os lapsos análogos quando se lê ou se escreve, as atrapalhações ao realizar tarefas simples, o ato de perder ou quebrar objetos etc. – coisas para as quais normalmente não se busca uma determinação psicológica e que se deixa passar sem questionamento, como eventos casuais, consequências de distração, desatenção e circunstâncias similares. Há também os atos e gestos que as pessoas executam sem perceber e tampouco sem lhes atribuir valor psíquico, como brincar ou mexer com objetos, trautear melodias, tocar em partes do corpo ou da própria roupa etc. (Freud, 1910/2013c, p. 260).

Como se verifica, o autor inclui entre os atos falhos uma série de fenômenos caracterizados negativamente pelo fracasso em realizar de forma correta determinadas ações, concretas ou abstratas. Entre os exemplos elencados por Freud, teríamos: casos de esquecimento de nomes de pessoas ou coisas conhecidas, lapsos linguísticos de leitura, de escrita ou de fala e equívocos similares relacionados a atividades mais abstratas; e ações concretas simples realizadas de forma descuidada ou atrapalhada, como quebrar, derrubar ou perder objetos supostamente por distração, desatenção e razões similares. Segundo o autor, incluir-se-iam também no rol dos atos falhos, no sentido de que podem expressar motivações secretas, outras ações igualmente tidas como corriqueiras e aparentemente sem determinação psíquica, como o manipular repetidamente algum objeto ou parte do corpo, o cantarolar ou assobiar melodias etc.

Há duas observações que já foram introduzidas anteriormente, mas que valem ser destacadas a partir das palavras do autor, pois podem servir de mote para avançarmos no que interessa na exploração da concepção freudiana dos atos falhos. A primeira diz respeito ao fato de esse fenômeno não ser verificado apenas em pacientes acometidos pela neurose, mas ser comum às pessoas consideradas normais. A segunda observação tem a ver com a opinião corrente segundo a qual se trataria de fenômenos corriqueiros casuais, sem determinação psicológica relevante e, portanto, sem interesse científico.

Como indicado, contrariamente ao preconceito vigente, ao debruçar-se sobre essa classe de fenômenos, Freud acaba por reconhecer os atos falhos como dignos de apreciação pelos métodos da ciência. Em suas palavras: "Essas pequenas coisas, os *atos falhos e ações sintomáticas e casuais*, não são desprovidas de significado, como as pessoas em geral – numa espécie de acordo tácito – se dispõem a crer" (Freud, 1910/2013c, p. 260). Ele vai mostrar que os atos falhos não são tão insignificantes, como se poderia pensar, revelando-se mediante consideração apropriada como psicologicamente determinados e plenos de sentido. Leiamos suas palavras:

> São perfeitamente significativas; podem ser interpretadas, com facilidade e segurança, a partir da situação em que ocorrem, e verifica-se que também expressam impulsos e intenções que devem ser postos para trás, escondidos da própria consciência, ou que procedem dos mesmos complexos e desejos reprimidos que já conhecemos como criadores dos sintomas e formadores dos sonhos. (Freud, 1910/2013c, pp. 260-261).

Em outras palavras, analogamente aos efeitos produzidos pela repressão na neurose, a saber, a constituição e manutenção de conteúdos inconscientes reprimidos que passariam a disputar com as forças egoicas o controle do pensar e da motilidade verbal e comportamental, os atos falhos também teriam em sua origem impulsos derivados de desejos inconscientes, ou seja, motivações que podem estar ligadas ao complexo de representações ou à árvore genealógica de descendentes de conteúdos reprimidos. Mas não só. Como se expressa o autor, além de intenções propriamente inconscientes, no sentido do reprimido, um ato falho pode ser impulsionado por intenções que, pelo seu conteúdo e pela situação dada, embora não sendo objeto de repressão, precisam ser contidas pelas defesas normais do Eu e mantidas em segredo.

Traduzindo: Significa dizer que em atos falhos podem encontrar-se envolvidas intenções apenas mantidas sob reserva pelo Eu, tanto quanto motivações propriamente inconscientes, em relação às quais o Eu nada sabe e nada quer saber. Finalmente, de acordo com a recomendação apresentada pelo autor, que será útil ao examinarmos um exemplo de ato falho, o desvelamento dessas motivações secretas pode ser alcançado pelo trabalho de análise e interpretação, sendo necessário para tanto que se considere o contexto ou a situação na qual se desenrola o fenômeno.

Em suma, sob o disfarce de tais fenômenos corriqueiros, ou imiscuídos e mesclados a ações equivocadas supostamente casuais, podem encontrar-se representados impulsos e outros conteúdos não admitidos pela consciência, seja essa inadmissão resultado de processos inibitórios normais, seja de defesas patológicas. Como veremos, apesar de não ser fácil distinguir claramente a atuação do processo de deformação na produção de atos falhos, na medida em que for possível demonstrar que mesmo motivações normais não submetidas à repressão podem sofrer descaracterização, então ver-se-ia reforçada a tese segundo a qual se trataria de formações substitutivas análogas aos fenômenos que já estudamos anteriormente, como os sintomas, os pensamentos espontâneos comunicados pelo paciente e os chistes. É o que o autor defende em relação aos atos falhos:

> Merecem ser vistas como sintomas, portanto, e o seu exame, assim como o dos sonhos, pode conduzir ao desvelamento do que se acha oculto na psique. Por meio delas, o indivíduo geralmente revela seus mais íntimos segredos. Quando acontecem de modo bastante fácil e frequente, mesmo na pessoa sã, que costuma ter êxito na repressão de seus impulsos inconscientes, devem isso ao seu caráter trivial e discreto. Mas podem reivindicar um alto valor teórico, pois nos demonstram a existência da repressão e da formação substitutiva mesmo em condições de saúde. (Freud, 1910/2013c, p. 261).

Freud reafirma a observação feita antes, a saber, a de que o valor teórico dos atos falhos residiria no fato de corroborarem a tese de que formações substitutivas não são apanágio da patologia neurótica, mas seriam comuns na vida cotidiana das pessoas. Constatação que reforçaria a pertinência da generalização das descobertas sobre a deformação do reprimido no sintoma e da concepção sobre as formações substitutivas para além do campo da patologia neurótica, abarcando também fenômenos da vida normal, demonstrando assim a potencialidade explicativa da metapsicologia em construção.

Para ilustrar o exposto, vejamos um exemplo de ato falho mencionado por Freud em vários de seus textos. Trata-se de um lapso verbal que figura no livro de 1901, *A psicopatologia da vida cotidiana* (Freud, 1901/2021, pp. 85-86), onde é relatado de forma breve; o mesmo ato falho é reapresentado em textos posteriores, como em *Conferências introdutórias à psicanálise*, de 1916-1917 (Freud, 1916-1917/2014a, p. 44), e no artigo inacabado de 1938, publicado postumamente em 1940, intitulado *Algumas lições elementares de psicanálise* (Freud, 1940/2018a, pp. 356-358). As citações serão extraídas deste último, no qual se encontram considerações mais extensas. O autor o introduz nos seguintes termos:

> [...] destacarei, de um grupo imenso de fenômenos, um só exemplo que deve representar todos os demais. O presidente de uma assembleia (o parlamento austríaco, no caso) abriu a sessão, certa vez, com essas palavras: "Constato a presença do número mínimo de deputados e declaro a sessão *encerrada*". (Freud, 1940/2018a, p. 356).

Como esclarece, trata-se de um lapso de linguagem que considera emblemático entre a classe de atos falhos, caracterizado pela verbalização de uma palavra com significado oposto ao que se pretendia dizer. Num ato falho, na abertura dos trabalhos legislativos, ao invés de declarar aberta a sessão, o presidente do parlamento a declara encerrada. Para acompanhar a análise desenvolvida por Freud, sigamos passo a passo seus argumentos.

Ele considera, em primeiro lugar, o caráter de ato falho no equívoco cometido pelo presidente da assembleia, pois parece evidente que a palavra correta a ser empregada naquele contexto era declarar a sessão aberta, não encerrada. Leiamos as palavras iniciais da análise do autor:

> Foi um *lapso verbal*; não há dúvida de que ele queria dizer "aberta". Por que disse o contrário, então? Já estamos preparados para a resposta: "Foi um erro casual, um equívoco ao executar a intenção, que acontece facilmente por muitas razões. Nada significa e, além disso, é bastante fácil trocar coisas opostas. (Freud, 1940/2018a, p. 356).

Como se ratificasse o que já foi comentado anteriormente a partir dos relatos da *terceira lição*, Freud considera as opiniões correntes sobre esse tipo de lapso verbal, que tendem a tomá-lo como um engano comum a todas as pessoas, cujas motivações seriam irrelevantes, sobretudo quando se trata de termos opostos. Por outro lado, ao mencionar a facilidade com que se daria a troca entre as palavras "aberta" e "fechada", que no olhar do vulgo justificaria tomar os lapsos verbais como equívocos irrelevantes, o autor não indica no artigo de 1938 nenhuma implicação teórica nessa substituição.

É importante guardar esse ponto, pois as hipóteses metapsicológicas levantadas por Freud para tentar explicar a troca de termos opostos e outras associações que envolvem a linguagem será central na compreensão das deformações produzidas sobre conteúdos inconscientes na formação de lapsos verbais. Em especial a substituição de palavras com significados contrários será compreendida como resultado do trabalho do mecanismo de condensação. Abordaremos esse problema mais à frente, ao examinar algumas particularidades dos processos psíquicos que explicariam os atos falhos. Por ora, continuemos a acompanhar a interpretação que o autor propõe para o lapso verbal do presidente da assembleia.

Após considerar o modo tradicional de enxergar fenômenos do gênero, Freud passa à defesa de uma concepção alternativa, mediante a qual busca explicitar as motivações psicológicas subjacentes ao lapso verbal e expor argumentos em favor de uma nova explicação, que conferiria cidadania epistemológica aos atos falhos. Seguindo a recomendação antes apresentada, segundo a qual, para se compreender um ato falho, é necessário levar em conta a situação ou o contexto em que ocorre, o autor busca demonstrar que, sob o manto de um engano visto como corriqueiro, esconder-se-iam desejos e intenções secretas. Escreve ele:

Mas, ao examinar a situação em que ocorreu o lapso, inclinamo-nos a preferir uma explicação diversa. Muitas sessões anteriores do parlamento haviam transcorrido de forma desagradavelmente tempestuosa e estéril, e não seria de estranhar se o presidente tivesse pensado, no momento da abertura: "Se esta sessão que agora começa já houvesse terminado! Eu preferia fechá-la, em vez de abri-la". (Freud, 1940/2018a, p. 357).

Ao considerar o contexto que envolve a ocorrência de um ato falho, o intérprete pode ter acesso a elementos que auxiliariam na compreensão do sentido do lapso verbal. Como sugere, na medida em que sessões anteriores teriam sido caracterizadas por discussões estéreis e desgastantes, seria natural que o presidente acalentasse secretamente o anseio de que a presente sessão estivesse para terminar, não para ser iniciada.

O autor prossegue: "Quando começou a falar, é provável que esse desejo não lhe estivesse presente, não fosse consciente, mas existia, sem dúvida, e conseguiu se impor no aparente erro do falante, contra a intenção deste" (Freud, 1940/2018a, p. 357). Em outros termos, embora o desejo de não estar presente ou a vontade de que a sessão nem fosse iniciada possa ter aflorado à consciência em algum momento pregresso, não se encontrando mais disponível no instante da abertura da sessão, a hipótese de Freud é a de que, apesar disso, aquele desejo ou intenção contrária e inadequada à situação concreta teria conseguido impor-se às funções da fala. Quer dizer, a consideração do contexto favoreceria a hipótese segundo a qual uma vontade contrária, embora pudesse não se encontrar presente à consciência — isto é, fosse inconsciente —, teria encontrado meios de apoderar-se da palavra do presidente no momento da declaração de abertura da sessão, exteriorizando-se e constituindo o lapso verbal.

Ao menos em suas camadas mais superficiais, sobressai das descrições sobre as possíveis motivações desse lapso verbal típico a hipótese das ideias antitéticas ou de uma vontade contrária que conseguiria se impor à corrente do pensar e agir conscientes. Como vimos, a hipótese de uma oposição entre duas tendências de pensamento teria sido considerada por Freud (1892-1893/2006f) no artigo de 1892, *Um caso de cura por hipnose*, para tentar dar conta do caso da parturiente com dificuldades de amamentar seu bebê. Analogamente, no caso do lapso verbal cometido pelo presidente da assembleia, tudo se passaria como se uma vontade contrária — de que a sessão estivesse sendo encerrada —, não mais consciente no instante da declaração, tomasse o controle das inervações motoras da linguagem no momento da fala de abertura da sessão, impondo-se à revelia de sua intenção consciente de cumprir com a liturgia do cargo. A seguir veremos como essas hipóteses iniciais sobre duas correntes de pensamento contrárias mostram-se pertinentes na consideração de um conflito psíquico subjacente aos atos falhos.

Dada a novidade da concepção alternativa em relação às opiniões correntes, Freud não deixa de conceder espaço para possíveis objeções, a fim de problematizá-las e contestá-las para prosseguir de forma consistente na defesa das formulações propostas. Escreve ele:

Nesta oscilação entre duas interpretações tão diferentes, dificilmente um só caso poderá nos ajudar a decidir por uma delas. Mas e se todos os outros casos de lapso verbal admitissem a mesma explicação, e assim também os equívocos semelhantes ao escrever, ler, escutar e pôr objetos fora do lugar? Se em todos esses casos – sem exceção – fosse possível demonstrar a existência de um ato psíquico, um pensamento, um desejo, uma intenção que justificasse o suposto erro, e que fosse inconsciente no momento em que ele se tornou efetivo, embora antes pudesse ter sido consciente? Então não se poderia mais questionar que existem atos psíquicos que são inconscientes, que às vezes podem se tornar ativos enquanto são inconscientes e que às vezes podem até vencer intenções conscientes. (Freud, 1940/2018a, pp. 357-358).

O autor admite que um único exemplo de lapso verbal não seria suficiente para justificar sua nova explicação sobre os atos falhos. Mas, replica, e se fosse possível demonstrar que motivações inconscientes — tanto as inconscientes apenas no momento em que ocorre o ato falho como as efetivamente inconscientes, no sentido do reprimido — podem explicar não apenas lapsos de fala, senão casos análogos de equívocos de escrita, de leitura, de escuta e outros fracassos do agir e do pensar incluídos na classe dos atos falhos? Em outras palavras, e se fosse possível demonstrar que, longe de consistir em fenômenos psíquicos casuais sem determinação psicológica relevante, essa variedade de equívocos corriqueiros classificada como atos falhos tem um sentido?

De fato, Freud já teria apresentado esses argumentos quase 40 anos antes da redação do artigo no qual baseamos os comentários sobre o ato falho do presidente, em *Psicopatologia da vida cotidiana*, de 1901. Nessa obra são expostos numerosos exemplos de lapsos de linguagem, enganos de pensamento e outros equívocos concretos e abstratos, mediante os quais busca demonstrar as motivações inconscientes que os impulsionariam. Dado, porém, o objetivo introdutório de *Psicopatologia*, ele não se aprofunda na análise das condições psíquicas gerais que explicariam os atos falhos. A esse respeito, observa em uma nota de pé de página, acrescentada em 1924 ao livro de 1901: "Este trabalho é de caráter popular; pretende apenas, mediante um acúmulo de exemplos, aplainar o caminho para a necessária suposição de processos psíquicos *inconscientes mas atuantes*, evitando todas as considerações teóricas sobre a natureza desse inconsciente" (Freud, 1901/2021, p. 366, nota).

Embora não explicite a teoria sobre os processos inconscientes que explicaria essa categoria de fenômenos, Freud não deixa de oferecer indicações úteis sobre o caminho a seguir para se chegar a esse esclarecimento. Assim, para tentar compreender aproximativamente o mecanismo psíquico dos atos falhos, seguiremos as indicações oferecidas pelo autor em *Psicopatologia*, de 1901, e outras constantes de *Conferências introdutórias* à *psicanálise*, de 1916-1917.

4.2. O mecanismo psíquico dos atos falhos e o processo de deformação

Começaremos pelas indicações mais acessíveis, nas quais o autor se utiliza de uma linguagem que nos é familiar desde o estudo sobre a formação de sintoma, pois lança mão de conceitos como o de conflito psíquico e considera a possibilidade de motivações inconscientes reprimidas sob os atos falhos. Guiados pelas indicações freudianas, esperamos contar com subsídios teóricos que nos auxiliem a pensar uma representação gráfica para o processo de formação de atos falhos, na qual possamos localizar as operações da deformação. Deixaremos para comentar ao final as indicações de Freud sobre o papel do mecanismo psíquico de condensação na troca de palavras com significados contrários, como ocorre no lapso verbal do presidente da assembleia. Importante esclarecer que, devido à dificuldade de penetrar nos meandros dos processos psíquicos relacionados à linguagem, sobretudo em vista do caráter introdutório de nossos estudos, esses comentários restarão breves e apenas indicativos.

Em *Conferências introdutórias*, de 1916-17, Freud considera que, na base de um ato falho, encontrar-se-ia um conflito psíquico, como na hipótese de ideias antitéticas ou de correntes de pensamento contrárias antes mencionada. E, ao considerar os polos envolvidos no conflito, joga luz sobre o caráter inconsciente das motivações que impulsionariam a formação de um lapso verbal como o do presidente da assembleia. Leiamos as palavras do autor para depois comentá-las:

Vejamos, pois, quais as perguntas mais interessantes que formulamos em relação aos atos falhos e ainda não respondemos. Dissemos que eles resultam da interferência de duas intenções diversas, das quais uma é a que sofreu perturbação, ao passo que a outra é a perturbadora. As intenções que sofreram perturbação não ensejam novas perguntas, mas, das intenções perturbadoras, queremos saber, em primeiro lugar, que intenções são essas, capazes de perturbar outras, e, em segundo, como elas se relacionam com as intenções por elas perturbadas. (Freud, 1916-1917/2014a, pp. 81-82).

Analogamente ao sintoma e ao chiste, Freud caracteriza o ato falho como resultado de um conflito psíquico entre duas forças opostas, ou duas intenções contrárias, denominadas aqui como intenções perturbadoras e intenções perturbadas. No caso do lapso verbal do presidente da assembleia, a intenção perturbadora seria aquela que se apodera das funções da fala e leva à declaração equivocada da sessão encerrada, enquanto a intenção que se vê perturbada é a que pretendia declará-la aberta. Na discussão em questão, como a intenção perturbada — isto é, a intenção consciente — já teria sido apreciada em partes precedentes do livro, o autor propõe-se a esclarecer duas perguntas sobre as intenções perturbadoras, a saber, 1) quais seriam essas intenções e 2) como elas se relacionam às intenções perturbadas.

O autor começa tratando do segundo problema — que tipo de associação pode ser estabelecida entre as duas intenções em conflito, a intenção perturbadora e a perturbada. E, para auxiliar na consideração de diferentes possibilidades de conexão entre as tendências envolvidas, toma como modelo de análise o lapso verbal. Escreve ele:

Permitam-me ainda uma vez tomar o lapso verbal como representante de todo o gênero, e responder à segunda pergunta antes de me dedicar à primeira. No lapso verbal, a intenção perturbadora pode guardar uma relação conteudística com aquela que sofreu perturbação. Nesse caso ela contém uma contradição, uma retificação ou um complemento a esta última. (Freud, 1916-1917/2014a, p. 82).

Em outras palavras, ao refletir sobre a relação entre as duas tendências ou intenções em conflito, Freud considera que a conexão entre ambas pode se dar pelo conteúdo, quando, por exemplo, a intenção perturbadora busca retificar ou complementar a intenção perturbada, ou quando uma contradiz a outra. Em particular em relação à última possibilidade, esclarece que "Em quase todos os casos em que o lapso verbal expressa o contrário do pretendido, a intenção perturbadora revela-se o oposto daquela que sofreu perturbação, e o ato falho é a representação do conflito entre duas inclinações incompatíveis" (Freud, 1916-1917/2014a, p. 82), apresentando na sequência o exemplo do lapso verbal do presidente da assembleia.

Quer dizer, no caso de uma relação de oposição entre o conteúdo da intenção perturbadora e o conteúdo da intenção perturbada, como no lapso verbal exemplificado, ao declarar a sessão encerrada quando pretendia dizê-la aberta, como formação substitutiva, o ato falho consistiria em uma expressão ou resultado do conflito psíquico. Como aprendemos, essa correlação tripartite entre duas forças psíquicas em oposição e um terceiro como resultado decorrente do conflito é análoga ao que se verifica no processo de formação de sintoma — e do chiste, como vimos antes. Assim, em termos metapsicológicos, poder-se-ia dizer também que, como um termo médio ou um terceiro, o ato falho — como o sintoma e o chiste — resultaria de uma espécie de acordo ou formação de compromisso entre duas intenções incompatíveis. Como indicado, veremos que num plano teórico mais aprofundado Freud compreende que seria com base nesse tipo de acordo entre duas intenções em conflito que se dariam as condições psíquicas favoráveis à entrada em operação de mecanismos como o de condensação, que explicariam a manifestação, no plano da linguagem, da troca entre os termos opostos ou substituição de palavras com significados contrários.

Por outro lado, diferentemente dos sintomas manifestos numa patologia neurótica, atos falhos são fenômenos tidos como normais, tais quais os chistes. Em relação a essa diferença, vimos que, além de conflitos psíquicos patológicos, encontra-se implicada à concepção freudiana a possibilidade de se pensar em conflitos psíquicos normais. Ora, tratar-se-ia, então, no caso dos atos falhos — como vimos ao examinar o mecanismo psíquico dos chistes —, de um conflito psíquico normal? A resposta não é tão simples. Por isso, guardemos a questão e prossigamos no exame das indicações de Freud, a fim de verificar se a consideração de outros elementos teóricos pode auxiliar em seu esclarecimento.

O outro problema que interessa a Freud — que consiste em esclarecer o caráter das intenções perturbadoras — é mais difícil de ser esclarecido dentro do escopo destes comentários introdutórios, que se encontram restritos às formulações freudianas anteriores a 1900, etapa em que ainda não contava com uma conceituação clara sobre o inconsciente e os instintos sexuais. No entanto, apesar de não avançar em análises teóricas em nenhum dos dois textos aqui utilizados como apoio, tanto em *Psicopatologia*, de 1901, como em *Conferências*, de 1916-1917, Freud oferece indicações breves que possibilitam um vislumbre acerca do caráter das motivações que podem ser encontradas na origem dos atos falhos.

O autor distingue três grupos de intenções ou motivações: 1) aquelas conscientes no momento do lapso verbal, 2) as conscientes antes, mas logo esquecidas e mantidas suprimidas da consciência na situação do lapso, e 3) motivações propriamente inconscientes. Significa dizer que, sob uma formação substitutiva como um ato falho, podem encontrar-se intenções tanto conscientes como inconscientes, distinção à qual podem corresponder reações igualmente distintas diante da interpretação fornecida pelo psicanalista.

Freud compreende que "Ao primeiro grupo pertencem aqueles casos em que a tendência perturbadora é conhecida de quem fala e, além disso, foi sentida por ele anteriormente ao lapso verbal" (Freud, 1916-1917/2014a, p. 85). Esse seria um caso mais simples, já que, por ter tido consciência da intenção perturbadora e ainda senti-la antes do proferimento do lapso verbal, o agente não teria por que negar esse conhecimento.

O segundo grupo, escreve, é constituído "dos casos em que o falante reconhece igualmente como sua a tendência perturbadora, mas não sabe que, pouco antes do lapso, ela se encontrava ativa nele. Aceita, portanto, nossa interpretação de seu lapso, mas em certa medida admira-se ainda dela" (Freud, 1916-1917/2014a, p. 85). Este seria um caso semelhante ao anterior, pois, embora não tenha tido consciência da tendência perturbadora no momento do lapso verbal, o agente a reconhece como sua, ou seja, é capaz de ter acesso consciente ao conteúdo da intenção, acolhendo a interpretação fornecida, ainda que se admirasse dela, como o autor observa.

O último grupo reuniria os casos de maior interesse teórico, pois consistiriam justamente daquelas intenções em relação às quais o agente alega não ter nem nunca ter tido consciência, e em relação às quais nada quer saber. Diz Freud: "No terceiro grupo, a interpretação dada à intenção perturbadora é rechaçada com veemência pelo falante, que não apenas contesta abrigá-la em si anteriormente ao lapso, como afirma também ser-lhe inteiramente estranha" (Freud, 1916-1917/2014a, pp. 85-86). Como se pode notar, tratar-se-ia aqui de tendências, intenções ou desejos propriamente inconscientes que no lapso verbal teriam se apoderado das funções da fala. Teoricamente, dado o caráter reprimido desse tipo de conteúdo psíquico, e da resistência que impede seu reconhecimento, compreende-se que o agente recuse a interpretação fornecida pelo psicanalista. Assim, devido ao caráter inconsciente reprimido da intenção perturbadora revelada pela interpretação do ato falho, é de se esperar que, enquanto certas condições transformadoras da dinâmica psíquica não forem alcançadas, o agente recuse-se a aceitá-la como sua.

Aqui vale considerar o papel dos atos falhos no trabalho terapêutico com pacientes neuróticos, conforme indicado pelo próprio autor. Em vista do método empregado no trabalho clínico, não seria incomum entre as comunicações do paciente a ocorrência de lapsos verbais que denunciariam a atuação de desejos ou outros conteúdos inconscientes, e que requereriam interpretação. Leiamos um relato a esse respeito, apresentado em *Psicopatologia da vida cotidiana*:

> No procedimento terapêutico que utilizo para resolver e eliminar sintomas neuróticos, com frequência surge a tarefa de detectar, nas falas e associações aparentemente casuais do paciente, um conteúdo de pensamento que procura se esconder, mas que não pode deixar de se revelar inadvertidamente, de formas diversas. Nisso os lapsos verbais prestam muitas vezes um valioso serviço, como pude mostrar em exemplos bastante convincentes e singulares ao mesmo tempo. Assim, uma paciente fala da tia e a chama de "minha mãe" sem notar o lapso, e outra se refere ao marido como "meu irmão". Desse modo me fazem notar que "identificaram" essas pessoas uma com a outra, colocaram-nas numa série que implica o retorno do mesmo tipo em sua vida emocional. (Freud, 1901/2021, p. 114).

Como vimos ao examinar o processo do sintoma nas neuroses, uma vez expulso para fora da consciência, a resistência busca impedir o retorno do conteúdo reprimido, resultando num conflito duradouro. Apenas com a diminuição da resistência e o afrouxamento do conflito psíquico é que seriam possibilitadas as transformações das quais dependeriam a criação de condições psíquicas favoráveis ao acolhimento de conteúdos reprimidos e sua possível reintegração ao patrimônio do Eu. Analogamente, com relação ao terceiro grupo mencionado por Freud, que reuniria as motivações inconscientes atuantes em um lapso verbal, a possibilidade de reconhecimento e aceitação da interpretação pelo agente — ou pelo paciente — dependeria igualmente das transformações internas necessárias à conformação de uma nova dinâmica psíquica, como a que resultaria de um tratamento psicanalítico.

Antes de examinar as indicações de Freud sobre o papel da condensação na troca de termos opostos, para tentar sintetizar o exposto até agora, vejamos como poderíamos representar o conflito psíquico subjacente à produção de atos falhos, a fim de localizar nele o processo de deformação que justificaria reuni-los às demais formações substitutivas. Por tratar-se de um fenômeno normal da vida cotidiana, mas que apresentaria um parentesco metapsicológico com a patologia neurótica, além de motivos ou intenções em relação às quais a pessoa teria tido consciência, vimos que um ato falho pode ser igualmente impulsionado por desejos inconscientes reprimidos. Como essa possibilidade já havia sido contemplada na discussão sobre os chistes, reproduzimos o esquema então esboçado com as adaptações necessárias. Para facilitar o entendimento do esquema, utilizaremos como exemplo o lapso verbal do presidente da assembleia (Figura 48).

Figura 48 - Esquema para o processo de deformação na produção de atos falhos

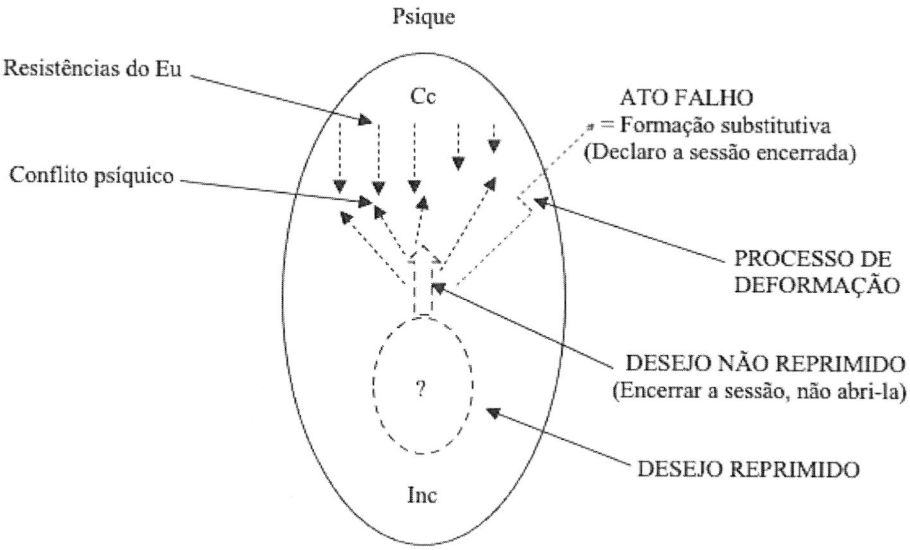

Fonte: O autor

Passemos agora ao exame das indicações de Freud sobre o problema da troca de termos opostos, compreendido pelo autor como efeito do trabalho do mecanismo psíquico de condensação. Conforme assinalado, nesse nível teórico, as hipóteses metapsicológicas teriam como função esclarecer de forma mais detalhada as deformações manifestas na esfera da linguagem, como exemplificado pelo lapso verbal do presidente da assembleia. Por outro lado, como contamos apenas com apontamentos breves sobre o trabalho de condensação, o objetivo nesta etapa final consiste tão somente em obter um vislumbre em relação ao horizonte teórico que se poderia depreender do exame do problema.

4.3. Algumas indicações de Freud sobre o papel do mecanismo de condensação na troca de termos opostos em lapsos verbais: um exemplo da atuação do processo de deformação nos atos falhos

Consideremos primeiro o que Freud indica em *Conferências*, de 1916-1917, acerca da troca de termos opostos ao comentar o lapso verbal do presidente da assembleia. Escreve ele:

> Mas o tipo de lapso mais comum, e aquele que mais chama a atenção, é o que afirma justamente o contrário do pretendido. É natural que aqui já estejamos distantes das relações entre os sons e dos efeitos provocados pela semelhança entre palavras; em substituição a eles, podemos invocar o fato de que opostos guardam forte parentesco conceitual um com o outro e se apresentam bastante próximos do ponto de vista da associação psicológica. (Freud, 1916-1917/2014a, pp. 43-44).

Dito de outro modo, o autor reconhece que, em associações entre palavras foneticamente semelhantes, encontrar-se-iam explicações para os lapsos verbais mais comuns. Mas, para nossa surpresa, ele considera que são igualmente comuns associações entre palavras com significados contrários, como ocorre na troca de aberta por encerrada no ato falho do presidente. Embora afirme que o processo psíquico que explicaria a substituição entre termos opostos é diferente daquele que atua na confusão entre palavras foneticamente semelhantes, Freud não desenvolve a proposição, limitando-se a dizer que termos opostos apresentam um parentesco conceitual, consistindo em elementos psíquicos associativamente próximos.

Porque a essas indicações se segue, em *Conferências*, a apresentação do exemplo do lapso verbal do presidente da assembleia, continuamos sem saber como o autor compreende o mecanismo psíquico responsável pela substituição entre palavras de significados contrários. Antes, porém, de tentar obter uma compreensão aproximativa dessa questão — do parentesco conceitual e da proximidade associativa entre termos opostos —, que exige considerações metapsicológicas mais aprofundadas e de amplo alcance, vejamos outras indicações do autor sobre a troca de termos opostos, para comentá-las em conjunto e tentar extrair algumas implicações.

Em *Psicopatologia*, de 1901, o autor sugere outro caminho a seguir para tentar esclarecer o problema da troca de termos opostos, atribuindo esse trabalho especificamente ao mecanismo de condensação. As indicações aí apresentadas são baseadas no livro sobre os sonhos de 1900, cujo tema só abordaremos de modo também aproximativo no capítulo seguinte. Por essa razão, para auxiliar na compreensão da citação a seguir, vale adiantar que, ao analisar o fenômeno onírico, Freud estabelece a distinção entre um conteúdo onírico manifesto — o sonho propriamente dito, como recordado pelo sonhador — e os pensamentos oníricos latentes, que seriam os conteúdos inconscientes que impulsionam o processo de formação de sonhos. Nesse processo, as deformações impostas aos pensamentos oníricos latentes, das quais resultam o conteúdo manifesto do sonho, seriam produzidas pela operação de diferentes mecanismos psíquicos inconscientes, entre os quais a condensação seria um dos principais. Leiamos as palavras do autor:

> Em minha *Interpretação dos sonhos* [1900] mostrei o papel do trabalho de *condensação* na gênese do chamado conteúdo onírico manifesto a partir dos pensamentos oníricos latentes. Qualquer semelhança entre dois elementos do material inconsciente, entre as coisas mesmas ou suas representações verbais, serve de motivo para criar um terceiro, que no conteúdo onírico toma o lugar de seus dois componentes e que, graças a essa origem, com frequência é dotado de características contraditórias. A ocorrência de substituições e contaminações nos lapsos verbais é, assim, o começo do trabalho de condensação que vemos ativamente empenhado na construção dos sonhos. (Freud, 1901/2021, p. 85).

Em outras palavras, principalmente a partir da análise dos processos psíquicos responsáveis pela produção de sonhos é que Freud teria conseguido tornar mais claras as realizações do trabalho de condensação, o que o teria auxiliado na compreensão da troca de termos opostos em lapsos verbais. Como não podemos aqui refazer esse longo caminho para compreender como opera a condensação, e como o processo de formação de sonhos será examinado apenas no capítulo seguinte, buscaremos apoio em conteúdos já estudados, a fim de verificar se eles conseguem nos auxiliar a tornar minimamente compreensíveis as indicações de Freud acerca das condições psíquicas mais de fundo — o enigmático parentesco conceitual entre termos opostos e sua proximidade na associação psicológica — que explicariam um lapso verbal como o do presidente. Na medida em que a explicação da substituição de palavras com significados contrários residiria nessas condições psíquicas especiais, com o esclarecimento desse problema estaríamos jogando alguma luz sobre o modo de trabalho da condensação.

Comecemos recordando-nos de alguns conteúdos já estudados, relativos às hipóteses metapsicológicas levantadas por Freud, como a noção de ponto nodal na dinâmica de representações, ao tentar compreender o curso tortuoso das associações livres do paciente em tratamento, e a suposição de processos inconscientes de ressignificação da memória, esboçada na carta a Fliess de 6 de dezembro de 1896 (Masson, 1985/1986). No capítulo anterior, ao examinar algumas hipóteses iniciais sobre a dinâmica das representações e a estratificação do psiquismo em *A psicoterapia da histeria*, de 1895, aprendemos que conteúdos represados no núcleo patogênico, movidos pelo princípio de prazer, sofreriam transformações ao longo da trajetória que leva aos estratos mais periféricos da psique, tendo deformadas suas feições originais. Tais deformações resultariam do trabalho de mecanismos psíquicos tipicamente inconscientes, como o deslocamento e a condensação.

Ao longo do percurso rumo à exteriorização, fragmentos do conteúdo reprimido ver-se-iam deslocados e investidos em representações distribuídas pelos estratos psíquicos intermediários. E, dentre as diferentes possibilidades de conexão associativa que justificaria a hipótese de uma contaminação entre os conteúdos das representações envolvidas, Freud destaca aquela modalidade de associação que compara a um ponto nodal, na qual representações distintas estabeleceriam conexões com uma determinada representação ou complexo, que passaria a reunir ou concentrar conteúdos transferidos a partir de diferentes elementos mnêmicos coligados. Com base nessas hipóteses sobre a dinâmica das representações, procuramos sugerir que a concentração de conteúdos parciais de diferentes representações sobre uma representação terceira, que daria origem a uma formação psíquica híbrida, espécie de nó psíquico entre vários fios associativos, poderia servir como uma imagem aproximada do que Freud consideraria o modo de operação do mecanismo psíquico de condensação.

Vejamos então se essas hipóteses sobre os pontos nodais podem jogar alguma luz sobre a suposição freudiana segundo a qual termos opostos apresentariam certo parentesco, encontrando-se mais próximos na associação psicológica. Ora, a própria hipótese de que a partir da conexão de duas representações distintas a uma terceira, na qual se veriam concentrados ou mesclados conteúdos das duas coligadas, dando origem a uma formação psíquica híbrida, não parece corresponder a uma justaposição ou aproximação de dois conteúdos originalmente independentes e separados? Afinal, ainda que se trate de uma suposição metapsicológica geral, a hipótese freudiana de um ponto de condensação de conteúdos representacionais não serviria de indicação sobre o possível modo como significados contrários, relativos a dois termos opostos e separados, podem passar a gozar de certa proximidade ou contiguidade?

Além das suposições sobre os pontos nodais na dinâmica de representações, outras hipóteses freudianas que também já examinamos talvez acrescentem um pouco mais de luz sobre o enigma da proximidade associativa ou parentesco conceitual entre termos opostos. Em comentários às primeiras incursões de Freud por uma reflexão metapsicológica, na seção 2.5 do Capítulo III examinamos a carta a Fliess datada de 6 de dezembro de 1896 (Masson, 1985/1986), na qual o autor comunica suas hipóteses mais recentes sobre os processos inconscientes que justificariam falar de uma ressignificação da memória. Recordemos que, segundo essas hipóteses, as impressões deixadas pela experiência não seriam inscritas de uma única vez e de forma definitiva nos sistemas mnêmicos, mas os registros de uma vivência seriam submetidos a um rearranjo periódico, uma espécie de atualização conforme novas capacidades psíquicas fossem adquiridas. Freud teria conseguido distinguir três modalidades de registros mnêmicos ou três sistemas de memória, a saber, o sistema dos signos perceptivos, o sistema inconsciente e o sistema pré-consciente, dispostos em uma série como conquistas proporcionadas pelo desenvolvimento do psiquismo.

O autor considera que cada sistema seria regido por modalidades específicas de arranjo ou associação entre os elementos mnêmicos, sendo encontrado nos sistemas geneticamente primitivos o arranjo associativo mais simples e no sistema mais tardio associações mais complexas. Suas hipóteses levam-no a supor que no primeiro sistema, o dos signos perceptivos, predominariam as associações por simultaneidade; no segundo, o sistema inconsciente, as associações causais, que talvez correspondessem a recordações na forma de conceitos. Os registros desses dois sistemas de memória seriam inconscientes, ou seja, inacessíveis como tais à autopercepção consciente. Tais registros só podem tornar-se conscientes na medida em que forem submetidos a uma tradução ou retranscrição de acordo com as regras associativas vigentes no terceiro sistema, o pré-consciente. Este apresentaria as características linguísticas proporcionadas pelas associações que envolvem representações de palavras, propriedades sistêmicas que possibilitariam a seus conteúdos mnêmicos tornarem-se conscientes, mas isso dentro de certas condições, como um incremento de atenção psíquica.

Para tentar complementar a ideia segundo a qual a contiguidade ou proximidade entre significados de palavras opostas pode favorecer a associação entre ambos, nos termos da hibridização ou condensação de conteúdos sugerida pela noção de ponto nodal, consideremos os sistemas de memória iniciais, o dos signos perceptivos, cujos registros mnêmicos, como os do sistema inconsciente, são caracterizados pela inconsciência. Sobretudo em registros mnêmicos estabelecidos pela associação por simultaneidade, a sucessão temporal inerente às vivências não poderia ser contemplada, sendo inscritas como se tais vivências tivessem ocorrido de forma simultânea. Significa dizer que, ao desprezar o caráter diacrônico das vivências reais, a associação por simultaneidade conferiria conexões tão íntimas e facilitadas entre os elementos mnêmicos que compõem suas lembranças, quase como se os sobrepusesse uns aos outros. Com base nessa propriedade associativa altamente fluida, no caso da ativação de um dos elementos mnêmicos, todos os elementos que integram o complexo mnêmico de certas vivências seriam postos em atividade, ou seja, seriam despertados de forma simultânea.

Essa espécie de automatismo, proporcionada por uma associação altamente facilitada entre conteúdos mnêmicos diversos tornados contíguos pela associação por simultaneidade, não serviria de complemento à caracterização análoga sugerida pela ideia de ponto nodal, de uma representação híbrida, na qual se encontrariam condensados os conteúdos de diferentes representações? Ou seja, as suposições sobre os pontos nodais, articuladas à hipótese da associação por simultaneidade como o modo predominante de conexão entre conteúdos mnêmicos inconscientes, não reforçaria a pertinência da proposição freudiana de uma proximidade associativa ou parentesco conceitual na explicação da troca de termos opostos?

Se, além dessas hipóteses já estudadas, recorrermos a outras indicações de Freud diretamente relacionadas ao processo da linguagem, talvez consigamos tornar um pouco mais claro o sentido do que designa como parentesco conceitual entre termos opostos. Contemporâneo de *Cinco lições de psicanálise*, no artigo intitulado *Sobre o sentido antitético das palavras primitivas*, de 1910, Freud (1910/2013d) reproduz alguns resultados apresentados por pesquisas da área da linguística, nos quais teria enxergado uma convergência espantosa com suas próprias hipóteses sobre a condensação nos sonhos.

O autor expõe algumas hipóteses defendidas por um linguista e filólogo alemão que indicariam como, na antiga escrita hieroglífica egípcia, significados contrários correspondentes a dois termos opostos nos sistemas linguísticos atuais, como claro e escuro, por exemplo, teriam nos tempos primordiais da linguagem sido associados a um único termo de significação composta, híbrida, ou seja, uma única palavra significaria ao mesmo tempo claro-escuro. No uso dessa forma primitiva de linguagem, dado que uma palavra designaria dois sentidos contrários justapostos, para destacar um sentido ou outro — ou claro ou escuro —, a atribuição de sentido seria feita por meio de uma notação específica após a palavra escrita. Por exemplo, uma notação específica para destacar o significado claro, outra para escuro. Tal distinção corresponderia na linguagem falada a fonemas distintos para cada um dos dois casos. A distinção paulatina entre os significados opostos, até uma clara separação deles e a criação de termos específicos para designar cada um dos significados, como dispomos hoje em dia, teria sido uma conquista da evolução dos sistemas de linguagem.

Freud não questiona a pertinência dessas ideias, nem procura explorá-las no artigo, limitando-se, como mencionado, a apontar para a convergência entre as hipóteses do linguista sobre o sentido antitético das palavras primitivas com suas próprias concepções sobre o papel da condensação na formação de sonhos. De fato, vimos que, para tentar compreender o funcionamento psíquico inconsciente, o autor vinha ao menos desde 1895 trabalhando com hipóteses como a dos pontos nodais na dinâmica inconsciente das representações, assim como a das associações por simultaneidade como organizadoras dos registros mnêmicos de etapas primordiais da constituição dos sistemas psíquicos de memória, levantadas em 1896.

Nessa linha de raciocínio, a possibilidade de que em sistemas primitivos de linguagem uma única palavra designaria dois significados opostos, além de convergir com as hipóteses sobre a condensação nos sonhos, não ajudaria sobretudo a tornar mais clara a hipótese do autor acerca das condições psíquicas gerais supostas no caso dos lapsos verbais, a saber, a de que em nível inconsciente termos opostos apresentariam um parentesco conceitual, encontrando-se próximos na associação psicológica? Em suma, para um autor que enxergara nessas condições psíquicas especiais fluidez e mobilidade associativas, caracterizadas como deslocamentos e condensações dos quais resultariam formações psíquicas híbridas, as possibilidades aventadas sobre a justaposição de sentidos antitéticos em palavras primitivas dificilmente deixariam ser atraentes.

Como se nota, o esclarecimento das condições psíquicas supostas por Freud como inerentes aos processos inconscientes subjacentes à troca de termos opostos requer a consideração de hipóteses teóricas relacionadas a níveis profundos das análises metapsicológicas de Freud, não consistindo os comentários aqui apresentados senão indicações precárias de algumas das direções possíveis em que se poderia prosseguir na apreciação do problema. Retomemos então o lapso verbal do presidente para pensar algumas implicações que se poderiam depreender da discussão.

Se tomarmos no lugar das palavras suas representações psíquicas, em nível inconsciente os significados dos termos linguísticos em jogo, embora contrários, não deveriam ser vistos como justapostos em uma proximidade tal que facilitaria a associação entre ambos? Mais: tal condição psíquica de fluidez entre significados de termos opostos, na qual um funcionamento baseado na associação por simultaneidade ver-se-ia facilitado, não ajudaria a esclarecer o possível modo em que se daria a substituição entre conteúdos psíquicos opostos e a emergência do termo contrário na atividade motora da linguagem, como ocorre no lapso verbal do deputado? Significa dizer que, ao supor a atuação da condensação na troca de aberta por encerrada na fala do presidente da assembleia, Freud estaria indicando como os conteúdos psíquicos subjacentes aos lapsos verbais, embora envolvam sobretudo significados de palavras, são submetidos a deformações análogas às impostas aos desejos inconscientes reprimidos, por exemplo, na formação de sintoma, o que justificaria subsumi-los à categoria das formações substitutivas[47].

Além disso, vale considerar junto a esses comentários sobre as condições psíquicas inconscientes, que facilitariam a troca de termos opostos, as outras indicações do autor acerca de um conflito psíquico subjacente aos lapsos verbais. Vimos que nesse conflito uma intenção não consciente encontrar-se-ia altamente investida de afeto se comparada à indisposição e falta de vontade que caracterizaria a intenção consciente. Ora, também com base em conteúdos já estudados sobre o papel do fator econômico nos processos psíquicos, tal diferença de intensidade não poderia ser compreendida como determinante na mobilização de processos associativos inconscientes — deslocamento, condensação etc. — responsáveis pela troca de termos opostos e a consequente sobreposição da intenção perturbadora na atividade motora da linguagem? Dito de outro modo, se considerarmos a regulação pelo princípio de prazer das excitações investidas no complexo representacional da intenção perturbadora, apesar de contida e temporariamente esquecida, a tensão que caracteriza esse estado econômico não poderia, como no retorno do reprimido no sintoma, impulsionar os mecanismos psíquicos inconscientes responsáveis pela troca de termos opostos e levar à sobreposição da intenção consciente pela intenção perturbadora?

---

[47] Aqui é necessário observar que, em nota de pé de página aduzida em 1907 à *Psicopatologia da vida cotidiana*, de 1901, com o objetivo de indicar algumas hipóteses que auxiliem a pensar o enigma do esquecimento normal, Freud sugere uma distinção entre condensação e deformação. Diz ele: "O material mnêmico geralmente está sujeito a duas influências, a condensação e a deformação. A deformação é obra de tendências dominantes na vida psíquica e se dirige sobretudo aos traços mnêmicos que permaneceram afetivamente atuantes e se mostram mais resistentes à condensação. Os traços que se tornaram indiferentes sucumbem ao processo de condensação sem resistir, mas pode-se observar que, além disso, tendências deformadoras se nutrem do material indiferente, se continuaram insatisfeitas ali onde queriam se manifestar. Como esses processos de condensação e deformação se estendem por longos períodos, durante os quais todas as vivências novas atuam na transformação do conteúdo da memória, achamos que é o tempo que torna as lembranças incertas e vagas. Muito provavelmente não se deve falar de uma ação direta do tempo no tocante ao esquecimento. – Nos traços mnêmicos reprimidos pode-se constatar que eles não experimentaram alteração no mais longo período de tempo. O inconsciente é atemporal. A característica mais importante e também mais surpreendente da fixação psíquica é que todas as impressões se conservam do mesmo modo como foram recebidas e, além disso, em todas as formas que adotaram nos desenvolvimentos posteriores, uma situação que não pode ser ilustrada por nenhuma comparação tirada de outra esfera. Assim, teoricamente qualquer estado anterior do conteúdo mnêmico pode ser restabelecido para a memória, mesmo quando seus elementos há muito trocaram todas as relações originais por outras mais novas" (Freud, 1901/2021, pp. 369-370, nota 81). Como se pode verificar, embora a distinção entre deformação e condensação possa valer para pensar o esquecimento normal, no esquecimento patológico — na repressão — e em seus efeitos neuróticos, a distinção sugerida parece esvanecer-se em face da compreensão de que diferentes mecanismos psíquicos atuariam na passagem do inconsciente reprimido ou núcleo patogênico à periferia da consciência. Afinal, no caso da patologia neurótica, seria ao longo dessa trajetória que entrariam em operação mecanismos psíquicos inconscientes como os de condensação, deslocamento, entre outros, de cujo trabalho resultariam formações substitutivas deformadas do reprimido, como os sintomas e os pensamentos espontâneos do paciente. Por outro lado, a partir da generalização que estamos tentando demonstrar, as hipóteses teóricas sobre o funcionamento psíquico inconsciente e os mecanismos aí atuantes — como a condensação e o deslocamento —, formuladas para descrever processos psíquicos em operação nas neuroses, encontrar-se-iam igualmente atuantes no funcionamento psíquico normal, como revelado pelo chiste e agora pelos atos falhos. Assim, a partir da consideração dos mecanismos psíquicos, como distinguir aqueles predominantes em cada uma das formações substitutivas? Esse é outro dos problemas que se apresentam como de difícil compreensão no estágio atual de nossos estudos, sobretudo porque, ao buscar acompanhar o desenvolvimento das reflexões freudianas, evitamos recorrer a formulações teóricas mais avançadas. Talvez um estudo comparativo dos processos de produção de diferentes formações substitutivas que, a partir dos desenvolvimentos teóricos mais avançados de Freud, considere mais de perto os mecanismos psíquicos envolvidos em cada uma delas possa tornar mais clara a distinção entre deformação e condensação. De todo modo, dado o objetivo introdutório deste trabalho, com base nas hipóteses de Freud sobre a dinâmica das representações e a noção de ponto nodal num psiquismo estratificado, tomamos a deformação como um processo inconsciente mais amplo, ao longo do qual operariam mecanismos psíquicos mais elementares, igualmente inconscientes, como os de deslocamento, de condensação, entre outros.

Importante aqui reforçar a compreensão de que, para Freud, a proximidade associativa entre significados de termos opostos, a predominância da associação por simultaneidade e da regulação das excitações pelo princípio de prazer constituem propriedades dos processos psíquicos inconscientes, que é a esfera em que operaria o mecanismo de condensação, além de outros descobertos pelo autor. Essa especificidade dos processos psíquicos inconscientes pode tornar-se mais clara na medida em que se consideram as regras vigentes no uso linguístico oficial, segundo as quais palavras com significados contrários devem ser clara e precisamente distinguidas pela consciência, isto é, consideradas em separado e mantidas afastadas.

Quer dizer, seriam justamente as regras organizadoras da realidade e da linguagem oficial que seriam infringidas por processos inconscientes e explicariam a ocorrência das mais diferentes formas de lapsos verbais e outros atos falhos. Portanto, além de lançar luz sobre os processos envolvidos na formação de um lapso verbal como o do presidente da assembleia, o exemplo da linguagem, ou melhor, o modo como a psicanálise freudiana aborda os fenômenos linguísticos, pode ser útil na compreensão da distinção central que caracteriza a descoberta freudiana: a de que as leis que governam os processos psíquicos inconscientes distinguem-se das regras dominantes no funcionamento psíquico baseado na realidade.

Obviamente, as breves indicações de Freud e os comentários apresentados a partir delas não são suficientes para esclarecer os detalhes envolvidos nas operações da condensação na troca de termos opostos em lapsos verbais. Uma compreensão satisfatória sobre o modo de trabalho desse e de outros mecanismos psíquicos inconscientes requer não apenas um exame abrangente sobre as diferentes formações substitutivas, mas sobretudo a consideração das especificidades do trabalho psíquico subjacente à formação de cada fenômeno.

De todo modo, no que concerne aos objetivos desta seção, esperamos que os comentários apresentados auxiliem na compreensão do relato freudiano presente na *terceira lição*, segundo a qual os atos falhos devem ser considerados formações substitutivas análogas aos sintomas, aos pensamentos espontâneos do paciente, aos chistes etc. Vimos que, ao valorizar os atos falhos e apreciá-los cientificamente a partir de hipóteses teóricas inicialmente levantadas em investigações sobre as neuroses, Freud propõe uma nova explicação sobre esses fenômenos que corroboraria a generalização daqueles conhecimentos e demonstraria o alcance teórico e técnico do empreendimento psicanalítico em desenvolvimento.

Antes de encerrar, como aprendemos com o estudo da formação de sintoma, convém lembrar que, além de deformações — no caso do lapso verbal exemplificado, resultantes, segundo Freud, do trabalho mais especializado da condensação —, outra característica distintiva das formações substitutivas teria a ver com um prazer ou satisfação que se ocultaria sob esses fenômenos. Em relação a esse quesito, não precisaríamos nos alongar nos comentários, pois os processos psíquicos envolvidos na formação de atos falhos seriam análogos aos verificados nas demais formações substitutivas e, em razão de seu caráter não patológico, praticamente idêntico aos dos chistes.

Como no caso da tirada espirituosa do crítico de arte, vimos que também um lapso verbal como o do presidente da assembleia contaria com intenções ou motivações que, embora não reprimidas, não seriam admitidas, sendo as excitações associadas mantidas represadas, contidas em sua exteriorização, fazendo elevar a sensação de desprazer. Recorde-se das indicações de Freud sobre um conflito psíquico entre uma intenção perturbadora altamente investida de afeto e a intenção perturbada suposta como uma vontade debilitada. Assim, segundo aprendemos pela consideração do funcionamento psíquico regulado pelo princípio de prazer, na medida em que a exteriorização de quotas de excitações represadas corresponde a um alívio na pressão interna, como no chiste do crítico de arte, o lapso verbal consistiria em uma espécie de válvula de escape que proporcionaria prazer, realizaria desejo.

Salta à vista, contudo, uma diferença dos atos falhos em relação aos chistes. Por um lado, o chiste resultaria de um processo em grande medida voluntário, isto é, que transcorreria sob relativo controle do Eu, razão pela qual o crítico de arte teria consciência da intenção subjacente à tirada espirituosa e, portanto, experimentaria a satisfação decorrente de sua declaração. Nos atos falhos, por outro lado, como se trata de fenômenos psíquicos involuntários, assim como o agente desconheceria suas motivações — ainda que tal desconhecimento seja momentâneo —, ele também não teria consciência em relação ao prazer associado a um equívoco verbal, por exemplo, como ocorre no caso do presidente da assembleia. Portanto, ainda que consistam em fenômenos normais, neste aspecto, os atos falhos estariam mais próximos dos fenômenos patológicos, como os sintomas neuróticos, cujos determinantes psíquicos e prazer envolvidos permanecem ocultos, ao menos enquanto não forem desvelados pela interpretação psicanalítica.

5. Algumas considerações a título de balanço parcial

Para concluir os comentários sobre os atos falhos e ao mesmo tempo trazer algumas considerações a título de balanço à exposição apresentada neste capítulo, reproduziremos algumas palavras de Freud, com as quais encerra a discussão sobre os atos falhos em *Psicopatologia da vida cotidiana*, de 1901. Como indicado, o autor não se aprofunda em descrições sobre as condições psíquicas gerais que explicariam os atos falhos, já que, para tratar deles num livro de caráter popular, o "tema foi artificialmente arrancado de um contexto maior" (Freud, 1901/2021, p. 373). Apesar disso, o autor não deixa de apresentar indicações esparsas, mediante as quais mostra que tais pressuposições teóricas mais amplas seriam as mesmas presentes na base das investigações sobre as neuroses e os sonhos. Escreve ele:

> Algumas palavras devem ao menos indicar a direção onde se acha esse contexto mais amplo. O mecanismo dos atos falhos e casuais, tal como o conhecemos pela aplicação da psicanálise, mostra nos pontos essenciais uma concordância com o mecanismo da formação do sonho, que expus no capítulo "O trabalho do sonho" de meu livro *A interpretação dos sonhos*. As condensações e formações de compromisso (contaminações) são encontradas em um e no outro; a situação é a mesma: pensamentos inconscientes adquirem expressão por vias incomuns, por meio de associações externas, como modificações de outros pensamentos. (Freud, 1901/2021, pp. 373-374).

Quer dizer, o contexto mais amplo do qual o tema dos atos falhos teria sido destacado ou, como diz anteriormente, artificialmente arrancado para poder ser exposto de forma acessível no livro de 1901, coincide com as hipóteses teóricas levantadas nas investigações sobre os sonhos, cujos resultados teriam sido publicados em 1900. Em outras palavras, as hipóteses metapsicológicas que explicariam o processo de produção de atos falhos seriam as mesmas utilizadas na explicação do mecanismo de formação de sonhos.

Mas essa coincidência não se encerra entre sonhos e atos falhos, senão que o sentido e o alcance dessa convergência teórica se tornariam mais claramente compreendidos como identidade, na medida em que se reconhece que o essencial desse denominador teórico comum a sonhos e a atos falhos o é igualmente aos sintomas das neuroses e às ocorrências espontâneas do paciente em tratamento, além dos chistes. Por isso, o autor complementa:

Só poderemos formar um juízo correto do singular trabalho psíquico que dá origem tanto aos atos falhos como às imagens oníricas quando nos dermos conta de que os sintomas psiconeuróticos, em especial as formações psíquicas da histeria e da neurose obsessiva, reproduzem no seu mecanismo todas as características essenciais desse modo de trabalho. Portanto, nesse ponto teriam prosseguimento as nossas investigações. (Freud, 1901/2021, p. 374).

As palavras de Freud são oportunas, pois reforçam a proposição apresentada na introdução deste capítulo segundo a qual o autor estenderia as descobertas sobre o papel do trabalho psíquico de deformação do reprimido na formação de sintoma para tentar compreender outros fenômenos psíquicos, terminando por reconhecê-los como formações substitutivas análogas. Assim, a legitimidade em se falar de uma identidade metapsicológica entre sintomas, pensamentos espontâneos do paciente em tratamento, chistes e atos falhos — além de sonhos e manifestações transferenciais na situação clínica, que estudaremos nos capítulos seguintes — seria conferida pela capacidade explicativa de um denominador comum que não outro senão o corpo conceitual da metapsicologia em desenvolvimento. Daí a importância, além dos conceitos de repressão, resistência, conflito psíquico, formação de compromisso, formação substitutiva, sobretudo da descoberta do processo de deformação, até aqui apresentado como resultado do trabalho de mecanismos psíquicos como o de condensação e deslocamento.

Da generalização freudiana da descoberta do processo de deformação do reprimido nos sintomas neuróticos, resultaria não apenas o reconhecimento da identidade metapsicológica entre uma série de fenômenos, subsumidos à categoria das formações substitutivas do inconsciente, mas outras consequências não menos importantes reveladas pelas investigações sobre os chistes e os atos falhos — e, como veremos, também dos sonhos. Entre essas consequências, a já considerada necessidade de revermos nossas crenças sobre uma separação clara entre saúde e doença. Afinal, sobretudo a demonstração de que processos psíquicos que explicariam o surgimento de sintomas neuróticos explicariam igualmente a formação de chistes, atos falhos e sonhos — três fenômenos típicos da vida psíquica normal — viria a abalar crenças arraigadas sobre o que seria normal e o que seria patológico. A esse respeito, o autor observa:

Mas há ainda um interesse especial, para nós, em observar os atos falhos, casuais e sintomáticos à luz dessa última analogia. Quando as comparamos aos produtos das psiconeuroses, aos sintomas neuróticos, adquirem significado e suporte duas afirmações que frequentemente se repetem: que é fluida a fronteira entre o normal e o anormal em questões nervosas e que somos todos um pouco nervosos. (Freud, 1901/2021, p. 375).

Em suma, uma consequência geral decorrente da proposição freudiana de uma identidade entre sintomas, pensamentos espontâneos do paciente em tratamento, chistes, atos falhos etc., como repetidas vezes assinalado ao longo dos comentários feitos até aqui, expressa a dificuldade em se distinguir claramente a fronteira entre o patológico e o normal. Como vimos no capítulo anterior, desde as hipóteses sobre a dinâmica das representações e a estratificação do psiquismo, postas em *A psicoterapia da histeria* de 1895, Freud já teria sido forçado a reconhecer as dificuldades em distinguir claramente as representações pertencentes ao complexo patogênico das que formariam o patrimônio representacional normal do Eu. Assim, os resultados das investigações sobre as formações substitutivas examinadas até agora, reforçados pelas descobertas freudianas sobre os sonhos, que examinaremos a seguir, poderiam servir de justificava para o adágio machadiano, segundo o qual de médico — no sentido das possibilidades da autoanálise, ao menos — e de louco todos temos um pouco.

CAPÍTULO XIII

UM CASO ESPECIAL DA GENERALIZAÇÃO POR FREUD DAS DESCOBERTAS SOBRE O PROCESSO DE DEFORMAÇÃO NAS NEUROSES: O SONHO COMO FORMAÇÃO SUBSTITUTIVA ANÁLOGA AO SINTOMA

Vimos que as descobertas sobre o processo de deformação do reprimido nas neuroses, propiciadas pelas hipóteses sobre a dinâmica das representações num psiquismo estratificado, levam Freud a se dar conta de que outros fenômenos psíquicos podem ser explicados a partir de um modelo inicial, o do sintoma. Dessa generalização teórica resultaria a proposição segundo a qual fenômenos psíquicos distintos em sua aparência não consistiriam senão em formações substitutivas deformadas de conteúdos inconscientes. No capítulo anterior examinamos o processo de produção de três deles: dos pensamentos espontâneos comunicados pelo paciente em tratamento, dos chistes e dos atos falhos. Para encerrar os comentários sobre a parte teórica do relato da *terceira lição*, examinaremos a concepção freudiana sobre o processo de fabricação de sonhos, a fim de conhecer o papel aí desempenhado pela deformação, que justificaria considerar o sonho uma manifestação substitutiva análoga ao sintoma.

Apesar de ser apresentado ao lado de outras formações psíquicas descritas na conferência, o papel dos sonhos nas reflexões freudianas merece ser destacado pelo peso dos achados sobre esse fenômeno para o desenvolvimento da técnica e da teoria psicanalíticas. Na ordem das descobertas iniciais mais significativas de Freud, a compreensão segundo a qual sonhos são determinados por motivações inconscientes teria sido adquirida muito cedo, praticamente com a descoberta sobre a deformação do reprimido no sintoma.

Ao debruçar-se sobre o enigma do sonho, Freud teria passado a analisar vivências oníricas próprias, buscando decifrá-las por meio do mesmo método empregado no tratamento de pacientes, tendo alcançado uma compreensão sumária sobre o sentido inconsciente dos sonhos em 24 de julho de 1895, conforme registro constante da já mencionada carta a Fliess de 12 de junho de 1900 (Masson, 1985/1986, pp. 418-19; cf. também a seção 2 do Capítulo III deste volume). Conforme observado, tal descoberta teria ocorrido cerca de três meses após a publicação, em abril de 1895, de *A psicoterapia da histeria* (Freud, 1895/2016e), texto no qual oferece indicações sobre as hipóteses com as quais vinha trabalhando no período, concernentes à estratificação do psiquismo e à dinâmica das representações.

Significa dizer que a diferença de três meses entre a publicação das hipóteses teóricas que propiciariam uma compreensão inicial sobre o processo de deformação do reprimido na produção de sintoma e o registro da descoberta sobre o sentido inconsciente dos sonhos não parece relevante em vista da convergência das descobertas realizadas no período. Antes, parece que as interrogações suscitadas por cada um dos fenômenos — sintoma e sonho — podem de forma sinérgica ter potencializado as reflexões do autor, cujos resultados se consolidariam pelo reconhecimento de um denominador teórico comum, representado pelas hipóteses sobre o processo de deformação como capaz de explicar ambos os fenômenos como formações substitutivas do inconsciente.

Em vista da importância das interrogações sobre o sintoma e o sonho para o avanço das reflexões teórico-clínicas iniciais de Freud, vale uma pequena digressão metodológica que pode ser útil à compreensão do papel desempenhado pelas investigações sobre esses dois fenômenos no advento da psicanálise. Além disso, tal digressão pode servir também para esclarecer as razões que justificariam a ordem expositiva adotada em *Cinco lições de psicanálise*, de 1910 — que se inicia com o exame da problemática da histeria e das neuroses —, pela qual nos guiamos nestes estudos de introdução à teoria psicanalítica.

Embora os trabalhos iniciais de Freud na clínica das neuroses tenham nos servido de porta de entrada para a explicitação do processo de nascimento da psicanálise, a concomitância das descobertas sobre os fenômenos oníricos fala em favor da importância equivalente que precisaria ser conferida ao estudo dos sonhos para a compreensão do sentido da obra freudiana. Quer dizer, para desenvolver uma exposição sobre as origens da psicanálise, não temos que começar necessariamente pela consideração do trabalho clínico com a histeria e as neuroses, mas esse estudo poderia ser iniciado pelo exame da concepção sobre os sonhos e a técnica desenvolvida para sua interpretação. A possibilidade dessas alternativas é reconhecida na *terceira lição*, na qual o autor observa aos ouvintes estadunidenses:

> Devo confessar-lhes, prezados ouvintes, que muito refleti se não seria melhor, em vez desta sucinta visão de todo o campo da psicanálise, oferecer-lhes uma exposição detalhada da interpretação de sonhos. Uma razão puramente subjetiva e aparentemente secundária me impediu de fazê-lo. Pareceu-me quase indecente apresentar-me como "intérprete de sonhos" neste país, tão voltado para fins práticos, antes que os senhores soubessem da importância que pode reivindicar essa arte velha e ridicularizada. (Freud, 1910/2013c, pp. 253-254).

À parte observações de caráter retórico, acerca de supostos preconceitos culturais associados aos fenômenos oníricos, vale notar a opinião do autor em relação à opção por uma apresentação inicial do que considera uma "sucinta visão de todo o campo da psicanálise", em vez de começar pela discussão dos problemas teóricos que envolvem os sonhos e sua interpretação. Tal visão sucinta da psicanálise seria justamente aquela com que o autor abre as cinco conferências e que se desdobra pelos temas desenvolvidos ao longo das *duas primeiras* e parte inicial da *terceira lição*.

Com efeito, ao organizarmos os comentários deste volume de acordo com os temas tratados nas *três primeiras lições*, estamos seguindo a sugestão de Freud de oferecer primeiro uma exposição preliminar sobre o advento da psicanálise como técnica terapêutica e teoria sobre a clivagem dinâmica da psique. Nessa perspectiva, vimos que ela teria resultado do enfrentamento de problemas práticos com os quais o autor teria se deparado no início de sua atividade clínica e dos ensaios técnicos e hipóteses teóricas formuladas para tentar superá-los.

Essa foi a discussão desenvolvida a partir das *duas primeiras lições* e *parte inicial da terceira*. A esse quadro teórico-clínico inicial, que possibilitaria formar uma visão sucinta da psicanálise sobretudo como terapêutica das neuroses, seguir-se-iam, além da explicação e análise de outros fenômenos tidos como formações substitutivas do inconsciente, expostos em partes subsequentes da *terceira lição*, principalmente a articulação dos problemas do sonho e sua interpretação. Como o autor observa, tal estratégia expositiva poderia ser útil para que seus interlocutores "soubessem da importância que pode reivindicar essa arte velha e ridicularizada", a interpretação de sonhos.

É proveitoso, por outro lado, considerar uma ordem alternativa de exposição, cogitada pelo autor na citação *supra*, que consistiria em oferecer primeiro uma "exposição detalhada da interpretação de sonhos" e só depois passar à discussão dos problemas das neuroses e seu tratamento. De fato, essa opção será a escolhida alguns anos depois da publicação de *Cinco lições de psicanálise*, de 1910, em um ciclo mais extenso de conferências, proferidas na Universidade de Viena ao longo dos anos 1916 e 1917, publicadas na obra já referida intitulada *Conferências introdutórias à psicanálise*. Nesse texto, Freud (2014a) inverte a ordem expositiva verificada em *Cinco lições*, abordando a concepção psicanalítica sobre os sonhos antes de introduzir a problemática da patologia neurótica, sua explicação e tratamento. Na realidade, as conferências são iniciadas pela exposição dos atos falhos, passando pelos sonhos, para depois abordar o tema das neuroses.

Apesar de extensos, vale ler alguns esclarecimentos sobre essas alternativas metodológicas, apresentados em *Conferências*, de 1916-1917, no início da parte dedicada aos sonhos. Além de servir de contraponto à estratégia adotada em *Cinco lições*, as justificativas do autor em relação à inversão na ordem da exposição talvez possam ajudar a reforçar, do ponto de vista histórico e epistemológico, a importância das descobertas iniciais sobre sentido inconsciente dos sintomas e dos sonhos para o desenvolvimento das ideias psicanalíticas. Diz ele:

> Senhoras e senhores: Certo dia, descobriu-se que os sintomas que afligem determinados doentes dos nervos possuem um sentido. [Freud insere aqui uma nota de pé de página na qual indica o nome de Josef Breuer e os anos de 1880-1882 como o marco dessas descobertas, indicando em seguida justamente as conferências proferidas nos EUA em 1909, as *Cinco lições de psicanálise*]. Com base nisso, criou-se o método de tratamento psicanalítico. Nesse tratamento, aconteceu de os pacientes revelarem seus sonhos em vez de apenas relatarem seus sintomas. Assim nasceu a conjectura de que também esses sonhos têm um sentido. Não vamos, porém, percorrer esse caminho histórico, e sim a trilha inversa. Vamos demonstrar o sentido dos sonhos como preparação para o estudo das neuroses. Essa inversão se justifica, uma vez que o estudo do sonho não é apenas a melhor preparação para o das neuroses: o próprio sonho é também um sintoma neurótico e, aliás, um sintoma que tem para nós a inestimável vantagem de se apresentar em todas as pessoas saudáveis. (Freud, 1916-1917/2014a, p. 110).

Em contraponto à estratégia histórica adotada em *Cinco lições*, Freud vê vantagens em se começar pela exposição dos problemas dos sonhos e sua interpretação, para só depois passar à explicação das neuroses, pois, ao tratar primeiro de um fenômeno considerado normal para depois passar para o estudo da patologia neurótica, o caráter geral das hipóteses psicanalíticas seria mais facilmente apreensível. Essa estratégia atenderia de forma mais intuitiva a uma preocupação antiga do autor, fundada em um critério epistemológico claro, segundo o qual, a fim de preservar a continuidade entre os fenômenos naturais, uma teoria que pretende explicar fenômenos psíquicos patológicos deve ser igualmente capaz de explicar fenômenos psíquicos normais.

Apesar de em *Conferências* o exame dos sonhos ser visto como a melhor preparação para a abordagem das neuroses, na medida em que o método de estudo privilegie a lógica interna às descobertas freudianas, pouco parece importar a ordem expositiva, pois o requisito epistemológico antes mencionado seria satisfeito por quaisquer das direções adotadas por uma exposição introdutória à psicanálise, seja ela iniciada pelos problemas dos sonhos ou das neuroses. Além disso, ainda que do ponto de vista histórico as descobertas sobre o sentido inconsciente dos sonhos possam ser consideradas ligeiramente posteriores à compreensão do sintoma, na medida em que se considera o denominador comum consolidado a partir da descoberta do processo de deformação, a subsunção dos fenômenos oníricos à categoria das formações substitutivas levaria Freud a defender uma tese indispensável para a compreensão de suas ideias psicanalíticas, a tese da identidade metapsicológica entre sonho e sintoma. Veremos que é sobretudo a partir da consideração dessa identidade, representativa da classe das formações substitutivas do inconsciente, que se poderia compreender o sentido e alcance do projeto freudiano, que, ao estabelecer o desenho de um método e delimitar um campo de investigação próprios, conferiria à psicanálise o estatuto de uma nova disciplina científica.

Assim, para tentar conhecer em linhas gerais a concepção freudiana sobre os fenômenos oníricos, que justificaria considerar o sonho uma formação substitutiva análoga ao sintoma, além das indicações constantes da *terceira lição*, sempre que necessário e possível, mas desde que não introduzam problemas teóricos novos e mais complexos do que aqueles com os quais estaremos lidando, recorreremos a passagens de *A interpretação dos sonhos*, de 1900, e de *Conferências introdutórias* à *psicanálise*, de 1916-1917.

A exposição foi organizada em quatro etapas: começaremos com algumas observações preliminares do autor em relação às limitações da visão tradicional sobre os sonhos. Em seguida, para introduzir a leitura freudiana sobre os fenômenos oníricos, examinaremos algumas formulações sintéticas, que serviriam para indicar os contornos do campo teórico no qual elabora sua concepção sobre os sonhos. Para tanto, acompanharemos o autor numa excursão a que nos convida pelos problemas dos sonhos, na qual seremos apresentados à tese freudiana da identidade entre sonho e sintoma, ao entendimento de que sonhos expressam realizações de desejo, a considerações sobre o processo de deformação na fabricação de sonhos e à distinção entre conteúdo manifesto — o sonho conforme relatado pelo sonhador — e conteúdo latente ou pensamentos oníricos inconscientes do sonho.

Conduzindo-nos ainda pela excursão proposta por Freud, a terceira seção será dedicada a uma exposição sucinta sobre o processo de formação de sonhos, caracterizado pela deformação de conteúdos inconscientes e sua transformação em conteúdo manifesto, cujas operações psíquicas — destacadas a condensação e o deslocamento — constituiriam o que o autor denomina trabalho do sonho. Como se pode notar, dado que as demonstrações sobre esse processo são decisivas para a subsunção do sonho à categoria das formações substitutivas, a compreensão do trabalho do sonho constitui o ponto central do capítulo. Na quarta seção, para não deixar passar duas observações pontuais feitas pelo autor na *terceira lição*, comentaremos brevemente a problemática do simbolismo nos sonhos e do sonho de angústia. Como fecho para a discussão, buscaremos complementar o balanço parcial apresentado no final do capítulo anterior, sobre o alcance da generalização das hipóteses sobre o processo de deformação nas neuroses para a compreensão de outros fenômenos como formações substitutivas; a intenção é destacar desse balanço a tese freudiana da identidade entre sonho e sintoma, necessária à compreensão dos fundamentos da técnica psicanalítica.

1. Algumas observações de Freud sobre a atitude tradicional em relação aos sonhos

Uma observação inicial tem a ver com a desconsideração ou mesmo rejeição em relação ao valor dos sonhos como fenômenos dignos de apreciação científico-psicológica. Embora possamos ser tomados por uma curiosidade inicial ao recordar um sonho, normalmente a tendência seria deixá-lo de lado, desconsiderá-lo. Freud compara essa atitude àquela verificada entre pacientes neuróticos, que conferem pouco ou nenhum valor aos pensamentos espontâneos aflorados durante o tratamento. O desinteresse dever-se-ia às características do fenômeno onírico, cujas imagens e outros conteúdos exibidos apresentariam um caráter estranho, na maioria das vezes carentes de qualquer sentido imediatamente apreensível. Além dessas características mais notáveis, contribuiria para sua rejeição certas atitudes e comportamentos manifestos em sonhos que podem ser vistos como contrários ao senso moral do sonhador. Em suas palavras:

> Quando acordados, costumamos tratar os sonhos com o mesmo desdém que o paciente mostra pelos pensamentos espontâneos que o psicanalista lhe solicita. Também os rejeitamos ao esquecê-los de maneira rápida e completa. Nosso menosprezo se funda no caráter estranho até mesmo dos sonhos que não são confusos e disparatados, e na evidente absurdidade e falta de sentido de outros sonhos; e nossa rejeição se baseia nas tendências imorais e despudoradas que muitas vezes se manifestam nos sonhos. (Freud, 1910/2013c, p. 255).

Além dessa tendência a menosprezar e rejeitar os sonhos, ele não deixa de mencionar a atitude de críticos à sua proposta de interpretação de sonhos, que, ao recusarem-se a tentar compreendê-la, tenderiam a permanecer ignorantes em relação às demais proposições da psicanálise. Inversamente, na medida em que se puder acompanhá-lo em sua exposição sobre os sonhos, a compreensão das formulações psicanalíticas sobre o funcionamento do psiquismo, que explicariam os sonhos e outros fenômenos psíquicos, também deixaria de oferecer dificuldades. Escreve ele:

> Com perfeito discernimento, todos os oponentes da psicanálise evitaram até hoje apreciar a *Interpretação dos sonhos* ou buscaram superá-la com as mais rasas objeções. Se, ao contrário deles, os senhores forem capazes de admitir as soluções para os problemas da vida onírica, então as novidades que a psicanálise propõe ao seu pensamento já não oferecerão dificuldades. (Freud, 1910/2013c, p. 254).

De partida, o autor observa que nem sempre ao longo da história, e nem em todos os estratos da sociedade, os sonhos teriam sido objeto de menosprezo ou rejeição. Do ponto de vista histórico, ele menciona, por exemplo, os povos da antiguidade, para os quais as vivências oníricas seriam valorizadas por sua suposta potência premonitória, pois vistas como portadoras de revelações sobre o futuro. Mas também na atualidade os sonhos seriam objeto de atenção e reconhecimento análogo, dispensados por parte de pessoas de camadas populares. Diz ele: "Sabemos que na Antiguidade os sonhos não eram menosprezados. Tampouco as camadas baixas de nosso povo têm dúvidas quanto a seu valor; tal como os antigos, esperam obter dos sonhos revelações sobre o futuro" (Freud, 1910/2013c, p. 255). Por outro lado, apesar do espanto provocado pelas descobertas psicanalíticas sobre o fenômeno onírico, esclarece que não teria encontrado nada que justificasse a crença em poderes premonitórios de sonhos: "Devo dizer que não sinto necessidade de suposições místicas para preencher as lacunas de nosso conhecimento atual, e, portanto, jamais encontrei algo que confirmasse a natureza profética dos sonhos" (Freud, 1910/2013c, p. 255).

Diferentemente das modalidades místicas de crença, ao desenvolver suas investigações psicanalíticas, Freud teria conseguido chegar a uma explicação científico-psicológica para os sonhos. A partir da experiência clínica com pacientes neuróticos, que entre os pensamentos espontâneos comunicados apresentavam relatos de vivências oníricas, o autor teria tido sua atenção atraída para esses fenômenos, buscando compreender o possível papel do significado dos sonhos relatados para o conjunto do quadro clínico. Em relação à origem clínica de seus interesses pelos sonhos, esclarece ao final da exposição sobre o tema na *terceira lição*: "Como veem, a indagação sobre o sonho já se justificaria pelos esclarecimentos que traz sobre coisas que de outro modo dificilmente saberíamos. Mas chegamos a ela com o tratamento psicanalítico dos neuróticos" (Freud, 1910/2013c, p. 259).

2. "Breve excursão pela área dos problemas do sonho": a identidade entre sonho e sintoma, a realização de desejo, a deformação onírica e a distinção entre conteúdo manifesto e conteúdo latente

Mencionados alguns dos obstáculos que teriam dificultado o reconhecimento e a valorização dos sonhos como fenômenos dignos de apreciação científica, examinaremos agora algumas proposições iniciais que serviriam para circunscrever os contornos do campo no qual Freud elabora sua concepção sobre o sonho como formação substitutiva do inconsciente. Dentre essas formulações, destacaremos a tese geral da identidade entre sonho e sintoma, a compreensão do sonho como realização de desejo, o papel da deformação onírica e a distinção entre conteúdo manifesto do sonho e seu conteúdo latente ou inconsciente. Para tanto, a convite do autor — "Queiram agora acompanhar-me numa breve excursão pela área dos problemas do sonho" (Freud, 1910/2013c, p. 255) —, deixar-nos-emos conduzir por suas indicações na exploração do território dos fenômenos oníricos.

2.1. Uma tese geral de Freud: a identidade entre sonho e sintoma

Dentre os discernimentos favorecidos pela investigação freudiana dos fenômenos oníricos, vale destacar o reconhecimento da posição intermediária ocupada pelos sonhos entre as manifestações psíquicas patológicas e as consideradas não patológicas. Isso porque, apesar de serem vivenciados por todos os seres humanos, sendo reconhecidos como fenômenos normais, os resultados obtidos pela psicanálise revelam que os mecanismos psíquicos responsáveis pela formação de sonhos seriam idênticos aos presentes na produção de sintomas neuróticos. Na *terceira lição*, a descoberta dessa identidade é introduzida na forma de um alerta:

> Não devem esquecer que as nossas produções oníricas noturnas exibem, por um lado, enorme semelhança exterior e parentesco interior com as criações da doença psíquica e, por outro lado, são também compatíveis com a plena saúde da vida de vigília. (Freud, 1910/2013c, p. 254).

Como uma via de mão dupla, o reconhecimento da identidade entre os sonhos e os sintomas da patologia neurótica justificaria a necessidade de se debruçar sobre o estudo dos fenômenos oníricos, pois as descobertas aí realizadas podem tornar mais claros os problemas postos pelas neuroses, e vice-versa. Daí a crítica àqueles que menosprezam ou rejeitam os sonhos e outras manifestações psíquicas ordinárias como fenômenos dignos de apreciação pelos métodos científicos: "Não é paradoxal afirmar que quem vê as ilusões sensoriais, ideias delirantes e mudanças de caráter 'normais' com espanto, em vez de compreensão, não tem perspectiva de entender as formações anormais dos estados anímicos patológicos senão como um leigo" (Freud, 1910/2013c, pp. 254-255).

Quer dizer, na medida em que nos deixamos imobilizar pelas dificuldades de entendimento em face dos contrassensos e excentricidades aparentes exibidos pelos sonhos, sem tentar compreendê-los, podemos ter comprometidas as chances de avançar para além das opiniões do senso comum também na compreensão da patologia neurótica. Ao criticar a visão predominante na medicina da época, o autor considera que, entre aqueles que, como os leigos, se satisfariam com conhecimentos comuns sobre os sonhos, encontrar-se-ia a maioria dos psiquiatras. Nas palavras do autor: "Os senhores podem tranquilamente incluir entre esses leigos quase todos os psiquiatras de hoje" (Freud, 1910/2013c, p. 255).

Em suas investigações sobre os sonhos, Freud teria compreendido que, embora façam parte da vida psíquica normal, dado que todos sonham, ao buscar discernir os processos que levam à sua formação, ele teria identificado propriedades que autorizariam a tomá-los como idênticos aos sintomas. Quer dizer, sonhos e sintomas apresentariam não apenas uma semelhança exterior como sua incompreensibilidade aparente, mas sobretudo um parentesco interno, em nível metapsicológico; significa dizer que mecanismos psíquicos comuns seriam responsáveis pela produção tanto de neuroses como de sonhos. Por essa razão, se considerarmos uma escala em cujas extremidades fossem localizadas a dita normalidade e a patologia neurótica, o sonho situar-se-ia entre ambas, partilhando parcialmente de propriedades de uma e de outra dessas categorias.

Quais descobertas justificariam essa tese geral? Para fazermos uma ideia aproximada de algumas das formulações conceituais que constituem a concepção freudiana sobre os sonhos, continuaremos a acompanhar as indicações do autor nessa excursão pelo território dos sonhos.

2.2. Uma tese específica derivada da consideração de vivências oníricas de crianças: sonhos são realizações de desejo

Foi mencionado antes que os sonhos se apresentam em geral como imagens fragmentadas, carregadas de contrassensos, exibindo situações vistas como absurdas à luz das regras da realidade, o que os tornaria racionalmente incompreensíveis. Essa seria uma peculiaridade manifesta em vivências oníricas de adultos. No entanto, conforme observa, nem todos os sonhos trazem essas características, ou seja, nem todos os sonhos são incompreensíveis. Sonhos de crianças pequenas, por exemplo, costumam apresentar conteúdos mais fáceis de se compreender, pois a consideração do contexto em que ocorrem seria suficiente para mostrar que representam a realização de algum desejo não satisfeito, em geral relacionado a vivências de dias anteriores. Nos termos do autor:

> Se os senhores examinarem os sonhos de crianças pequenas, de um ano e meio em diante, eles lhes parecerão absolutamente simples e de fácil explicação. A criança pequena sempre sonha com a realização de desejos que no dia anterior lhe foram despertados, mas não satisfeitos. Os senhores não precisarão de nenhuma arte interpretativa para encontrar esta singela solução, apenas de informações sobre as vivências da criança no dia anterior (dia do sonho). (Freud, 1910/2013c, pp. 255-256).

Quer dizer, para compreender o sentido dos sonhos de crianças pequenas, não seria necessário recorrer a nenhum instrumento interpretativo mais elaborado, senão que bastaria a reunião de informações sobre certas situações vivenciadas pela criança, em geral no dia anterior ao sonho; situações em que anseios e desejos teriam sido despertados, mas impossibilitados em sua satisfação. A vivência onírica noturna da criança expressaria assim a realização de um desejo não satisfeito na realidade. Para esclarecimentos gerais sobre essa tese freudiana, ver o verbete *Realização de desejo* em Laplanche e Pontalis (1967/2001, pp. 427-428).

Tal afirmação precisaria, porém, ser relativizada, pois, dependendo da idade da criança, seus sonhos apresentar-se-iam fragmentários e confusos como os sonhos de adultos. A esse respeito, em *Conferências introdutórias* à *psicanálise*, de 1916-1917, por exemplo, o autor observa:

> Os sonhos que procuramos se acham nas crianças. Eles são curtos, claros, coerentes, fáceis de entender e inequívocos, e, no entanto, são indubitavelmente sonhos. Não creiam os senhores que todos os sonhos infantis são dessa mesma natureza. Também a deformação do sonho tem início bem no começo da infância; já se registraram sonhos de crianças de cinco a oito anos que traziam em si todas as características dos posteriores. Se, contudo, os senhores se limitarem ao período que vai desde o início da atividade psíquica reconhecível até o quarto ou quinto ano de vida, reunirão uma série de sonhos possuidores do caráter que se pode chamar infantil, podendo ainda encontrar exemplos isolados desses mesmos sonhos nos anos finais da infância. Na verdade, sob certas condições, até pessoas adultas têm sonhos idênticos àqueles típicos da infância. (Freud, 1916-1917/2014a, p. 168).

De todo modo, a questão levantada por Freud consistiria em saber: por que os sonhos de adultos não são como os sonhos de crianças? Isto é, por que é difícil, em vista de suas características, sustentar que sonhos de adultos expressariam igualmente a realização de um desejo? Em suma, por que os sonhos de adultos se distinguem em sua aparência fragmentada e absurda e se mostram incompreensíveis quando comparados a sonhos infantis?

Todo o esforço argumentativo de Freud na sequência da *terceira lição* consiste em buscar convencer-nos de que sim, de que, tal como sonhos de crianças pequenas, os sonhos de pessoas adultas são realizações de desejo. Para tanto, será necessário identificar os obstáculos contrários à exibição da feição original do desejo presente na origem dos sonhos de adultos e remover as roupagens artificiais que encobririam sua identidade interna; tarefa que caberia à interpretação dos sonhos. Leiamos suas palavras:

> A solução mais satisfatória do enigma do sonho seria, sem dúvida, que os sonhos dos adultos não fossem diferentes daqueles das crianças, realizações de desejos que lhes vieram no dia do sonho. E assim é na realidade; os obstáculos que se acham no caminho desta solução podem ser gradualmente eliminados mediante uma análise detida dos sonhos. (Freud, 1910/2013c, p. 256).

Para poder prosseguir de forma consistente em sua argumentação, Freud não deixa de considerar uma possível objeção à proposição apresentada. Poder-se-ia objetar dizendo, por exemplo, que não se verifica em sonhos de adultos, ao menos à primeira vista, nenhum desejo sendo realizado. Ao contrário, as características exibidas por esses sonhos, como já mencionado, consistiriam em conteúdos fragmentários, carregados de contrassensos e cenas absurdas. Conforme a observação do autor: "A primeira e mais séria objeção é de que os sonhos dos adultos têm geralmente um conteúdo incompreensível, em que não se percebe nenhuma realização de desejo" (Freud, 1910/2013c, p. 256). O que então justificaria falar de um desejo oculto sob tais conteúdos manifestamente absurdos? Tentemos acompanhar os argumentos de Freud, mediante os quais busca esclarecer por que o desejo não se manifesta como tal, ocultando-se sob o manto de fragmentos e contrassensos que constituem os sonhos de adultos.

2.3. Sonhos de adultos como realizações de desejos inconscientes: o papel da deformação onírica

Segundo o autor, os sonhos de adultos não se deixam compreender imediatamente como expressão da realização de um desejo, porque esse desejo teria sofrido deformação. Em relação a esse processo, aprendemos que Freud teria chegado a compreendê-lo ao buscar resolver o problema da diferença exibida entre o sintoma manifesto e as motivações inconscientes supostas em sua origem, como exemplificado no caso Elisabeth pela discrepância entre as dores nas pernas e o suposto desejo reprimido pelo cunhado. Tal explicação teria sido forjada a partir de hipóteses sobre a estratificação do psiquismo e a dinâmica das representações, mediante as quais se tornaria possível distinguir a atuação de mecanismos específicos como os de condensação e deslocamento na promoção de deformações sobre o conteúdo do desejo inconsciente reprimido, levando à sua expressão na forma de sintoma. Como veremos a seguir, para o autor, esse mesmo trabalho psíquico de deformação, operante na produção de neuroses, estaria em jogo também nas vivências oníricas, de modo que, analogamente ao sintoma, o sonho precisaria ser visto como uma formação substitutiva deformada de um desejo inconsciente reprimido.

Com base no reconhecimento dessa identidade metapsicológica com o sintoma é que o autor considera a diferença dos sonhos de pessoas maduras em relação aos sonhos infantis como uma diferença apenas aparente, resultante da intervenção ao longo do seu processo de formação de mecanismos psíquicos como o deslocamento e a condensação, que promoveriam a deformação do desejo inconsciente, ocultando-o sob o manto de fragmentos e absurdidades incompreensíveis exibidos como o sonho manifesto. Dito de outro modo, a tese de Freud seria a de que, assim como sonhos de crianças expressam a realização de um desejo insatisfeito oriundo do dia anterior, sonhos de adultos também seriam impulsionados por desejos não satisfeitos. No entanto, como pessoas maduras contariam com uma instância moral desenvolvida, tais desejos teriam restado não satisfeitos devido à intervenção da repressão. Assim, em razão da resistência do Eu que impediria a expressão livre e desimpedida de um desejo inconsciente reprimido, seu retorno à consciência na forma de imagens, diálogos e outras modalidades de expressão que configuram o sonho manifesto só poderia se dar mediante deformação.

Em outras palavras, se se desconsidera o trabalho de deformação que atua durante o processo de produção de sonhos de adultos, o desejo presente em sua origem manifestar-se-ia de forma clara, sem distorções, como em sonhos de crianças pequenas. Daí a conclusão do autor segundo a qual sonhos de pessoas maduras também expressam a realização de um desejo, deformado, porém. Como veremos em capítulo à frente, cabe à técnica de interpretação a tarefa de seguir o caminho inverso ao do processo de deformação, a fim de tentar desvelar o desejo oculto sob essa espécie de manto encobridor em que consistem os fragmentos de imagens e de diálogos, em geral incompreensíveis e absurdos, que constituem o sonho conforme recordado pelo sonhador[48].

---

[48] No presente estágio de nossos estudos, o exame da tese da identidade entre sonho de crianças e de adultos resta prejudicado, pois não dispomos ainda de conhecimentos sobre as concepções freudianas sobre a estrutura e o funcionamento do aparelho psíquico e as manifestações instintuais características da fase infantil, necessários para pensar as transformações sofridas pela psicossexualidade humana ao longo do desenvolvimento, expressas por diferentes configurações na forma de exteriorização somática e psíquica dos instintos e pelo advento de clivagens no interior do psiquismo. A partir das descobertas segundo as quais a psicossexualidade humana evoluiria desde uma etapa precoce, caracterizada por precariedades estruturais e funcionais próprias à criança pequena, até o advento da vida adulta, passando por estágios intermediários de amadurecimento, ao longo dos quais se verificaria uma complexificação gradual, ter-se-ia uma distinção mais clara sobre o complexo funcionamento psíquico e sexual que explicaria a psicodinâmica subjacente aos sonhos de adultos quando comparados a sonhos de crianças.

Para finalizar estas observações, leiamos as considerações de Freud em resposta à objeção antes mencionada, segundo a qual, por apresentarem um conteúdo incompreensível, não se percebe em sonhos de adultos nenhuma realização de desejo. Retruca ele:

> A resposta é que esses sonhos [de adultos] experimentaram uma deformação; o processo psíquico que subjaz a eles deveria ter, originalmente, outra expressão verbal. Os senhores devem distinguir entre o *conteúdo manifesto do sonho*, de que se lembram vagamente de manhã e põem em palavras de maneira trabalhosa e aparentemente arbitrária, e os *pensamentos latentes do sonho*, cuja presença no inconsciente precisamos supor. Essa deformação onírica é o mesmo processo de que tomaram conhecimento ao investigar a formação dos sintomas histéricos; ela indica que o mesmo jogo de forças psíquicas opostas participa da formação dos sonhos e da formação dos sintomas. (Freud, 1910/2013c, p. 256).

Além de reafirmar a tese da identidade entre sonho e sintoma, a citação apresenta novos elementos conceituais que buscaremos esclarecer a seguir. Trataremos primeiro da distinção entre conteúdo manifesto e conteúdo latente do sonho, depois, em seção própria, examinaremos o processo denominado por Freud como trabalho do sonho. Veremos que este é concebido como um processo constituído por mecanismos psíquicos específicos, entre os quais a condensação e o deslocamento, cujas operações explicariam de forma mais detalhada a deformação do desejo nos sonhos, compreendida como resultante de um jogo de forças psíquicas opostas.

2.4. A distinção entre conteúdo manifesto e conteúdo latente do sonho

Comecemos retomando parte da citação *supra*, na qual Freud aconselha: "Os senhores devem distinguir entre o *conteúdo manifesto do sonho*, de que se lembram vagamente de manhã e põem em palavras de maneira trabalhosa e aparentemente arbitrária, e os *pensamentos latentes do sonho*, cuja presença no inconsciente precisamos supor". Em outras palavras, para se compreender psicanaliticamente os sonhos, é necessário considerar os dois polos que constituiriam o sonho propriamente dito. Por um lado, o que o autor denomina conteúdo manifesto do sonho, caracterizado como o conteúdo recordado pelo sonhador, em relação ao qual pode apresentar algum relato, mesmo que vago e fragmentário (cf. verbete *Conteúdo manifesto*; Laplanche & Pontalis, 2011, p. 100). Por outro, o designado como pensamentos latentes do sonho ou pensamentos oníricos inconscientes, ou, simplesmente, conteúdo latente, suposto como o material psíquico inconsciente presente na origem do sonho, em geral composto por desejos não satisfeitos (cf. o verbete *Conteúdo latente*; Laplanche & Pontalis, 1967/2001, p. 99). Leiamos as palavras do autor acerca dessas duas faces dos fenômenos oníricos:

> O conteúdo manifesto do sonho é o sucedâneo deformado dos pensamentos oníricos inconscientes, e tal deformação é obra de forças defensivas do Eu, de resistências que impedem os desejos reprimidos do inconsciente de terem acesso à consciência na vida diurna, mas, embora reduzidas durante o sono, ainda são fortes o bastante para obrigá-los a se disfarçar. De modo que o sonhador não entende o sentido de seus sonhos, como o histérico não percebe as relações e o significado de seus sintomas. (Freud, 1910/2013c, pp. 256-257).

Em outras palavras, analogamente à formação de sintoma, os pensamentos que estariam na origem dos sonhos seriam mantidos inconscientes pelas mesmas forças responsáveis pela expulsão de um desejo considerado proibido. No caso das neuroses, conhecemos como resistência do Eu a força contrária à exteriorização de um conteúdo inconsciente reprimido. Pois bem, segundo as descobertas de Freud em suas investigações sobre os sonhos, obstáculos análogos à resistência interposta pelo Eu num conflito neurótico manter-se-iam atuantes no psiquismo do sonhador, ainda que em intensidade reduzida devido às condições psíquicas que caracterizam o estado de sono. Na terminologia adotada nas descrições sobre o processo onírico, o homólogo da força egoica da resistência nas neuroses, que durante o sono se opõe à livre expressão dos pensamentos latentes, é designada censura do sonho ou censura onírica (cf. o verbete *Censura*; Laplanche & Pontalis, 1967/2001, pp. 64-65).

Conforme assinalado anteriormente, em face da tendência que impulsionaria os conteúdos presentes na base do sonho a buscarem a realização de desejo, as condições impostas pela censura aos pensamentos oníricos latentes — sugerida pela ideia de formação de compromisso — exigiriam sua submissão a uma deformação, de modo a ocultá-los sob o material fragmentário e incompreensível exibido pelo sonho recordado pelo sonhador, o conteúdo manifesto. Segundo as indicações de Freud, as transformações produzidas sobre o conteúdo latente do sonho seriam análogas às operadas no processo de deformação do desejo reprimido na formação de sintoma. Estudaremos em algum detalhe a deformação nos sonhos ao examinar o chamado trabalho do sonho. Veremos então que as deformações produzidas sobre os pensamentos oníricos inconscientes até sua exteriorização na forma adquirida pelo conteúdo manifesto do sonho seriam levadas a efeito por uma série de mecanismos psíquicos, entre os quais o deslocamento e a condensação.

Diferentemente, portanto, de opiniões predominantes no senso comum e em abordagens tradicionais, que, em seus esforços de compreensão e tentativas de interpretação, restringem-se à consideração do sonho conforme recordado pelo sonhador, a psicanálise freudiana compreende o conteúdo manifesto do sonho como um produto ou versão deformada de conteúdos mnêmicos inconscientes, os pensamentos oníricos latentes. Nessa perspectiva, o sonho conforme recordado seria apenas a expressão superficial de um processo psíquico complexo, encontrando-se indissociavelmente conectado a conteúdos inconscientes.

A partir dessas considerações sumárias sobre a distinção entre conteúdo manifesto e conteúdo latente do sonho, podemos esboçar um esquema para tentar representar graficamente a concepção freudiana sobre os fenômenos oníricos, a fim de localizar nela o processo de deformação que justificaria considerar o sonho como uma formação substitutiva análoga ao sintoma. Dada a identidade defendida por Freud entre sonho e sintoma, podemos basear-nos em esquemas já conhecidos desde os estudos sobre as neuroses, bastando para tanto efetuar as devidas adaptações (Figura 49).

Figura 49 - Esquema geral para a deformação na produção de sonhos

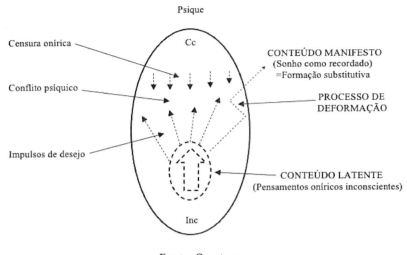

Fonte: O autor

Em vista da importância teórica do processo de deformação não apenas para a fundamentação da técnica de interpretação, mas principalmente para justificar a subsunção dos sonhos à categoria das formações substitutivas, buscaremos agora conhecer mais de perto as operações psíquicas responsáveis pelas transformações às quais os pensamentos oníricos inconscientes seriam submetidos até sua exteriorização como sonho manifesto. No nível mais detalhado da metapsicologia freudiana dos processos oníricos, essas operações integram o denominado trabalho do sonho.

3. O trabalho do sonho: processo de transformação do conteúdo latente em conteúdo manifesto

Ao apresentar-nos os principais problemas que envolvem a elucidação dos fenômenos oníricos, o tema do trabalho do sonho é o ponto alto da excursão pela qual Freud nos guia na *terceira lição*, porque, a partir do exame desse processo, pode-se ter um vislumbre sobre a novidade e o alcance de suas formulações sobre os sonhos. Para se ter uma ideia sobre a clareza com que o autor distinguia a originalidade de suas proposições em relação às abordagens tradicionais, vale ler uma passagem de *A interpretação dos sonhos*, de 1900. No início do capítulo VI, intitulado *O trabalho do sonho*, registra:

> Somos os únicos a considerar algo diverso; para nós um novo material psíquico se insere entre o conteúdo [manifesto] do sonho e os resultados de nossa observação: o conteúdo *latente* do sonho ou pensamentos oníricos, obtidos por meio de nosso procedimento. É com base nestes, e não no conteúdo manifesto do sonho, que desenvolvemos a solução do sonho. Por isso deparamos com uma nova tarefa, que antes não havia: pesquisar as relações entre o conteúdo manifesto do sonho e os pensamentos latentes e investigar os processos pelos quais estes se transformaram naqueles. (Freud, 1900/2019d, p. 318).

Quer dizer, entre as implicações decorrentes de suas hipóteses sobre os sonhos, além do estabelecimento de uma técnica de interpretação inovadora em relação às modalidades tradicionais de decifração, Freud é levado a empreender uma nova tarefa de pesquisa, a saber, explicar o processo de transformação dos pensamentos oníricos inconscientes em conteúdo manifesto, o denominado trabalho do sonho (cf. o verbete *Trabalho do sonho*; Laplanche & Pontalis, 1967/2001, pp. 511-512).

Na *terceira lição*, o problema do trabalho do sonho é introduzido imediatamente após a apresentação de algumas indicações sobre o manejo da análise do conteúdo manifesto relatado pelo sonhador — indicações estas que serão discutidas no capítulo dedicado ao exame do emprego da técnica de interpretação. Freud escreve sobre o trabalho do sonho:

> Agora os senhores também podem, mediante uma espécie de trabalho de síntese, conhecer o processo que levou à deformação e transformação dos pensamentos oníricos inconscientes em conteúdo manifesto do sonho. Denominamos esse processo "trabalho do sonho". Ele merece nosso pleno interesse teórico, [1] pois sobretudo nele podemos estudar os insuspeitados processos psíquicos que são possíveis no inconsciente, [2] ou melhor, entre dois sistemas psíquicos diferenciados como o consciente e o inconsciente. [3] Entre esses processos psíquicos descobertos sobressaem o da condensação e o do deslocamento. [4] O trabalho do sonho é um caso especial dos efeitos recíprocos de diferentes grupamentos psíquicos, ou seja, das consequências da cisão [clivagem] psíquica, e parece ser idêntico, no essencial, ao trabalho de deformação que transforma os complexos reprimidos em sintomas, na repressão malograda. (Freud, 1910/2013c, p. 258).

Deparamo-nos aqui, novamente, dada a linguagem sintética adotada na conferência, com uma passagem em que se encontra condensada uma série de ideias, que, embora não sejam novas para nós, em vista dos estudos realizados acerca das formulações freudianas sobre as neuroses, requerem explicitação. A primeira delas 1) diz respeito ao caráter inconsciente das operações psíquicas envolvidas no trabalho de transformação dos pensamentos oníricos inconscientes em conteúdo manifesto. 2) A segunda, relacionada à primeira, tem a ver com a ideia de que o trabalho do sonho seria um caso particular ou um entre outros efeitos psíquicos decorrentes da clivagem entre dois sistemas, o inconsciente e o consciente. É necessário, porém, atentar para a ressalva de Freud, a saber, de que na realidade os processos que constituem o trabalho do sonho não ocorreriam no inconsciente, mas entre os dois sistemas psíquicos.

Depois, 3) o papel de destaque entre os processos do trabalho do sonho conferido aos mecanismos psíquicos de condensação e de deslocamento, já preliminarmente considerados quando do exame do processo de deformação do reprimido no sintoma. 4) Por último, o mais importante para nossa discussão, a reafirmação de que as operações psíquicas do trabalho do sonho são, no essencial, idênticas àquelas das quais resultam um sintoma neurótico, ou seja, que a transformação ou descaracterização de pensamentos oníricos inconscientes e sua exibição na forma de sonho manifesto não se distingue substancialmente do já conhecido processo de deformação do desejo inconsciente reprimido na formação de sintoma. Como se pode inferir, na medida em que Freud compreende que em seus aspectos essenciais o trabalho do sonho não difere do processo de deformação do reprimido nas neuroses, é sobre essa hipótese metapsicológica que se encontra assentada sua tese da identidade entre sonho e sintoma.

Comentaremos primeiro as ideias mais gerais constantes da citação *supra*, como o caráter inconsciente do trabalho do sonho e a suposição de que as operações que o constituem ocorreriam entre dois sistemas psíquicos; depois examinaremos as operações que constituem o trabalho do sonho, em que, seguindo o autor, a ênfase será conferida aos mecanismos de condensação e de deslocamento.

3.1. A clivagem entre dois sistemas psíquicos e o trabalho do sonho

Por que o trabalho do sonho é teoricamente importante? De acordo com as palavras de Freud, porque a investigação sobre os mecanismos psíquicos nele envolvidos proporciona novos conhecimentos sobre "os processos psíquicos que são possíveis no inconsciente". Quer dizer, entre os problemas relacionados aos sonhos, em particular o trabalho do sonho consistiria em objeto privilegiado, pois, dadas as condições de inconsciência do estado de sono, seu estudo favorece uma apreensão mais intuitiva de processos psíquicos que transcorreriam de modo inconsciente. Por essa razão, a explicitação dos mecanismos envolvidos no trabalho do sonho reforçaria a tese de que existem processos psíquicos que se dão à margem da consciência e que, apesar disso, produzem efeitos na vida da pessoa, como vimos no caso do sintoma e dos atos falhos, legitimando a ideia de um território psíquico estrangeiro, um inconsciente psíquico.

Por outro lado, o autor ressalva que as operações do trabalho do sonho não teriam lugar "no" inconsciente — cujo conceito e localização mais precisa na tópica psíquica ainda não estudamos —, mas transcorreriam "entre" dois sistemas psíquicos diferenciados como inconsciente e consciente. A suposição freudiana implicaria, portanto, uma espécie de terceiro, isto é, uma área psíquica intermediária conceitualmente difusa, difícil de apreender e caracterizar, mas cuja elucidação constitui precisamente o objeto de seus esforços.

Poder-se-ia perguntar: como compreender essa diferenciação entre dois sistemas psíquicos e sobretudo o espaço intermediário entre ambos, palco do trabalho do sonho, sem dispor das conceituações metapsicológicas mais avançadas de Freud? Ora, a partir de conhecimentos adquiridos no estudo de suas formulações iniciais sobre as neuroses, sabemos que, na origem de um sintoma, encontrar-se-ia um conflito psíquico inicial entre um impulso de desejo e as proibições impostas pelo Eu. Em vista de dificuldades de resolução, na tentativa de livrar-se do conflito inoportuno, ver-se-ia desencadeado o mecanismo de repressão, mediante o qual o desejo inconciliável seria expulso para fora dos domínios da consciência. *Grosso modo*, resultaria daí uma clivagem psíquica dinamicamente sustentada entre duas partições da psique, uma inconsciente, povoada por conteúdos reprimidos, e outra porção consciente.

Com base nessa concepção inicial sobre a clivagem psíquica nas neuroses, a proposição freudiana segundo a qual o trabalho do sonho se desenrolaria entre dois sistemas psíquicos, o inconsciente e o consciente, não nos soaria estranha nem inteiramente nova, senão vejamos. Embora não disponhamos de elementos conceituais específicos da teoria do aparelho psíquico, presentes no capítulo teórico de *A interpretação dos sonhos* (Freud, 1900/2019e), necessários a uma apreciação fundamentada do trabalho do sonho, contamos com conhecimentos aproximativos sobre uma concepção espacial e dinâmica da psique, que pode ser vista como precursora daquela conceitualmente mais elaborada de 1900, esboçada em *A psicoterapia da histeria*, de 1895 (Freud, 1895/2016e).

Recordemos uma vez mais que, para tentar representar a trajetória seguida pelas associações livres do paciente em tratamento, Freud teria concebido a psique como um espaço psíquico povoado por representações interligadas por trilhas associativas. Em vista dos obstáculos manifestos na forma de bloqueios ou recusas na comunicação das ocorrências espontâneas pelo paciente, outra hipótese seria a de que não se trataria de um espaço homogêneo, mas estratificado de forma concêntrica segundo os graus distintos de resistência predominantes em cada estrato psíquico.

A partir dessas indicações, ao buscar representar graficamente essas ideias, seguindo o autor, situamos no centro do espaço psíquico um núcleo patogênico, no qual se encontrariam isolados os conteúdos representacionais reprimidos que sustentariam um sintoma, investidas em alto grau pela resistência. Em torno do núcleo, como um cinturão protetor, estender-se-ia um vasto território psíquico intermediário, segmentado em estratos concêntricos, cujos conteúdos representacionais estariam igualmente investidos pela resistência, mas em graus decrescentes em direção aos estratos periféricos, adjacentes à consciência.

No caso das neuroses, as excitações do desejo reprimido, represadas no núcleo inconsciente, impulsionadas pelo princípio de prazer, deslocar-se-iam rumo à periferia do espaço psíquico, buscando exteriorização, ainda que parcial. Nessa trajetória, o conteúdo reprimido seria submetido a desvios, sofrendo as deformações impostas pela resistência. Vimos também que a noção de ponto nodal é introduzida para designar representações às quais se veriam deslocados e condensados conteúdos parciais de múltiplas representações a ela conectadas. Ao ter seu conteúdo parcialmente deslocado e mesclado a conteúdos de representações intermediárias alheias, o desejo inconsciente reprimido teria suas características ainda mais descaracterizadas, tendo sua feição original deformada ao manifestar-se na forma de sintoma.

Com base nessas hipóteses sobre a dinâmica das representações e a estratificação da psique, não parece difícil inferir provisoriamente que, assim como o processo de deformação nas neuroses, durante o estado de sono, as operações envolvidas no trabalho do sonho desenrolar-se-iam igualmente ao longo de trilhas de representações estendidas pelos estratos intermediários localizados entre inconsciente e consciente. Afinal, o próprio autor destaca a convergência entre o processo de deformação que leva à formação de sintomas e o trabalho psíquico noturno do qual resultaria o sonho.

Conforme vimos no capítulo anterior, seria justamente a identificação de certo denominador teórico comum à explicação de diferentes fenômenos psíquicos que teria levado o autor a considerá-los formações substitutivas do inconsciente. É nesse sentido, portanto, que se poderia compreender a afirmação de Freud na citação *supra* segundo a qual "O trabalho do sonho é um caso especial dos efeitos recíprocos de diferentes grupamentos psíquicos, ou seja, das consequências da cisão [clivagem] psíquica". Enfim, na comparação entre sintoma e sonho, tem-se que os processos comuns na produção dessas duas formações substitutivas, a saber, as operações que constituem o processo de deformação nas neuroses e o trabalho do sonho nos fenômenos oníricos, transcorreriam num espaço psíquico intermediário entre o que o autor compreenderá como dois sistemas psíquicos distintos, o inconsciente e o consciente.

Particularmente em relação à fabricação de sonhos, o próprio autor considera que, entre os mecanismos psíquicos do trabalho do sonho, "sobressaem o da condensação e o do deslocamento". Quer dizer, os mesmos mecanismos cujas operações foram consideradas para tentar esclarecer o processo de deformação na produção de sintoma são agora reconhecidos por Freud como centrais na formação de sonhos. Suas palavras reforçariam, assim, a ideia de um denominador teórico comum, uma espécie de ponto nodal da metapsicologia em construção, ao qual já vimos convergirem, além das explicações sobre o sintoma, elucidações sobre os pensamentos espontâneos do paciente, os chistes e os atos falhos. Veremos agora, com o exame das operações do trabalho do sonho, convergir a esse ponto nodal da metapsicologia a explicação freudiana dos fenômenos oníricos como formações substitutivas.

3.2. As operações psíquicas do trabalho do sonho: com destaque ao papel da condensação e do deslocamento

Vale observar de partida que esclarecimentos sobre as operações do trabalho do sonho foram apresentados pela primeira vez por Freud no capítulo VI de *A interpretação dos sonhos*, de 1900, intitulado *O trabalho do sonho* (Freud, 1900/2019d), encontrando-se nas seções A e B, respectivamente, discussões específicas sobre os mecanismos de condensação e de deslocamento. Em vista, porém, dos objetivos introdutórios de nossos estudos, vamos basear nossos comentários na XI das *Conferências introdutórias* à *psicanálise*, de 1916-1917 (Freud, 1916-1917/2014a), igualmente dedicada ao trabalho do sonho, na qual se encontra uma exposição sintética sobre o processo. Este texto pareceu mais adequado aos nossos propósitos, pois o autor apresenta de forma didaticamente resumida e ordenada os diferentes mecanismos psíquicos que teria distinguido como responsáveis pela deformação dos pensamentos oníricos latentes e sua transformação em conteúdo manifesto.

O autor destaca inicialmente os mecanismos de condensação e deslocamento, e considera a seguir a intervenção de duas outras operações psíquicas: a denominada consideração pela representabilidade ou figurabilidade, que designa as operações responsáveis pela transformação dos pensamentos oníricos latentes em imagens exibidas no sonho manifesto; e a elaboração secundária, cujo papel consistiria em retrabalhar o material psíquico resultante da ação da condensação, do deslocamento e da figuração de pensamentos em imagens, promovendo nele certas adaptações e adequações à realidade, a fim de conferir alguma coerência ao conteúdo exibido como sonho. Ainda que de modo breve, examinemos o papel de cada um desses mecanismos na transformação do latente em manifesto.

3.2.1. A condensação na transformação do conteúdo latente em conteúdo manifesto

Comecemos pela leitura de algumas palavras de Freud sobre esse mecanismo psíquico, postas na XI das *Conferências introdutórias*, de 1916-1917. Escreve ele:

> A primeira realização do trabalho do sonho é a *condensação*. Entendemos por isso o fato de o sonho manifesto encerrar menos conteúdo que o latente, constituindo-se, portanto, em uma espécie de tradução abreviada deste último. A condensação pode, vez por outra, não ocorrer, mas em geral está presente e, com frequência, é enorme. Ela jamais inverte essa relação, isto é, jamais acontece de o sonho manifesto ser mais abrangente e rico em conteúdo que o latente. (Freud, 1916-1917/2014a, p. 231).

Quer dizer, por meio do mecanismo de condensação, o trabalho do sonho promoveria uma abreviação dos pensamentos latentes, de modo que o material resultante na forma de sonho, o conteúdo manifesto, apresentar-se-ia como uma versão resumida ou condensada em relação ao original. O processo poderia ser visto como uma espécie de tradução, que tomaria o conteúdo latente como um texto a ser traduzido e o conteúdo manifesto do sonho como uma versão resumida daquele. Todavia, é necessário considerar a ressalva freudiana segundo a qual as características do conteúdo manifesto jamais seriam mais ricas e abrangentes do que as presentes entre os pensamentos latentes. Significa dizer que, embora se possa comparar a operação da condensação na produção de sonhos a uma tradução na direção do latente para o manifesto, essa metáfora tem seus limites, sendo mesmo inadequada, pois não faz sentido a ideia de uma retradução, ou seja, de uma condensação em sentido inverso, do manifesto ao latente.

Mas como se poderia compreender as operações realizadas pelo mecanismo de condensação especificamente na formação de sonhos? Freud teria distinguido três modalidades básicas mediante as quais os pensamentos oníricos latentes teriam seus conteúdos condensados e exibidos em uma forma abreviada. Leiamos suas palavras:

> A condensação se dá na medida em que: 1. certos elementos latentes são excluídos; 2. apenas um fragmento dos vários complexos do sonho latente figuram [sic] no manifesto; 3. elementos latentes que possuem algo em comum apresentam-se reunidos no sonho manifesto, ou seja, fundem-se em uma única unidade. (Freud, 1916-1917/2014a, p. 231).

Na primeira modalidade, o mecanismo de condensação atuaria por exclusão, desconsiderando certos elementos do conteúdo latente, fazendo restar um material psíquico lacunar exibido no sonho manifesto. Já a segunda consistiria em uma espécie seleção, na qual algum elemento do complexo formado pelos pensamentos oníricos seria eleito como espécie de delegado ou representante junto às imagens oníricas recordadas pelo sonhador. A terceira poderia ser vista como resultante da combinação entre as duas anteriores ou efeito delas. Esta consistiria em fundir num elemento único do sonho manifesto vários elementos oriundos do conteúdo latente.

Em relação a esse terceiro modo de operação da condensação, vale mencionar uma vez mais a noção freudiana de um ponto nodal, cogitada entre suas hipóteses sobre a organização do material psíquico patogênico nas neuroses, para descrever o que o autor imaginava como uma espécie de concentração de conteúdos de diferentes representações sobre uma representação ou complexo representacional. Ao examinar as hipóteses sobre a estratificação do psiquismo e a dinâmica das representações, buscamos sugerir que a ideia de ponto nodal poderia ser útil a uma compreensão aproximativa sobre o modo de operação da condensação na formação de sintoma. Vemos agora que a imagem de um elemento mnêmico prenhe de conteúdos híbridos, transferidos a partir de representações alheias associativamente conectadas, parece adequada também a uma aproximação a essa terceira modalidade de atuação da condensação, distinguida por Freud no trabalho do sonho.

Mas as hipóteses iniciais sobre a dinâmica das representações apresentadas em *A psicoterapia da histeria*, de 1895, revelar-se-iam ainda mais fecundas para a compreensão do mecanismo de condensação no trabalho do sonho, senão vejamos. Freud considera que a fusão de conteúdos oriundos de diferentes elementos latentes sobre um único elemento do conteúdo manifesto não se daria de forma mecânica, aleatória ou sem critério. Quer dizer, analogamente à hipótese da estratificação lógica do material psíquico patogênico nas neuroses, em que a associação entre diferentes elementos representacionais a um ponto nodal seria estabelecida de acordo com o conteúdo por eles veiculado, vemos agora que a condensação de conteúdos transferidos de diferentes elementos dos pensamentos latentes, que daria origem a um elemento onírico aparentemente novo no sonho manifesto, é compreendida por Freud como governada pela semelhança apresentada entre os conteúdos dos elementos fusionados.

Nessa modalidade de operação, a condensação atuaria sobre elementos latentes que exibissem algum conteúdo comum, cuja semelhança serviria de critério para o estabelecimento de conexões associativas que possibilitariam sua fusão em torno de um elemento mnêmico único do sonho manifesto. É o que se lê na citação *supra*, cujo trecho vale ser reproduzido para destacar o critério que organizaria essa modalidade de operação da condensação: "Elementos latentes que possuem algo em comum apresentam-se reunidos no sonho manifesto, ou seja, fundem-se em uma única unidade". Em outras palavras, os elementos-alvo dessa modalidade de operação da condensação apresentariam entre si uma relação de significado. Freud considera que, por sua importância e abrangência entre os processos psíquicos inconscientes, essa modalidade de operação poderia ser tomada como a que melhor caracteriza o mecanismo de condensação. É o que se lê no texto de *Conferências*: "Se assim o desejarem, os senhores podem reservar o termo 'condensação' para designar apenas esse último processo" (Freud, 1916-1917/2014a, p. 231).

Importante ressalvar, porém, que em geral não é o conteúdo comum a diferentes elementos latentes que se torna objeto de transferência e fusão sobre algum elemento alheio que passaria afigurar no manifesto. Isso porque justamente esse conteúdo comum, que possibilitaria tomar como semelhantes diferentes elementos mnêmicos, pode ser visto como inconciliável com os ditames da censura, encontrando-se sob repressão, tendo, portanto, sua expressão interditada. Nesse caso, como veremos num exemplo à frente, a condensação serviria justamente aos interesses da censura onírica, mantendo sob repressão o conteúdo interditado e apropriando-se de outras características do grupo de elementos latentes portadores do traço comum, fusionando-os ou condensando-os com base em signos secundários. Por meio desse mecanismo, conteúdos anódinos passariam a figurar no sonho manifesto, encontrando-se a serviço do encobrimento dos pensamentos oníricos latentes.

Segundo Freud, a estranheza suscitada por determinados sonhos ou fragmentos deles, resultante da condensação de vários dos elementos latentes e sua exibição por meio de um único elemento do conteúdo manifesto, pode ser ilustrada por sonhos nos quais uma pessoa apareceria como portadora de características que seriam de outras pessoas conhecidas pelo sonhador. A estranheza de tal fusão de conteúdos poderia ser dissipada, na medida em que uma análise mais detida sobre esse elemento do conteúdo manifesto puder revelar alguma característica comum apresentada por cada uma das pessoas conhecidas nele condensadas. Vejamos como ele exemplifica essa modalidade de atuação da condensação:

> Seus efeitos são bem fáceis de demonstrar. Se pensarem em seus próprios sonhos, os senhores não terão dificuldade de se lembrar da condensação de diversas pessoas em uma só. Essa pessoa composta de uma mistura terá, por exemplo, a aparência de A, mas estará vestida como B; estará executando uma tarefa que lembra C, mas saberemos que se trata de D. Naturalmente, com essa construção mista é realçado algo que as quatro pessoas têm em comum. (Freud, 1916-1917/2014a, p. 231).

Freud teria identificado alguns efeitos visíveis no sonho manifesto, decorrentes das operações da condensação. Por exemplo, se várias pessoas apresentam certa característica comum, e se a explicitação dessa característica estiver interdita por proibições impostas pela resistência, um dos meios disponíveis ao trabalho do sonho para tentar subtrair-se à vigilância da censura onírica seria a condensação. Assim, como se selecionasse alguma característica secundária de cada elemento dos pensamentos oníricos — das pessoas A, B, C e D consideradas no exemplo *supra* —, a condensação efetuaria a transferência e fusão de características secundárias delas extraídas sobre a figura de uma única pessoa.

Devido às operações da condensação, ao figurar no sonho manifesto, o componente híbrido originado pela fusão de características secundárias de elementos distintos suscitaria a estranheza do sonhador, já que a pessoa figurada exibiria características que ele sabe serem alheias a ela. Além disso, considera Freud, a imagem da pessoa tenderia a apresentar algumas peculiaridades pictóricas, como falta de foco ou sobreposições que a tornam imprecisa. Em suas palavras: "Em regra, a sobreposição dessas individualidades condensadas dá origem a uma imagem desfocada e indistinta, como quando batemos várias fotografias valendo-nos de uma única e mesma chapa" (Freud, 1916-1917/2014a, pp. 231-232). Conforme assinalado, na medida em que a mesclagem de conteúdos visa manter oculto algum elemento comum às pessoas envolvidas, mas que não pode ser admitido pelo sonhador, as operações inconscientes da condensação estariam a serviço da censura do sonho.

Essas seriam algumas das características distinguidas por Freud em relação ao mecanismo de condensação no trabalho do sonho, que pode operar fusões também de diferentes pensamentos, objetos, localidades etc. sobre um elemento único do conteúdo manifesto, sempre a serviço da ocultação de algum elemento determinante para a compreensão do sentido do sonho.

3.2.2. O deslocamento na transformação do conteúdo latente em conteúdo manifesto

Em relação ao mecanismo psíquico de deslocamento, indicado anteriormente como a segunda realização do trabalho do sonho, Freud esclarece:

> A segunda realização do trabalho do sonho é o *deslocamento*. Sobre ele, por sorte, já vimos algo, e sabemos que é inteiramente obra da censura do sonho. Ele se manifesta de duas formas: na primeira, um elemento latente não é substituído por um seu componente próprio, e sim por algo mais distante, isto é, por uma alusão; na segunda, a ênfase psíquica passa de um elemento importante [do conteúdo latente] para outro irrelevante, fazendo com que o sonho tenha outro centro e, assim, pareça estranho. (Freud, 1916-1917/2014a, p. 234).

Além de ratificar o papel exercido pela resistência nos desempenhos desse mecanismo psíquico, conforme aprendemos a partir da consideração das descobertas sobre o processo de deformação do reprimido no sintoma, o autor distingue no âmbito do trabalho do sonho dois modos de operação do deslocamento. O primeiro consistiria em uma modalidade próxima a um funcionamento alusivo, no qual um elemento dos pensamentos oníricos latentes ver-se-ia substituído por outro elemento que, embora possa apresentar função semelhante, pertenceria a um contexto de significados distante do original. Ou seja, no lugar de um elemento mnêmico do conteúdo latente, um elemento alheio distanciado do original seria eleito para figurar no sonho manifesto, mediante o qual o primeiro passaria a ser apresentado de forma apenas indireta, alusiva. Apesar das diferenças, veremos a seguir que o caso da substituição verificada na formação de um chiste como o do crítico de arte, examinado no capítulo anterior, pode auxiliar na compreensão dessa modalidade alusiva em que operaria o deslocamento.

O segundo modo de operação do deslocamento, que não estaria desvinculado do primeiro, consistiria em transferir a ênfase presente em algum componente importante dos pensamentos latentes para um elemento ordinário ou irrelevante do sonho manifesto. Assim, com o deslocamento dos pensamentos oníricos latentes para um elemento ordinário na versão manifesta do sonho, aqueles não apenas perderiam sua coerência, como poderiam, com auxílio de outras operações, como a da condensação, ver-se fundidos em torno de um único elemento do conteúdo manifesto, como no exemplo das características de quatro pessoas fundidas em uma única. Nessa modalidade de trabalho psíquico, ao elevar a primeiro plano elementos mnêmicos alheios ao conteúdo latente, o deslocamento produziria o descentramento do tema principal entre os pensamentos latentes, tornando-o secundário e ocultando-o no sonho manifesto.

Uma consideração um tanto complexa de Freud, mas que pode ser esclarecedora em relação às operações do deslocamento no trabalho do sonho, consiste em compará-lo com seu desempenho nos chistes e em pensamentos normais de vigília. Em primeiro lugar, vale ressaltar, a alusão que caracterizaria o deslocamento no sonho seria de uso normal nos pensamentos de vigília, mas com uma diferença importante. Na vigília, para garantir a coerência e compreensibilidade de um discurso, a relação de substituição de uma ideia por outra de conteúdo semelhante, por exemplo, de um contexto distinto e afastado no tempo e no espaço, precisa ser mantida de forma clara e acessível. Ou seja, mesmo nos casos em que a ideia substituta pertença a um contexto diferenciado e longínquo, é preciso que sua conexão com a ideia original seja preservada, como na metáfora. Nos termos do autor:

> A substituição por uma alusão ocorre também em nosso pensamento no estado de vigília, mas há uma diferença. Quando pensamos acordados, essa alusão precisa ser facilmente compreensível, e a substituição deve guardar uma relação de conteúdo com a coisa real. (Freud, 1916-1917/2014a, pp. 234-235).

Quer dizer, o emprego de recursos alusivos no pensar normal se dá pela semelhança no plano do conteúdo ou do significado das ideias envolvidas, ainda que a ideia substituta pertença a um contexto diferenciado e distante da ideia original. Em suma, em alusões presentes entre os pensamentos de vigília, a conexão entre a ideia substituta e a ideia substituída — isto é, "a coisa real" tomada como ponto de partida do deslocamento — precisa ser preservada e mantida de forma clara, sem o que um discurso se tornaria tão incompreensível como um sonho ou um sintoma.

Em relação aos chistes, vimos no capítulo anterior que, analogamente ao pensar normal, também neles se verificaria o uso de recursos linguísticos alusivos. Vejamos então o que Freud escreve a respeito para continuar depois com os comentários:

> Também o chiste se vale com frequência da alusão; ele abandona o requisito da associação conteudística e o substitui por associações externas insólitas, como, entre outras, a homofonia e a polissemia. Mantém, contudo, o requisito da compreensibilidade; o chiste perderia todo o seu efeito, se o caminho de volta da alusão ao real não resultasse fácil. (Freud, 1916-1917/2014a, p. 235).

Quer dizer, embora se verifique o emprego de recursos alusivos também na construção de tiradas espirituosas, diferentemente do pensar normal, a modalidade de associação de ideias subjacente à alusão no chiste não seria baseada na semelhança objetiva entre o conteúdo entre uma ideia inicial e o conteúdo da ideia substituta. Segundo o autor, a conexão estabelecida entre o elemento substituído e seu substituto seria guiada por características secundárias ou "associações externas insólitas", possibilitadas pelo aproveitamento da significação múltipla das palavras, da homofonia etc.

No caso do chiste examinado no capítulo anterior, vimos que o crítico de arte teria encontrado na figura de Cristo crucificado um material substituto ou ideia substituta que serviria como alusão à opinião negativa em relação aos dois empresários mal-afamados. Tudo se passaria como se a percepção dos dois retratos dos empresários, dispostos lado a lado na parede, tivesse sido associativamente conectada à figura dos dois malfeitores crucificados ao lado de Jesus Cristo, ou seja, como se as duas imagens tivessem sido sobrepostas pelo engenho do criador do chiste. Assim, a pergunta pelo Salvador — ausente entre os retratos dos dois empresários — desempenharia uma função evocativa ao despertar nos ouvintes a figura dos dois malfeitores, deslocando por alusão o sentido negativo associado a essas personagens secundárias da cena da paixão de Cristo para a figura dos empresários.

Analogamente à alusão no discurso normal, observa Freud, é necessário que sejam preservados indícios suficientes que possibilitem aos ouvintes refazer em sentido inverso o caminho do deslocamento subentendido no chiste, a fim de ter acesso às motivações de seu criador — compartilhadas pelos ouvintes —, sem o que uma tirada espirituosa deixa de produzir o efeito cômico esperado. Ou seja, como na compreensão do discurso normal, os efeitos produzidos pelo chiste dependeriam da manutenção de indícios suficientes que possibilitem o reconhecimento do que Freud chama de referência real — no exemplo, a opinião negativa compartilhada em relação aos empresários.

Mas como a comparação entre a alusão no chiste e no pensar normal pode facilitar a compreensão do deslocamento no trabalho do sonho? Vejamos o que Freud escreve a respeito:

No sonho, todavia, a alusão a serviço do deslocamento libertou-se dessas duas restrições [associação por semelhança de conteúdo, no pensar normal, e associações insólitas criativas, como no chiste]. Ela se liga ao elemento que substitui por meio de relações extrínsecas e remotas, razão pela qual [o sonho manifesto] é ininteligível; e, quando revertida, seu significado mais parece um chiste malsucedido ou uma explicação bastante forçada. Com efeito, a censura do sonho só atinge seu objetivo quando logra tornar irreconhecível o caminho desde a alusão até a coisa real. (Freud, 1916-1917/2014a, p. 235).

Em outras palavras, duas seriam as diferenças principais: em primeiro lugar, o deslocamento verificado no sonho teria deixado de guiar-se pela semelhança de conteúdo que caracterizaria os pensamentos de vigília e garantiriam sua coerência e compreensão. O deslocamento no sonho transcorreria mais ou menos aos moldes dos encontrados no chiste, consistindo em alusões que não se restringem ao critério da semelhança de conteúdo. Elas seriam produzidas por associações não usuais, como as baseadas na polissemia das palavras ou em critérios secundários, como a associação estabelecida pelo crítico de arte entre o desejo de criticar e a imagem de Cristo crucificado como alusão aos dois malfeitores/empresários.

Contudo, diferentemente do chiste e do pensar normal, nos quais se encontrariam preservados os indícios da conexão associativa subjacente à alusão, os caminhos seguidos pelo deslocamento no trabalho do sonho restariam encobertos — ou mantidos inconscientes —, de modo que os elos associativos entre o substituto e o elemento latente substituído ver-se-iam interrompidos. Devido à perda de referência com o real — os pensamentos oníricos latentes, no caso —, a alusão assim produzida tornar-se-ia incompreensível, resultando em contrassensos como tipicamente exibidos pelos fragmentos do conteúdo manifesto do sonho.

Como Freud conclui, a censura onírica ou resistência ainda operante no Eu dormente seria a responsável por tornar irreconhecíveis os caminhos seguidos pelo deslocamento entre os pensamentos oníricos latentes — denominado a coisa real, na citação *supra* — e as alusões manifestas como sonho recordado. Quer dizer, dadas as características do estado de sono e as condições inconscientes em que opera o trabalho do sonho, por obra da censura as conexões com os pensamentos oníricos inconscientes localizados na origem das vivências oníricas teriam sido perdidas, razão pela qual o sonho como recordado se apresenta estranho, desprovido de sentido, restando incompreensível para o sonhador.

Para fechar estes comentários sobre o mecanismo do deslocamento no trabalho do sonho, talvez valha reproduzir uma anedota apresentada por Freud em *Conferências*, de 1916-1917. Ela é utilizada para ilustrar a obra do deslocamento, mas serve igualmente para exibir as características primárias dos processos psíquicos subjacentes à tese freudiana da realização de desejo, no sentido de que desconsideram a realidade. O autor relata:

> Posso evocar nos senhores a impressão de desatino que esse deslocamento provoca lembrando uma anedota. Em certa aldeia, havia um ferreiro que cometeu um crime digno de pena de morte. O tribunal decidiu que ele deveria pagar pelo crime, mas como aquele era o único ferreiro da aldeia e, portanto, indispensável, e como a aldeia dispunha de três alfaiates, um dos alfaiates foi enforcado em seu lugar. (Freud, 1916-1917/2014a, p. 235).

3.2.3. A consideração pela representabilidade e a elaboração secundária na transformação do conteúdo latente em conteúdo manifesto

Conforme anunciado, além da condensação e do deslocamento, Freud teria distinguido no trabalho do sonho outros dois mecanismos complexos: um seria a chamada consideração pela representabilidade ou figurabilidade [*Rücksicht auf Darstellbarkeit*], cujas operações seriam as responsáveis pela conversão de pensamentos em imagens (cf. a seção D, intitulada *A consideração pela representabilidade*, do capítulo VI sobre *O trabalho do sonho*, de *A interpretação dos sonhos*, de Freud, 1900/2019d, pp. 382-392; cf. também o verbete *Figurabilidade ou Representabilidade (Consideração da –)*, Laplanche & Pontalis, 1967/2001, p. 189); outro denominado elaboração secundária [*sekundäre Bearbeitung*], última etapa do trabalho do sonho, que trataria de promover certas adequações sobre o material mnêmico fragmentário e desprovido de sentido, resultante de condensações, deslocamentos e conversões de pensamentos em imagens, a fim de conferir coerência e inteligibilidade mínimas aos fragmentos imagéticos e linguísticos exibidos pelo conteúdo manifesto do sonho (cf. a seção I, intitulada *A elaboração secundária*, do capítulo VI sobre *O trabalho do sonho*, de *A interpretação dos sonhos*, de Freud, 1900/2019d, pp. 536-557; cf. também o verbete *Elaboração secundária*, Laplanche & Pontalis, 1967/2001, pp. 145-146). Como o que interessava ser destacado do trabalho do sonho dizia respeito à condensação e o deslocamento, apresentaremos a seguir apenas breves comentários sobre os dois processos psíquicos mencionados.

Vejamos então, no contexto de suas *Conferências introdutórias*, de 1916-1917, como o autor descreve as operações da consideração pela representabilidade no trabalho do sonho. Conforme suas palavras:

> A terceira realização do trabalho do sonho é a mais interessante psicologicamente. Ela consiste na conversão de pensamentos em imagens visuais. Estabeleçamos desde já que nem tudo nos pensamentos oníricos experimenta essa conversão; muita coisa conserva sua forma original e figura também no sonho manifesto como pensamento ou saber. Além disso, imagens visuais não são a única forma na qual se convertem os pensamentos. Mas elas são, por certo, o essencial na formação do sonho. (Freud, 1916-1917/2014a, p. 236).

A tendência a converter pensamentos em imagens é considerada um dos resultados mais chamativos do trabalho do sonho, pois em geral as vivências oníricas são compostas por cenas em que predominam elementos imagéticos. Obviamente, diálogos ou monólogos também fazem parte do sonhar, mas o sonho conforme recordado, o conteúdo manifesto, seria constituído principalmente por jogos de imagens intercaladas, geralmente sem conexão aparente entre si. Ora, se o sonho manifesto exibe predominantemente imagens, e se, de acordo com a distinção freudiana, o conteúdo latente for composto de pensamentos oníricos investidos de excitações relacionadas a algum anseio ou desejo não consciente, faz-se necessário explicar como e por quais meios pensamentos são transformados em imagens.

Trata-se de um problema psicológico complexo, em relação ao qual Freud oferece algumas indicações. Segundo ele,

> Está claro que esta não é uma realização fácil. Para ter uma ideia de sua dificuldade, imaginem terem os senhores assumido a tarefa de substituir por uma série de ilustrações as palavras de um importante artigo de jornal versando sobre política. Os senhores serão, pois, lançados de volta da escrita alfabética para a pictórica. Pessoas e coisas mencionadas poderão facilmente, e talvez até com vantagem, ser substituídas por imagens; as dificuldades aparecerão, porém, na representação de todas as palavras abstratas e de todas aquelas partes do discurso que indicam relações de pensamento, como partículas, conjunções e que tais. (Freud, 1916-1917/2014a, p. 236).

Freud não deixa de enfrentar teoricamente o enigma da transformação de pensamentos em imagens, cujas tentativas de elucidação requerem reflexões aprofundadas sobre os processos e mecanismos psíquicos inconscientes que compõem o trabalho do sonho. Ao tentar explicar como poderia se dar a conversão de um anseio expresso em palavras para uma forma de expressão por imagens, vista como uma espécie de retorno "da escrita alfabética para a pictórica", o autor será levado a repensar a estrutura e funcionamento global do psiquismo.

Como indicado em outras ocasiões, o resultado desses esforços de explicação metapsicológica teriam sido publicados pela primeira vez particularmente na Seção B, intitulada *A regressão*, do capítulo teórico de *A interpretação dos sonhos*, de 1900, dedicado à explicitação das proposições sobre a *Psicologia dos processos oníricos* (Freud, 1900/2019e). Nesse texto são expostas as hipóteses relacionadas a um modelo inovador de aparelho psíquico, mediante as quais Freud busca dar conta do processo regressivo que explicaria a transformação de pensamentos em imagens. Conforme já assinalado, o aparelho completamente desenvolvido é representado como contando com uma extremidade sensorial, na qual seriam originadas as percepções, e uma extremidade motora, por onde seriam eliminadas as excitações recebidas tanto de fora como do interior do corpo; entre ambas as extremidades é que o autor distingue as instâncias ou sistemas psíquicos Inconsciente e Pré-consciente/Consciente.

Com base nessa concepção, enquanto os processos psíquicos normais seguiriam uma direção progressiva, desde a extremidade perceptiva, passando pelo sistema Inconsciente até alcançar o Pré-consciente/Consciente, encontrando exteriorização psíquica ou motora, os processos regressivos envolveriam um trânsito inverso, do sistema Pré-consciente/Consciente ao Inconsciente e daí à extremidade perceptiva. No caso de sonhos, como a condição para sua ocorrência se encontra no estado de sono, compreende-se que tanto as portas da percepção como as comportas da motilidade devem encontrar-se fechadas, de modo que processos regressivos encontrariam condições facilitadas na clausura de um aparelho psíquico temporariamente desconectado do mundo. Dados os nossos objetivos, lançaremos mão de forma apenas indireta dessas concepções freudianas de 1900, e continuaremos nos apoiando principalmente em descrições resumidas presentes em *Conferências introdutórias*, de 1916-1917, e em outros textos já estudados.

Leiamos então algumas considerações gerais sobre o processo de regressão, desde formas de expressão linguística a uma imagética, apresentadas na XI das *Conferências introdutórias*, para depois prosseguir com os comentários. Freud escreve:

> No trabalho do sonho, trata-se evidentemente de converter em imagens sensoriais, a maioria delas de natureza visual, os pensamentos latentes vertidos em palavras. Ora, nossos pensamentos se originaram de imagens sensoriais desse tipo. Seu primeiro material e seus estágios preliminares foram impressões dos sentidos, ou, melhor dizendo, imagens mnemônicas delas. Apenas depois ligaram-se a elas palavras, que, por sua vez, foram enfeixadas em pensamentos. Assim, o trabalho do sonho submete os pensamentos a um tratamento *regressivo*, reverte seu desenvolvimento, e essa regressão precisa deixar pelo caminho toda nova aquisição ocorrida no percurso que vai das imagens mnemônicas até os pensamentos. (Freud, 1916-1917/2014a, pp. 243-244).

A partir das hipóteses apresentadas no livro dos sonhos de 1900, pode-se compreender a proposição freudiana segundo a qual, na origem do processo do qual resultam pensamentos complexos e capazes de serem expressos pela linguagem, encontrar-se-iam elementos puramente sensoriais, como restos mnêmicos imagéticos deixados por percepções. Ela estaria assentada sobre a hipótese de uma direção progressiva dos processos normais de vigília. Assim, dado que as operações regressivas da consideração pela representabilidade no trabalho do sonho implicariam retorno a formas primitivas de expressão, seria necessário levar em conta as hipóteses sobre a regressão no aparelho psíquico.

No entanto, vimos, em comentários às hipóteses freudianas sobre a ressignificação da memória, descritas na carta a Fliess de 6 de dezembro de 1896 (Masson, 1985/1986), que Freud já concebia a complexificação dos processos da memória como uma aquisição progressiva do psiquismo. Segundo essas hipóteses, os registros mnêmicos inscritos em sistemas de memória primitivos tendem a ser retranscritos ou atualizados de acordo com regras associativas de sistemas mnêmicos mais avançados, conforme capacidades psíquicas mais elaboradas fossem adquiridas ao longo do desenvolvimento.

Vimos que no modelo de 1896 o autor concebe um sistema primitivo responsável pela inscrição inicial de impressões mnêmicas deixadas pela percepção, que seria seguido pelo advento de sistemas psíquicos mais elaborados, os quais já denominava Inconsciente, Pré-consciente e Consciente, cada qual caracterizado por formas de associação cada vez mais complexas, sendo as associações linguísticas próprias aos dois últimos. Quer dizer, sem que tenhamos de retomar concepções ainda mais precoces que envolvem a linguagem, às quais também já fomos apresentados a título de esclarecimentos preliminares, como os conceitos de representação de palavra e representação de objeto (Freud, 1891/2013a), verifica-se, em relação à suposição genética mencionada, que, desde o período inicial de suas reflexões, Freud já considerava que, na origem de processos psíquicos complexos como pensamentos passíveis de serem expressos em palavras, encontrar-se-iam impressões mnêmicas na forma de imagens deixadas pela percepções visuais.

Assim, sem que tenhamos que recorrer a formulações conceituais ainda não estudadas, para os objetivos introdutórios destes comentários, talvez possamos nos basear nesse modelo progressivo dos processos de memória para pensar a regressão que explicaria as transformações de pensamentos em imagens, conforme atribuídas à consideração pela representabilidade. (Recordemos também que, a partir das propriedades supostas no modelo de 1896, Freud já concebia a hipótese de uma regressão, mediante a qual tentava compreender os efeitos clínicos da repressão nas neuroses. Ou seja, parece que a suposição de processos psíquicos regressivos já ocupava espaço importante nas reflexões metapsicológicas de Freud tanto em relação à formação de sintoma como de sonhos).

Assim, a suposição seria a de que as operações da consideração pela representabilidade transcorreriam ao longo de uma trajetória regressiva, caracterizada por uma espécie de involução desde um padrão de organização funcional mais avançado do psiquismo, como o que caracteriza os pensamentos oníricos latentes, até etapas primitivas de funcionamento psíquico. Ao longo dessa trajetória, tudo se passaria como se conteúdos complexos, que contariam com associações linguísticas típicas de instâncias superiores, como o Pré-consciente/Consciente, retornassem a formas de organização elementares. Por exemplo, como a suposição freudiana é a de que os registros do Inconsciente seriam desprovidos de linguagem, uma regressão do Pré-consciente ao Inconsciente implica perda de conteúdo psíquico.

Mas vimos que no modelo de 1896 Freud supõe um sistema de registros mnêmicos ainda mais primitivo, o dos Signos Perceptivos, o que significa que processos regressivos podem levar a desorganizações psíquicas ainda maiores, de modo que o desejo antes expresso como pensamento se veria não apenas desprovido de linguagem, mas não contaria senão com fragmentos de imagens sensoriais como recurso expressivo. As operações complexas da consideração pela representabilidade, parte essencial do trabalho do sonho, seriam assim as responsáveis por reverter a complexidade inerente aos pensamentos oníricos, o que implicaria perdas tanto de conteúdo como de forma, reduzindo-os a seus componentes mnêmicos primitivos, caracterizados por imagens sensoriais.

A partir dessas suposições sobre as transformações sofridas pelos pensamentos latentes — por obra da condensação, do deslocamento e da consideração pela representabilidade —, que os reduzem a fragmentos imagéticos, talvez devêssemos esperar do conteúdo manifesto a exibição de contradições, contrassensos e absurdidades ainda maiores do que as normalmente verificadas no sonho conforme recordado pelo sonhador. Afinal, as fragmentações e perdas de conteúdo e de coerência resultantes de condensações, descentramentos de sentido e conversões de pensamentos em imagens parecem supor uma completa decomposição e descaracterização dos pensamentos oníricos constitutivos do conteúdo latente do sonho.

De fato, a relativa inteligibilidade verificada no sonho manifesto resultaria de outras operações psíquicas, levadas a cabo pela elaboração secundária, que seria responsável por promover as adequações necessárias a um mínimo de inteligibilidade ao conteúdo manifesto. Em relação a essas operações do trabalho do sonho, Freud escreve:

> Com efeito, há uma parte do trabalho do sonho, a chamada *elaboração secundária*, que cuida de produzir um todo mais ou menos coerente a partir dos resultados imediatos do trabalho do sonho. Com frequência, ela organiza o material de acordo com um sentido inteiramente equivocado, e realiza inserções onde lhe parece necessário. (Freud, 1916-1917/2014a, p. 245).

A elaboração secundária proporcionaria, ao material psíquico composto de fragmentos imagéticos e elementos mnêmicos primitivos, certa roupagem, mediante a qual, embora continuem sendo vistos como cenas absurdas ou difíceis de compreender, designariam situações existentes na realidade ou ao menos passíveis de serem concebidas como plausíveis. As operações necessárias poderiam consistir em reorganizar fragmentos de material psíquico, lançar mão de elementos psíquicos extraídos de outros conteúdos mnêmicos, mais próximos à realidade, para introduzi-los junto aos fragmentos imagéticos — talvez por via de novos deslocamentos e condensações secundariamente orientados —, a fim de conferir-lhes alguma articulação interna capaz de torná-los individualmente mais ou menos coerentes ao serem exibidos como sonho manifesto.

Ora, se a transformação regressiva de pensamentos oníricos em imagens sensoriais pode ser caracterizada como um processo de decomposição ou fragmentação de um conteúdo complexo a seus elementos primordiais, na medida em que a elaboração secundária visa, mediante nova composição e complexificação, conferir alguma inteligibilidade àqueles fragmentos mnêmicos e imagéticos, a fim de torná-los minimante coerentes com a realidade, não se trataria aí de operações que seguem a direção progressiva das funções psíquicas? De fato, com a elaboração secundária o trabalho do sonho voltaria a exibir um curso novamente progressivo, análogo aos processos psíquicos normais.

Para encerrar estes comentários, tentemos resumir, em uma consideração de conjunto, a trajetória regressiva-progressiva exibida pelos processos psíquicos que constituem o trabalho do sonho.

Poder-se-ia dizer que, em vista do rebaixamento da carga endógena do Eu e da oclusão das portas da percepção e das comportas da motilidade que caracterizam o estado de sono, predominaria entre as funções psíquicas uma resistência egoica igualmente diminuída. Tal estado de coisas psicodinâmico favoreceria a fabricação de sonhos, uma vez que conteúdos psíquicos impedidos de exteriorização durante a vigília encontrariam condições facilitadas de mobilidade no sono. A hipótese de Freud seria a de que excitações de desejo investidas em pensamentos oníricos inconscientes poderiam ser facilmente deslocadas, passando a ocupar representações sobre as quais incidiria uma censura mais frouxa. Em geral, tais elementos psíquicos corresponderiam a impressões deixadas por vivências anódinas do dia anterior ou de dias anteriores, restos mnêmicos pré-conscientes considerados sem importância, denominados pelo autor como restos diurnos [*Tagsreste*] (cf. o verbete *Restos diurnos*; Laplanche & Pontalis, 1967/2001, pp. 461-462).

Assim, Freud distinguiria no deslocamento de excitações desde pensamentos oníricos inconscientes e seu investimento sobre restos diurnos pré-conscientes uma primeira etapa progressiva do processo do trabalho do sonho. Por meio da mesclagem com representações pré-conscientes, conteúdos oriundos dos pensamentos latentes como que contaminariam representações alheias, dando forma a um componente híbrido deformado. Como restos diurnos, representações de vivências frescas sem significação relevante passariam assim a veicular de forma disfarçada um conteúdo latente, servindo como um veículo por meio do qual, ao exteriorizar-se como sonho manifesto, a tensão inerente ao anseio inconsciente pode obter algum rebaixamento de intensidade, ou seja, ainda que de forma parcial e deformada, pode encontrar satisfação, realizar desejo.

No entanto, vimos que, segundo a compreensão do autor, mesmo em estado de sono, as forças egoicas da censura encontrar-se-iam em operação, censurando e impondo restrições contra o avanço progressivo de conteúdos latentes proibidos rumo a exteriorização, ainda que deformados ou disfarçados por meio da mesclagem com restos mnêmicos de vivências anódinas do dia anterior. A suposição freudiana é baseada na ideia de que a censura trabalharia a serviço dos interesses do Eu em preservar o sono. Portanto, diante do bloqueio imposto pela censura onírica, a hipótese é a de que, favorecida pelas próprias condições funcionais impostas pelo estado de sono, caracterizado pela ausência de processos progressivos intensos típicos da vida de vigília, como o pensar consciente, o falar e o agir, não restaria a um pensamento latente disfarçado sob um resto diurno senão tomar uma direção contrária, regressiva.

Nessa segunda etapa do trabalho do sonho, marcada pela regressão no grau de organização do aparelho psíquico, vimos que o conteúdo latente associado ao resto diurno seguiria do Pré-consciente, passando pelo Inconsciente, até alcançar a extremidade sensorial do aparelho, sofrendo ao longo dessa trajetória as decomposições e fragmentações que o reduziriam à sua forma bruta, típicas de etapas primitivas do desenvolvimento psíquico, constituídas por formações mnêmicas elementares correspondentes às percepções das quais teriam sido originadas. E como, por definição, uma percepção é sempre consciente, Freud considera ter encontrado, mediante a hipótese da regressão, uma explicação sobre o caráter consciente e o valor de realidade adquirido pelas vivências oníricas. Ou seja, ao regredir até os confins da extremidade sensorial do aparelho psíquico, embora o conteúdo onírico pré-consciente perca suas características linguísticas e demais propriedades mais elaboradas, involuindo até suas formas imagéticas elementares e fragmentadas, por sua conexão com percepções, tais fragmentos imagéticos contariam com a contribuição de processos ligados à consciência, readquirindo valor de realidade e atraindo a crença do sonhador.

Por sua vez, a partir da extremidade sensorial, seguir-se-ia a terceira etapa do processo onírico, caracterizada por um movimento novamente progressivo, ao longo do qual se desenrolariam os processos que constituem a elaboração secundária, responsáveis pelas características secundárias adicionadas aos fragmentos imagéticos brutos. Conforme assinalado, apesar das deformações produzidas sobre o conteúdo latente por outros mecanismos psíquicos, como o deslocamento, a condensação e a consideração pela representabilidade, a elaboração secundária visaria conferir alguma coerência e relativa inteligibilidade a fragmentos de imagens e cenas isoladas, exibidas no sonho manifesto.

Em suma, para o que interessa ser destacado, ao longo dessa trajetória em três etapas que constituiria o trabalho do sonho — progressiva, regressiva e novamente progressiva — é que entrariam em operação os mecanismos psíquicos distinguidos por Freud como constitutivos do trabalho do sonho, responsáveis pela deformação dos pensamentos oníricos inconscientes até sua exteriorização na forma de uma formação substitutiva, o conteúdo manifesto do sonho.

Embora pudéssemos tentar representar graficamente, como base no modelo freudiano de 1896, a trajetória progressiva-regressiva-progressiva do trabalho do sonho, em vista do caráter introdutório dessa exposição, cujo objetivo principal era demonstrar como Freud concebe o sonho como uma formação substitutiva do inconsciente, deixaremos de fazê-lo. Além do mais, o exame do problema da regressão será retomado na *Segunda Parte* destes estudos de teoria psicanalítica, a partir de considerações metapsicológicas mais detalhadas, baseadas na teoria do aparelho psíquico de 1900, ocasião em que disporemos dos esquemas gráficos elaborados pelo próprio Freud, que favorecem uma visualização mais clara da trajetória tripartite do trabalho do sonho.

No entanto, para não encerrar estes comentários sobre o trabalho do sonho sem a apresentação de um esquema que facilite a comparação dos sonhos com formações substitutivas análogas, em particular, com o sintoma, como em figurações anteriores, tentemos representá-lo com base nas hipóteses freudianas sobre a dinâmica das representações e a estratificação do psiquismo de 1895. É necessário ressalvar, porém, que, em vista da complexidade do processo que envolve a formação de sonhos, sobretudo em relação à regressão que caracteriza o processo onírico, o esquema proposto resta ainda mais precário do que os expostos nas discussões de outros fenômenos. Seu objetivo é figurar de modo aproximativo o processo de deformação, levado a cabo pelo trabalho do sonho, que na generalização teórica de Freud justificaria subsumir os fenômenos oníricos à categoria das formações substitutivas. O protótipo será igualmente o do sintoma, e, para facilitar sua retomada, ao examinarmos o emprego freudiano da técnica de interpretação, aqui utilizaremos a variação apresentada como segundo esquema na exposição sobre os pensamentos espontâneos do paciente, efetuando as adaptações necessárias (Figura 50).

Figura 50 - Esquema para o trabalho do sonho

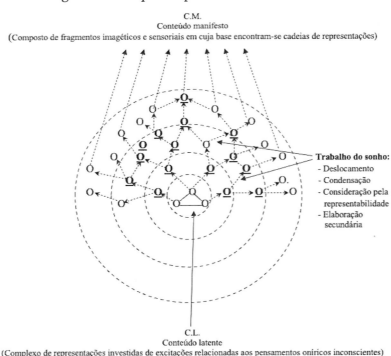

Fonte: O autor

Trata-se, como se pode notar, de assunto complexo, cuja exposição se vê dificultada pelas limitações de uma discussão abrangente e introdutória, que, para acompanhar as descobertas iniciais de Freud, como o sentido inconsciente do sonho desvelado pelo autor em meados de 1895, busca ater-se a hipóteses que lhe seriam contemporâneas, evitando recorrer a formulações teóricas posteriores. De todo modo, esperamos que os comentários aproximativos aqui apresentados sirvam de indicação sobre a importância do tema dos sonhos no desenvolvimento das investigações freudianas. O estudo dos sonhos não apenas joga mais luz sobre o processo de formação de sintoma nas neuroses, mas sobretudo coloca mais claramente em evidência os problemas psicológicos que levarão Freud à formulação de uma teoria geral sobre a estrutura e o funcionamento do psiquismo humano, a partir da qual passaria a contar com fundamentos teóricos mais sólidos para justificar a subsunção de uma vasta série de fenômenos à categoria das formações substitutivas do inconsciente.

Para concluir os comentários sobre a concepção freudiana dos sonhos, consideremos brevemente dois problemas postos pelo autor na *terceira lição*. Eles dizem respeito ao simbolismo e da angústia nos sonhos.

4. Sobre duas observações adicionais de Freud em relação aos fenômenos oníricos: o simbolismo nos sonhos e o sonho de angústia

Ainda na *terceira lição*, Freud faz menção a dois problemas ligados aos fenômenos oníricos, o do simbolismo nos sonhos e o do sonho de angústia, em relação aos quais oferecemos apenas algumas indicações gerais. Sobre a questão do simbolismo, esclarece ele, a análise dos sonhos teria revelado

> ... que o inconsciente se utiliza – especialmente para a representação de complexos sexuais – de um simbolismo determinado, que em parte varia individualmente, mas também é fixado em formas típicas, e que parece coincidir com o simbolismo que conjeturamos haver em nossos mitos e fábulas. É possível que tais criações dos povos venham a ser esclarecidas através dos sonhos. (Freud, 1910/2013c, p. 259).

Quer dizer, o problema do simbolismo onírico apresentaria interesse teórico, pois certos símbolos-padrão poderiam servir como recurso pictórico auxiliar sobretudo na consideração pela representabilidade, ou seja, nas operações do trabalho do sonho que visam a transformação de pensamentos oníricos em imagens exibidas no conteúdo manifesto. Assim, se puder ser demonstrado que o simbolismo nos sonhos coincide com os simbologia suposta como presente em mitos e fábulas, como opina o autor, talvez as criações mitológicas dos povos possam ser esclarecidas por meio da interpretação dos sonhos[49].

Embora Freud considere a possibilidade de que a interpretação dos sonhos contribua para esclarecer o papel dos mitos em diferentes culturas — e não o contrário —, o simbolismo nos sonhos apresentar-se-ia como problema para a psicanálise, pois traria implicações para a prática psicanalítica. Isso porque, na medida em que se confere prevalência aos símbolos, estes poderiam ser tomados como base para a proposição de técnicas de interpretação centradas em elementos simbólicos.

---

[49] Em relação ao tema do simbolismo no sonho, ver em *A interpretação dos sonhos*, de 1900, no capítulo VI, sobre *O trabalho do sonho*, a Seção E, intitulada *A representação por meio de símbolos no sonho* (Freud, 1900/2019d). Ver também, de *Conferências introdutórias à psicanálise*, de 1916-1917, a décima conferência, intitulada *O simbolismo dos sonhos* (Freud, 1916-1917/2014a).

Assim, vale contrastar o reconhecimento acerca da contribuição de elementos simbólicos no processo de formação de fenômenos oníricos, uma ressalva do próprio autor em relação às limitações ou mesmo equívocos de interpretações puramente simbólicas de sonhos. Ao apresentar a 12.ª conferência, intitulada *Análises e exemplos de sonhos*, de *Conferências introdutórias* à *psicanálise*, de 1916-1917 (Freud, 1916-1917/2014a, pp. 247-267), Freud cita o exemplo de um relato de sonho recebido por correspondência, em relação ao qual faltariam elementos necessários à análise. Escreve ele:

> Faço uso dele para mostrar aos senhores como é inacessível à compreensão um sonho, antes que o sonhador nos tenha dado informações sobre ele. Suponho, na verdade, que, no fundo, os senhores julguem ideal a interpretação que se vale de um significado simbólico e que prefeririam pôr de lado a técnica associativa. Meu propósito é libertá-los desse equívoco danoso. (Freud, 1916-1917/2014a, p. 251).

Em outras palavras, para o autor, mesmo se for identificada a possível presença de símbolos entre os fragmentos de cenas e diálogos que compõem o conteúdo manifesto, por si mesmos os elementos simbólicos não deveriam ser suficientes para se efetuar a interpretação de um sonho. Isso porque a interpretação ver-se-ia prejudicada na ausência de informações relacionadas ao sonho fornecidas pelo sonhador. Como veremos ao examinar o emprego freudiano da técnica, no fundo, a interpretação psicanalítica de um sonho só pode ser construída a partir de dados provenientes de pensamentos espontâneos e outras ocorrências comunicadas pelo sonhador em associação livre, sem as quais o desvelamento de seu sentido inconsciente ver-se-ia prejudicado ou mesmo impossibilitado. Como deixa claro, ao oferecer exemplos de análises de sonhos na 12.ª conferência, o propósito de Freud é justamente libertar sua plateia do que considera um equívoco danoso, a saber, uma estratégia aparentemente ideal, pois centrada em uma chave interpretativa fixa, baseada no simbolismo, mas que desconsideraria o essencial, o desejo inconsciente mobilizador do sonho e talvez da própria vida psíquica do sonhador.

Por sua vez, vivências oníricas dominadas pela angústia podem ser vistas como outro problema para a concepção freudiana, pois parece entrar em contradição com a tese segundo a qual sonhos são realizações de desejo. O próprio autor levanta esse problema na *terceira lição*, indicando outras questões a serem consideradas para se obter um esclarecimento do assunto. Diz ele:

> Por fim, devo lhes admoestar que não se deixem levar pela objeção de que o aparecimento de sonhos angustiados contradiz nossa concepção do sonho como realização de desejos. Sem considerar que também esses sonhos angustiados necessitam de interpretação antes de serem julgados, devemos dizer, em termos bastante gerais, que a angústia não se liga tão simplesmente ao conteúdo do sonho, como se pode imaginar sem maior conhecimento das condições que determinam a angústia neurótica. (Freud, 1910/2013c, p. 259).

Antes de tudo, para tentar compreender os sonhos de angústia, seria necessário considerar teoricamente o próprio fenômeno da angústia. Se, como o autor esclarece na sequência da citação, a angústia for compreendida como "uma das reações negativas do Eu em relação a desejos reprimidos que se tornaram fortes" (Freud, 1910/2013c, p. 259), ela poderia ser explicada no contexto do próprio processo de formação do sonho de angústia. Quer dizer, a angústia envolvida no sonho poderia ser compreendida como emergindo ao longo do próprio trabalho do sonho, como uma espécie de resultante desequilibrada do conflito entre as tendências dos dois sistemas psíquicos envolvidos, na qual conteúdos inconscientes reprimidos teriam escapado em maior ou menor grau da vigilância da censura onírica.

Porque, como o próprio autor indica, se, diante do conflito psíquico instalado, "a formação do sonho se pôs demasiadamente a serviço da realização desses desejos reprimidos" (Freud, 1910/2013c, p. 259), isto é, se os processos oriundos do sistema inconsciente foram favorecidos pelo trabalho do sonho, deixando, por exemplo, de efetuar as devidas deformações dos pensamentos oníricos, esse desequilíbrio seria capaz de comprometer as capacidades de reação adequada por parte do sistema responsável pela censura. Nesse caso, a angústia poderia ser compreendida como um componente integrante das reações negativas do Eu em face da realização de um desejo inconciliável, que conseguiria, no limite, levar ao despertar de seu sono, emergindo junto ao conteúdo manifesto do sonho.

O problema do sonho de angústia será reconsiderado por Freud no capítulo sétimo de *A interpretação dos sonhos*, lugar em que, por meio de esclarecimentos posteriormente aduzidos em nota de pé de página, reconhece a necessidade de levar em conta, no conflito psíquico, fatores ainda não tematizados pela teoria do aparelho psíquico então apresentada no livro de 1900. Trata-se da interferência de fatores morais na formação de sonhos, nos quais alguma autopunição pode estar envolvida. Conforme já indicado, uma compreensão teórica acerca das forças morais constitutivas do funcionamento geral do psiquismo, não apenas em sua atividade noturna na produção de sonhos, mas na vida psíquica em geral, exigirá do autor a revisão das concepções iniciais sobre a estrutura e funcionamento da psique, o que veremos ocorrer a partir de 1920. No caso em questão, seria necessário considerar o papel da instância superegoica, tematizada a partir da segunda tópica do aparelho psíquico em *O eu e o id*, de 1923. No bojo dessas transformações teóricas, outras hipóteses subjacentes à concepção geral sobre os sonhos serão objeto de reconsideração, conforme pode ser verificado, por exemplo, na 29.ª conferência, intitulada *Revisão da teoria do sonho*, de *Novas conferências introdutórias* à *psicanálise*, de 1933 (Freud, 1933/2010p).

5. Para concluir

Com esses comentários aproximativos acerca da concepção freudiana sobre os sonhos, concluímos a tarefa iniciada no capítulo anterior, voltada para o exame dos principais argumentos de Freud apresentados na *terceira lição*, que justificariam a generalização das descobertas sobre o processo de deformação do reprimido nas neuroses para a compreensão de outros fenômenos como formações substitutivas. Analogamente ao papel desempenhado pelo processo de deformação na produção de outros fenômenos psíquicos, as operações do trabalho do sonho na transformação de pensamentos oníricos latentes em conteúdo manifesto, que não atenderia senão aos propósitos da realização de desejo, demonstrariam que sonhos são formações substitutivas análogas ao sintoma neurótico, atos falhos, chistes etc.

Em relação às formações substitutivas examinadas no capítulo anterior, já apresentamos alguns comentários a título de balanço parcial, por isso as observações complementares que se seguem visam destacar apenas algumas conclusões gerais mais salientes que se poderiam extrair da excursão freudiana pelos problemas do sonho, e que estariam intimamente ligadas à compreensão proporcionada pelos estudos sobre o processo de formação de sintoma. A possibilidade de investigá-los de forma mais detalhada, principalmente pela oportunidade de analisar vivências oníricas próprias, e a consistência dos resultados aí obtidos por Freud tornam os sonhos um caso especial da generalização das descobertas sobre o processo de deformação do reprimido nas neuroses. Por seu caráter emblemático, mais do que formações substitutivas análogas, o autor defende a identidade metapsicológica entre sonho e sintoma.

Da compreensão freudiana de que processos psíquicos comuns teriam participação tanto na produção de sintomas como na de sonhos resultaria ao menos duas implicações mais imediatamente acessíveis: 1) A primeira já havia sido considerada no capítulo anterior, a partir do exame dos chistes e especialmente dos atos falhos, e implicaria certo apagamento da suposta linha divisória entre as manifestações da patologia neurótica e os fenômenos psíquicos considerados normais. Como vimos, essa compreensão não consistiria senão em uma implicação contida nas próprias hipóteses sobre a dinâmica das representações e a estratificação do psiquismo, que exibem de forma ostensiva a dificuldade de se estabelecer uma fronteira clara entre as representações pertencentes ao material patogênico, responsável pelas manifestações neuróticas, e as representações relativas às funções normais do Eu. 2) A segunda tem a ver com a necessidade de avançar no esclarecimento conceitual dos processos psíquicos que conformariam o denominador teórico comum às explicações das neuroses e dos sonhos.

Em relação a certo apagamento da linha divisória tradicionalmente suposta entre o patológico e o normal, demonstrado pelas hipóteses freudianas, pouco restaria a complementar ao que já foi considerado ao longo das discussões apresentadas, sobretudo no final do capítulo anterior. Valeria reiterar apenas uma observação em relação ao lugar ocupado pelos sonhos no espectro que vai do normal ao patológico. Por um lado, os sonhos são considerados fenômenos normais, pois é dado a todos sonhar; por outro, como Freud ensina, parte significativa dos processos psíquicos presentes na formação de sonhos é idêntica aos processos responsáveis pelo aparecimento de sintomas neuróticos.

Quer dizer, do ponto de vista metapsicológico, sonhos seriam fenômenos intermediários, pois recobririam parcialmente o campo do normal e o do patológico. Embora apresentem em seu processo de formação mecanismos típicos de fenômenos psíquicos considerados normais — como os processos progressivos o longo dos quais se desenrolaria a elaboração secundária —, compartilham de processos psíquicos inconscientes idênticos aos responsáveis pela deformação do reprimido na produção de sintomas neuróticos. Assim, além de consistir em fenômeno cuja investigação pode contribuir para a compreensão metapsicológica de manifestações psíquicas tanto patológicas como normais, o exame do processo de formação do sonho e a demonstração de sua identidade teórica com sintomas neuróticos viriam a reforçar o sentido do adágio machadiano.

No que concerne à necessidade de aprofundamento na determinação conceitual do denominador comum à categoria das formações substitutivas, vale retomar alguns comentários já apresentados sobre a evolução das reflexões metapsicológicas iniciais de Freud, a fim de considerá-los agora à luz da compreensão sobre a identidade entre sonho e sintoma, pois ajudam a colocar em perspectiva as formulações teóricas que encontraremos em obra considerada inaugural da psicanálise. Embora venha a ser conceptualizado de forma mais clara e consistente apenas no capítulo teórico de *A interpretação dos sonhos*, de 1900, foi assinalado que esse denominador comum já vinha sendo investigado pelo autor desde ao menos meados de 1895.

Apresentadas de forma breve em *A psicoterapia da histeria*, capítulo de *Estudos sobre a histeria*, publicado em abril de 1895, como derivadas de especulações do terapeuta acerca das condições psíquicas que explicariam o curso tortuoso exibido pelas associações livres do paciente, as hipóteses sobre a dinâmica das representações e a estratificação do psiquismo despontariam como pedra angular da generalização freudiana que desemboca numa concepção *sui generis* sobre as formações substitutivas do inconsciente e, particularmente, na justificação da identidade entre sonho e sintoma. Por sua potencialidade heurística, poder-se-ia considerá-las uma das principais precursoras das concepções freudianas de aparelho psíquico, como a apresentada no livro de 1900 para explicar o processo de formação de sonhos e fundamentar a técnica de interpretação.

No entanto, vimos também que, entre essa tentativa inicial de compreensão teórica e as realizações conceituais de 1900, além da descoberta sobre o sentido inconsciente dos sonhos em 24 de julho de 1895, duas outras importantes tentativas visando avançar na compreensão dos processos psíquicos inconscientes teriam sido verificadas, como revela o exame do percurso intelectual inicial do autor. Uma delas consistiria na concepção de um modelo de aparelho neuropsíquico voltado à explicação das neuroses, apresentado em *Projeto de uma psicologia*, manuscrito enviado a Fliess entre setembro e outubro de 1895 (Freud, 1950/2003a), portanto poucos meses após a publicação das hipóteses sobre a dinâmica das representações em *A psicoterapia da histeria*.

Esforço análogo de compreensão teórica é verificado no esboço de um modelo voltado especificamente para pensar o problema da ressignificação dos processos de memória, apresentado na carta a Fliess de 6 de dezembro de 1896 (Masson, 1985/1986). Como se assinalasse a trilha teórica que o conduz à concepção de aparelho psíquico apresentado no livro dos sonhos, Freud concebe diferentes modalidades de inscrição mnêmica das impressões deixadas pelas vivências, denominados registros ou sistemas dos signos perceptivos, do inconsciente, do pré-consciente e do consciente. Obviamente, será necessário aguardar até a publicação de *A interpretação dos sonhos*, de 1900, para entrarmos em contato com formulações conceituais mais claras e consistentes sobre a ideia de um aparelho psíquico concebido como estruturado por instâncias ou sistemas psíquicos — Inconsciente, Pré-consciente/Consciente —, que não serviria para explicar apenas os sonhos, mas igualmente os sintomas e outras formações substitutivas.

Ainda que, em nossos comentários sobre a concepção freudiana das formações substitutivas do inconsciente, tenhamos trabalhado com a ideia de um denominador teórico restrito às hipóteses precárias sobre a dinâmica das representações e a estratificação do psiquismo, apresentadas em *A psicoterapia da histeria*, de 1895, esperamos que elas tenham sido suficientes para mostrar como, da perspectiva histórica que organiza a exposição em *Cinco lições de psicanálise*, as suposições teóricas derivadas de investigações sobre os fenômenos neuróticos teriam estimulado as reflexões de Freud sobre os fenômenos oníricos. Por sua vez, o aprofundamento no estudo do processo de formação de sonhos e o reconhecimento de uma identidade entre sonho e sintoma teriam, retroativamente, como num círculo virtuoso, contribuído não apenas para uma compreensão mais clara sobre o mecanismo psíquico das neuroses, mas sobretudo para o aprofundamento e ampliação do conhecimento sobre os processos psíquicos inconscientes. Guardemos, portanto, a ideia de um denominador teórico comum distinguido por Freud na explicação de uma série de fenômenos psíquicos compreendidos como formações substitutivas do inconsciente, pois ela será retomada último capítulo ao examinarmos algumas indicações textuais do autor para pensar uma fundamentação teórica da técnica psicanalítica.

Por fim, como observado na apresentação sobre no relato freudiano da *terceira lição*, feita na introdução do capítulo anterior, o conteúdo exposto de forma condensada não contempla apenas a base teórica das formações substitutivas elencadas, mas versa principalmente sobre o uso prático que delas faz o autor ao buscar desvelar os conteúdos inconscientes que lhes confeririam sentido. Na medida em que busca demonstrar como as operações psíquicas que constituem o trabalho do sonho correspondem — exceto por algumas especificidades — àquelas envolvidas na deformação do reprimido no sintoma, das demonstrações teóricas de Freud resultariam consequências também para a compreensão da técnica empregada no tratamento de neuroses e na interpretação de sonhos.

Dada a identidade entre sonho e sintoma, as distinções entre sintoma e desejo reprimido nas neuroses e entre conteúdo manifesto e conteúdo latente nos sonhos pressupõem a possibilidade de, a partir da análise de uma manifestação sintomática ou de um relato de sonho, chegar ao desvelamento de conteúdos inconscientes que lhe conferem sentido. A compreensão teórica serviria assim de base para o estabelecimento por Freud de um método de análise e interpretação empregado no desvelamento tanto do desejo reprimido determinante do sintoma neurótico como do sentido oculto do sonho. Passemos, então, ao exame do emprego freudiano da técnica, primeiro, no manejo do tratamento de neuroses e, depois, no da interpretação de sonhos.

CAPÍTULO XIV

O EMPREGO FREUDIANO DA TÉCNICA DE TRATAMENTO DE NEUROSES: A ESCUTA DOS PENSAMENTOS ESPONTÂNEOS COMUNICADOS PELO PACIENTE COMO VIA DE ACESSO AO INCONSCIENTE

Explicitadas algumas das formulações teóricas implícitas no relato da *terceira lição*, buscaremos conhecer agora o emprego freudiano da técnica. Conforme aprendemos, a generalização das descobertas sobre a deformação do reprimido nas neuroses teria possibilitado a Freud explicar outros fenômenos como formações substitutivas análogas ao sintoma. Ora, o reconhecimento do processo de deformação como um denominador teórico comum não justificaria empregar a mesma técnica empregada no desvelamento do sentido oculto do sintoma para analisar e interpretar fenômenos psíquicos análogos? Dito de outro modo, a demonstração de que processos inconscientes seriam determinantes na produção de uma vasta série de fenômenos psíquicos não justificaria a extensão da técnica desenvolvida no tratamento de neuroses e seu emprego no desvelamento do sentido oculto sob as demais formações substitutivas? De fato, é o que se verifica, como buscaremos mostrar a partir de dois exemplos, a saber, o emprego da técnica no tratamento de neuroses e o emprego da técnica na interpretação de sonhos.

Em vista de seu caráter prototípico, exploraremos primeiro as indicações de Freud sobre o manejo da técnica no tratamento de neuroses; o emprego da técnica na interpretação de sonhos será examinado no capítulo seguinte. Buscaremos mostrar como as descobertas sobre o processo de deformação do reprimido teriam favorecido também o aprimoramento do manejo freudiano do tratamento, sobretudo no que concerne ao estabelecimento do que se tornou conhecida como a regra fundamental da psicanálise, a associação livre. Como vimos nos breves comentários ao caso Elisabeth, para favorecer o afloramento de conteúdos inconscientes supostos como subjacentes ao sintoma, Freud teria sido obrigado a efetuar modulações na técnica. No curso desses ensaios, as manifestações verbais e expressões emocionais da paciente tornar-se-iam objetos privilegiados de escuta e observação.

Como aprendemos, a hipótese geral era a de que ocorrências espontâneas comunicadas por pacientes em tratamento apresentariam estruturação psíquica análoga à de sintoma, ou seja, consistiriam em exteriorizações deformadas de conteúdos reprimidos. Por meio de mecanismos como a condensação e o deslocamento, um desejo inconsciente seria submetido a deformações impostas pela resistência, adquirindo disfarces suficientes para imiscuir-se entre as racionalizações do pensar consciente, integrando-se às expressões da linguagem ordinária. Tais conhecimentos justificariam tomar a escuta dos pensamentos espontâneos comunicados pelo paciente como guia no trabalho clínico de desvelamento dos conteúdos inconscientes reprimidos supostos como responsáveis pelo quadro neurótico.

Para tentar compreender como se daria o emprego freudiano da técnica no tratamento de patologias neuróticas, os comentários deste capítulo foram organizados em quatro seções. Antes de entrar no tema principal, faremos uma breve retomada de alguns pressupostos teóricos que serviriam de fundamento para o manejo freudiano; trata-se das descobertas sobre o processo de deformação do reprimido na compreensão do papel de mediador que os pensamentos espontâneos comunicados pelo paciente podem desempenhar no tratamento. Na segunda seção, guiados pelas indicações constantes da *terceira lição*, examinaremos alguns dos aprimoramentos introduzidos por Freud na técnica de tratamento, a partir da compreensão adquirida sobre o caráter deformado das comunicações espontâneas do paciente. Os comentários foram distribuídos em três subseções: Apresentaremos primeiro uma caracterização geral sobre o curso de uma escuta analítica dos pensamentos espontâneos comunicados pelo paciente. Depois, considerando os objetivos do trabalho clínico, buscaremos destacar o confronto com obstáculos psíquicos contrários ao andamento do tratamento, a resistência, a fim de preparar a discussão principal desta seção; esta será desenvolvida na última subseção, na qual sugerimos que a introdução do que se tornou conhecida como a regra fundamental da psicanálise — a associação livre — teria como objetivo neutralizar o máximo possível as interpelações da resistência na continuidade do trabalho analítico.

Para tentar tornar visualizável a caracterização sobre o emprego freudiano da técnica, exposta nas seções anteriores, apresentaremos na terceira seção o esboço de um esquema, acompanhado de comentários sobre uma trajetória possível, evidenciada pelo trabalho analítico baseado na escuta dos pensamentos espontâneos comunicados pelo paciente. Na última seção, apoiados em indicações presentes na *segunda* e na *quinta lição*, examinaremos alguns destinos alternativos para os desejos inconscientes reprimidos desvelados pelo tratamento psicanalítico. Trata-se de considerar algumas alternativas de tramitação normal de um desejo até então tido como inconciliável e, por isso, reprimido, possibilitadas pela aquisição de novas capacidades pelo paciente, resultantes do amadurecimento psíquico proporcionado pelo tratamento psicanalítico.

1. Retomada e síntese de alguns pressupostos teóricos da técnica

Sob a ótica das hipóteses sobre o processo de deformação do reprimido na formação de sintoma, vimos que Freud concebe os conteúdos mnêmicos correspondentes às verbalizações do paciente como representações dispostas por diferentes estratos de uma psique concentricamente estratificada. A suposição seria a de que os conteúdos mais facilmente evocáveis, manifestos em pensamentos espontâneos comunicados na etapa inicial de um tratamento, encontrar-se-iam em estratos superficiais. A exteriorização facilitada desses conteúdos mnêmicos por meio de palavras dever-se-ia ao alto grau de deformação com que se apresentariam, o que camuflaria seu vínculo com o reprimido e explicaria a predominância entre eles de uma resistência de baixa intensidade.

Seria previsível, portanto, que conteúdos mnêmicos ou representações de vivências mais fortemente afetadas pela resistência, distribuídas por estratos psíquicos intermediários e profundos, teriam sua verbalização dificultada ou impedida. Como aprendemos pelo exame das hipóteses freudianas sobre a dinâmica das representações e a estratificação do psiquismo, a suposição seria a de que, no núcleo patogênico, encontrar-se-iam os conteúdos mnêmicos correspondentes ao desejo não satisfeito, mantido inconsciente pelas forças da repressão, cujo desvelamento e apropriação possibilitaria a dissolução do sintoma. A tarefa do tratamento consistiria, então, em induzir condições favoráveis à diminuição da resistência, a fim de abrir acesso a uma tramitação adequada dos conteúdos represados no núcleo patogênico.

Embora tenhamos em capítulos anteriores considerado algumas hipóteses de Freud sobre a economia, a dinâmica e a topologia psíquicas, a menção na *terceira lição* da noção junguiana de complexo, aí definida como "um grupo de elementos ideativos relacionados e investidos de afeto" (Freud, 1910/2013c, p. 252), parece favorecer um entendimento relativamente mais claro não apenas sobre os componentes do núcleo patogênico reprimido, mas principalmente acerca dos derivados desse núcleo inconsciente.

Afinal, como sugerido pela ideia de ponto nodal, as representações despertadas ao longo do processo analítico, localizadas em estratos periféricos e intermediários, seriam justamente as que teriam seu conteúdo contaminado pela mesclagem com conteúdos de representações alheias. Afetadas pelos trabalhos do deslocamento e da condensação, tais representações intermediárias se veriam, por assim dizer, inoculadas por fragmentos de conteúdos originários do núcleo patogênico, tornando-se assim, como derivados do inconsciente, ligadas associativamente ao reprimido.

Quer dizer, a noção junguiana ajudar-nos-ia a fixar melhor o entendimento de que as ramificações de trilhas associativas que ligariam as representações mais periféricas às representações nucleares, passando por representações de estratos intermediários, fazem parte de um mesmo complexo ideativo, organizado em torno de um núcleo comum inconsciente reprimido. Em suma, apesar das particularidades manifestas pelos elementos mnêmicos que compõem um complexo, seu parentesco seria explicado pelo conteúdo comum partilhado, mas deformado pela resistência, pois originário do núcleo patogênico.

Além da distribuição topológica das representações por estratos psíquicos de diferentes graus de resistência, a consideração do afeto investido nas representações inter-relacionadas que compõem um complexo ajudaria a reforçar nossas impressões sobre o destino do componente afetivo originário de um desejo reprimido. Em outras palavras, as excitações eróticas que envolvem as representações de um desejo que teria sofrido repressão, como a hipótese de Freud de uma paixão reprimida pelo cunhado no caso Elisabeth, encontrar-se-iam distribuídas e investidas por entre os múltiplos elementos mnêmicos que formam um complexo, até mesmo sobre as representações de estratos superficiais, correspondentes a lembranças mais facilmente evocáveis e verbalizáveis pelo paciente. Como vimos ao estudar algumas hipóteses econômicas de Freud, em conflito com a tendência centrípeta das forças repressoras do Eu, que sustentam de forma duradoura a resistência contra o retorno do reprimido, a direção centrífuga em que os fragmentos do material patogênico buscam se espraiar é impulsionada pela pressão exercida pela tendência reguladora das excitações do desejo inconsciente — a fuga de aumentos desprazíveis de excitação, expressa pelo princípio de prazer.

Obviamente, devido à deformação produzida pela ação de mecanismos de deslocamento e condensação, atuantes ao longo de trilhas associativas que alcançam a periferia, as excitações investidas sobretudo em representações de estratos mais superficiais teriam perdido em alto grau seu caráter originalmente erótico. Daí que uma resistência menor seria correlativa a uma deformação em grande escala que faria dos pensamentos espontâneos conteúdos psíquicos pouco aptos a denunciarem seu vínculo com o reprimido. Nesse contexto, para compreendermos o aproveitamento prático feito por Freud dos pensamentos espontâneos comunicados pelo paciente, importa reter a ideia de que, sob a roupagem discreta e significado aparentemente ordinário dos enunciados, esconder-se-ia uma conexão associativa, não atinada pelo falante, entre os conteúdos verbalizados e o conteúdo de um desejo inconsciente reprimido.

Resumindo, a noção de complexo ajudaria a reforçar a compreensão de que, apesar de consistirem em elementos de ramificações secundárias, os conteúdos mnêmicos ou cenas relatadas pelo paciente na forma de pensamentos espontâneos pertenceriam à mesma árvore genealógica ou coletivo representacional que se estende do núcleo patogênico reprimido ao sintoma. Assim, ao guiar-se pela escuta das ocorrências espontâneas comunicadas pelo paciente, Freud buscaria percorrer as trilhas associativas por elas sinalizadas com o objetivo de alcançar o núcleo patogênico. Se, por um lado, as hipóteses sobre a dinâmica das representações e a distribuição concêntrica da resistência inviabilizam qualquer pretensão de um trânsito direto ao núcleo suposto como patogênico, por outro, elas favoreceriam a expectativa freudiana de que uma análise passo a passo dos pensamentos espontâneos comunicados pelo paciente proporcionasse o desvelamento progressivo de conteúdos até então ocultos ou latentes. Uma escuta analiticamente orientada poderia assim levar a uma ampliação do conhecimento sobre as possíveis motivações do sintoma, permitindo ao final um acercamento aos domínios do desejo inconsciente reprimido e, quiçá, a resolução do quadro clínico.

Para sintetizar os comentários feitos até aqui, convém retomar o esquema já conhecido, esboçado para ilustrar a emergência de pensamentos espontâneos no paciente. Consideraremos sobretudo a direção centrífuga seguida pelas exteriorizações do reprimido, sinalizada no esquema por setas pontilhadas (Figura 51).

Figura 51 - Esquema para a trajetória centrífuga do conteúdo reprimido até os pensamentos espontâneos

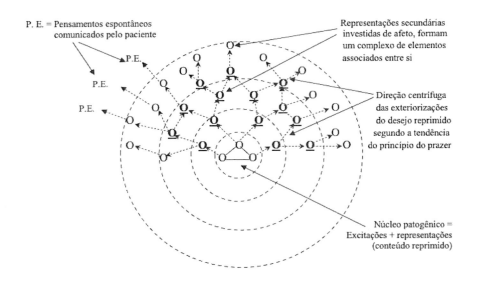

Fonte: O autor

As cadeias associativas, apresentadas como se recortassem em zigue-zague o espaço psíquico, resultariam sobretudo das operações do deslocamento e da condensação, por meio das quais conteúdos mnêmicos correspondentes a um desejo mantido sob repressão no núcleo patogênico seriam submetidos a transformações em sua feição original. Assim, ao alcançarem os estratos periféricos, conteúdos já deformados, oriundos do desejo reprimido, ver-se-iam mesclados a conteúdos de representações mais superficiais, sofrendo deformações adicionais, tornando-se irreconhecíveis ao manifestarem-se na forma de um pensamento espontâneo para o paciente.

A reconsideração dessa esquematização sobre os pensamentos espontâneos do paciente como uma formação substitutiva do reprimido análoga ao sintoma pode ser útil aos nossos objetivos, pois, ao visar o desvelamento de conteúdos inconscientes reprimidos supostos como presentes na origem dos sintomas, a técnica freudiana passará a ser orientada fundamentalmente pela escuta da palavra do paciente, buscando por meio da análise desse material reabrir caminhos associativos obstruídos pela resistência. Conforme buscaremos tornar mais facilmente visualizável na terceira seção, o trabalho da técnica evidenciaria assim uma trajetória centrípeta, inversa à orientação centrífuga do processo de deformação do reprimido que leva ao sintoma e aos pensamentos espontâneos do paciente.

2. A técnica de tratamento de neuroses aprimorada por Freud a partir das descobertas sobre o processo de deformação do reprimido: a escuta dos pensamentos espontâneos comunicados pelo paciente e o estabelecimento da regra fundamental de associação livre

Com base em indicações de Freud apresentadas na *terceira lição*, buscaremos examinar algumas modulações ou aprimoramentos introduzidos pelo autor no manejo do tratamento. Recordemos que, desde o abandono da hipnose, o autor teria passado a trabalhar com o paciente em estado normal de vigília, utilizando-se do artifício da pressão na testa, tomado de empréstimo a Bernheim. A compreensão do sintoma como retorno do reprimido e, sobretudo, as reflexões que desembocariam nas descobertas sobre o processo de deformação nas neuroses teriam, porém, desempenhado papel decisivo nos aprimoramentos posteriores introduzidos na técnica de tratamento, que passaria então a centrar-se na escuta dos pensamentos espontâneos comunicados pelo paciente.

Para indicar de forma aproximativa alguns dos aprimoramentos introduzidos por Freud na nova técnica de tratamento em vigília, começaremos por uma breve caracterização sobre o curso evidenciado por uma escuta analítica. Em seguida, buscaremos reconsiderar o problema da resistência com que Freud teria se defrontado no tratamento em vigília, a fim de sugerir como a introdução de uma nova regra analítica, a associação livre, responderia à necessidade de contorná-la. Ou seja, a sugestão seria a de que, analogamente à pressão na testa, a regra analítica que seria elevada ao status de regra fundamental da psicanálise teria sido introduzida como uma espécie de artifício preventivo contra a resistência.

2.1. Uma caracterização geral sobre o curso de uma escuta analítica dos pensamentos espontâneos comunicados pelo paciente

Com base nas hipóteses sobre a dinâmica das representações, e da compreensão de que os conteúdos comunicados pelo paciente se encontrariam associativamente ligados aos demais conteúdos representacionais provenientes do núcleo patogênico inconsciente, embora sem conexão aparente entre si, a técnica de tratamento proposta por Freud consistiria em aproveitar os conteúdos mais facilmente comunicáveis pelo paciente. A partir das primeiras ocorrências espontâneas comunicadas, a escuta prosseguiria passo a passo, de uma ocorrência a outra, perfazendo um caminho inverso ao suposto como estabelecido pelo processo de deformação do reprimido. Quer dizer, a técnica consistiria em, a partir de um elemento representacional inicialmente comunicado pelo paciente, seguir dele ao conteúdo mnêmico da ocorrência seguinte, e assim sucessivamente. Desse modo, como se se tratasse de uma atividade aleatória, a escuta analítica estaria voltada às comunicações espontâneas do paciente, não apenas sobre seus pensamentos e lembranças de vivências ou cenas do passado, mas também de sensações e sentimentos que lhe ocorrem durante a sessão.

Leiamos os termos em que Freud se expressa sobre essa etapa do trabalho analítico:

> Vemos assim que, se partimos do que um paciente ainda se recorda, para chegarmos a um complexo reprimido, temos toda probabilidade de descobri-lo se o paciente nos oferecer um número suficiente de seus pensamentos espontâneos. Assim, deixamos o doente falar o que quiser, atendo-nos ao pressuposto de que só poderá lhe ocorrer o que indiretamente se relacionar ao complexo buscado. Se este caminho para chegar ao reprimido lhes parecer muito trabalhoso, posso lhes garantir, contudo, que é o único praticável. (Freud, 1910/2013c, p. 252).

Poder-se-ia perguntar por que Freud considera o aproveitamento dos pensamentos espontâneos como o único caminho transitável a possibilitar um acesso ao reprimido. A consideração dessa questão talvez auxilie a compreender desde já alguns aspectos dos fundamentos da técnica freudiana. Porque, como tentamos indicar em esquemas às hipóteses freudianas sobre a dinâmica das representações, as trilhas associativas originalmente estabelecida entre as representações de vivências que constituem o complexo do desejo reprimido encontram-se infiltradas pela resistência do Eu, obstaculizando ao pensar consciente o acesso direto pelas trilhas mnêmicas originais às lembranças nelas dispostas.

Por outro lado, vimos também que, apesar da pressão da resistência, a contrapressão exercida pelas forças do desejo reprimido, que clama por satisfação, impulsionaria os conteúdos inconscientes a estabelecerem elos associativos secundários com representações alheias. Por meio de operações psíquicas caracterizadas como deslocamento e condensação, fragmentos do material reprimido distribuir-se-iam por representações de estratos intermediários, estabelecendo enlaces associativos com elementos mnêmicos secundários, originalmente não vinculados ao desejo-alvo de repressão ou ligados apenas indiretamente. Na medida em que de tais associações artificiais resultariam materiais mnêmicos híbridos ou deformados, aprendemos que eles serviriam como disfarces sob os quais se ocultaria o reprimido.

Os pensamentos espontâneos comunicados pelo paciente consistiriam assim em expressão de material mnêmico híbrido ou deformado, a partir do qual se poderia, seguindo por desvios e trilhas secundárias, alcançar indiretamente o núcleo patogênico inconsciente. Daí, como sugerem as descrições de Freud no relato do caso Elisabeth, a trajetória da análise caracterizar-se invariavelmente por avanços e retornos, ou cursos em zigue-zague que acompanhariam em sentido inverso o percurso seguido pelos deslocamentos e condensações que teriam operado a deformação do reprimido.

Como se se propusesse a desfazer ponto por ponto o processo de deformação, o trabalho analítico proposto por Freud visaria facilitar a diminuição da resistência e criar condições psíquicas que favorecessem a emergência espontânea no paciente de material mnêmico cada vez menos deformado, ou seja, de recordações de vivências ou cenas cada vez mais próximas e, quiçá, até as mais intimamente associadas ao desejo reprimido. Enfim, porque baseado em hipóteses como as antes estudadas sobre a dinâmica das representações num psiquismo estratificado, embora trabalhosa, não restaria à técnica freudiana no tratamento de neuroses outro caminho senão orientar-se pelas sinalizações implícitas entre os pensamentos espontâneos comunicados pelo paciente, pois, devido aos obstáculos constituídos pela infiltração da resistência, seria o único caminho transitável.

2.2. Algumas manifestações da resistência identificadas por Freud no curso do tratamento: interrupções, recusas e outras dificuldades do paciente para prosseguir com a comunicação das ocorrências espontâneas

Freud esclarece que o procedimento não é tão simples como talvez poderia dar a entender, nem livre de novas dificuldades, pois o paciente tende frequentemente a interromper o fluxo das comunicações com alegações de que nada lhe ocorre, ou mesmo recusar-se em certas situações a prosseguir com o trabalho de recordação; além disso, as comunicações seriam invariavelmente filtradas por avaliações morais ou desconsiderações de ordem racional em relação ao valor do conteúdo dos pensamentos espontâneos. Nos termos do autor: "No emprego dessa técnica, somos estorvados pelo fato de que muitas vezes o doente pára, põe-se a hesitar, afirma que não tem o que dizer, que nada lhe ocorre absolutamente" (Freud, 1910/2013c, p. 252). Trata-se, como aprendemos, de interposições da resistência.

Como vimos em comentários sobre a descoberta clínica da resistência e sua formulação conceitual, em suas reflexões sobre as dificuldades enfrentadas no trabalho terapêutico, particularmente ao longo do caso Elisabeth, Freud teria compreendido que tais alegações consistem em manifestações de forças psíquicas contrárias à exteriorização de conteúdos uma vez impedidos de realização, mantidos desde então em estado de repressão pela resistência do Eu. Vimos também que a descoberta da resistência só teria sido possível com abandono da hipnose, quando teria passado a trabalhar com o paciente em estado normal de vigília. Em seus primeiros esforços para tentar contrapor-se às tendências contrárias ao andamento do tratamento, além de incentivos racionais de convencimento e da insistência verbal para que o paciente envidasse esforços no trabalho de recordação de vivências potencialmente traumáticas, vimos que o autor teria lançado mão do artifício adicional da pressão na testa, buscando por meio desse conjunto de medidas táticas vencer os obstáculos impostos pela resistência.

No entanto, a compreensão teórica progressivamente adquirida após a descoberta da resistência, em relação à possível conformação topológica da psique e à dinâmica das representações, teria levado Freud a abrir mão de tais expedientes artificiais, deixando de lado a pressão na testa do paciente, bem como qualquer forma de incentivo racional ou insistência verbal. Talvez com base em considerações do tipo, na conferência, Freud ressalva que, se o paciente tivesse razão, então o modo novo de manejar o tratamento revelar-se-ia um método inadequado e pouco consistente. Diz ele: "Se assim fosse e ele [o paciente] tivesse razão, nosso procedimento se revelaria deficiente" (Freud, 1910/2013c, p. 252). Argumenta, ao contrário, que uma análise mais fina das alegações do paciente revela que as ocorrências espontâneas não fracassam nunca, quer dizer, sempre deve ocorrer-lhe algum pensamento, sentimento ou sensação capaz de, quando comunicada ao terapeuta, fornecer pistas úteis ao avanço da investigação clínica. Em suas palavras:

> No entanto, uma observação mais atenta mostra que os pensamentos espontâneos nunca deixam de surgir. Isso parece ocorrer porque o doente retém ou afasta de si a ideia percebida, sob o influxo das resistências que se travestem de variados juízos críticos sobre o valor daquele pensamento. (Freud, 1910/2013c, p. 252).

Também a partir de estudos realizados em capítulos anteriores, sabemos que o caráter aparentemente insignificante exibido pelos pensamentos espontâneos comunicados pelo paciente, que se mostrariam desprovidos de qualquer vínculo com conteúdos inconscientes reprimidos, resulta da deformação imposta pela resistência do Eu. Tal resistência, além de impor deformações que tornariam o conteúdo do desejo reprimido irreconhecível, teria se revelado um dos principais fatores responsáveis por dificultar o andamento do trabalho analítico, na medida em que tende a manifestar-se entre os juízos supostamente racionais do paciente. A alegação de falta de valor das ocorrências que emergem espontaneamente ao espírito seria um exemplo. Em suma, por serem constitutivas do pensar consciente, as manifestações da resistência não seriam percebidas ou não poderiam ser imediatamente reconhecidas pelo paciente, fazendo com que as ocorrências evocadas tendam a ser mais uma vez afastadas da consciência ou mantidas em segredo.

Veremos, assim, que, ao deparar-se com obstáculos do gênero, ao manejo freudiano não restaria senão suspender o trabalho recordativo pela via associativa interrompida e encaminhar-se trabalhosamente por outras ocorrências comunicadas pelo paciente. O conteúdo mnêmico das novas ocorrências pertenceria a trilhas associativas adjacentes, igualmente secundárias, mas menos intensamente afetadas pela resistência. Mediante semelhante trabalho de análise, que prosseguiria de uma ocorrência espontânea a outra, como se perfizesse um curso em zigue-zague, a expectativa seria a de que a resistência do paciente sofresse uma progressiva diminuição, favorecendo a evocação de conteúdos cada vez mais úteis à resolução do sintoma.

2.3. A introdução da regra fundamental de associação livre: um novo artifício técnico preventivo contra a resistência?

Ao distinguir as formas mais usuais em que se manifestam os obstáculos contra o progresso da análise, Freud teria encontrado um meio de antecipar-se às jogadas da resistência. Trata-se da formulação do preceito eleito como regra de ouro do tratamento analítico, a associação livre. Conforme a sugestão apresentada em capítulo anterior, de que a técnica da pressão no tratamento em vigília pode ser vista como sua precursora, segundo essa regra, caberia ao paciente deixar de lado toda forma de julgamento moral, juízo estético ou crítica racional acerca da pertinência ou conveniência das ocorrências despertadas, sejam elas lembranças, pensamentos, fantasias, sensações, sentimentos etc., atendo-se ao compromisso de dizer tudo o que lhe vêm ao espírito.

No fundo, comparado à pressão na testa do paciente, a regra eleita como fundamental da psicanálise parece consistir em um novo artifício técnico, que teria como objetivo favorecer a criação de condições psíquicas mínimas, necessárias à diminuição em algum grau da resistência do paciente. Uma resistência relativamente afrouxada tenderia a facilitar não apenas a evocação de ocorrências psíquicas em maior abundância e úteis ao prosseguimento da análise, mas principalmente uma comunicação mais livre e desimpedida dessas ocorrências. Escreve o autor:

> O modo de se resguardar disso [ou seja, contra as manifestações da resistência na forma de avaliações morais e/ou juízos críticos] é predizer essa conduta e solicitar ao paciente que não se preocupe com essa crítica. Ele deve, renunciando completamente a uma seleção crítica, falar tudo o que lhe vier à mente, mesmo que o considere errado, desproposado, sem sentido, e sobretudo quando lhe for desagradável ocupar-se daquele pensamento. Seguindo esse preceito, garantimos o material que nos põe na trilha dos complexos reprimidos. (Freud, 1910/2013c, pp. 252-253).

Quer dizer, em termos ideais, a partir da introdução da regra fundamental da psicanálise, o terapeuta poderia contar com a contribuição do compromisso do paciente de comunicar tudo o que lhe ocorre, dispensando assim qualquer incentivo racional, insistências verbais ou outro tipo de intervenção ativa de sua parte, como exemplificado pelo artifício inicialmente utilizado da pressão na testa. À associação livre por parte do paciente corresponderia um manejo no qual a escuta do terapeuta se deixaria levar de uma ocorrência espontânea a outra ocorrência que lhe segue, e assim sucessivamente. O emprego dessa modalidade de atenção flutuante (cf. o verbete *Atenção (uniformemente) flutuante*; Laplanche & Pontalis, 1967/2001, pp. 40-42) visaria a captura de algum sinal emanado do reprimido, cuja análise possibilitaria desvelar outros conteúdos inconscientes, dos quais se esperaria poderem contribuir para a composição do quadro de motivações que explicaria o sintoma.

Nessa nova forma de manejar o tratamento, ao deparar-se com interrupções ou bloqueios contra a continuidade das associações a partir da recordação de uma determinada vivência ou cena, a estratégia freudiana consistiria em não insistir em prosseguir por esse encadeamento associativo, abstendo-se de forçar o paciente a ultrapassar resistências provavelmente não transponíveis na etapa atual do tratamento. Justificado pela compreensão teórica sobre as conformações possíveis da dinâmica psíquica do paciente, caberia ao terapeuta acolher e respeitar as condições anímicas atuais, evidenciadas pela resistência manifesta em relação a determinado conteúdo, abstendo-se de artifícios técnicos adicionais. Apesar de tais obstáculos demarcarem os limites atuais do manejo freudiano, a consideração do quadro analítica justificaria inferências sobre a existência de algum vínculo significativo do conteúdo mnêmico controlado pela resistência com o material reprimido, hipótese de trabalho que poderia ser testada na sequência do tratamento.

Assim, sem solução de continuidade, Freud prosseguiria com o trabalho de análise, mas agora com base na consideração de outra ocorrência espontânea qualquer, mais facilmente evocável nas associações livres do paciente, relacionada a conteúdo em geral menos influenciado pela resistência. E a partir desta, o paciente prosseguiria com a comunicação de novas recordações que lhe ocorressem espontaneamente, seguindo desta a uma terceira ocorrência, e assim por diante, até deparar-se invariavelmente com novas interrupções e bloqueios impostos pela vigilância persistente da resistência egoica. Nesse caso, analogamente à etapa anterior, acolhendo e respeitando as dificuldades do paciente, o terapeuta abster-se-ia de qualquer insistência no prosseguimento do trabalho pela via associativa obstaculizada, solicitando apenas que reiniciasse o trabalho a partir de outra ocorrência espontânea.

A nova modalidade de manejo técnico baseada no preceito fundamental da associação livre proporcionaria ao terapeuta elementos mnêmicos adicionais desvelados até certa altura do tratamento, podendo analisá-los e compará-los, e, na medida em que apresentassem alguma significação comum, articular os conteúdos das recordações das vivências nas quais as associações livres viram-se obstaculizadas. Como num trabalho de depuração de um grande volume de material empírico, o terapeuta poderia distinguir elementos mnêmicos significativos, obtendo assim um novo conhecimento relativamente consistente, que talvez auxilie a começar a compreender o quadro clínico e/ou a levantar novas hipóteses de trabalho a serem testadas na sequência do tratamento. A analogia do trabalho analítico como uma espécie de depuração química é utilizada por Freud na *terceira lição*. Diz ele:

> Esse material dos pensamentos espontâneos, que o doente rejeita com desdém, quando é influenciado pela resistência e não pelo médico, representa para o psicanalista o minério do qual, com o auxílio de algumas simples artes de interpretação, ele extrai o conteúdo de metal valioso. (Freud, 1910/2013c, p. 253).

Assim, com base na introdução da regra fundamental da psicanálise, em face da manifestação de resistência, o trabalho de associação livre teria continuidade a partir de outras ocorrências espontâneas menos atingidas pela resistência, das quais se esperaria a abertura e trânsito analítico por outras cadeias de representações. O trabalho analítico prosseguiria, assim, rumo ao desvelamento de conteúdos mnêmicos de estratos cada vez mais profundos, contando por esse meio alcançar os conteúdos psíquicos inconscientes reprimidos, cujo desvelamento proporcionaria a dissolução do sintoma.

3. Esboço de esquema com comentários sobre o curso possível do trabalho analítico baseado na escuta dos pensamentos espontâneos comunicados pelo paciente

Apesar das dificuldades em representar graficamente o curso de uma análise baseada na escuta das ocorrências espontâneas comunicadas pelo paciente, tentaremos torná-lo visualizável a partir de esquema já conhecido. Vale esclarecer que se trata de esquematização precária, esboçada com o intuito de representar de forma apenas genérica o que imaginamos como um curso possível, resultante do emprego passo a passo das sugestões técnicas de Freud.

Dado que a compreensão teórica das ocorrências espontâneas no paciente como formações substitutivas do inconsciente justificaria o manejo proposto pelo autor, tomaremos por base o esquema reapresentado na síntese *supra* sobre os pressupostos da técnica. Nele, setas pontilhadas indicam a direção centrífuga, impulsionada pelo princípio de prazer, em que conteúdos originários do desejo reprimido, submetidos a deformações, chegariam a manifestar-se entre os pensamentos espontâneos. A técnica freudiana, porém, procederia em direção inversa ao processo de deformação. Por isso, no esquema elaborado para ilustrar o emprego da técnica, para destacar os encadeamentos associativos abertos pelo trabalho analítico apoiado nas comunicações espontâneas do paciente, utilizamo-nos de setas cheias em direção centrípeta (Figura 52).

Figura 52 - Esquema para a trajetória centrípeta do trabalho analítico baseado na escuta dos pensamentos espontâneos comunicados pelo paciente

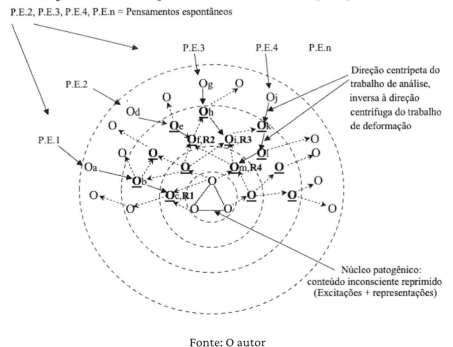

Fonte: O autor

Não custa lembrar que o caractere O, em maiúscula e impresso de forma simples, serve para indicar as representações ou restos mnêmicos de vivências ou cenas, enquanto o caractere **O**, em negrito e sublinhado, designa representações ou complexos representacionais resultantes do processo de condensação. Como vimos, a imagem inicialmente utilizada por Freud seria a de pontos nodais, isto é, elementos mnêmicos aos quais convergiriam e se veriam mesclados conteúdos oriundos de representações pertencentes a diferentes trilhas associativas, em geral duas ou mais.

Ainda em relação ao esquema, designamos os pensamentos espontâneos comunicados pelo paciente pela abreviatura P.E.; e, para indicar uma suposta ordem em que cada ocorrência espontânea seria comunicada pelo paciente ao longo do processo analítico, utilizamo-nos de numerais, conforme se segue: P.E.1, P.E.2, P.E.3, P.E.4, P.E.n. Assim, de acordo com o manejo freudiano, partir-se-ia de qualquer ocorrência espontânea fornecida pelo paciente, por exemplo, a comunicação de um pensamento espontâneo inicial, indicado no esquema por P.E.1. Na apreciação de seu conteúdo, caberia ao paciente, em atendimento à regra fundamental do tratamento, deixar-se levar pelo jogo livre de associação de ideias, comunicando ao terapeuta as ocorrências despertadas a partir daquele pensamento inicial, sejam elas outras lembranças, pensamentos, fantasias, sensações etc.

Por exemplo, a partir do conteúdo despertado e comunicado como a primeira ocorrência espontânea, representado no esquema pelo elemento mnêmico ou representação Oa, ao entregar-se ao livre fluxo de associações, o paciente recordar-se-ia de outra vivência ou cena, representada por **O**b, comunicando-a ao terapeuta. De acordo com o esquema, **O**b corresponderia a uma representação que teria sido alvo de condensação, encontrando-se, concentrados ou imiscuídos junto ao conteúdo dessa lembrança, conteúdos parciais ou fragmentos mnêmicos relacionados a três outras representações, pertencentes a outras cadeias associativas conectadas. Ao longo da sessão ou de sessões posteriores, caberia ao par terapêutico analisar o sentido do conteúdo de **O**b.

Digamos, em continuação, que, após a apreciação do conteúdo de **O**b, ao prosseguir em sua entrega ao jogo associativo, aflore à consciência do paciente a lembrança de uma terceira vivência ou cena, **O**c, representada no esquema como um outro ponto nodal, pertencente a um estrato mais profundo da psique. Seguir-se-ia então nova rodada de considerações sobre os possíveis sentidos veiculados e elementos mnêmicos a ela associados. Suponhamos que, ao tomar consciência de algum aspecto do conteúdo de **O**c, o paciente manifeste sinais de resistência, como recusas em prosseguir com a apreciação das recordações ou outras contrariedades e juízos críticos manifestos. Tal obstáculo se encontra indicado no esquema pela letra R grafada em maiúscula e em negrito, seguido pelo número 1, **R1**. Essa notação serve para indicar a interposição da resistência neste ponto do trabalho associativo. Assim, a grafia **O**c,**R1** indica um elemento mnêmico controlado pela resistência.

Conforme antes indicado, ao deparar-se com dificuldades como essas, compreendidas como manifestações da resistência do Eu, caberia ao terapeuta abster-se de incentivos ou insistência no sentido de tentar forçar o paciente a prosseguir com as associações a partir dos conteúdos recém-despertados. Ao contrário, caberia dar acolhimento às dificuldades manifestadas pelo paciente, e, se for o caso ou se for possível contar com sua participação, explorá-las até onde possível, buscando desvelar o sentido dessas resistências. De todo modo, o trabalho de exploração do material mnêmico pela trilha associativa então percorrida pode ver-se interrompido neste ponto.

Cabe aqui uma observação sobre o sentido da nova postura freudiana, que se poderia depreender das descrições apresentadas. Parece que ela pode ser considerada como uma postura, por assim dizer, de acolhimento abstinente. Para compreendê-la convém lembrar que a opinião acerca da adequação do método de associação livre no tratamento de neuroses teria se firmado apenas ao longo dos embates de Freud com a técnica da pressão, esta sim entendida como uma postura não apenas ativa, mas literalmente pressionante e combativa por parte do médico em relação às resistências do paciente. Nesse sentido, parece que a abstinência acolhedora que caracterizaria a nova postura do terapeuta ver-se-ia justificada pelas hipóteses teóricas recém-levantadas sobre a dinâmica das representações, em particular, pelo conhecimento progressivamente adquirido acerca das motivações subjacentes à resistência.

Além disso, como vimos pelas formulações conceituais de Freud acerca da clivagem psíquica, dado que a resistência, concebida como um prolongamento da repressão, precisa ser compreendida como constitutiva da psique, Freud teria reconhecido a inadequação de uma atuação terapêutica baseada em esforços de convencimento racional em relação ao paciente, seja na forma de insistências argumentativas ou, sobretudo, de artifícios invasivos como a pressão na testa. Mais: além de terem se revelado injustificados do ponto de vista teórico, tais estímulos artificiais poderiam contribuir para a intensificação da resistência ou, no limite, para a desistência do tratamento. Por isso, tratar-se-ia de ajustar o procedimento terapêutico às condições psíquicas atuais do paciente, pressupostas pelas hipóteses psicodinâmicas.

Significa dizer, portanto, que, longe de uma atitude meramente complacente ou empática no sentido ordinário, a empatia analítica implicada na postura de acolhimento abstinente do terapeuta encontrar-se-ia teoricamente justificada na compreensão adquirida por Freud sobre as propriedades dinâmicas da psique. Assim, a hipótese de certa identificação secundária — no sentido de encontrar-se submetida à coordenação do Eu — do terapeuta com o paciente, conforme sugerida em comentários sobre a problemática metodológica envolvida na autoanálise de Freud, parece pertinente para pensar o papel da empatia em psicanálise. Não se trataria, portanto, de uma identificação primária, dominada por processos psíquicos inconscientes e que transcorreria à margem de uma coordenação por processos secundários, e eventualmente de um conhecimento consciente. Em suma, na medida em que a atitude de acolhimento e de abstinência em face das manifestações da resistência estaria fundada em um conhecimento metapsicológico sobre a dinâmica psíquica, tratar-se-ia, no caso da empatia do terapeuta, de uma identificação secundária, isto é, modulada pelo saber em relação às condições psíquicas que ainda predominariam no paciente. O novo método de associação livre responderia assim aos esforços do autor para tentar adequar a técnica de tratamento ao dinamismo e à economia do psiquismo humano.

Voltando à descrição do processo, embora suspenso em **O**c, essa etapa do manejo freudiano não consistiria senão em um trecho inicial do xadrez analítico. Na medida em que os conteúdos e as dificuldades apresentadas pela evocação de **O**c tenham sido explorados até onde possível, sem solução de continuidade, o paciente seria convidado a reiniciar o trabalho de associação de ideias. Suponhamos que nessa segunda etapa seja evocado um novo pensamento ou lembrança, verbalizado como P.E.2 e representado no esquema pelo elemento mnêmico Od. Na medida em que o paciente se deixe conduzir pela regra de associação livre, tenderia a ser invariavelmente tomado por novas ocorrências espontâneas que seriam comunicadas ao terapeuta, como o conteúdo da representação indicada como **O**e no esquema, outro elemento mnêmico condensado.

Por sua vez, a apreciação dos possíveis significados relacionados ao conteúdo de **O**e tenderia a levar, pelo fluxo livre das associações, ao despertar de outros conteúdos psíquicos no espírito do paciente, por exemplo, à evocação do conteúdo representacional **O**f, igualmente condensado. Apesar de medianamente afetado pela resistência, esta poderia impor dificuldades ao paciente, obstaculizando a fluidez do trabalho associativo a partir desse ponto. Conforme a notação utilizada antes, a manifestação desse segundo obstáculo imposto pela resistência encontra-se designada no esquema por **R2**, inserido imediatamente após a indicação de **O**f. Quer dizer, **O**f,**R2** indicaria um novo elemento mnêmico submetido à resistência. Como na etapa anterior, após tentar explorar até onde possível os sentidos espontaneamente cogitados pelo paciente, o terapeuta acolheria as dificuldades manifestas, abstendo-se de insistir no prosseguimento do trabalho analítico por esse caminho, convidando o paciente a retomar o curso associativo a partir de nova ocorrência espontânea.

Destarte, a análise teria prosseguimento com a consideração de uma nova comunicação do paciente, por exemplo, P.E.3, cujo elemento mnêmico se encontra figurado no esquema por Og. Da apreciação do conteúdo de Og, o fluxo associativo no paciente, liberado de racionalizações críticas e avaliações morais, tenderia a evocar lembranças de outras vivências ou cenas. Tais conteúdos poderiam girar em torno do elemento mnêmico **O**h, no esquema, cuja consideração levaria ao despertar de novas recordações, como relacionadas ao complexo mnêmico **O**i. Se supusermos que neste ponto do trabalho analítico o paciente passa a manifestar novas dificuldades em prosseguir com as associações livres, poderíamos compreendê-las uma vez mais como obstáculos interpostos pela resistência do Eu, assinalados no esquema por **R3**.

Por fim, ainda a partir do esquema *supra*, o trabalho analítico seria reiniciado pelo despertar de nova ocorrência, relacionada ao conteúdo representacional Oj, expressa pela comunicação de P.E.4. Seguindo os princípios do método freudiano, suponhamos que sejam suscitadas no espírito do paciente lembranças de vivências cujos registros estariam figurados por **O**k, cuja consideração e análise levaria a evocação de novas representações, como **O**l e a seguir **O**m, localizada em estrato psíquico mais próximo ao núcleo patogênico. Sendo provável que o paciente voltasse a ser dominado pela resistência, designada por **R4**, o trabalho associativo nessa direção ver-se-ia igualmente interrompido. Assim, a análise teria prosseguimento a partir da consideração de outras ocorrências espontâneas comunicadas pelo paciente (P.E.n), seguindo de um elo a outro a cadeia de representações evocadas, com a expectativa de alcançar o conteúdo inconsciente propriamente reprimido, representado no esquema pelas representações reunidas no núcleo patogênico, de cujo desvelamento e elaboração se esperaria a dissolução do sintoma.

Apesar de ser considerado pelo próprio autor como um procedimento trabalhoso, o tratamento baseado na regra de associação livre proporcionaria o afloramento de conteúdos representacionais inicialmente inacessíveis ou de difícil acesso a uma apreensão imediata pelos esforços conscientes do paciente. Poder-se-ia tratar de conteúdos mnêmicos conhecidos, então não facilmente acessíveis à consciência, isto é, conteúdos tragados pelo esquecimento normal. Mas não apenas isso. Ao menos teoricamente, o método freudiano possibilitaria o desvelamento de conteúdos supostamente desconhecidos para o Eu oficial da pessoa, isto é, como no caso Elisabeth, impulsos eróticos e fantasias de desejo em relação aos quais a paciente nada queria saber, conceituados pela teoria psicanalítica como o material psíquico reprimido.

Em nosso exemplo esquemático, embora os resultados parciais obtidos possam encontrar-se distantes dos elementos mnêmicos visados, relativos a um suposto desejo reprimido, os conteúdos aflorados até a etapa onde levamos as descrições sobre um desenrolar hipotético de uma análise consistiriam em material mnêmico intermediário de significativa importância. Afinal, por meio deles, e contando com uma diminuição progressiva da resistência, o trabalho analítico poderia ser aprofundado até, quem sabe, chegar ao desvelamento de conteúdos inconscientes propriamente reprimidos. Senão vejamos.

Conforme ilustrado pelo esquema, poder-se-ia considerar que as recordações despertadas pelo trabalho analítico, pertencentes a quatro cadeias associativas aparentemente isoladas entre si, iniciadas pelos pensamentos espontâneos comunicados pelo paciente, indicados por P.E.1, P.E.2, P.E.3 e P.E.4, estariam logicamente articuladas a apenas dois elementos mnêmicos pertencentes a estratos psíquicos mais profundos, nomeadamente, **O**c e **O**m. Obviamente, segundo o esquema, restariam outras duas representações nas quais o trabalho associativo iniciado em P.E.2 e P.E.3 teria sido obstaculizado pela resistência. Trata-se dos elementos mnêmicos condensados **O**f e **O**i. No entanto, ainda segundo o esquema, ambas as representações pertenceriam a um estrato intermediário e estariam associativamente conectadas a **O**m, elemento mnêmico de estrato mais profundo. Embora as conexões das duas representações intermediárias — **O**f e **O**i — à representação mais intimamente associada ao reprimido — **O**m — não figurem como desveladas pelo trabalho associativo descrito, a suposição é a de que elas possam vir a ser descobertas na continuidade do processo.

Vale, portanto, algumas considerações sobre o papel psiquicamente determinante das duas representações ou cenas de nível psíquico mais profundo — **O**c e **O**m —, desveladas pelo trabalho analítico. O esquema anterior indica que **O**c poderia ser tomado como uma representação condensada, à qual estariam vinculadas as demais representações pertencentes à trilha associativa que leva até a representação Oa, cujo conteúdo teria sido aflorado inicialmente e comunicado por P.E.1. Quer dizer, as recordações evocadas ao longo dessa trilha associativa, composta por Oa, Ob e outras que se cogitariam, estariam determinadas por **O**c. Por sua vez, o conteúdo da representação **O**m, igualmente localizada em estrato psíquico profundo, poderia ser tomado como um denominador comum a três cadeias associativas distintas, isso, conforme sugerimos antes, se pudermos supor como implícitos os vínculos associativos entre e **O**f e **O**m e entre **O**i e **O**m.

Se assim for, teríamos, segundo o esquema, três cadeias associativas que partiriam de **O**m e alcançariam diferentes representações superficiais da psique: a primeira trilha que leva de **O**m a **O**d, passando por **O**f e **O**e; a segunda que leva de **O**m a **O**g, por intermédio de **O**i e **O**h; e a terceira de **O**m a **O**j, seguindo por **O**l e **O**k. Poder-se-ia dizer, então, que as representações intermediárias e superficiais que integram essas diferentes trilhas associativas seriam determinadas pelo conteúdo de **O**m, no sentido de que cada uma delas teria sido afetada ou contaminada, em maior ou menor grau, por conteúdos oriundos de **O**m, espraiados pelas trilhas associativas mediante mecanismos de deslocamento e condensação. Isso porque, como aprendemos, das associações estabelecidas pela mesclagem de conteúdo resultaria um parentesco lógico entre as diferentes representações, configurando o que Freud concebe como um complexo de elementos representacionais dispostos ao modo de árvores genealógicas invertidas e interligadas.

Em suma, a partir de quatro ocorrências espontâneas superficiais, comunicadas por P.E.1, P.E.2, P.E.3 e P.E.4, o trabalho terapêutico orientado pela regra fundamental de associação livre teria proporcionado o desvelamento de inúmeros conteúdos mnêmicos intermediários associativamente vinculados a dois elementos mnêmicos de estratos psíquicos mais profundos, os quais explicariam ou determinariam aqueles. Embora não sejam reconhecidos como material psíquico suficiente para completar a *Gestalt* do caso, ou seja, levar à dissolução do sintoma e explicar metapsicologicamente o sofrimento sintomático, a técnica freudiana possibilitaria avançar em algum grau na compreensão do quadro clínico. Significa dizer que, apesar de repetidamente interrompida por dificuldades manifestas pelo paciente em decorrência das interpelações da resistência, por mais que possa encontrar-se ainda em suas etapas iniciais, a investigação clínica exemplificada com base no esquema *supra* revelaria algum avanço.

Conforme mencionado, não apenas as manifestações da resistência diante da evocação de certas recordações poderiam ser interpretadas como denunciadoras de sua importância em relação ao material suposto como reprimido, mas os envolvidos no trabalho analítico passariam a contar com um novo acervo mnêmico, não disponível no início do tratamento. Poder-se-ia dizer, portanto, que até a etapa descrita em nosso exemplo não apenas o terapeuta disporia de elementos mnêmicos mais consistentes para fundamentar as interpretações e avançar em suas hipóteses sobre as motivações inconscientes que explicariam o quadro clínico, mas sobretudo o paciente teria a chance de experienciar de forma cada vez mais efetiva aspectos de sua própria vida psíquica até então interditados pelas infiltrações da resistência.

Embora possa ser vista como complexa e difícil de ser conduzida, em suas palavras de encerramento ao final da *terceira lição*, Freud considera que, em razão da especificidade da técnica por ele desenvolvida para o tratamento de neuroses, analogamente às particularidades da técnica histológica ou da cirúrgica, sua utilização requer um estudo rigoroso do "material com que tem que lidar" (Freud, 1910/2013c, p. 262). Dito de outro modo, como as modulações introduzidas ao manejo teriam sido baseadas no conhecimento paulatinamente adquirido acerca da dinâmica das representações e das características estruturais da psique, um emprego adequado da técnica requeria a consideração das hipóteses freudianas sobre os processos psíquicos inconscientes que a justificariam. Nesse sentido, conclui o autor, se se levar em conta os conhecimentos adquiridos no estudo de uma série de formações substitutivas do inconsciente, "chegarão comigo à conclusão de que nossa técnica já tem eficácia bastante para realizar sua tarefa, para levar à consciência o material psíquico patogênico e assim eliminar o sofrimento ocasionado pela formação de sintomas substitutivos" (Freud, 1910/2013c, p. 262).

Para encerrar estes comentários sobre o emprego freudiano da técnica, examinemos alguns dos destinos alternativos dos desejos e impulsos inconscientes desvelados pelo trabalho psicanalítico. Afinal, poder-se-ia perguntar em relação ao destino da paixão de Elisabeth pelo cunhado, até então mantida sob repressão: que tramitação dar ao desejo agora transposto para o domínio da vida consciente?

4. Alguns destinos alternativos do desejo reprimido liberado pelo tratamento psicanalítico

Se antes um desejo fora submetido à repressão, destinado à vida inconsciente e mantido aí represado por diques psíquicos, com a dissolução progressiva das resistências e a integração das demandas instintuais antes reprimidas junto aos pensamentos normais do Eu, quais poderiam ser seus possíveis destinos alternativos? Algumas dessas possibilidades são mencionadas por Freud no final da *segunda lição*, sendo retomadas e mais bem descritas nos parágrafos conclusivos da *quinta lição*, lugar em que o autor se interroga explicitamente sobre os destinos que se poderia conferir aos desejos inconscientes reprimidos liberados pelo tratamento psicanalítico.

4.1. Substituição da repressão por mecanismos de defesa normais e integração do desejo antes reprimido ao patrimônio egoico: um ganho possibilitado pelo amadurecimento psíquico

A primeira possibilidade considerada pelo autor seria aquela em que, graças ao amadurecimento psíquico proporcionado pelo tratamento e à reintegração de conteúdos antes reprimidos aos domínios da consciência, um mecanismo de defesa patológico pode ser substituído por uma modalidade de defesa normal, ou seja, a repressão é capaz de ser substituída por um julgamento racional, baseado em recursos psíquicos mais condizentes com a realidade. Como considera na *segunda lição*, tal julgamento e tal avaliação tidos como justos poderiam ser realizados mediante novas capacidades psíquicas desenvolvidas ao longo do processo psicanalítico e "com o auxílio das mais elevadas funções intelectuais do ser humano; [mediante as quais] alcança-se o domínio consciente do desejo" (Freud, 1910/2013c, p. 247).

Mas leiamos as descrições mais elaboradas apresentadas na *quinta lição*, para depois comentá-las. O autor escreve:

> O que sucede mais frequentemente é que tais desejos são anulados, já durante o trabalho, pela atividade psíquica correta dos impulsos melhores que lhes são contrários. A *repressão* é substituída por uma *condenação* realizada com os melhores recursos. Isso é possível porque, em grande parte, temos de eliminar apenas consequências de estágios mais antigos do desenvolvimento do Eu. Naquele tempo o indivíduo efetuou apenas uma repressão do instinto inutilizável, pois ele próprio ainda estava fraco e insuficientemente organizado; em sua atual força e maturidade, talvez possa dominar impecavelmente aquilo que lhe é hostil. (Freud, 1910/2013c, pp. 283-284).

Vale observar que as considerações sobre a possibilidade de substituição da repressão por um julgamento racional, bem como as relacionadas aos demais destinos do desejo antes reprimido, encontrar-se-iam apoiadas em hipóteses sobre a teoria freudiana dos instintos e as manifestações somáticas e psíquicas da sexualidade infantil descritas na *quarta lição*. Como o exame dessas formulações teóricas está reservado para estudos posteriores, apresentaremos aqui alguns esclarecimentos breves, apenas para subsidiar a compreensão do contido na citação *supra*. Diferentemente da crença predominante entre médicos e cientistas da época, Freud defende que instintos sexuais impulsionariam o comportamento humano desde a mais tenra idade. No entanto, os instintos sexuais em atividade na infância não se encontrariam ainda centrados na sexualidade genital adulta, mas brotariam de diferentes zonas do corpo da criança e, como na metáfora do rio que se desdobra em dois canais, exteriorizar-se-iam somática e psiquicamente.

Para o autor, o corpo como um todo deve ser considerado erógeno, isto é, capaz de suscitar excitações instintuais, cujo acúmulo ocasionaria sensação de desprazer, enquanto sua eliminação proporcionaria prazer, segundo a regulação pelo princípio de prazer. Mas Freud teria distinguido mais claramente três zonas erógenas, privilegiadas pelas próprias funções vitais, cujas exteriorizações instintuais permitiriam caracterizá-las como típicas de diferentes etapas do curso evolutivo da psicossexualidade infantil. Haveria assim exteriorizações psíquicas e somáticas relacionadas às necessidades instintuais orais, outra ligada a demandas de funções excretoras e anais em geral, e uma terceira etapa em que predominariam exteriorizações de instintos originados na zona genital infantil — ainda incapaz de reprodução. Após a terceira etapa, Freud situa um período de latência sexual, caracterizado por um refluxo instintual, cuja duração normal alcançaria a puberdade, quando o amadurecimento das gônadas sexuais potencializaria a emergência dos instintos genitais e da capacidade de reprodução que caracteriza a vida adulta.

Convém observar também que uma leitura desenvolvimentista, no sentido de que o advento de uma fase seguinte pressuporia o esgotamento das demandas e características das fases pregressas, resta num plano ideal. Isso porque, sobretudo no caso das neuroses, destacar-

-se-iam fatores experienciais e reações psíquicas primárias típicas do funcionamento psíquico infantil, como a repressão, que determinariam a sobrevivência, no interior de etapas posteriores do desenvolvimento psicossexual, de demandas instintuais não satisfeitas em etapas infantis. Não obstante o advento e predomínio em etapas posteriores de capacidades psíquicas mais maduras e formas de comportamento mais adequadas à realidade, na medida em que tais sobrevivências instintuais encontrem condições psíquicas favoráveis para florescer, dadas, por exemplo, por um debilitamento egoico ou por uma intensificação no nível acumulado de tensão instintual não satisfeita, sua atualização no conflito psíquico pode levar à formação de sintomas neuróticos.

As hipóteses sobre os instintos e a sexualidade infantil possibilitariam a Freud situar sua explicação sobre as neuroses na linha do desenvolvimento instintual humano, tornando mais clara sua etiologia. Porque, a partir do reconhecimento de que mecanismos psíquicos de defesa se encontrariam em operação desde as etapas iniciais da organização do psiquismo infantil, o autor compreende que, em face das demandas instintuais difíceis de domar, na tentativa de solucionar um conflito psíquico inicial, pode não restar opção a um Eu ainda imaturo senão recorrer a uma defesa patológica como a repressão. Assim, ao considerar a gênese precoce da repressão, Freud compreende também que o conflito psíquico presente na base do sofrimento neurótico atual resultaria da atualização de conflitos psíquicos oriundos de etapas infantis do desenvolvimento psicossexual. Daí o infantilismo que caracterizaria a neurose.

Assim, a partir das hipóteses sobre os instintos e a sexualidade infantil, apresentadas na *quarta lição*, é que se poderia compreender as considerações do autor na citação *supra*, segundo as quais o amadurecimento psíquico proporcionado pelo tratamento possibilitaria a substituição da repressão por uma condenação racional, baseada em recursos psíquicos mais condizentes com a realidade. A suposição seria a de que, com as transformações psicodinâmicas decorrentes da diminuição das resistências, a pessoa passe a dispor de qualidades psíquicas capazes de levar à superação de antigos conflitos e criatividade para encontrar formas mais adequadas de lidar com desejos e impulsos até então inconciliáveis. Por isso, a conclusão do autor também na citação anterior, segundo a qual "Naquele tempo o indivíduo efetuou apenas uma repressão do instinto inutilizável, pois ele próprio ainda estava fraco e insuficientemente organizado; em sua atual força e maturidade, talvez possa dominar impecavelmente aquilo que lhe é hostil".

4.2. Sublimação dos instintos sexuais reprimidos: transformação da meta sexual do instinto e sua reorientação para metas socialmente valorizadas — o exemplo das produções artísticas

Como segunda possibilidade de destino para o desejo inconsciente reprimido, Freud menciona um tipo de trabalho psíquico ainda não tematizado, denominado sublimação [*Sublimierung*], por meio do qual o conteúdo de um desejo erótico seria submetido a transformações e orientado para metas socialmente valorizadas (cf. o verbete *Sublimação*; Laplanche & Pontalis, 1967/2001, pp. 494-497). Embora extensa, vale ler as palavras com que o autor descreve a sublimação na *quinta lição* para depois explicitá-las, pois elas fornecem uma compreensão inicial dessa modalidade de processamento psíquico. Diz ele:

> Um segundo desfecho do trabalho psicanalítico é aquele em que os instintos inconscientes revelados podem ser conduzidos àquela adequada aplicação que já deveriam ter encontrado mais cedo, se o seu desenvolvimento não tivesse sido perturbado. Pois a extirpação

dos desejos infantis não é, de maneira nenhuma, a meta ideal do desenvolvimento. O neurótico perde, com suas repressões, muitas fontes de energia psíquica que, afluindo para a formação de seu caráter e sua atividade, teriam sido de grande valor. Conhecemos um processo de desenvolvimento muito mais adequado, chamado *sublimação*, em que a energia dos impulsos infantis não é bloqueada, mas continua aproveitável, dando-se aos impulsos uma meta mais elevada, eventualmente não mais sexual, no lugar daquela inutilizável. Pois precisamente os componentes do instinto sexual se distinguem por essa capacidade especial de sublimação, de substituição da sua meta sexual por uma mais distante e socialmente mais valiosa. É provável que as maiores conquistas da civilização se devam aos aportes de energia para nossas realizações psíquicas que foram obtidos dessa forma. Uma repressão ocorrida precocemente exclui a sublimação; suspensa a repressão, está novamente livre o caminho da sublimação. (Freud, 1910/2013c, p. 284).

A suposição geral seria a de que, num desenvolvimento psicossexual considerado normal, a energia gerada pelos instintos típicos de cada etapa tenda a ser empregada em atividades correspondentes e esgotadas naturalmente. Porém, no caso da neurose o desenvolvimento psicossexual teria sofrido algum tipo de perturbação, levando a sobrevivências de tendências de funcionamento psíquico típico de etapas precoces no interior de uma etapa posterior, como vimos ser exemplificada pelo desencadeamento de repressão na vida adulta. Diante de dificuldades de lidar de forma adequada com certas demandas instintuais, a expulsão de um desejo e seus investimentos instintuais para fora da consciência interromperia a cadeia de processamento por meio da qual sua energia poderia ser aproveitada e empregada, por exemplo, na potencialização de funções psíquicas ou corporais conscientes.

Por essa razão, Freud considera que "a extirpação dos desejos infantis não é, de maneira nenhuma, a meta ideal do desenvolvimento". Porque, ao sofrer repressão, ainda que permaneça ativa de forma inconsciente, a energia de um desejo reprimido ver-se-ia inutilizada, deixando de contribuir com sua força instintual para as atividades psíquicas normais do indivíduo. Diferentemente dos prejuízos ocasionados pela repressão, na medida em que proporcionaria fluidez para o escoamento da energia dos instintos sexuais infantis, transformando sua meta e orientando-os para produções socialmente valorizadas, a sublimação trabalharia em favor do desenvolvimento do psiquismo.

Antes de prosseguir, convém observar que por sublimação — como no caso do processo de deformação e do trabalho do sonho, por exemplo — Freud designa processos psíquicos inconscientes complexos e de difícil apreensão mesmo por meio de sua conceituação metapsicológica madura. Por isso, também apenas para subsidiar a exploração das descrições apresentadas pelo autor na citação *supra*, vale mencionar outros conceitos relacionados à teoria psicanalítica dos instintos, sem os quais dificilmente se pode começar a compreender o processamento psíquico que corresponderia à sublimação.

Entre eles, o principal é o conceito de instinto sexual, um conceito composto cujo entendimento pressupõe necessariamente a consideração de seus componentes, designados por quatro elementos conceituais: o conceito de fonte do instinto, que designa uma zona corporal, como a zona oral, a anal, a genital etc.; o conceito de pressão ou ímpeto do instinto, que designaria sua característica mais chamativa; o conceito de objeto do instinto, que diz respeito à representação psíquica formada a partir de impressões mnêmicas deixadas por vivências tidas com algum objeto real do mundo; e o conceito de meta ou finalidade do instinto, que consiste na obtenção de prazer, de satisfação erótica direta auferida mediante eliminação da pressão instintual. Esses conceitos são apresentados em *Três ensaios sobre a teoria da sexualidade*, de 1905 (Freud, 1905/2016f), resumidos na *quarta* das *Cinco lições de psicanálise*, de 1910, e mais bem analisados no artigo metapsicológico de 1915, intitulado *Os instintos e seus destinos*, de 1915 (Freud, 1915/2010h), além de outros textos freudianos posteriores.

Assim, ao considerar na citação *supra* que "precisamente os componentes do instinto sexual se distinguem por essa capacidade especial de sublimação, de substituição de sua meta sexual por uma mais distante e socialmente mais valiosa", Freud estaria levando em conta a hipótese de que no processo sublimatório entraria em jogo o quarto elemento conceitual antes mencionado, o conceito de meta ou finalidade do instinto. Por meio da sublimação, a meta do instinto sexual, que consistiria em alcançar prazer sexual ou satisfação erótica direta por meio do enlace com algum objeto adequado, sofreria transformação, o que possibilitaria redirecionar a energia instintual para ser empregada em atividades alheias àquelas originalmente visadas. A partir dessas hipóteses é que o autor considera a sublimação como um dos destinos possíveis para os desejos reprimidos agora liberados pelo tratamento psicanalítico, pois, na medida em que a potência erótica dos instintos puder ser submetida a um processo de dessexualização, a energia psíquica gerada conseguiria ser canalizada para atividades artísticas, científicas, religiosas e culturais em geral.

Mas, antes de ser considerada um dos destinos possíveis dos desejos sexuais reprimidos liberados pelo tratamento psicanalítico, a sublimação é compreendida pelo autor como uma modalidade de processamento psíquico inconsciente que pode encontrar-se em atividade desde o início do desenvolvimento psicossexual do ser humano. A esse respeito, na *quinta lição* o autor menciona o fantasiar como uma tendência geral no funcionamento psíquico do ser humano, acionada sobretudo diante do conflito entre desejo e realidade. Ou seja, na medida em que nossas necessidades internas são em geral obstaculizadas pelo mundo externo, a tendência seria buscar sua realização, ao menos parcialmente, através do fantasiar. Assim, o processamento psíquico pela fantasia consistiria em uma via de escape para as frustrações impostas pela realidade, constituindo em uma forma de realização compensatória de desejo. Com base nessa hipótese geral sobre a importância da fantasia é que Freud procura situar a sublimação como uma das saídas entre as consideradas normais, diferentemente de destinos patológicos, como o da neurose.

O autor considera, por exemplo, que "O indivíduo enérgico e bem-sucedido é aquele que, mediante o trabalho, consegue transformar em realidade suas fantasias que encerram desejos" (Freud, 1910/2013c, p. 278). Por outro lado, quando a realidade não pode ser transformada em favor do indivíduo, seja em razão de dificuldades internas da própria pessoa ou da magnitude dos obstáculos externos, abrir-se-ia a possibilidade de uma intensificação da atividade fantasiadora. Contudo, o predomínio de uma atividade fantasiadora é capaz de levar a pessoa a afastar-se da realidade, a regredir funcionalmente e a adotar modalidades de processamento psíquico típicas de estágios infantis do desenvolvimento psicossexual, retirando-se desse modo "para um mundo de fantasias mais satisfatório, cujo conteúdo transforma em sintomas, no caso de enfermidade" (Freud, 1910/2013c, p. 278). Por outro lado, a sublimação seria justamente uma saída cogitada pelo autor, mediante a qual a pessoa poderia ser poupada do destino de uma enfermidade neurótica. Em suas palavras:

> Quando a pessoa desavinda com a realidade possui o *dom artístico* – que para nós é ainda um enigma psicológico –, pode converter suas fantasias em obras de arte, em vez de sintomas, assim escapando ao destino da neurose e reconquistando, por essa via indireta, o vínculo com a realidade. (Freud, 1910/2013c, p. 279).

Quer dizer, por meio da sublimação — aqui representada pelo que o autor considera um enigma psicológico, o dom artístico —, fantasias e desejos inconscientes podem ser transformados em obras de arte, produções por meio das quais o artista preservaria ou recuperaria a conexão com a realidade. Em contraste com o sintoma neurótico, que, além de não encontrar justificativas na realidade, tem seu vínculo com o desejo inconsciente rompido pela repressão e encoberto pelas deformações subjacentes ao seu processo de produção, como produto de transformações sublimatórias de fantasias e desejos inconscientes, considera Freud na citação *supra* que a obra de arte possibilitaria ao artista reconquistar, "por essa via indireta, o vínculo com a realidade". Por isso, além de um dos destinos possíveis para desejos inconscientes liberados pelo tratamento, considera a sublimação como um tipo de trabalho psíquico que poderia poupar a contração de uma neurose, sobretudo no caso de pessoas portadoras de dons artísticos.

Do ponto de vista metapsicológico, o processo de sublimação subjacente às produções artísticas consistiria em modalidade de trabalho psíquico análoga ao processo de deformação nas neuroses e ao trabalho do sonho nas manifestações oníricas, encontrando-se a serviço da realização de desejo. (Buscaremos explorar a sugestão dessa equivalência no último capítulo). Por suas especificidades e efeitos, poder-se-ia cogitar que o processo sublimatório compartilharia de operações psíquicas associadas a fenômenos considerados normais, como vimos, por exemplo, nas substituições linguísticas em chistes e em atos falhos e na elaboração secundária na produção de sonhos.

Teoricamente, portanto, a via artística não seria a única a ser contemplada com o emprego da energia dessexualizada resultante da transformação sublimatória de instintos sexuais. Além da obra de arte, atividades sublimatórias estariam igualmente voltadas para as produções científicas, religiosas e socioculturais em geral. Daí a hipótese freudiana também aventada na citação *supra*, segundo a qual "É provável que as maiores conquistas da civilização se devam aos aportes de energia para nossas realizações psíquicas que foram obtidos dessa forma".

Embora reste por ser explicitada, poder-se-ia dizer que, na medida em que a sublimação de fantasias e desejos inconscientes favoreceria realizações valorizadas socialmente, cujas motivações originais se encontrariam deformadas e ocultadas sob as produções artísticas, científicas, religiosas e culturais em geral, tais fenômenos sublimatórios precisariam — como sintomas, sonhos e outras fenômenos estudados — ser compreendidos como formações substitutivas. Se for assim, considerando a linha de pensamento exposta até agora, uma apresentação gráfica sobre o papel do processo da sublimação nas produções artísticas e socioculturais em geral poderia ser baseada em esquemas anteriores, elaborados para representar as demais formações substitutivas do inconsciente (Figura 53).

Figura 53 - Esquema para o processo de sublimação nas produções artísticas e socioculturais

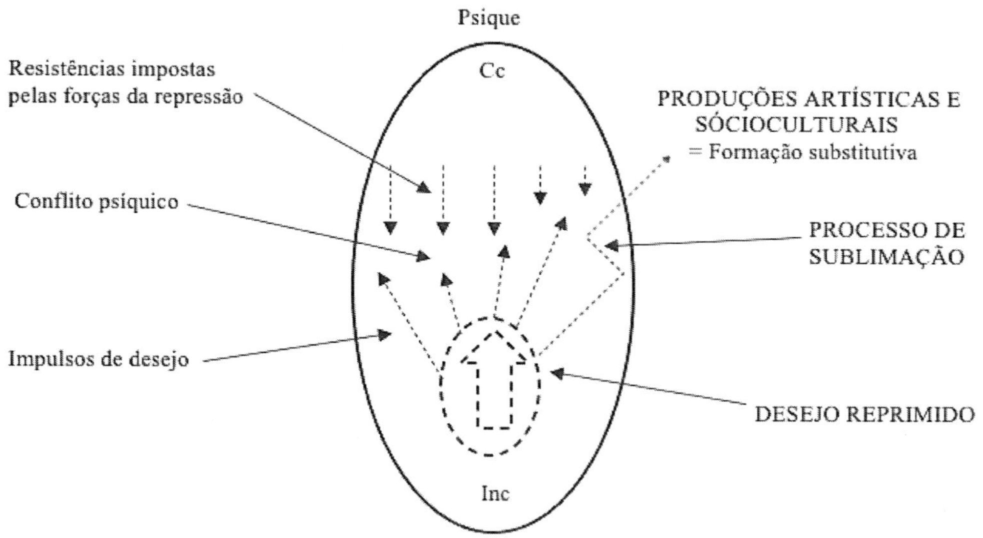

Fonte: O autor

Em outras palavras, ao levantar a hipótese de que conquistas civilizatórias como a arte, a ciência, a religião e outros bens culturais teriam resultado de atividades que contariam com o emprego sublimado da energia dos instintos sexuais, mediante a consideração do processo psíquico de sublimação, Freud passaria a ampliar ainda mais o campo fenomenal das formações substitutivas, a que assistimos sendo delineado como próprio à investigação psicanalítica. Enfim, com base nessa generalização teórica, o método inicialmente estabelecido para o tratamento de neuroses e igualmente empregado na análise e interpretação de sonhos, chistes, atos falhos etc., deve poder ser estendido para a investigação de formações substitutivas originadas por sublimação, como os fenômenos artísticos, religiosos, socioculturais em geral.

4.3. Necessidade e direito à satisfação direta de parte dos impulsos sexuais reprimidos: breves considerações de Freud sobre a natureza animal do ser humano, os limites da sublimação e as consequências prejudiciais do recrudescimento da repressão dos instintos

Por fim, Freud cogita, como um terceiro destino de um desejo reprimido liberado pelo tratamento, seu direito a uma realização mais plena possível. Acerca desse destino, que não deveria consistir apenas em uma possibilidade, mas numa necessidade, na *segunda lição* Freud considera que a pessoa pode chegar a compreender que não havia razão para reprimir o desejo e assim aceitá-lo integral ou parcialmente. Mas são nas palavras postas na *quinta lição* que vemos Freud mostrar-se mais incisivo em relação ao significado dessa saída terapêutica, ao reconhecer que, apesar das conquistas culturais proporcionadas pela sublimação dos instintos, não convém desconsiderar o que designa como a natureza animal do ser humano, advogando em favor da necessidade de quotas de satisfação erótica direta, sob pena de sucumbirmos à neurose. Leiamos as considerações do autor que, apesar de extensas, apresentam-nos em seu pendor antropológico e filosófico a possibilidade de comentar e sintetizar alguns aspectos apenas indicados ao longo das discussões anteriores. Defende ele:

> Não podemos deixar de considerar o terceiro desfecho possível do trabalho psicanalítico. Certa parte dos impulsos libidinais reprimidos tem direito a uma satisfação direta e deve alcançá-la em vida. As exigências de nossa cultura tornam a existência difícil para a maioria das criaturas humanas e assim favorecem o distanciamento da realidade e o surgimento das neuroses, sem obter um acréscimo do ganho cultural com esse aumento da repressão sexual. Não devemos nos ensoberbecer a ponto de negligenciar o que há de originalmente animal em nossa natureza, e também é preciso não esquecer que a realização da felicidade individual não pode ser riscada do conjunto de metas da nossa cultura. A plasticidade dos componentes sexuais, que se manifesta em sua capacidade de sublimação, pode realmente gerar a tentação de obter conquistas culturais cada vez maiores, mediante a sublimação cada vez mais ampla de tais componentes. Mas, assim como em nossas máquinas esperamos transformar em trabalho mecânico útil apenas determinada fração do calor despendido, tampouco devemos procurar desviar de seus fins próprios todo o montante de energia do instinto sexual. Não é possível fazê-lo; e, se a restrição da sexualidade for levada longe demais, inevitavelmente trará consigo todos os males de uma exploração abusiva. (Freud, 1910/2013c, p. 285).

Trata-se de considerar as possibilidades e limitações da sublimação no conflito entre instinto e sociedade. Favorecida pela plasticidade dos componentes do instinto sexual, a atividade sublimatória poderia ver-se intensificada pela repressão imposta pelas regras de convivência comunitária. As exigências de transformação na meta dos instintos sexuais, reorientando-os para atividades aceitas ou valorizadas pelo agrupamento social, relegando-os a satisfações carentes de erotismo, pode, com o acúmulo de frustrações, no limite, levar ao afastamento do indivíduo em relação à realidade e ao recrudescimento de tendências regressivas das quais resultariam neuroses e outras manifestações patológicas. E isso, complementa, "sem obter um acréscimo do ganho cultural com esse aumento da repressão sexual", ou seja, sem que os sacrifícios em termos de renúncia ao prazer erótico, impostos pela repressão social, resultem em ganhos culturais compensatórios, mas fomentando, antes, uma intensificação da infelicidade humana.

No balanço entre as exigências da sociedade e as necessidades instintuais humanas, a advertência freudiana é clara: as pretensões da consciência não deveriam levá-la tão longe ao "ponto de negligenciar o que há de originalmente animal em nossa natureza". Em outros termos, se, por um lado, a manutenção de uma atividade sublimatória pode ser vista como necessária a preservação e desenvolvimento das conquistas socioculturais, por outro, seria igualmente preciso garantir alguma quota de satisfação direta aos instintos sexuais. Porque, para o autor, "é preciso não esquecer que a realização da felicidade individual não pode ser riscada do conjunto de metas da nossa cultura". Enfim, ao menos nessa etapa de suas reflexões sobre o conflito entre instinto e sociedade, Freud advoga em favor da manutenção de uma cláusula favorável à felicidade humana entre os objetivos do processo civilizatório, sob pena de sofrermos das mazelas inevitáveis decorrentes da repressão excessiva da sexualidade.

Como uma metáfora das consequências nocivas que podem advir da imposição de uma atividade sublimatória excessiva, Freud encerra suas considerações finais às *Cinco lições de psicanálise*, de 1910, com uma anedota, cuja eloquência pode ser mais iluminadora do que os comentários com que buscamos explorar algumas das opiniões do autor sobre as possibilidades e limites da sublimação. Reproduzimos o relato freudiano em sua integralidade:

> Pode ser que os senhores vejam como uma presunção esta minha advertência final. Seja-me concedido apenas expor de forma indireta a minha convicção, narrando-lhes uma velha anedota cuja moral poderão julgar. A literatura alemã fala de uma cidadezinha chamada Schilda, a cujos habitantes são atribuídas espertezas de todo gênero. Conta-se que os cidadãos de Schilda possuíam, entre outras coisas, um cavalo que lhes dava muita satisfação com seu vigoroso trabalho. Uma só coisa lhe reprochavam: ele consumia bastante aveia, que estava longe de ser barata. Decidiram fazê-lo cuidadosamente abandonar esse péssimo hábito, diminuindo em alguns grãos a sua ração diária até que ele se acostumasse à privação total. Por algum tempo a coisa funcionou otimamente; a alimentação do cavalo chegou a uns poucos grãos em determinado dia, e no dia seguinte ele finalmente iria trabalhar sem aveia nenhuma. Na manhã desse dia, porém, o traiçoeiro animal foi encontrado sem vida; e os cidadãos de Schilda não sabiam explicar de que havia morrido. (Freud, 1910/2013c, pp. 285-286).

No que concerne à problemática do conflito entre instinto e sociedade, vale observar que a defesa ostensiva aqui apresentada por Freud em favor do direito das forças instintuais humanas a uma quota de satisfação erótica direta, o que implicaria certa condescendência por parte das forças repressivas da sociedade, passaria a ser relativizada em textos posteriores às remodelações teóricas introduzidas a partir de 1920. Ou seja, por mais que sugira às instituições da sociedade que, em nome do bem-estar e de uma quota de felicidade a seus cidadãos, certa licenciosidade no que concerne à satisfação dos instintos sexuais seja reservada entre as regras e valores coletivos, com o aprofundamento do conhecimento metapsicológico sobre os instintos, o próprio autor passaria a relativizar essa possibilidade. Isso já se verificaria a partir de 1920, com a publicação de *Além do princípio de prazer* (Freud, 1920/2010n), texto mediante o qual, ao introduzir o conceito de instinto de morte, confere cidadania psicanalítica à agressividade humana.

Mas é sobretudo no escrito intitulado *Mal-estar na civilização*, de 1930 (Freud, 1930/2010o), que o autor reexamina a problemática do conflito entre instintos e sociedade. Nele, embora não abra mão ao direito e mesmo necessidade de se almejar alguma quota de prazer erótico direto, a busca de satisfação instintual não seria mais compreendida como restrita ao erotismo do instinto sexual. Quer dizer, designada pelo conceito de instinto de morte, a agressividade constitucional do ser humano reivindicaria sua quota de realização, razão pela qual seria necessário conceber, do lado da organização social custeada pela sublimação, um recrudescimento equivalente das tendências repressivas, o que implicaria um conflito intensificado, no limite, indissolúvel. Dessa perspectiva metapsicologicamente mais ampla e aprofundada, poder-se-ia perguntar pelo lugar da felicidade humana na civilização.

CAPÍTULO XV

O EMPREGO DA TÉCNICA DE TRATAMENTO DE NEUROSES (COMPLEMENTO): SOBRE ALGUMAS MODULAÇÕES INTRODUZIDAS POR FREUD NO MANEJO A PARTIR DA COMPREENSÃO DA TRANSFERÊNCIA COMO UMA FORMAÇÃO SUBSTITUTIVA

Para complementar a discussão sobre o emprego da técnica, examinaremos a concepção freudiana sobre o fenômeno da transferência e algumas consequências de sua descoberta para os desenvolvimentos da técnica psicanalítica. O tema da transferência [Übertragung] é mencionado na *terceira lição*, mas apenas na *quinta* das *Cinco lições* Freud apresenta uma caracterização breve, que servirá de base aos comentários aqui expostos. O autor designa como tal inicialmente certas manifestações afetivas de tonalidade amorosa e/ou hostil, verificadas no curso do tratamento, endereçadas pelo paciente à figura do terapeuta (cf. o verbete *Transferência*; Laplanche & Pontalis, 1967/2001, pp. 514-522).

A compreensão desse fenômeno produziria efeitos de amplo alcance não apenas no que concerne às concepções freudianas sobre a técnica de tratamento, mas estimularia igualmente as reflexões metapsicológicas do autor, levando-o a considerar novos problemas teóricos, que estimulariam muitos dos desenvolvimentos posteriores verificados em sua obra e em obras de outros psicanalistas. Para se ter uma ideia da diversidade e amplitude das questões implicadas ao tema da transferência, Laplanche e Pontalis (1967/2001, p. 515), por exemplo, consideram que

> Existe especial dificuldade em propor uma definição de transferência porque a noção assumiu, para numerosos autores, uma extensão muito grande, que chega ao ponto de designar o conjunto dos fenômenos que constituem a relação do paciente com o psicanalista e que, nesta medida, veicula, muito mais do que qualquer outra noção, o conjunto das concepções de cada analista sobre o tratamento, o seu objetivo, a sua dinâmica, a sua tática, os seus objetivos, etc. E, assim, estão implicados nela toda uma série de problemas que são objeto de debates clássicos.

Em outras palavras, dada a abrangência com que pode ser compreendido, tratar-se-ia de um conceito que desde sua formulação por Freud teria sido objeto de considerações diversas por diferentes autores, das quais parece depender a concepção que o praticante da psicanálise forma sobre o sentido, as finalidades e, portanto, a própria forma considerada apropriada de conduzir o tratamento.

Em vista da complexidade adquirida pelo conceito de transferência em psicanálise, a exploração das variações de sentido entre outros autores ou mesmo da evolução de sua compreensão no interior da obra de Freud está além dos objetivos desses comentários introdutórios. Como complemento à discussão sobre o emprego inicial da técnica de tratamento, as considerações apresentadas a seguir visam unicamente indicar como a descoberta do fenômeno da transferência e sua apreensão teórica como uma formação substitutiva análoga ao sintoma — e outros fenômenos psíquicos que estudamos — teriam levado o próprio autor a introduzir modulações adicionais ao manejo do tratamento e a repensar o sentido do processo terapêutico. Dado esse objetivo, a não ser quando se fizer necessário para complementar os comentários elaborados com base nas descrições constantes da *quinta lição*, não lançaremos mão do texto de *Psicoterapia da histeria* de 1895, no qual Freud (1895/2016e) descreve suas primeiras observações sobre a transferência, nem dos escritos de maturidade mais conhecidos nos quais o autor trata do fenômeno (cf., por exemplo, Freud, 1912/2010c; 1912/2010d; 1914/2010e; 1915/2010f), publicados após *Cinco lições de psicanálise*, de 1910.

Os comentários foram organizados em três seções. Buscaremos primeiro examinar a concepção freudiana sobre o fenômeno da transferência, a fim de destacar as justificativas teóricas que levam o autor a considerá-lo uma formação substitutiva deformada do reprimido, análoga, portanto, ao sintoma, aos sonhos e demais fenômenos estudados. Depois, examinaremos alguns desenvolvimentos teóricos adicionais propostos pelo autor para a compreensão das manifestações transferenciais e seu aproveitamento prático, além de algumas de suas recomendações éticas. Ao se dar conta de que a intensificação da resistência no curso do tratamento tendia a intensificar também as manifestações afetivas endereçadas ao terapeuta, Freud teria estabelecido uma correlação entre resistência e repetição, compreensão cujo aproveitamento prático desembocaria na introdução de novas modulações no manejo da técnica e no reconhecimento da transferência como via clínica privilegiada para o desvelamento de conteúdos inconscientes reprimidos. A terceira seção será dedicada a um breve exame do processo psíquico de elaboração, que consistiria no trabalho psíquico realizado pelo paciente no enfrentamento das próprias resistências. A partir da consideração das transformações psicodinâmicas decorrentes do processo de elaboração, buscaremos sugerir como tais desenvolvimentos novos de Freud no campo da teoria e da técnica ajudariam não apenas a repensar o sentido da terapia psicanalítica, mas também a refletir sobre o que se poderia entender por cura em psicanálise.

1. Transferência como formação substitutiva deformada do reprimido

Comecemos pela leitura das palavras com que o autor descreve o fenômeno clínico da transferência, para depois comentá-las. Escreve ele:

> Senhoras e senhores: até o momento lhes soneguei a observação mais importante, que confirma nossa hipótese das forças instintuais sexuais da neurose. Sempre que tratamos psicanaliticamente um neurótico, surge nele o estranho fenômeno chamado "transferência", isto é, ele dirige para o médico uma certa medida de impulsos afetuosos, muitas vezes mesclados de hostilidade, que não se baseia numa relação real e que, como evidenciam todos os detalhes de seu surgimento, só pode remontar a velhas fantasias e desejos que se tornaram inconscientes. Assim, aquela parte da vida emocional do paciente que ele não pode mais evocar na lembrança é vivenciada novamente na sua relação com o médico, e apenas com esse reviver na "transferência" ele é persuadido da existência e do poder de tais impulsos sexuais inconscientes. (Freud, 1910/2013c, pp. 279-280).

Analogamente ao fenômeno da resistência, a transferência teria sido constatada no curso do processo terapêutico, consistindo, portanto, em uma descoberta clínica, e, como tal, passível de ser verificada por todos os praticantes da psicanálise. Para o autor, a constatação dessas manifestações afetivas de tonalidade amorosa e/ou hostil endereçadas ao terapeuta atestaria o papel desempenhado pelas forças instintuais supostas como operantes nas neuroses. Tais vivências afetivas não estariam baseadas em uma relação real, pois, como o autor esclarece, a averiguação dos detalhes de seu surgimento revelaria sua conexão com "velhas fantasias e desejos que se tornaram inconscientes", ou seja, as manifestações transferenciais estariam enraizadas em desejos inconscientes reprimidos. Por isso, considera, tais "impulsos afetuosos, muitas vezes mesclados de hostilidade", verificados no curso do trabalho clínico como endereçados pelo paciente ao terapeuta, devem ser compreendidos como substitutos de conteúdos inconscientes reprimidos. Significa dizer, portanto, que as manifestações transferenciais constituem uma formação substitutiva análoga aos sintomas, aos pensamentos espontâneos comunicados pelo paciente, aos sonhos e demais fenômenos psíquicos descritos na *terceira lição*.

Considerando, portanto, os estudos realizados até agora, poder-se-ia dizer de modo mais preciso que, como formação substitutiva do reprimido, os fenômenos transferenciais apresentar-se-iam deformados em relação ao conteúdo inconsciente que os impulsionam. Em outros termos, o processo de deformação que vimos explicar a transformação de conteúdos inconscientes em sintoma, em ocorrências espontâneas no paciente em tratamento, em sonho manifesto etc., explicaria igualmente as manifestações afetivas endereçadas ao terapeuta no aqui e agora da situação clínica. Daí porque, analogamente às demais formações substitutivas do inconsciente, os fenômenos transferenciais devem ser compreendidos como uma expressão deformada de desejos reprimidos.

Com base nas hipóteses freudianas sobre a dinâmica das representações e a estratificação do psiquismo, poder-se-ia dizer que as manifestações transferenciais resultariam de deslocamentos ou desvios em relação ao objeto proibido de um desejo reprimido, impedido de exteriorizar-se pelas forças da resistência. Em vista da impossibilidade de atender às demandas instintuais mediante investimentos no objeto real de desejo, impulsionadas pelas tendências do princípio de prazer, as excitações reprimidas encontrariam na figura do terapeuta uma via de escape, um objeto substituto de realização parcial de desejo. Poder-se-ia dizer que a relação regular paciente-terapeuta favoreceria a abertura de trilhas associativas colaterais, pelas quais a representação psíquica da figura do terapeuta se tornaria pouco a pouco um objeto privilegiado de investimento de excitações oriundas do complexo do desejo reprimido. Desse novo destino dos impulsos reprimidos resultariam as manifestações afetivas de caráter erótico e/ou hostil, vivenciadas como reais e tomadas por verdadeiras pelo paciente, tendendo a dominar sua conduta verbal e comportamental no tratamento.

Talvez a comparação com fenômenos já examinados possa ajudar a tornar mais claro o processo subjacente às manifestações transferenciais que justificaria subsumi-las à categoria das formações substitutivas do inconsciente. Por exemplo, vimos, pelo estudo das operações do trabalho do sonho nas produções oníricas, que o conteúdo manifesto não consiste senão em uma formação substitutiva deformada de pensamentos oníricos latentes, estes sim os conteúdos inconscientes reais e determinantes que, ao serem desvelados pela interpretação psicanalítica, conferiríam sentido ao sonho recordado. Lembremo-nos do papel desempenhado pelos restos diurnos na etapa inicial do processo de formação de sonhos, na qual as excitações vinculadas aos pensamentos oníricos inconscientes, impulsionadas pelo princípio e prazer, tomariam a direção progressiva dos processos psíquicos, buscando ocupar impressões mnêmicas deixadas por vivências anódinas do dia anterior. Por meio dessa mesclagem com conteúdos mnêmicos de representações pré-conscientes, o desejo inconsciente mobilizador dos pensamentos oníricos disporia de disfarces sob os quais buscaria escapar da vigilância da censura, a fim de alcançar exteriorização, realizar desejo.

Vimos, no entanto, que, além da carga endógena rebaixada do Eu e da ausência de motilidade e de percepções que já dificultariam a efetivação de processos psíquicos progressivos no estado de sono, a censura onírica permaneceria em atividade, bloqueando a exteriorização do afeto reprimido, mesmo disfarçado sob as vestes de um resto diurno. A partir daí, também favorecido pelas condições psíquicas do estado de sono, o material onírico em formação tenderia a tomar uma direção regressiva, tendo intensificada sua deformação, até a retomada do curso progressivo da elaboração secundária, do qual resultaria o conteúdo manifesto do sonho.

Em comparação com o trabalho do sonho, o processo psíquico subjacente às manifestações transferenciais poderia ser compreendido sobretudo a partir da primeira etapa progressiva, na qual conteúdos inconscientes se apoderariam de restos diurnos, buscando alguma forma de disfarce que possibilitasse escapar da vigilância da resistência. Apesar das diferenças fenomenológicas — por exemplo, enquanto o sonho é considerado um fenômeno normal, cujos processos psíquicos têm lugar no estado de sono, o fenômeno da transferência no tratamento de neuroses integraria um quadro patológico e suas manifestações ocorreriam no estado normal de vigília —, do ponto de vista metapsicológico, na medida em que a transferência é compreendida como efeito de investimentos de conteúdos inconscientes reprimidos endereçados à figura do terapeuta, este desempenharia papel análogo ao de um resto diurno no sonho.

Uma das diferenças seria a de que, em razão das condições dadas pelo estado de sono e a atuação da censura, o material híbrido composto de resto diurno e excitações de um desejo inconsciente no processo onírico é bloqueado em sua ânsia de progredir na direção da exteriorização motora ou psíquica, sendo tragado pela regressão e submetido a deformações mais intensas, a fim de ter franqueada sua manifestação na forma de sonho. Os desejos inconscientes reprimidos, subjacentes às manifestações transferenciais, por outro lado, talvez favorecidos pelo estado psíquico próprio ao quadro neurótico e por encontrarem condições facilitadas proporcionadas pelos processos progressivos do estado de vigília, encontrariam em investimentos efetuados sobre a figura do terapeuta os disfarces mínimos necessários para subtraírem-se à ação inibidora da resistência. Daí serem as manifestações transferenciais também compreendidas como formações substitutivas deformadas do inconsciente.

Outra convergência entre os dois fenômenos estaria na crença experimentada pelos agentes tanto no sonho como na transferência. Vimos, por exemplo, que a vivência onírica em si, da qual seriam recordados alguns fragmentos, é invariavelmente marcada pela crença no conteúdo vivenciado, ao ponto de o sonhador ser às vezes despertado do estado de sono por reações corporais ou psíquicas motivadas por impulsos predominantes no sonho. Ou seja, ao menos durante a ocorrência de um sonho, seu conteúdo atrai a crença, resultante, como vimos, da contribuição de processos conscientes associados às percepções, de modo que o sonhador, como o paciente tomado por afetos transferenciais, acredita na realidade do conteúdo vivenciado, isto é, experimenta-o como real.

Talvez a consideração do sintoma possa reforçar esse entendimento sobre o valor de realidade adquirido pelas manifestações transferenciais. Vimos que, para Freud, as dores nas pernas de Elisabeth, por exemplo, seriam compreendidas como uma formação substitutiva deformada de um desejo inconsciente, a paixão reprimida pelo cunhado. Assim, analogamente ao resto diurno nos sonhos e à figura do terapeuta no tratamento, o sintoma fenomenologicamente descrito como dores nas pernas resultaria de sobreinvestimentos ou investimentos excessivos em uma função corporal responsável pelo movimento do membro inferior. Para a realização de suas funções normais, o membro em questão já contaria com investimentos energéticos necessários, razão pela qual um sobreinvestimento das inervações tenderia a ocasionar as perturbações verificadas, como dores e dificuldade de caminhar, por exemplo. Quer dizer, por mais que resulte de processos inconscientes, de desvios ou trilhas associativas colaterais, mediante as quais quotas de excitação reprimida obteriam um meio de exteriorizar-se, auferindo um prazer que permanece oculto sob o sintoma, as dores nas pernas impõem-se à consciência da enferma, sendo experimentadas como sofrimento real.

Portanto, analogamente ao sonho e ao sintoma, por encontrarem-se igualmente a serviço da realização de desejos inconscientes e contarem ainda com a contribuição de processos conscientes, as manifestações transferenciais atraem a crença do paciente, que acredita na realidade ou verdade dos sentimentos pelos quais se vê tomado em relação ao terapeuta. Por isso, no caso de uma transferência de cunho amoroso, no sentido mais amplo, como assinala Freud, o paciente pode vir a acreditar estar realmente apaixonado pelo terapeuta.

Enfim, por serem subsumidas à categoria das formações substitutivas, como são sintomas, sonhos, pensamento espontâneos do paciente, atos falhos etc., os fenômenos transferenciais observados no aqui e agora da situação clínica consistiriam em manifestações deformadas de afetos reprimidos, originariamente ligados a objetos de desejo pertencentes à biografia do paciente. Conforme assinalado, por trabalharem segundo os ditames do processo de deformação, como ocorreria na produção de sintomas, de sonhos e demais formações substitutivas, as manifestações transferenciais encontrar-se-iam a serviço da realização de desejo, faceta aliás exibida de forma mais ou menos ostensiva na situação clínica, seja no caso de impulsos amorosos ou hostis. Por isso, na citação *supra*, Freud considera que com a transferência de afetos reprimidos à figura do terapeuta "aquela parte da vida emocional do paciente que ele não pode mais evocar na lembrança é vivenciada novamente na sua relação com o médico" (Freud, 1910/2013c, p. 280).

A partir dessa breve caracterização sobre a compreensão freudiana da transferência como formação substitutiva do inconsciente, tentemos representar graficamente o processo psíquico subjacente às manifestações transferenciais. Embora não tenhamos avançado na exploração dos mecanismos responsáveis pela deformação na transferência, a essa altura de nossos estudos deve parecer claro que eles não seriam distintos daqueles supostos em discussões anteriores. Vale observar apenas que, pelo próprio contexto em que se manifesta, a transferência partilharia mais intimamente do quadro explicativo dos sintomas e das ocorrências espontâneas no paciente. Assim, por consistir em manifestações afetivas verbais e/ou comportamentais deformadas verificadas na situação clínica, tomemos por base o primeiro esquema apresentado quando do exame dos pensamentos espontâneos comunicados pelo paciente em tratamento — na seção 2 do Capítulo XII — e façamos as adaptações necessárias (Figura 54).

Figura 54 - Esquema para a transferência como uma formação substitutiva

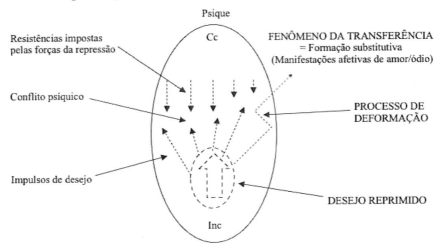

Fonte: O autor

Apresentada essa caracterização geral sobre a transferência como uma formação substitutiva do inconsciente, antes de explorar algumas das consequências resultantes de sua descoberta para o aprimoramento do tratamento, consideremos dois ensinamentos destacados por Freud, que decorreriam da compreensão do fenômeno. Em primeiro lugar, o autor considera que a descoberta da transferência teria ajudado a compreender melhor as condições psíquicas que favoreceriam a ação da sugestão hipnótica. Leiamos suas palavras para depois comentá-las:

> O estudo da transferência também pode lhes dar a chave para compreender a sugestão hipnótica, que utilizamos inicialmente como técnica para a pesquisa do inconsciente em nossos pacientes. Naquele tempo ela se revelou um auxílio terapêutico, mas também um obstáculo ao conhecimento científico dos fatos, na medida em que tirava as resistências psíquicas de determinado âmbito e as juntava nos limites dele, formando um muro intransponível. (Freud, 1910/2013c, pp. 280-281).

Conforme aprendemos, com o abandono da hipnose e a passagem ao tratamento em vigília, Freud teria se deparado com novos fenômenos clínicos, particularmente a resistência, então não observados no sonambulismo hipnótico, cuja elaboração teórica impulsionaria os desenvolvimentos da técnica psicanalítica. A partir da compreensão da transferência, tornar-se-ia possível produzir alguns avanços no esclarecimento da tendência sugestionável de certos pacientes, pois poder-se-ia cogitar que o afloramento de ideias e afetos de coloração amorosa na relação terapêutica tenderia a estimular uma receptividade maior em relação às intervenções do terapeuta. Em outras palavras, um dos ensinamentos decorrentes da descoberta da transferência tem a ver com a admissão de certo viés hipnótico como constitutivo do tratamento psicanalítico, reconhecimento que torna premente a consideração de princípios éticos na conduta do terapeuta, como veremos à frente em nota de Freud sobre o amor de transferência.

O segundo ensinamento diz respeito à compreensão de que manifestações afetivas como as verificadas na transferência não são exclusividade do tratamento psicanalítico, nem se trata de criações do terapeuta, antes, diriam respeito a fenômenos espontâneos comuns às relações humanas em geral. Em suas palavras:

> Mas não pensem que o fenômeno da transferência – do qual pouco lhes posso falar aqui, infelizmente – é produto da influência psicanalítica. A transferência ocorre espontaneamente em todas as relações humanas, assim como entre o paciente e o médico; é sempre o veículo da influência terapêutica, e seu efeito é tanto maior quanto menos se suspeita de sua existência. Portanto, a psicanálise não a produz, apenas a desvela para a consciência, dela se apoderando a fim de guiar os processos psíquicos para a meta desejada. (Freud, 1910/2013c, p. 281).

Acerca do caráter ubíquo ou da onipresença de manifestações afetivas análogas às observadas na transferência analítica entre as relações humanas em geral, vale a pena consultar o artigo freudiano de 1914 intitulado *Psicologia de um ginasial* (Freud, 1914/2012d), no qual trata brevemente do fenômeno da transferência na relação estudante-professor.

2. Sobre alguns desenvolvimentos adicionais de Freud na teoria da transferência, as novas modulações introduzidas no manejo do tratamento e algumas recomendações éticas decorrentes da implicação do terapeuta na transferência

Embora comuns a todas as relações humanas, as manifestações transferenciais verificadas na relação paciente-terapeuta seriam valorizadas por Freud como o principal veículo da ação terapêutica. Vejamos, então, algumas das modulações introduzidas no manejo do tratamento a partir do aproveitamento prático do fenômeno da transferência. Para tanto, leiamos mais algumas das palavras constantes da *quinta lição*, para depois comentá-las. Diz ele:

> Os sintomas, que, para recorrer a uma imagem da química, são precipitados de anteriores vivências amorosas (no mais amplo sentido), podem ser dissolvidos e transformados em outros produtos psíquicos apenas na elevada temperatura da transferência. O médico desempenha nessa reação o papel de – para usar a ótima expressão de S. Ferenczi – fermento catalítico, que temporariamente atrai para si os afetos liberados no processo. (Freud, 1910/2013c, p. 280).

A partir de uma metáfora química, Freud considera que os sintomas neuróticos poderiam ser dissolvidos pelo calor da transferência, isto é, pelo vínculo terapêutico no qual são mobilizados afetos amorosos e/ou hostis intensos, até então reprimidos no paciente. Depois, que o terapeuta desempenha na terapia papel análogo ao de um fermento enzimático que tende a acelerar uma reação química. Ou seja, a figura do terapeuta e sua postura receptiva, regularmente disponível no encontro terapêutico, ofereceria condições favoráveis à produção de deslocamentos e desvios associativos entre os processos psicodinâmicos predominantes no paciente, servindo como um polo atrator de investimento afetivos reprimidos, liberados e exibidos no aqui e agora da situação clínica.

Junto aos pensamentos espontâneos comunicados pelo paciente, o material psíquico aflorado na transferência, projetado de forma ostensiva na relação paciente-terapeuta, constituiria objeto de escuta e de observação, sendo em conjunto com o paciente submetido ao trabalho de análise e interpretação, com vistas ao desvelamento de suas motivações inconscientes. Poder-se-ia dizer, portanto, que os fenômenos transferenciais constituem não apenas mais uma formação substitutiva deformada do inconsciente, ao lado dos sintomas, dos pensamentos espontâneos do paciente, dos sonhos etc., mas sua descoberta seria a mais significativa do ponto de vista da técnica. O aprofundamento de reflexões sobre suas características psicodinâmicas impulsionaria a derivação de elementos teóricos novos e reconsiderações em relação ao manejo apropriado da técnica e ao sentido do processo terapêutico.

2.1. Correlação entre resistência e repetição na intensificação das manifestações transferenciais e seu aproveitamento prático

Entre os novos desenvolvimentos propostos pelo autor, a título de exemplo, consideraremos brevemente a hipótese mediante a qual relaciona, à já conhecida resistência, uma nova propriedade atribuída às manifestações transferenciais, seu caráter repetitivo. Para tanto, lançaremos mão de algumas passagens do artigo intitulado *Recordar, repetir e elaborar*, de 1914 (Freud, 1914/2010e, pp. 193-209). Nelas, o autor revela ter passado a compreender as manifestações transferenciais como efeito de uma tendência repetitiva inerente à psique inconsciente — espécie de compulsão de repetição[50], inicialmente concebida como efeito da regulação pelo princípio de prazer —, com base na qual conteúdos reprimidos seriam transpostos de forma automática ao cenário do tratamento.

Tal repetição seria compreendida como expressão da própria resistência contra a recordação do reprimido. Quer dizer, em vez de deixarem-se capturar pelo fluxo das associações livres e serem apresentados como recordações conscientes, impulsionados pela resistência, os conteúdos inconscientes reprimidos tomariam a via da repetição, sendo transpostos diretamente em ações, em vivências afetivas no aqui e agora da situação clínica. Por sobrepor-se e tomar o lugar do processo recordativo, a repetição seria compreendida como uma tendência a serviço da resistência. Daí a fórmula sugerida por Freud segundo a qual "Quanto maior a resistência, tanto mais o recordar será substituído pelo atuar (repetir)" (Freud, 1914/2010e, p. 201).

Embora resulte de reflexões teóricas mais elaboradas do que aquelas sobre as quais nos debruçamos até agora, essas hipóteses sobre a repetição na transferência ajustar-se-iam ainda à compreensão de que as atuações do paciente em tratamento não consistem senão em mais uma formação substitutiva deformada de conteúdos inconscientes, mobilizada segundo a tendência do princípio de prazer. Como nas demais modalidades substitutivas de realização de desejo, parece certo que a sujeição ao processo de deformação continua sendo uma condição necessária para que as motivações inconscientes transpostas via repetição para a relação terapêutica passem ao largo da consciência no paciente. Quer dizer, como repetição deformada, resultante da ação de deslocamentos e de outros mecanismos psíquicos, o desejo reprimido vivenciado sob as roupagens que constituem as manifestações transferenciais continuaria sem ser recordado como tal, incompreendido, portanto.

Para tentar tornar mais claro por que a entrada em atividade de processos repetitivos estaria relacionada a um aumento de resistência, lembremo-nos de alguns comentários apresentados sobretudo no capítulo anterior, em que considerávamos, em termos hipotéticos, que a tendência ao longo do tratamento seria a de uma diminuição gradual da resistência, o que possibilitaria uma espontaneidade cada vez maior na comunicação pelo paciente dos pensamentos aflorados. Uma

---

[50] Ao longo das elaborações teóricas posteriores de Freud, a ideia de uma compulsão de repetição como uma tendência repetitiva indomada, concebida com estatuto análogo ao de um princípio, a disputar com o próprio princípio de prazer o governo do funcionamento psíquico primário, destacar-se-ia como um conceito metapsicológico associado à hipótese do instinto de morte, sobretudo a partir da publicação de *Além do princípio de prazer*, de 1920. Ver o verbete *Compulsão à repetição* em Laplanche e Pontalis (1967/2001, pp. 83-86).

tal distensão psicodinâmica verificar-se-ia, porém, apenas entre os registros mnêmicos de estratos psíquicos mais superficiais, investidos por uma resistência mais fraca, pois, por serem mais intensamente afetados pela deformação, teriam seus vínculos com o reprimido mais bem disfarçados.

Ao prosseguir com as associações de ideias de acordo com a regra fundamental, o paciente manifestaria invariavelmente dificuldades e outras formas de bloqueios contra o avanço do trabalho recordativo. Aprendemos que Freud interpreta tais obstáculos como manifestações da resistência, que tenderia a mostrar-se mais poderosa à medida que as associações produzidas pelo paciente sinalizassem uma aproximação maior a conteúdos mais intimamente conectados ao reprimido. Em suma, a resistência tende a ser mais intensa quanto mais perto o trabalho associativo se aproximar do complexo do desejo reprimido, encastelado pelas muralhas que cercam o núcleo patogênico inconsciente.

Pois bem, na medida em que a equação freudiana supõe que, quanto mais forte se mostrar a resistência, mais intensamente tenderiam a ser desencadeados processos repetitivos, isso significa dizer que as manifestações transferenciais tendem a tomar o lugar do recordar justamente em estágios do processo terapêutico em que as associações livres do paciente passem a resvalar com regularidade em conteúdos mais intimamente conectados ao reprimido. Ou seja, correlativamente ao despertar de resistências cada vez mais poderosas contra o progresso do trabalho recordativo, tendências repetitivas dominantes na psique inconsciente impulsionariam a transposição direta de conteúdos reprimidos para o cenário do tratamento.

Conforme assinalado, por não ter sido submetido ao crivo da consciência, inerente ao processo associativo do recordar, o afeto exteriorizado pela via do agir e vivenciado na transferência não teria suas origens inconscientes reprimidas desveladas, restando estas desconhecidas (cf. o verbete *Acting out*; Laplanche & Pontalis, 1967/2001, pp. 6-8). Por isso, no caso de afetos amorosos, o paciente tenderia a experimentá-la e a comportar-se em relação à paixão pela qual vê-se tomado em relação ao terapeuta como se atual e verdadeira fosse.

Como a problemática da repetição envolve suposições teóricas de estágios avançados das reflexões freudianas, talvez a comparação com outro fenômeno já examinado possa ajudar a tornar mais claras não apenas a ausência de consciência e o valor de realidade adquirido pelas atuações transferenciais, mas sobretudo a possibilidade de um aproveitamento prático dessa formação substitutiva no processo terapêutico. Trata-se das manifestações comportamentais resultantes da sugestão pós-hipnótica, como em alguns dos experimentos de Bernheim descritos por Freud.

Vimos, por exemplo, que sugestões recebidas em estado de sonambulismo hipnótico seriam, posteriormente ao despertar, como que transpostas em ações pelo enfermo em vigília, sem que este se desse conta de suas motivações. Lembremo-nos do experimento em que, após ser despertado do sonambulismo, motivado pelas sugestões recebidas em hipnose, o enfermo apressa-se para abrir um guarda-chuva e recepcionar o médico que adentra a sala. Embora termine por reconhecer a posteriori a inadequação de seu comportamento em face da realidade dada, por desconhecer as motivações reais de suas ações, ele permaneceria sem compreendê-las — ao menos inicialmente, como Bernheim teria demonstrado na parte principal do experimento.

Ora, considerando as suposições sobre o papel determinante de conteúdos inconscientes reprimidos, não seria esta uma situação análoga com que se depararia o paciente de Freud em face das manifestações transferenciais? Embora em seus estágios mais intensos o vivenciar de afetos amorosos e/ou hostis em relação ao terapeuta seja acompanhado da crença na realidade ou verdade de seus sentimentos, como Freud observara anteriormente, tal vivência "não se baseia numa relação real". Analogamente ao enfermo do experimento de Bernheim, que, após ser convencido sobre a inadequação de suas atitudes naquele contexto, permanece alheio às motivações de suas ações, foi assinalado que também o paciente de Freud desconheceria as motivações inconscientes reprimidas subjacentes às atuações transferenciais. Mas a comparação pode render esclarecimentos mais úteis, senão vejamos.

Aprendemos a partir do relato freudiano que, em seus experimentos com a sugestão pós-hipnótica, Bernheim teria obtido resultados que colocavam em xeque teses correntes entre outros pesquisadores. Segundo as teses tradicionais, lembranças de vivências tidas sob hipnose ou em estados espontâneos análogos, como os estados hipnoides concebidos por Breuer, permaneceriam inacessíveis à consciência normal, razão pela qual acreditariam não restar ao médico alternativa senão induzir o paciente ao sonambulismo hipnótico, para, nesse estado, guiá-lo no processo de recuperação das recordações perdidas.

Os resultados obtidos por Bernheim iriam justamente de encontro a tais suposições, pois demonstrava que, após despertado da hipnose e restituídas as condições normais de consciência, ao contrário das expectativas de pesquisadores como Breuer, Charcot e Janet, o enfermo em vigília era capaz de ter acesso às lembranças de vivências tidas durante o sonambulismo hipnótico. Nessa tarefa, além de injunções e solicitações para que envidasse esforços no recordar, vimos que Bernheim se utilizava do artifício da pressão na testa do enfermo. Em suma, o hipnotizador de Nancy teria tido sucesso ao conseguir levar o paciente a recordar-se das sugestões recebidas sob hipnose, restituindo a racionalidade inerente a suas ações ao possibilitar-lhe apropriar-se das motivações secretas que justificavam um comportamento inadequado à realidade, as sugestões do médico.

O que as demonstrações de Bernheim podem ensinar-nos em relação ao manejo freudiano da transferência e às novas modulações introduzidas na técnica de tratamento? Ora, vimos que após o abandono da hipnose, embora tenha se inspirado no procedimento de Bernheim para levar adiante o trabalho terapêutico com o paciente em estado normal de consciência, ao longo de uma experiência clínica singular, nosso autor viria a abrir mão do artifício da pressão na testa, passando a conduzir o tratamento unicamente pelo uso da palavra, segundo a regra da associação livre. Talvez ainda inspirado no sucesso técnico de Bernheim, a partir da descoberta da transferência e sobretudo de sua compreensão como formação substitutiva deformada de conteúdos inconscientes, Freud, que já se guiava no trabalho terapêutico pela escuta dos pensamentos espontâneos comunicados pelo paciente, passaria a servir-se das atuações transferenciais como uma via singular de acesso ao desvelamento de conteúdos reprimidos que sustentariam um quadro neurótico.

Nesse sentido é que o autor passaria a considerar o aproveitamento prático da transferência como um recurso técnico no tratamento de neuroses, pois um manejo orientado pela escuta, observação, análise e interpretação das atuações transferenciais, visando o desvelamento de suas motivações inconscientes, tenderia a favorecer uma modificação paulatina das condições psicodinâmicas dominantes no paciente. Assim, ainda em termos hipotéticos, na medida em que favoreceria uma diminuição da resistência, poder-se-ia esperar do manejo da transferência uma redução igualmente progressiva das tendências repetitivas, cedendo lugar a novas capacidades de recordar.

2.2. Manejo e análise da transferência como via privilegiada para o desvelamento de conteúdos inconscientes reprimidos

Algumas considerações gerais sobre o manejo da transferência podem ser lidas em *Recordar, repetir e elaborar*, onde Freud concebe a situação clínica como uma espécie de arena, na qual tendências repetitivas dominantes no paciente disporiam de condições favoráveis para impulsionar a transposição de conteúdos inconscientes reprimidos e liberdade para exibir seus frutos transferenciais de forma ostensiva. Escreve ele:

> No entanto, o principal meio para domar a compulsão de repetição do paciente e transformá-la num motivo para a recordação está no manejo da transferência. Tornamos esta compulsão inofensiva, e até mesmo útil, ao reconhecer-lhe o seu direito, ao lhe permitir vigorar num determinado âmbito. Nós a admitimos na transferência, como numa arena em que lhe é facultado se desenvolver em quase completa liberdade, e onde é obrigada a nos apresentar tudo o que, em matéria de instintos patogênicos, se ocultou na vida psíquica do analisando. (Freud, 1914/2010e, p. 206).

A partir da compreensão da transferência, a situação clínica passaria assim a ser vista como uma espécie de cenário no qual, como diz Freud, a compulsão de repetição encontraria terreno fértil para prosperar "quase em completa liberdade". Ou seja, como arena da transferência, a relação terapêutica constituiria uma espécie de palco no qual os conteúdos inconscientes reprimidos presentes na raiz de um sofrimento neurótico tenderiam a ser dramatizados, exibidos de forma abundante e em toda sua vivacidade, proporcionando um material mais acessível ao trabalho analítico.

Como se pode inferir, ao passar a ser compreendida como uma arena na qual se desenrolaria um drama afetivo mobilizado por repetições de conteúdos inconscientes reprimidos, é a própria faceta substitutiva da situação clínica que desponta de forma mais evidente como contaminada por investimentos derivados do reprimido. Compreensão que, como já foi assinalado, vem ao encontro do que aprendemos sobre o sentido inconsciente dos pensamentos e de outras ocorrências espontâneas verbalizadas pelo paciente em tratamento; ou seja, que suas verbalizações e expressões corporais manifestas durante a sessão não consistiriam senão em exteriorizações de conteúdos inconscientes. Enfim, como atmosfera favorável ao desenrolar do drama transferencial, é a própria situação clínica que passaria a ser compreendida em termos de uma estrutura sintomática, uma formação substitutiva, portanto.

Nesse sentido, Freud chega a caracterizar as manifestações transferenciais como se conformassem uma espécie de neurose artificial, denominada mais precisamente de neurose de transferência, na qual se encontrariam manifestos desejos reprimidos e conflitos responsáveis pela manutenção de uma neurose ordinária, o quadro neurótico propriamente dito. Segundo suas palavras:

> Quando o paciente se mostra solícito a ponto de respeitar as condições básicas do tratamento, conseguimos normalmente dar um novo significado de transferência a todos os sintomas da doença, substituindo sua neurose ordinária por uma neurose de transferência, da qual ele pode ser curado pelo trabalho terapêutico. (Freud, 1914/2010e, p. 206).

Por serem exibidas de forma objetiva no aqui e agora da situação clínica, as manifestações transferenciais apresentar-se-iam como passíveis de observação e escuta mais claras, conferindo objetividade a sua análise e interpretação, e, por extensão, aos resultados obtidos. Em outros termos, como espécie de neurose artificial a transferência ofereceria condições melhores para o desvelamento de motivações inconscientes reprimidas, essenciais para a resolução da neurose ordinária. Nesse sentido, o manejo na análise da transferência, cujo objetivo é desvelar os determinantes inconscientes reprimidos em operação sob as vivências afetivas manifestadas pelo paciente, seria análogo ao manejo na interpretação de sonhos, que, a partir da análise do conteúdo manifesto do sonho, busca trazer à tona seu conteúdo latente, os pensamentos inconscientes mobilizadores da vivência onírica, como veremos no capítulo seguinte.

Por isso, na medida em que o trabalho analítico for capaz de desvelar os conteúdos psíquicos inconscientes subjacentes a manifestações transferenciais e aos demais pensamentos espontâneos comunicados pelo paciente, Freud considera a neurose artificial criada pela transferência como curável. E como decorrência lógica da resolução da neurose artificial, a neurose ordinária perderia sua razão de ser. Em suma, segundo a fórmula que se poderia depreender das considerações freudianas, a cura da neurose de transferência livraria o paciente da neurose propriamente dita. Leiamos o que escreve a respeito:

> Assim a transferência cria uma zona intermediária entre a doença e a vida, através da qual se efetua a transição de uma para a outra. O novo estado assumiu todas as características da doença, mas representa uma enfermidade artificial, em toda parte acessível à nossa interferência. Ao mesmo tempo é uma parcela da vida real, tornada possível por condições particularmente favoráveis, porém, e tendo uma natureza provisória. Das reações de repetição que surgem na transferência, os caminhos já conhecidos levam ao despertar das recordações, que após a superação das resistências se apresentam sem dificuldade. (Freud, 1914/2010e, pp. 206-207).

Em outras palavras, a efetividade de um processo terapêutico orientado pelo manejo da transferência ver-se-ia favorecida pelo trânsito entre as duas faces constitutivas das manifestações transferenciais, que, analogamente ao lugar ocupado pelo sonho entre o normal e o patológico, desenvolver-se-iam numa zona intermediária entre duas realidades, a da patologia neurótica e a da vida ordinária. Por um lado, a transferência apresentaria um caráter patológico, pois compartilharia dos fatores inconscientes reprimidos e dos processos psíquicos determinantes da enfermidade neurótica; apesar disso, ela consistiria em uma forma artificial de neurose, pois os conteúdos exteriorizados tendem a desenvolver-se e ser mantidos dentro do enquadramento técnico do tratamento. Por outro lado, as manifestações transferenciais constituem uma parcela da vida real, pois, ainda que sejam vistas como conformando uma forma de neurose, seu afloramento teria sido artificialmente favorecido pelas condições oferecidas pelo tratamento, condições essas integrantes da realidade objetiva.

Assim, dado o denominador comum à neurose ordinária e à neurose de transferência, constituído por conteúdos inconscientes reprimidos, seu desvelamento possibilitaria um trânsito entre ambas, e, assim, a superação igualmente progressiva das resistências e a restituição da capacidade de recordar. Analogamente ao paciente de Bernheim, convencido pelo médico acerca da inadequação de sua ação em face da realidade — abrir um guarda-chuva em pleno recinto de demonstrações clínicas —, a expectativa seria a de que a apreciação e análise dos conteúdos transferenciais, realizados pelo par terapêutico com base na consideração da realidade, possa levar o paciente a convencer-se da inadequação das exteriorizações afetivas transferenciais e ao reconhecimento de suas motivações inconscientes reprimidas.

2.3. Algumas questões sobre ética levantadas por Freud a partir do reconhecimento da implicação do terapeuta na transferência e da problemática da contratransferência

Vimos antes que, do ponto de vista da concepção psicanalítica sobre a transferência, o terapeuta estaria diretamente implicado no tratamento, desempenhando um papel decisivo ao longo do processo terapêutico. E isso não apenas por favorecer o despertar de afetos reprimidos no paciente e servir de polo atrator de investimentos liberados, mas também porque, em função do valor de realidade adquirido pelas vivências transferenciais, o paciente acredita nelas, toma-as como verdadeiras. Por exemplo, foi mencionado anteriormente que, com o despertar de impulsos eróticos reprimidos, originalmente investidos em um objeto de amor interditado, e seu investimento transferencial sobre a figura do terapeuta, dependendo da intensidade das repetições afetivas, o paciente pode chegar a acreditar e a comportar-se de acordo com os sentimentos pelos quais se sente tomado, vivenciando-as como reais.

Em relação a essa possibilidade, vale mencionar algumas recomendações éticas de Freud, endereçadas sobretudo a iniciantes na prática clínica de orientação psicanalítica, constantes do artigo de 1915, intitulado *Observações sobre o amor de transferência* (Freud, 1915/2010f). A partir da suposição de uma situação clínica em que as comunicações espontâneas de uma paciente em tratamento passam a veicular o que o autor denomina sinais inequívocos de uma paixão pelo terapeuta, ele discorre sobre o caráter substitutivo do amor de transferência para, ao final, considerar algumas implicações éticas decorrentes do conhecimento psicanalítico sobre o sentido inconsciente das manifestações transferenciais. Segundo ele, esse tipo de paixão é "em primeiro lugar, provocada pela situação analítica; em segundo, é bastante intensificada pela resistência que domina tal situação; em terceiro, carece enormemente de consideração pela realidade" (Freud, 1915/2010f, p. 224).

Como se pode inferir, dessa compreensão teórica decorreriam consequências de caráter ético diretamente relacionadas ao que seria considerada uma conduta adequada por parte do terapeuta no processo clínico. De fato, o autor registra explicitamente o que considera um preceito ético geral da prática psicanalítica. Escreve ele:

> Para a conduta do médico, é a primeira das três peculiaridades do amor de transferência que é decisiva. Ele evocou essa paixão, ao introduzir o tratamento analítico para curar a neurose; ela é, para ele, a inevitável consequência de uma situação médica, como o desnudamento de uma doente ou a comunicação de um segredo vital. Assim está claro, para ele, que não pode tirar vantagem pessoal dela. (Freud, 1915/2010f, p. 224).

Quer dizer, informado teoricamente, o terapeuta sabe — ou deveria saber — do caráter substitutivo das manifestações afetivas transferenciais verificadas no tratamento, do lugar que ocupa e do papel que desempenha na transferência e, portanto, "que não pode tirar vantagem pessoal" dessa situação constitutiva do processo terapêutico. Quer dizer, as considerações de Freud mostram que uma reflexão sobre os princípios reguladores da conduta do terapeuta seria derivada dos próprios fundamentos teóricos e técnicos do fazer psicanalítico, particularmente da concepção sobre a transferência.

Como também é possível inferir, reflexões acerca da conduta adequada do terapeuta, fundadas no conhecimento teórico sobre a dinâmica psíquica predominante nas neuroses, impõem a consideração de outras implicações relacionadas à ética da prática psicanalítica, como o papel das próprias reações inconscientes do terapeuta em face das manifestações transferenciais do paciente, a denominada contratransferência (cf. o verbete *Contratransferência*; Laplanche & Pontalis, 1967/2001, pp. 102-103). Com a expansão do movimento psicanalítico, a constatação da influência prejudicial de manifestações contratransferenciais no tratamento teria levado os primeiros psicanalistas a interrogarem-se acerca da necessidade de todos que pretendem trabalhar dentro dos parâmetros estabelecidos pela psicanálise de submeterem-se antes a uma análise (cf. o verbete *Análise didática*; Laplanche & Pontalis, 1967/2001, pp. 23-25).

A esse respeito, Freud, que vimos na *terceira* das *Cinco lições de psicanálise*, de 1910, recomendar a interpretação de sonhos próprios como o caminho a seguir por todos que queiram tornar-se psicanalistas, complementa essa recomendação dois anos depois, no artigo intitulado *Recomendações ao médico que pratica a psicanálise*, de 1912, subscrevendo a exigência já proposta por outros autores de que todo aquele interessado em praticar a psicanálise deve submeter-se a uma análise prévia. Em suas palavras:

> Anos atrás, dei a seguinte resposta à questão de como alguém pode tornar-se psicanalista: "Pela análise dos próprios sonhos". Tal preparação basta para muitas pessoas, certamente, mas não para todos que querem aprender a analisar. Além disso, nem todos conseguem interpretar os próprios sonhos sem ajuda externa. Incluo entre os muitos méritos da escola psicanalítica de Zurique ter reforçado essa condição e tê-la fixado na exigência de que todo indivíduo que queira efetuar análise em outros deve primeiramente submeter-se ele próprio a uma análise com um especialista. (Freud, 1912/2010d, p. 157).

O autor considera algumas vantagens na submissão prévia do iniciante ao processo analítico conduzido por um especialista, quando comparada à prática antes recomendada da autoanálise. Escreve ele:

> Quem levar a sério este trabalho deveria eleger esse caminho [buscar uma análise com especialista], que promete várias vantagens; o sacrifício de franquear a intimidade a um estranho, sem que a enfermidade o obrigue a isso, é amplamente recompensado. A pessoa não apenas realiza muito mais rapidamente e com menor gasto afetivo a intenção de tomar conhecimento do que traz oculto em si mesma, como adquire na própria carne, por assim dizer, impressões e convicções que procura em vão nos livros e nas conferências. Por fim, deve-se apreciar também o benefício da duradoura relação espiritual que costuma se estabelecer entre o analisando e aquele que o guia. (Freud, 1912/2010d, pp. 157-158).

Quer dizer, por conhecer pela própria experiência as dificuldades envolvidas no trabalho de autoanálise, Freud enxerga certas vantagens na análise efetuada com especialista, sobretudo por tratar-se de um processo analítico caracterizado pela ausência de enfermidade, como se supõe nessa modalidade de terapêutica. Como considera, ao franquear sua intimidade ao analista, além de um tempo relativamente mais curto e menor gasto afetivo requeridos na obtenção de progressos terapêuticos, ao vivenciar o desvelamento de conteúdos inconscientes em si próprio, apesar do sofrimento que lhe seria inerente, o iniciante teria a chance, por assim dizer, de viver na própria pele ou conhecer pela própria experiência o que passaria a observar junto a pacientes a partir de sua posição de analista no tratamento psicanalítico.

E Freud continua indicando outras características e vantagens dessa modalidade de análise didática. Diz ele:

> Uma tal análise de alguém praticamente sadio permanecerá inconclusa, como é de se esperar. Quem estimar o valor do autoconhecimento e da elevação do autocontrole, adquiridos por meio dela, prosseguirá no exame analítico da própria pessoa em forma de autoanálise, e se contentará com o fato de que, tanto dentro de si como fora, sempre deve esperar encontrar algo novo. (Freud, 1912/2010d, p. 158).

Como observado antes, supondo que uma análise didática à qual se submetem os pretendentes a psicanalistas consista em uma modalidade de terapia realizada com pessoa considerada sadia, Freud a considera um processo que permanece inacabado. Seria no prolongamento dessa experiência terapêutica com o próprio inconsciente que o autor volta a considerar o papel da autoanálise como uma atividade a ser levada adiante pela pessoa. Porque, apesar do conhecimento relativo alcançado sobre a própria vida psíquica, proporcionado pela análise didática, ele considera que, "tanto dentro de si como fora, sempre deve esperar encontrar algo novo".

Ao final dessas breves considerações, o autor volta a tocar explicitamente na questão da ética da prática psicanalítica. Ele alerta-nos em relação a alguns perigos decorrentes da ausência de conhecimentos minimamente claros — no sentido de uma experiência pessoal — sobre o próprio inconsciente, como a proporcionada pela análise didática. Em suas palavras:

> Mas quem, como analista, desdenhou a precaução de analisar a si mesmo, não apenas se vê castigado com a incapacidade de aprender mais que uma certa medida de seus pacientes, corre também um perigo mais sério e que pode se tornar perigo para os outros. Ele facilmente cairá na tentação de projetar sobre a ciência, como teoria de validade geral, aquilo que em obscura percepção ele enxerga das peculiaridades de sua própria pessoa, carreando descrédito para o método psicanalítico e desencaminhando os inexperientes. (Freud, 1912/2010d, p. 158).

Quer dizer, consideradas as características do próprio objeto com que lida o psicanalista ou terapeuta de orientação psicanalítica, a análise pessoal tornar-se-ia um requisito ético, na ausência do qual, como alerta Freud, o praticante pode tornar-se um perigo para potenciais pacientes, em geral pessoas psiquicamente vulneráveis e carentes de amparo terapêutico. Além desses prejuízos, considera Freud, na medida em que incautos podem ser levados a generalizar e conferir validade geral a percepções apenas subjetivas e obscuras sobre os próprios processos internos, a carência de conhecimentos e experiência com motivações inconscientes próprias é capaz de comprometer a transmissão adequada do método psicanalítico, "desencaminhando os inexperientes".

Enfim, em linha com essas preocupações, vale mencionar que, ao debruçar-se sobre o problema da contratransferência, Ferenczi (1919/1970; 1928/1982a) seria um dos psicanalistas mais eloquentes na defesa da exigência segundo a qual todo pretendente a analista deve submeter-se previamente a uma análise, denominando-a, em comparação com a regra da associação livre, a segunda regra fundamental da psicanálise.

Apresentados esses comentários sobre algumas modulações adicionais introduzidas ao manejo e alguns pontos relacionados à ética da prática psicanalítica decorrentes da compreensão da transferência como um fenômeno substitutivo, passemos ao exame de algumas proposições do autor acerca das transformações psíquicas terapêuticas experimentadas pelo paciente no processo analítico.

3. Alguns comentários sobre o processo de elaboração e o sentido de cura na terapêutica psicanalítica

Em vista dos obstáculos ao progresso do tratamento, expressos pela prevalência de um funcionamento psíquico repetitivo a impulsionar as manifestações transferenciais, o manejo da transferência e a escuta dos pensamentos espontâneos comunicados pelo paciente continuariam sendo norteados pela facilitação de condições psicodinâmicas que proporcionem alguma redução na intensidade da resistência. Porque, de acordo com as pressuposições teóricas sobre o conflito psíquico subjacente ao sintoma, a libertação em relação a um sofrimento neurótico dependeria do afrouxamento da resistência e de sua superação pelo paciente.

Nas linhas finais de *Recordar, repetir e elaborar*, de 1912, Freud apresenta algumas considerações instrutivas acerca das transformações psíquicas experimentadas pelo paciente, à medida que começa a tomar consciência de suas próprias resistências internas. Embora extensas, vale reproduzi-las na integralidade para depois explorá-las mais detidamente. Escreve ele:

> Como se sabe, a superação das resistências tem início quando o médico desvela a resistência jamais reconhecida pelo paciente e a comunica a ele. Mas parece que os principiantes na análise se inclinam a tomar esse início pelo trabalho inteiro. Com frequência fui consultado a respeito de casos em que o médico se queixa de haver mostrado ao doente sua resistência, sem que no entanto algo mudasse, a resistência havia mesmo se fortalecido e toda a situação se turvado ainda mais. Aparentemente, a terapia não estava indo adiante. Essa expectativa sombria resultou sempre errada. Em geral a terapia fazia progresso; o médico tinha apenas esquecido que nomear a resistência não pode conduzir à sua imediata cessação. É preciso dar tempo ao paciente para que ele se enfronhe na resistência agora conhecida, para que elabore, para que supere, prosseguindo o trabalho apesar dela, conforme a regra fundamental da análise. Somente no auge na resistência podemos, em trabalho comum com o analisando, descobrir os impulsos instintuais que a estão nutrindo, de cuja existência e poder o doente é convencido mediante essa vivência. O médico nada tem a fazer senão esperar e deixar as coisas seguirem um curso que não pode ser evitado, e tampouco ser sempre acelerado. Atendo-se a essa compreensão, ele se poupará muitas vezes a ilusão de haver fracassado, quando na realidade segue a linha correta no tratamento. (Freud, 1914/2010e, pp. 207-209).

Trata-se do conceito de elaboração [*Durcharbeitung*], mediante o qual o autor designa as transformações psíquicas que sinalizariam a aquisição gradual de novas capacidades para enfronhar-se por entre os meandros da resistência e desvelar suas motivações, buscando superá-las (cf. o verbete *Perlaboração*; Laplanche & Pontalis, 1967/2001, pp. 339-341; cf. também o verbete *Elaboração psíquica*, pp. 143-145). Tal experiência interna seria inerente ao desenrolar do processo terapêutico, pois, como o autor sugere, não obstante as dificuldades encontradas no enfrentamento de forças psíquicas contrárias, na forma de uma resistência interna arraigada, o paciente prosseguiria "o trabalho apesar dela, conforme a regra fundamental da análise". Tentemos então explorar alguns aspectos do processo de elaboração destacados por Freud na citação.

3.1. O caráter penoso e lento do processo de elaboração das resistências

De acordo com a compreensão teórica, ao longo do processo terapêutico, com a intensificação da resistência, ocasionada por uma aproximação cada vez maior ao complexo de representações patogênicas, mobilizadas pela compulsão de repetição, as atuações transferenciais tenderiam a ser igualmente intensificadas, exibindo de forma ostensiva impulsos de desejo até então fortemente reprimidos, responsáveis pela sustentação da neurose ordinária. A esse propósito, não custa lembrar a fórmula antes mencionada, segundo a qual seria no auge da resistência que as repetições se veriam acentuadas, conferindo maior vigor e vivacidade às manifestações afetivas transferenciais, proporcionando assim condições mais favoráveis ao trabalho de desvelamento, análise e interpretação dos impulsos inconscientes reprimidos.

Em outras palavras, dado que segundo a teoria o quadro neurótico seria sustentado por um conflito psíquico inconsciente, na medida em que a análise e interpretação das manifestações transferenciais puder levar ao desvelamento dos conteúdos reprimidos supostos em sua base, os motivos da repressão e da resistência contrárias à realização de desejo tendem a ser igualmente reconhecidos. Daí a observação do autor na citação *supra*, segundo a qual "Somente no auge na resistência podemos, em trabalho comum com o analisando, descobrir os impulsos instinuais que a estão nutrindo, de cuja existência e poder o doente é convencido mediante essa vivência".

Com o desvelamento do reprimido, o trabalho psíquico de enfrentamento dos conteúdos aflorados, isto é, sua apreciação e análise por parte do paciente, não seria realizado apenas sobre o conteúdo do desejo agora tornado consciente, mas sobretudo sobre os motivos que teriam impulsionado sua repressão e manutenção inconsciente pela resistência. Ora, não parece difícil inferir o que se encontraria em jogo nesse enfrentamento, pois, se antes o conflito era mantido inconsciente, com todos os custos impostos pelo sofrimento neurótico, agora, com o conflito transposto para a esfera consciente, na medida em que pode envolver aspectos profundos da vida psíquica e afetiva do paciente, o custo afetivo parece não ser menor, ao menos nas fases iniciais do processo de elaboração.

Assim, talvez a consideração desse aspecto do trabalho de elaboração ajude-nos a compreender por que se, ao tempo que pressupõe transformações significativas na configuração psicodinâmica do paciente, tratar-se-ia de uma experiência psíquica penosa, que tende a se arrastar por um tempo considerável. Por se tratar de um processo complexo, que envolveria o reexame de tendências e crenças arraigadas da vida psíquica e afetiva do paciente, Freud reconhece na citação *supra* que "É preciso dar tempo ao paciente para que ele se enfronhe na resistência agora conhecida, para que elabore, para que supere, prosseguindo o trabalho apesar dela, conforme a regra fundamental da análise".

Em suma, apesar de pressupor transformações cada vez mais amplas e profundas no paciente, por envolver uma luta contra poderes enraizados nas profundezas da psique, o trabalho psíquico que envolveria o reconhecimento, a compreensão e a apropriação das motivações das resistências envolvidas na manutenção do reprimido — e, por extensão, do próprio sintoma — consistiria em um processo lento, que demandaria tempo. Por isso, o autor admite que, em relação ao processo de elaboração, o terapeuta nada teria "a fazer senão esperar e deixar as coisas seguirem um curso que não pode ser evitado, e tampouco ser sempre acelerado".

Teoricamente, portanto, ao analisar as razões de suas resistências internas, desvelar suas origens e compreender seu sentido, a fim de tentar elaborá-las, o paciente caminharia rumo a dissolução do conflito psíquico e à libertação em relação ao sofrimento ocasionado pelo sintoma. Destarte, com a superação das resistências, um desejo antes inconsciente reprimido e agora tornado consciente passaria a ser visto não mais como inconciliável, integrando-se à vida afetiva e psíquica, a partir o que o paciente seria capaz de conferir-lhe um destino apropriado, conforme as alternativas distinguidas por Freud, comentadas no capítulo anterior. Daí o caráter transformador do trabalho psíquico de elaboração das resistências.

3.2. A travessia da elaboração, o crescimento psíquico e o sentido de cura no processo terapêutico da psicanálise

Dado que as considerações freudianas acerca do caráter penoso da elaboração das resistências, da lentidão do processo e das dificuldades enfrentadas nessa travessia singular corresponderiam a uma experiência transformadora para a pessoa, será que elas não se prestariam como indicadores pelos quais poderíamos começar a desenvolver uma reflexão sobre a problemática da cura em psicanálise, seu sentido, alcance e limites?

Como o exame dessa questão ultrapassa nossas possibilidades atuais, apenas ensaiaremos um breve exercício de reflexão, a fim de tentar obter uma compreensão inicial acerca das potencialidades terapêuticas dessa experiência interna, penosa e lenta, designada como elaboração. Como se trataria, por assim dizer, de um aprendizado sobre si mesmo auferido ao longo de um trabalho de desmontagem do sintoma, embora repetitivo, convém retomarmos conhecimentos já fixados sobre a abordagem dinâmica de Freud na explicação da montagem de uma estrutura sintomática.

Em relação ao processo de produção de sintoma, vale lembrar que, de modo geral, conflitos psíquicos seriam uma norma da vida cotidiana, pois emergiriam do confronto normal entre impulsos originados endogenamente que, manifestos como anseios ou desejos, deparar-se-iam com obstáculos a impedir sua realização. A frustração [*Versagung*] do desejo pode ser ocasionada por obstáculos externos, o que consistiria em um conflito real, ou pode resultar de impedimentos internos, como em casos extremos de motivações repressivas que levam ao conflito neurótico (cf. o verbete *Frustração*; Laplanche & Pontalis, 1967/2001, pp. 203-204).

Aprendemos que um conflito psíquico inicial seria caracterizado pelo confronto entre demandas instintuais emergentes e o senso moral e demais crenças e ideais valorizados pela pessoa. Aprendemos também que em sua apresentação inicial um conflito psíquico pode, em maior ou menor grau, encontrar solução mediante o emprego de mecanismos defensivos normalmente disponíveis ao Eu, seja por meio de tramitação psíquica, como o pensamento racional, ou por meio de alguma ação corporal, poupando a pessoa da neurose.

Porém, diante de dificuldades de uma solução normal, um conflito inicial pode sofrer intensificação e passar a requerer medidas egoicas de contenção equivalentes e cada vez mais firmes. O crescimento das demandas instintuais do lado do desejo, por exemplo, pode ocasionar a intensificação do conflito psíquico e a criação de condições psicodinâmicas difíceis de lidar, ensejando o desencadeamento de defesas patológicas, como a repressão, no caso da neurose. Com a expulsão de um desejo inconciliável para fora da consciência, as medidas de contenção adotadas contra o retorno do reprimido levariam à instalação de um conflito psíquico inconsciente duradouro, caracterizado pela clivagem entre, por um lado, um desejo reprimido prenhe de excitações a pleitear satisfação por quaisquer vias de exteriorização, por outro, as forças constantes da resistência egoica.

Vimos que tal conflito inconsciente se encontraria na base da neurose, e que a formação de sintoma se daria pelo retorno do reprimido, possibilitado ou por nova intensificação do lado das demandas instintuais, que sobrepujariam os diques psíquicos impostos pela resistência, ou por alguma forma de debilitamento da resistência egoica, por influência de uma sobrecarga intelectual ou outro tipo de comprometimento funcional. Aprendemos, além disso, que, ao longo de sua trajetória de retorno, conteúdos reprimidos ver-se-iam submetidos a deformações, cujas transformações o tornariam irreconhecíveis ao manifestarem-se na forma de sintoma.

Na medida em que a formação de sintoma estabelece uma via substitutiva de descarga para as excitações do desejo reprimido, compreender-se-ia também que, sob um sofrimento neurótico, ocultar-se-ia um ganho de prazer, uma realização de desejo, ainda que parcial. Assim, a satisfação inconsciente explicaria o apego ao sintoma, um dos fatores que explicariam as dificuldades inerentes ao trabalho de elaboração, como buscaremos examinar a seguir. Por ora, vejamos o que Freud escreve a respeito do apego ao sintoma na *quinta* das *Cinco lições de psicanálise*:

> Suspeitamos que a resistência de nossos doentes à recuperação não é simples, mas composta de vários motivos. Não apenas o Eu do paciente se recusa a abandonar as repressões mediante as quais se destacou de suas disposições originais, como também os instintos sexuais não querem renunciar à sua satisfação substitutiva, enquanto for incerto que a realidade lhes venha a oferecer algo melhor. (Freud, 1910/2013c, p. 277).

Quer dizer, a realização inconsciente de desejo explicaria a cristalização ou fixação de um sintoma neurótico; por isso, as dificuldades de sua dissolução por esforços conscientes da pessoa, assim como seu caráter refratário diante de intervenções terapêuticas invasivas. Daí a observação de Freud de que a tendência seria a de não renunciar ao prazer inconsciente, auferido pela via do sintoma, enquanto não se dispuser de algum tipo de compensação, ou seja, de algum meio alternativo de satisfação.

Assim, ainda em termos genéricos, poder-se-ia dizer que o caráter penoso do processo de elaboração decorreria da própria tarefa em jogo, que talvez pudesse ser vista como uma espécie de desmontagem de uma estrutura sintomática. Ao confrontar-se com diques psíquicos responsáveis pela manutenção do conflito psíquico inconsciente, subjacente ao sintoma, o paciente estaria inevitavelmente entrando em contato com as fontes motivadoras da repressão e da resistência. Em outras palavras, se antes, na etapa repressiva, um combate teria sido travado entre um desejo avaliado como inconciliável e as referências morais e outras crenças pelas quais o paciente orientava sua conduta no mundo, agora, na fase de elaboração, por ensejar um confronto com a resistência egoica, uma luta interna penosa e lenta desenrolar-se-ia no interior da própria instância repressora. Por essa razão, ao enfronhar-se entre as motivações da resistência, esmiuçá-las e submetê-las a um escrutínio, o paciente ver-se-ia perscrutando as profundezas de si mesmo, quase como se, a despeito do terapeuta, se entregasse a uma autoanálise, pois seus parâmetros não parecem distintos daqueles que teriam guiado a experiência analítica inaugural de Freud.

Por outro lado, conforme assinalado em inúmeras ocasiões, as motivações da repressão e da resistência, cuja apreensão conceitual precisaria aguardar os trabalhos freudianos produzidos a partir de 1920, não consistiriam senão de valores e outras crenças constitutivas da consciência moral, instalada no âmago da vida psíquica do paciente. Poder-se-ia, portanto, perguntar: como produzir modificações em conteúdos fixados ao longo do desenvolvimento do psiquismo? Como seria possível desfazer ou ao menos modificar fixações mnêmicas que podem alcançar os estratos mais profundos da psique? Em suma, em que medida seria possível revisar e, no limite, abandonar ou superar crenças e valores morais arraigados na pessoa, constitutivos das motivações da resistência?

Longe, aqui, de tentar enfrentar essas questões, cuja enunciação visa apenas problematizar o assunto. De todo modo, inspirados nos exercícios metapsicológicos de Freud, para encaminhar estes comentários ao seu encerramento, tentemos obter um vislumbre sobre os processos psíquicos que poderiam estar envolvidos na análise, revisão e superação de algumas das crenças e valores do paciente no curso da experiência de elaboração. Para tanto, ainda que de modo breve, consideremos algumas suposições metapsicologicas já examinadas, que explicariam, por um lado, as dificuldades e o caráter penoso do trabalho psíquico de elaboração, por outro, as possibilidades de sua realização.

Por exemplo, em relação às dificuldades impostas ao trabalho de elaboração pelo apego ao sintoma, aprendemos que elas podem ser justificadas pelas pressuposições econômicas de Freud, segundo as quais sensações conscientes de desprazer decorreriam de um aumento de excitação, do acúmulo de tensão, enquanto a sensação de prazer resultaria de um rebaixamento no nível de tensão interna, isto é, da eliminação ainda que parcial de excitações acumuladas. Com base nessas suposições teóricas e em observações clínicas, Freud teria distinguido uma tendência primária de funcionamento psíquico, precursora do que se tornaria conhecido como princípio de prazer, caracterizada pela fuga ao desprazer, ou seja, pelo esforço em manter a tensão interna no nível mais baixo possível.

De acordo com essa tendência, aumentos de tensão interna tendem a desencadear reações automáticas de descarga motora e psíquica, os processos primários, com vistas a livrar-se das excitações acumuladas e restituir o estado anterior de tensão em nível mínimo, resultado que seria coroado por sensações de prazer, de satisfação. Do ponto de vista da regulação da economia psíquica, poder-se-ia dizer, portanto, que o sintoma neurótico resultaria de um funcionamento psíquico primário — exemplificado pelo mecanismo de repressão —, regulado pelo princípio de prazer e caracterizado pelo automatismo e ausência de coordenação egoica.

Assim, se considerarmos o modo elementar de se compreender essa forma primária de regulação, a fuga diante do desprazer e da dor, parece que podemos começar a vislumbrar o sentido do trabalho psíquico de elaboração, ou seja, começar a compreender por que se trataria de uma experiência realmente difícil e penosa para o paciente. Na medida em que o sintoma se encontraria estruturado de modo a proporcionar prazer, a realizar desejo, a renúncia à satisfação auferida pela via da enfermidade só poderia se dar em favor de uma modalidade de satisfação alternativa, como Freud observara. Isso porque, como tentaremos esclarecer a seguir, abandonar ou desfazer associações é doloroso. Por isso, ao contrário de uma regulação pelo princípio de prazer, a sustentação do processo de elaboração exigiria esforço egoico redobrado para afirmar-se diante da acumulação de desprazer e dor resultante da desmontagem de uma estrutura sintomática.

A partir de noções básicas como as de afeto e de representação, poder-se-ia considerar que a fixação de nossas crenças sobre a realidade, valores e ideais morais e estéticos resultaria do investimento paulatino de excitações sobre determinadas representações ou complexo representacional. Assim, será que a apreciação e revisão de ideais morais e demais referências valorativas que sustentariam a resistência não poderiam ser vistas como uma espécie de afrouxamento de investimentos, até o limite, no caso da renúncia a certos ideais e crenças, do desinvestimento de representações até então fortemente investidas?

Mais: um tal refluxo afetivo não resultaria, de acordo com as hipóteses sobre a regulação da economia psíquica, em aumento de tensão entre as excitações internas disponíveis, situação psíquica experimentada como desprazível ou mesmo dolorosa? Quer dizer, ao levar em conta pressuposições econômicas de Freud, poderíamos começar a compreender por que desfazer conexões associativas arraigadas, como as que se encontrariam nos alicerces de uma estrutura sintomática, pode consistir em uma tarefa psíquica não apenas difícil e lenta, mas sobretudo penosa ou mesmo dolorosa.

Talvez a comparação com um fenômeno psíquico mais acessível à experiência comum e emblemático no que se refere à dor ocasionada por desligamentos associativos possa jogar alguma luz sobre as dificuldades em efetuar os desinvestimentos que envolvem o trabalho de elaboração. Embora não tenhamos nem mencionado o fenômeno do luto, Freud (1917/2010m) o analisa a partir de suas hipóteses metapsicológicas. Desse ângulo de análise, a perda de um objeto de amor, até então ardorosamente investido de afetos aprazíveis, impõe a necessidade de que as excitações nele depositadas sejam desinvestidas, sob pena de levar o enlutado a sofrer perturbações em sua relação com a realidade. Porque, ao persistir na manutenção dos investimentos, ele poderia, por exemplo, chegar a alucinar a presença do objeto perdido e a se comportar como se ele ainda existisse.

Para evitar tais ocorrências, Freud considera o processo do luto normal como consistindo em um trabalho psíquico mediante o qual o enlutado recolheria gradualmente os investimentos depositados no objeto de amor agora perdido, como se os depurasse ao longo da elaboração da perda, até que, em algum ponto do futuro, voltasse a sentir-se novamente capaz de amar, isto é, de direcionar investimentos renovados a um novo objeto de amor. Como se pode inferir a partir das pressuposições econômicas do autor, o refluxo excitativo que envolve o afrouxamento e abandono de associações então estabelecidas na ligação amorosa com o objeto agora perdido resultaria em elevação no nível de excitações flutuantes no interior do Eu, ou seja, em um aumento de tensão experimentado como desprazer ou dor, o que explicaria o caráter penoso e lento da experiência do luto.

Como fenômeno emblemático no que se refere a dor e sofrimento resultantes do desligamento de associações estabelecidas de forma duradoura, talvez a consideração da experiência psíquica do luto ajude a compreender as dificuldades envolvidas nas transformações psíquicas em jogo no processo de elaboração. Como no trabalho do luto, no processo de elaboração, do refluxo excitativo que caracterizaria o desinvestimento gradual de crenças e valores arraigados, fontes da resistência que sustentaria a estrutura sintomática, resultaria em aumento de tensão interna, ou seja, em aumento de desprazer, situação econômica que exigiria do Eu esforços redobrados para tentar lidar de forma adequada com o excesso quantitativo.

Por consistir em processos coordenados pelo Eu, diferentemente da fuga ao desprazer, o processo de elaboração seria caracterizado pela afirmação em face do desprazer, consistindo, portanto, em processos secundários regulados pelo princípio de realidade. Dito de outro modo, segundo vimos ao examinar algumas formulações freudianas sobre os princípios reguladores do funcionamento psíquico, a possibilidade de desfazer a estrutura que sustenta o sintoma, tarefa do trabalho de elaboração, consistiria em substituir processos automáticos regulados pelo princípio de prazer, por um funcionamento psíquico mais condizente com a realidade.

Em outros termos, tratar-se-ia de impor àqueles processos produtores de prazer parcial um novo regime de funcionamento, governado pelo princípio de realidade, mediante o qual aqueles processos psíquicos primários passariam a ser inibidos e submetidos a coordenação e controle egoico. Nesse sentido, o comumente denominado crescimento psíquico poderia ser compreendido como uma espécie de salto qualitativo no plano do funcionamento psíquico do paciente, ou seja, a passagem de um funcionamento dominado por um automatismo impulsionado pela intolerância ao desprazer, a um funcionamento psíquico que buscaria afirmar-se diante do desprazer (cf. Ferenczi, 1926/1974), o que se tornaria possível ao levar em conta as exigências da realidade e as promessas de uma satisfação futura real.

Nessa tarefa, a travessia caracterizada pelo trabalho de elaboração tenderia, portanto, inevitavelmente a ser acompanhada de desprazer ou mesmo dor, ao menos até que o paciente alcance alguma renovação ou superação de antigas crenças, capaz de afrouxar a resistência. Analogamente ao trabalho do luto, tratar-se-ia de gradualmente redirecionar os investimentos flutuantes em ideias, valores e referências renovadas, mediante as quais o Eu buscaria assegurar uma conduta ao mesmo tempo mais condizente com as demandas instintuais e mais bem adaptada à realidade. Daí a observação de Freud, talvez baseada em sua própria experiência autoanalítica, segundo a qual o terapeuta pouco teria a contribuir para o desenrolar dessa espécie de luta interior, a não ser acolher e respeitar o tempo singular de cada um para realizar o trabalho psíquico necessário à desmontagem das resistências e à conquista de novas condições psicodinâmicas, nas quais o conflito neurótico e os sintomas não encontrariam mais razão de ser.

Resumindo, tudo se passaria como se, mediante o manejo eficiente da transferência, o terapeuta fomentasse a criação de condições facilitadoras para a transposição para a consciência de um conflito tornado inconsciente por obra da repressão. Por isso, não se deveria deixar de considerar nesse processo a implicação do terapeuta na catalisação dos esforços do paciente em sua afirmação em face do desprazer e dor inerentes ao embate de si consigo mesmo no trabalho de desmontagem das próprias resistências. Papel análogo talvez também desempenhassem as identificações com outras figuras positivas com as quais o paciente teria a sorte de poder contar e encontrar inspiração.

A luta interior seria penosa para o paciente, talvez tanto quanto penosos são os efeitos decorrentes da neurose. No entanto, ao contrário de possíveis prognósticos de agravamento de um sofrimento neurótico, que, como diz Freud, faria da neurose uma mazela duradoura, embora igualmente penosas, as transformações decorrentes do processo de elaboração favoreceriam o desenvolvimento de novos recursos psíquicos, necessários para lidar de maneira adequada com conteúdos rejeitados pela repressão e até então tidos como inconciliáveis. Ao conquistar condições psíquicas que possibilitem integrar um desejo antes reprimido ao patrimônio psíquico do Eu, o paciente passaria a dispor de uma liberdade de escolha para conferir-lhe outros destinos, conforme os cogitados por Freud.

Enfim, apesar de consistir em uma experiência interna penosa para o paciente, Freud considera o trabalho psíquico de elaboração como o processo do qual resultaria o maior efeito transformador para a personalidade psíquica, efetividade que distinguiria o tratamento psicanalítico de outras modalidades de psicoterapia pautadas pela sugestão. Em suas palavras:

> Na prática, essa elaboração das resistências pode se tornar tarefa penosa para o analisando e uma prova de paciência para o médico. Mas é a parte do trabalho que tem o maior efeito modificador sobre o paciente, e que distingue o tratamento psicanalítico de toda influência por sugestão. (Freud, 1914/2010e, p. 209).

Seguindo a linha de raciocínio indicada por Freud, as transformações psíquicas possibilitadas pelo trabalho de elaboração parecem poder ser tomadas como efeitos análogos àqueles comumente associados à noção de cura. Diferentemente, porém, das modalidades terapêuticas tradicionais, para as quais curar consistiria em restituir ao enfermo as capacidades físicas e psíquicas disponíveis antes da contração de uma enfermidade, poder-se-ia dizer com base no exposto que a cura de uma patologia funcional como a neurose estaria condicionada ao desenvolvimento de novas capacidades psíquicas, à abertura para novas possibilidades.

Longe, portanto, da ideia de restituição ao estado psíquico anterior, se se puder falar de alguma forma de cura proporcionada pelo tratamento psicanalítico, esta deverá ser associada a progressos alcançados no processo de elaboração das resistências e ao advento de novas configurações no jogo de forças psíquico. Por outro lado, em vista do dinamismo inerente à psique, uma nova configuração psíquica parece não poder ser vista senão como provisória ou transitória, isto é, sujeita ao enfrentamento de novos conflitos e ao embate anímico necessário à sua superação, do que poderiam resultar, como num círculo virtuoso, novas transformações psíquicas, mais amplas e profundas.

De todo modo, não obstante o caráter provisório, transformações profundas e de amplo alcance na vida psíquica do paciente, proporcionadas por progressos no processo de elaboração, expressar-se-iam não apenas numa nova maneira de lidar com a realidade, mas sobretudo no trato consigo mesmo, com seus desejos, impulsos, sonhos e limitações. Destarte, ao menos teoricamente, não se poderia falar do advento de um novo jeito de ser, inspirado pela sabedoria implícita na psicanálise freudiana?

CAPÍTULO XVI

A INTERPRETAÇÃO DE SONHOS COMO "VIA RÉGIA PARA O CONHECIMENTO DO INCONSCIENTE": DA IDENTIDADE TEÓRICA ENTRE SONHO E SINTOMA À IDENTIDADE NO MANEJO DA TÉCNICA PSICANALÍTICA

Para finalizar os comentários sobre a técnica, examinaremos agora o manejo freudiano na interpretação de sonhos. Na parte teórica, ao tratar do papel da deformação na produção de sintomas, de sonhos e de outros fenômenos, vimos destacar-se a ideia de um denominador comum que justificaria a tese freudiana da identidade não apenas entre sonho e sintoma, mas entre as demais manifestações psíquicas categorizadas como formações substitutivas do inconsciente. Como decorrência lógica dessas demonstrações teóricas, seria esperado que a técnica desenvolvida para o tratamento de neuroses, cujas diretrizes básicas buscamos examinar nos dois capítulos anteriores, mostrasse sua eficácia também na análise e interpretação de outros fenômenos substitutivos.

É o que Freud indica na *terceira lição*, ao esclarecer que a análise dos pensamentos espontâneos comunicados pelo paciente em tratamento não é a única via de acesso ao desvelamento de conteúdos inconscientes; também a interpretação de sonhos e a análise de atos falhos o seriam. Escreve ele:

> Ocupar-se dos pensamentos que ocorrem ao paciente quando ele se submete à principal regra psicanalítica não é o nosso único recurso técnico para a exploração do inconsciente. Há dois outros procedimentos que servem para a mesma finalidade: a interpretação de seus sonhos e o aproveitamento de seus atos falhos e casuais. (Freud, 1910/2013c, p. 253).

A concepção freudiana sobre os atos falhos e indicações sobre os parâmetros a serem considerados no desvelamento de suas motivações ocultas, assim como a valorização dos pensamentos espontâneos comunicados pelo paciente na técnica de tratamento de neuroses, foi examinada em capítulos anteriores. Referindo-se ao aproveitamento prático das formações substitutivas, Freud considera a interpretação de sonhos como o principal recurso técnico que favoreceria o desvelamento de conteúdos inconscientes, sendo por isso reconhecido como o caminho privilegiado através do qual teria conseguido reunir as evidências necessárias para estabelecer de forma consistente os fundamentos técnicos e teóricos iniciais da psicanálise. Conforme palavras já citadas, para o autor "A interpretação dos sonhos é, na realidade, a via régia para o conhecimento do inconsciente, o mais seguro alicerce da psicanálise e o campo em que qualquer estudioso pode adquirir sua convicção e buscar seu treinamento" (Freud, 1910/2013c, p. 254).

Quer dizer, a exploração de fenômenos oníricos guiada por princípios psicanalíticos poderia proporcionar aos interessados não apenas um domínio sobre a técnica de interpretação de sonhos próprios e de sonhos relatados por pacientes no trabalho clínico, mas principalmente o acesso a uma modalidade de experiência pessoal, baseada na apropriação de conhecimentos sobre aspectos da própria vida afetiva e representacional. Esse tipo de autoconhecimento seria, aliás, um requisito necessário a todo pretendente a praticante da psicanálise, estabelecido desde os primórdios do movimento psicanalítico. A esse respeito, vimos que o autor relata: "Quando me perguntam como alguém pode se tornar psicanalista, eu respondo: 'Pelo estudo de seus próprios sonhos'" (Freud, 1910/2013c, p. 254).

Assim, como uma ilustração para o emprego estendido da técnica psicanalítica, o objetivo deste capítulo consiste em mostrar como as diretrizes técnicas já conhecidas, que guiam a terapêutica das neuroses, orientam igualmente o manejo na interpretação de sonhos. Ou seja, mostrar que a técnica empregada na análise de relatos de sonhos seria idêntica à técnica de escuta e análise das ocorrências espontâneas comunicadas pelo paciente em tratamento.

Vale, portanto, ter em mente que, em razão da identidade evidenciada pelo manejo freudiano, para uma exposição introdutória como a que se segue, não teríamos novidades a explorar em relação ao exposto no Capítulo XIV, sobre o emprego da técnica de tratamento. Isso porque, como na escuta dos pensamentos espontâneos comunicados pelo paciente, veremos que, na apreciação de sonhos relatados por enfermos no trabalho clínico, como na exploração de vivências oníricas próprias na autoanálise, Freud lança mão das mesmas diretrizes técnicas estabelecidas para o tratamento de neuroses. Ou seja, o procedimento de interpretação mediante o qual o autor busca desvelar os conteúdos inconscientes subjacentes aos sonhos baseia-se na mesma regra fundamental estabelecida ao longo do trabalho com pacientes neuróticos, a regra de associação livre.

Os comentários serão fundamentados na exploração de algumas recomendações técnicas apresentadas por Freud na *terceira lição*, constantes da excursão pelos problemas do sonho, cujas indicações de caráter teórico orientaram os estudos sobre o processo de formação de sonhos. Apesar de extensas, convém reproduzir desde já algumas palavras do autor, pois as indicações aí oferecidas sobre o modo de proceder na análise e interpretação de sonhos servirão de guia para organizar as discussões desenvolvidas no presente capítulo. Escreve ele:

> Os senhores poderão convencer-se de que existem pensamentos oníricos e de que entre eles e o conteúdo manifesto do sonho há realmente o nexo que acabo de expor, se fizerem a análise dos sonhos, cuja técnica é idêntica à [técnica] psicanalítica [de tratamento de neuroses]. Não considerem a aparente relação entre os elementos do sonho manifesto e procurem reunir os pensamentos que por livre associação aparecem para cada elemento do sonho, conforme a regra de trabalho psicanalítica. A partir desse material os senhores chegarão aos pensamentos oníricos latentes, exatamente como chegaram aos complexos ocultos do paciente a partir do que lhe ocorria em relação com os seus sintomas e lembranças. Nos pensamentos oníricos latentes assim encontrados, verão imediatamente como é justificado referir os sonhos dos adultos aos sonhos infantis. O que então substitui-se ao conteúdo manifesto do sonho, como verdadeiro sentido deste, é sempre claro e compreensível, liga-se às impressões do dia anterior [restos diurnos] e mostra ser uma realização de desejos não satisfeitos. Assim, o sonho manifesto, que os senhores conhecem da lembrança ao acordar, pode ser caracterizado apenas como realização *disfarçada* de desejos *reprimidos*. (Freud, 1910/2013c, p. 257).

Para explorar as indicações de Freud, a exposição foi organizada em quatro seções. Em vista da importância das pressuposições teóricas para a fundamentação da técnica freudiana, antes de começar a explorar as recomendações sobre o manejo da interpretação, a primeira seção será dedicada a uma breve retomada de algumas formulações que justificariam a tese da identidade metapsicológica entre sonho e sintoma. Em seguida, consideraremos algumas diretrizes gerais que guiariam o manejo freudiano na interpretação de sonhos. Para tanto, dado que em suas linhas essenciais esse manejo não se distinguiria do procedimento empregado no tratamento de neuroses, nossa tarefa não consistirá senão em considerar as indicações contidas na citação *supra* e articulá-las às diretrizes já conhecidas que guiam a análise de sintomas, a fim de verificar como se daria seu emprego na interpretação de sonhos.

Na terceira seção, a partir das hipóteses sobre a dinâmica das representações num psiquismo estratificado, tentaremos tornar visualizável um curso possível seguido pelo trabalho de interpretação de sonhos. Em vista da identidade entre a técnica de análise de sonhos e a técnica de análise de sintomas, faremos uso adaptado de esquemas já conhecidos, acompanhados de comentários. A última seção será dedicada à exploração de algumas orientações de Freud para quem pretende interpretar os próprios sonhos, discussão que, além de poder ser lida como um adendo aos comentários sobre a autoanálise empreendida pelo autor, na medida em que apresenta algumas considerações sobre os limites da interpretação, serviria como um fecho mais realista à exposição feita no capítulo.

1. Retomada e síntese de algumas formulações teóricas que justificariam a tese freudiana da identidade entre sonho e sintoma

Vimos que, a partir das descobertas sobre o processo de deformação do reprimido nas neuroses, que teria possibilitado explicar o sintoma como uma formação substitutiva deformada do reprimido (Capítulo XI), Freud generaliza essas descobertas para a explicação de uma série de fenômenos psíquicos distintos, como os pensamentos espontâneos comunicados pelo paciente, os chistes e atos falhos (Capítulo XII), os sonhos (Capítulo XIII), além da transferência (Capítulo XV). Ou seja, a tese de uma identidade teórica ou metapsicológica não se restringe à dupla sonho e sintoma, mas abarca a série de manifestações psíquicas examinadas até agora, categorizadas como formações substitutivas do inconsciente.

Todos esses fenômenos compartilhariam de um denominador comum, seja ele referido genericamente como processo de deformação, a exemplo do que empregamos nas discussões sobre o processo de formação de sintoma e fenômenos normais tais quais os chistes e os atos falhos, seja designado como trabalho do sonho pela conceituação mais especializada empregada na descrição dos fenômenos oníricos. Tratar-se-ia de processos psíquicos que atuam sobre conteúdos inconscientes em geral reprimidos, promovendo, ao longo de sua trajetória rumo à exteriorização, transformações que os tornam irreconhecíveis ao manifestarem-se como sintoma, sonhos e outros fenômenos substitutivos. A partir desse plano de fundo, retomemos alguns ensinamentos sobre o processo do sintoma, a fim de compará-los com o dos sonhos e subsidiar a tese mais restrita da identidade entre sonho e sintoma.

De acordo com as indicações de Freud, as deformações resultantes do trabalho do sonho, distinguidas como atuantes na base das vivências oníricas, consistiriam no mesmo processo que levaria à emergência de sintomas neuróticos, o que obrigaria a concluir pela existência de um jogo comum de forças psíquicas presente tanto na formação de sonhos como de neuroses. Ora, segundo vimos ao considerar alguns dos problemas encontrados por Freud no uso do método catártico de Breuer, o abandono da hipnose teria possibilitado o encontro com um novo campo de fenômenos clínicos, de cuja exploração teria resultado não apenas o estabelecimento de um procedimento terapêutico alternativo, mas sobretudo a formulação de hipóteses inovadoras sobre a clivagem dinâmica da psique.

    Ao acompanhar o processo de criação teórica nas etapas iniciais das reflexões metapsicológicas do autor, vimos que, na origem do sintoma, encontrar-se-ia um conflito psíquico entre um desejo que aflora à consciência em busca de realização e o despertar das forças egoicas constituídas pela moralidade e outras crenças e ideais mantidos pela pessoa. Deixando de lado a possibilidade de resolução do conflito por meio de defesas normais, o caso da neurose seria caracterizado pela incapacidade por parte do Eu em lidar com as demandas instintuais afloradas, o que criaria as condições para o desencadeamento de uma defesa patológica, como a repressão, que expulsaria o desejo para fora da consciência.

    No entanto, como também aprendemos a partir da consideração de algumas hipóteses econômicas de Freud, o complexo do desejo não é constituído apenas de representações, como se meras imagens fossem, mas igualmente investido por forças instintuais, como as excitações eróticas envolvidas na paixão de Elisabeth pelo cunhado. Por isso, ao ser alvo de repressão, mesmo tornado inconsciente, um desejo não satisfeito guardaria toda sua força instintual, o que exigiria do Eu a manutenção dos poderes repressivos na forma de uma resistência permanente contra o retorno do reprimido.

    Significa dizer que o desencadeamento de uma repressão torna duradouro um conflito inicial não solucionado mediante recursos normais, levando a uma clivagem psíquica ou intensificando uma preexistente. Tal estado de coisas psíquico evidenciaria não apenas uma psique cindida em duas partes, mas um combate entre duas tendências opostas: regulado pelo princípio de prazer, de um lado, teríamos a força do desejo inconsciente reprimido carregado de excitações, que procura a todo custo alguma forma de exteriorização, ou seja, algum acesso à consciência ou à motilidade verbal e comportamental, capaz de proporcionar satisfação, ainda que parcial; de outro, as forças psíquicas da resistência, mantidas de forma duradoura como diques psíquicos contra os avanços do desejo reprimido.

    No caso das neuroses, aprendemos que o processo de deformação que dá origem ao sintoma seria expressão de uma espécie de resultante entre as duas tendências psíquicas em oposição. Em outras palavras, por uma espécie de acordo entre as partes em conflito — uma formação de compromisso —, as operações psíquicas que constituem o processo de deformação promoveriam a abertura de trilhas associativas que possibilitariam o retorno do reprimido. O exame das hipóteses de Freud sobre a estratificação do psiquismo e a dinâmica das representações ensinou-nos também que conteúdos de diferentes elementos mnêmicos poderiam ver-se mesclados ou concentrados em uma representação terceira, uma espécie de ponto nodal que passaria a se apresentar como uma formação psíquica híbrida.

    Trabalhamos com a sugestão de que os processos que levariam à formação de pontos nodais serviriam de indicação sobre o modo de operação de mecanismos psíquicos inconscientes como o de condensação e deslocamento, responsáveis pelas transformações efetuada sobre o conteúdo de um desejo reprimido, deformando-o e tornando-o irreconhecível ao ganhar exteriorização na forma de sintoma. Em suma, as deformações efetuadas sobre o desejo reprimido proporcionar-lhe-iam os disfarces necessários para escapar da vigilância permanente mantida pelo Eu na forma de resistência e manifestar-se como sintoma.

    Pois bem, conforme vimos ao examinar o processo de formação de sonhos, Freud considera que a deformação onírica, responsável pelas transformações dos pensamentos oníricos latentes em conteúdo manifesto, é o mesmo processo de que tomamos conhecimento ao investigar a formação de sintomas nas neuroses. As investigações sobre o que denomina trabalho do sonho teriam revelado que os mesmos mecanismos psíquicos de condensação e de deslocamento, distinguidos no processo de formação de sintoma, além da consideração pela representabilidade e a elaboração secundária, entrariam em operação durante o estado de sono.

Como aprendemos, por meio da atuação dos mecanismos do trabalho do sonho, um desejo inconsciente expresso na forma de pensamentos oníricos teria seu conteúdo deslocado ou transferido para restos mnêmicos deixados por vivências anódinas do dia anterior, os denominados restos diurnos, buscando por esse meio alcançar exteriorização. No entanto, a censura onírica, em operação mesmo no estado de sono, impediria a exteriorização do desejo inconsciente agora disfarçado sob um resto diurno, cujo material condensado seguiria então uma direção regressiva, alcançando a extremidade perceptiva de uma psique concebida como um aparelho de processamento de excitações.

Ao longo dessa trajetória regressiva é que teriam lugar as deformações mais drásticas, promovidas por mecanismos como os de condensação e deslocamento, mediante as quais o desejo onírico se veria fragmentado, tendo sua expressão na forma de pensamentos transformada pela regressão para a forma de imagens. A partir da extremidade perceptiva, o material onírico constituído de fragmentos pictóricos voltaria a tomar a direção progressiva, passando a ser submetido ao processo de elaboração secundária, cuja função seria conferir algum grau de inteligibilidade ao conteúdo manifesto na forma de sonho.

Portanto, analogamente ao sintoma, o sonho consistiria em expressão deformada de conteúdos inconscientes, também em geral reprimidos. Ora, se for assim, na medida em que sonhos ocorrem no estado de sono, a consideração da deformação onírica ajudaria a dissipar dúvidas que ainda poderiam restar dos estudos sobre as neuroses, acerca do caráter inconsciente dos processos psíquicos responsáveis pela produção de fenômenos psíquicos substitutivos, como o sintoma.

Quer dizer, a dinâmica psíquica que explicaria as neuroses, caracterizada pelo conflito entre duas tendências opostas, encontrar-se-ia em atividade mesmo no funcionamento noturno — caracterizado pela inconsciência —, estado psíquico no qual se desenrolam as vivências oníricas. Desse ponto de vista, não seria apenas por preferência metodológica que Freud consideraria o estudo dos sonhos como o melhor caminho para se compreender as neuroses, pois desde o início o sonho ensinaria que processos psíquicos inconscientes se encontrariam na base tanto de fenômenos psíquicos considerados normais quanto de manifestações patológicas como a histeria e outras formas de neurose. Em suma, como reiteradamente observado, apesar de distintos em sua aparência, poder-se-ia afirmar a identidade entre sonhos e sintomas neuróticos, pois ambos consistiriam em formações substitutivas do inconsciente.

2. Algumas diretrizes sugeridas por Freud para o manejo na interpretação de sonhos e sua identidade com a técnica de tratamento de neuroses

Em decorrência das descobertas segundo as quais processos psíquicos de deformação do reprimido se encontrariam em operação tanto na produção de sintomas como na de fenômenos oníricos e de outras manifestações consideradas formações substitutivas do inconsciente, a conclusão freudiana seria a de que a técnica empregada na interpretação de sonhos não deve diferir da técnica desenvolvida para a análise de sintomas neuróticos. Diferentemente, porém, das modalidades tradicionais de decifração, como das que buscariam conhecer supostas premonições codificadas entre os fragmentos de imagens e diálogos exibidos no sonho, por compreender o conteúdo manifesto como uma expressão deformada de pensamentos latentes, a técnica freudiana de interpretação de sonhos requer um manejo particular, idêntico ao empregado na escuta e análise dos pensamentos espontâneos comunicados pelo paciente neurótico em tratamento.

Assim, para descobrir o material ocultado sob o sonho conforme relatado pelo sonhador, é necessário partir da análise do conteúdo manifesto para tentar alcançar o conteúdo latente, isto é, os pensamentos oníricos inconscientes. Daí as palavras com as quais o autor abre a citação já apresentada na introdução:

> Os senhores poderão convencer-se de que existem pensamentos oníricos e de que entre eles e o conteúdo manifesto do sonho há realmente o nexo que acabo de expor, se fizerem a análise dos sonhos, cuja técnica é idêntica à psicanalítica. (Freud, 1910/2013c, p. 257).

Ora, como compreender o modo como se daria o emprego na interpretação de sonhos da técnica que vimos empregada na escuta e análise dos pensamentos espontâneos comunicados pelo paciente no tratamento de neuroses? Embora ela já tenha sido repetidamente apresentada, para fixar nossa compreensão acerca dessa tese freudiana convém retomar resumidamente alguns aspectos básicos do manejo do tratamento de pacientes neuróticos. Com base na regra fundamental do tratamento, a associação livre, vimos que cabe ao paciente comunicar todas as ocorrências que espontaneamente lhe ocorrem, como pensamentos, fantasias e cenas, lembranças de vivências, sensações etc. Cada uma das ocorrências espontâneas comunicadas seria submetida à análise e à apreciação pelo par terapêutico, cujo resultado serviria de mote para o trabalho associativo subsequente realizado pelo paciente. As novas ocorrências seriam igualmente comunicadas ao terapeuta e analisadas conjuntamente, o que resultaria num feixe de lembranças e pensamentos encadeados.

Ao longo desse trabalho, em face do aparecimento de resistências em algum ponto do processo recordativo, por exemplo, na forma de interrupções nas associações livres, recusas em comunicar ocorrências e outras dificuldades apresentadas pelo paciente para prosseguir com as associações, essa trilha associativa seria abandonada, sendo o trabalho de associação de ideias retomado a partir de outra ocorrência espontânea. Ao seguir, assim, o encadeamento associativo entre uma ocorrência e outra, a expectativa seria a de que o trabalho analítico seja capaz de revelar conteúdos mnêmicos inicialmente não acessíveis ou inconscientes, aproximando-se cada vez mais do núcleo patogênico, eventualmente, trazendo à tona o material inconsciente reprimido, propriamente dito, de cuja exteriorização se esperaria a dissolução do sintoma.

Se, como Freud defende, o manejo na interpretação de sonhos consiste em um proceder idêntico ao empregado na técnica psicanalítica de tratamento de neuroses, significa dizer que, em ambos os casos, tratar-se-ia de começar pela apreciação do fenômeno manifesto ou observável — dos pensamentos espontâneos comunicados pelo paciente ou do sonho conforme relatado pelo sonhador —, para tentar desvelar os conteúdos inconscientes que os determinariam. Vejamos, então, algumas recomendações apresentadas pelo autor[51].

---

[51] Embora orientemos nossos comentários a partir de indicações sumárias apresentadas por Freud na *terceira lição*, esclarecimentos mais amplos sobre o manejo da técnica da interpretação, baseados na análise de um sonho singular vivenciado pelo próprio autor, são apresentados no segundo capítulo de *A interpretação dos sonhos*, de 1900, intitulado *O método da interpretação dos sonhos: Análise de um sonho modelo* (Freud, 1900/2019b). Ver também o artigo de 1911 intitulado *O uso da interpretação de sonhos na psicanálise* (Freud, 1911/2010b).

A primeira recomendação técnica de Freud para a interpretação de sonhos apresenta duas facetas, uma negativa e outra positiva, como pode ser lido em outro trecho da citação da introdução deste capítulo. Lembremos os termos em que o autor se expressa: "Não considerem a aparente relação entre os elementos do sonho manifesto e procurem reunir os pensamentos que por livre associação aparecem para cada elemento do sonho, conforme a regra de trabalho psicanalítica" (Freud, 1910/2013c, p. 257). Quer dizer, em sua faceta negativa, a recomendação seria a de não se ater à busca de relações entre os elementos do sonho conforme relatado pelo sonhador, como fariam as modalidades tradicionais de decifração. Em relação a esse alerta, pode-se ler um complemento em *Conferências introdutórias* à *psicanálise*, de 1916-1917: "De modo geral, devemos nos abster de explicar uma parte do sonho manifesto com base em outra, como se o sonho tivesse sido concebido de forma coerente e constituísse uma representação pragmática" (Freud, 1916-1917/2014a, p. 245).

Como se pode perceber, tal alerta estaria justificado pela compreensão metapsicológica das vivências oníricas como formações substitutivas, segundo a qual o sonho como recordado pelo sonhador, o conteúdo manifesto, não consistiria senão de fragmentos deformados ou distorcidos de pensamentos oníricos latentes, que, estes, sim, na medida em que puderem ser desvelados, confeririam sentido ao sonho. Do ponto de vista da concepção freudiana sobre os sonhos, não seria difícil compreender a razão do fracasso de propostas de interpretação centradas unicamente na identificação de possíveis relações entre os fragmentos oníricos manifestos, sejam elas simbólicas ou baseadas em outros parâmetros fixos de comparação.

Apesar do caráter deformado, fragmentário e mesmo absurdo dos conteúdos exibidos no sonho manifesto, esses elementos seriam os únicos inicialmente acessíveis ao sonhador e disponíveis como relato, a partir dos quais seria iniciado o procedimento de interpretação descoberto por Freud. Por isso, em sua faceta positiva, a recomendação é a de que, analogamente à valorização de pensamentos espontâneos singulares na análise de sintomas, é necessário considerar em separado cada fragmento do sonho manifesto, seja ele imagem ou cena, fala ou diálogo, sensação ou outro conteúdo.

Ou seja, assim como o trabalho analítico no tratamento de neuroses toma como ponto de partida qualquer ocorrência espontânea comunicada pelo paciente, a partir da qual outras ocorrências espontâneas despertadas em associação livre devem ser igualmente comunicadas ao terapeuta, na interpretação de sonhos um fragmento qualquer do conteúdo manifesto é tomado como ponto de partida para o trabalho associativo a ser efetuado do sonhador. Isso quer dizer que vale para o manejo na interpretação de sonhos a mesma regra que governa o trabalho psicanalítico com pacientes neuróticos, a regra fundamental da associação livre.

Em suma, com base nessa regra psicanalítica, a partir de um determinado fragmento onírico, caberia ao sonhador comunicar todos os pensamentos e ocorrências espontâneas por ele suscitadas; estas seriam submetidas à análise e à exploração de seus possíveis sentidos pelo par de intérpretes, do mesmo modo como se procede no trabalho de análise das ocorrências espontâneas no tratamento, realizado em conjunto entre paciente e terapeuta. Na sequência do trabalho de interpretação de sonhos, novas ocorrências produzidas em associação livre a partir de conteúdos intermediários seriam capazes de levar ao desvelamento de conteúdos mnêmicos ainda mais distanciados da consciência, conectados mais intimamente aos pensamentos oníricos inconscientes, proporcionando assim uma compreensão talvez próxima do que poderia consistir o sentido do sonho.

Portanto, analogamente ao papel desempenhado pelos pensamentos espontâneos comunicados pelo paciente em tratamento, cuja análise possibilitaria o desvelamento de complexos reprimidos que explicariam os sintomas, a expectativa é a de que a análise do material produzido em associação livre ao longo do procedimento de interpretação de sonhos possibilite o descobrimento de conteúdos mnêmicos inicialmente não diretamente acessíveis à consciência, ou mesmo inconscientes reprimidos, capazes de conferir sentido ao sonho. A respeito desse manejo e a importância de seus resultados, vale reler as palavras de Freud postas na *terceira lição*:

> A partir desse material os senhores chegarão aos pensamentos oníricos latentes, exatamente como chegaram aos complexos ocultos do paciente a partir do que lhe ocorria em relação com os seus sintomas e lembranças. Nos pensamentos oníricos latentes assim encontrados, verão imediatamente como é justificado referir os sonhos dos adultos aos sonhos infantis. O que então substitui-se ao conteúdo manifesto do sonho, como verdadeiro sentido deste, é sempre claro e compreensível, liga-se às impressões do dia anterior e mostra ser uma realização de desejos não satisfeitos. Assim, o sonho manifesto, que os senhores conhecem da lembrança ao acordar, pode ser caracterizado apenas como realização *disfarçada* de desejos *reprimidos*. (Freud, 1910/2013c, p. 257).

No entendimento de Freud, o trabalho de interpretação percorreria em sentido inverso as etapas que constituiriam o trabalho do sonho. Para tanto, apoiado nas comunicações espontâneas do sonhador, a análise que parte dos fragmentos mais intensamente deformados, exibidos no conteúdo manifesto, buscaria acompanhar as trilhas abertas pelo trabalho do sonho, objetivando por essa via desvelar o desejo onírico oculto sob os fragmentos do sonho recordado. Tal como o desvelamento da face oculta do sintoma possibilitaria sua dissolução, os resultados alcançados pela técnica freudiana de interpretação de sonhos possibilitariam compreender de forma inovadora, senão o sentido próprio de um sonho, ao menos aproximar-se dele (cf. o verbete *Interpretação*; Laplanche & Pontalis, 1967/2001, pp. 245-248).

Os resultados obtidos por Freud com a interpretação de sonhos reforçariam, portanto, a compreensão de que os sonhos seriam, como os sintomas neuróticos, formações substitutivas deformadas de conteúdos inconscientes. Além disso, dado que a análise do sintoma possibilitaria o desvelamento de desejos não satisfeitos, que constituiriam o núcleo patogênico de uma neurose, desejos esses reprimidos e tornados inconscientes pela repressão, restaria por esclarecer a hipótese de que também nos sonhos tratar-se-ia de desejos reprimidos. Para esclarecer esse problema, será necessário, porém, aguardar os resultados das investigações freudianas sobre os instintos sexuais e seu papel na propulsão do funcionamento psíquico.

De todo modo, embora não disponhamos ainda de esclarecimentos sobre o caráter erótico dos desejos reprimidos nos sonhos, a suposição de que os pensamentos oníricos latentes seriam constituídos de desejos não satisfeitos, parece pertinente à tese freudiana de que sonhos de adultos seriam idênticos a sonhos de crianças. As diferenças girariam em torno do processo de produção do conteúdo manifesto, pois, enquanto sonhos de crianças seriam facilmente compreendidos como realizações de desejo insatisfeitos de dias anteriores, em vistas das deformações a que os pensamentos oníricos latentes são submetidos pelo trabalho do sonho, a incompreensibilidade seria uma característica geral dos sonhos de adultos. Por isso, embora de modo deformado, sonhos de adultos expressariam, tanto quanto sonhos de crianças, a realização de um desejo não satisfeito.

No entanto, do ponto de vista da técnica, enquanto em sonhos de crianças pequenas o desejo realizado pode ser facilmente identificado, por envolverem desejos proibidos ou inconciliáveis com as representações dominantes no Eu — os motivos da censura onírica —, a compreensão da realização de desejo ocultada sob sonhos de adultos requereria o emprego de uma técnica especial de desvelamento, a interpretação de sonhos desenvolvida por Freud.

3. Esboço de esquema com comentários sobre as possíveis etapas do trabalho de interpretação de sonhos

Vimos que, para Freud, sonho e sintoma não são identificados apenas no plano teórico, no sentido de que ambos os fenômenos são compreendidos como formações substitutivas deformadas de conteúdos inconscientes, mas sua identidade estender-se-ia igualmente à esfera da técnica, pois o manejo na interpretação de sonhos coincidiria com o manejo na terapia das neuroses. Portanto, sobretudo a identidade metapsicológica entre ambas as formações substitutivas autorizar-nos-ia a considerar como comuns os elementos básicos do esquema já esboçado em comentários ao emprego da técnica de tratamento de neuroses para, mediante esquema análogo, tentar tornar visualizável o curso do trabalho de interpretação de sonhos. Reproduziremos, então, o esquema já conhecido, empregado no Capítulo XIV como ilustração aos comentários sobre a escuta dos pensamentos espontâneos comunicados pelo paciente em tratamento, efetuando as adaptações necessárias para adequá-lo ao caso da interpretação de sonhos. Assim, propomos um esquema com a configuração a seguir (Figura 55).

Figura 55 - Esquema para o curso possível do trabalho analítico de interpretação de sonhos

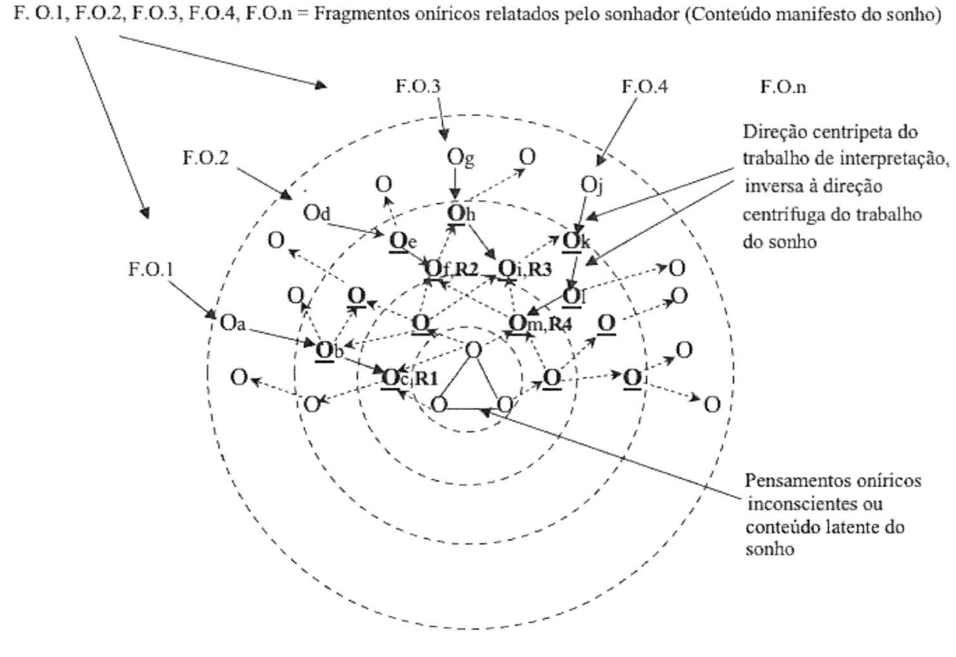

Fonte: O autor

Analogamente a esquemas anteriores, as setas pontilhadas orientadas do núcleo à periferia indicariam as múltiplas trilhas associativas centrífugas, abertas pelo trabalho do sonho, através das quais componentes do conteúdo latente se veriam espraiados, resultando nos elementos exibidos no conteúdo manifesto, como fragmentos de cenas, diálogos e imagens difusas e incompreensíveis. Já o caractere O, grafado em maiúscula e contorno simples, é utilizado para designar um elemento mnêmico geral, como uma representação ou lembrança de uma cena, por exemplo, enquanto **O**, grafado em maiúscula, negrito e sublinhado, indica um ponto de condensação ou ponto nodal, no qual se supõe encontrarem mesclados ou condensados conteúdos mnêmicos oriundos de diferentes representações, direta ou indiretamente associadas ao complexo reprimido.

Para designar os fragmentos oníricos que comporiam o conteúdo manifesto do sonho, conforme relatado pelo sonhador, como cenas, diálogos, sensações etc., utilizamo-nos da abreviação F.O. Assim, no esquema, F.O.1, F.O.2, F.O.3, F.O.4 e F.O.n corresponderiam, cada um, a fragmentos oníricos singulares relatados pelo sonhador, os componentes da vivência onírica recordada, o conteúdo manifesto.

Como no esquema esboçado para representar as possíveis etapas da trajetória em direção ao desvelamento do reprimido, seguida pela escuta dos pensamentos espontâneos comunicados pelo paciente no tratamento de neuroses, as setas cheias em direção centrípeta indicam o curso do trabalho de interpretação de sonhos. Ao orientar-se pelas ocorrências espontâneas fornecidas pelo sonhador, em relação a cada fragmento onírico relatado, o trabalho de desvelamento do conteúdo latente percorreria um caminho inverso ao do trabalho do sonho. Quer dizer, a tarefa da interpretação consistiria em desfazer as deformações produzidas pelas operações do trabalho do sonho sobre os pensamentos oníricos inconscientes, das quais teriam resultado o conteúdo manifesto.

Assim, de acordo com as recomendações técnicas de Freud, para proceder à interpretação de um sonho, deve-se partir da análise de um fragmento singular exibido no conteúdo manifesto relatado pelo sonhador. Tendo o esquema anterior por base, poderíamos tomar o fragmento onírico recordado F.O.1, por exemplo, cuja representação psíquica seria Oa. Em atendimento à regra fundamental da psicanálise, o sonhador seria convidado a deixar temporariamente de lado toda postura crítica, racional ou moral, bem como juízos baseados na realidade objetiva, a fim de entregar-se de forma mais desimpedida possível ao trabalho de associação de ideias, comunicando livremente todas as ocorrências despertadas espontaneamente a partir do conteúdo de Oa.

Suponhamos que a partir de Oa, ao entregar-se ao livre jogo de associação de ideias, seja despertada a lembrança de uma vivência ou cena, representada no esquema por **O**b. A lembrança despertada poderia corresponder a vivências conhecidas, mas até então pouco consideradas ou revisitadas do ponto da experiência consciente do sonhador. Por isso, uma consideração mais detida sobre a cena **O**b pode, na sequência do trabalho de associação livre, levar ao despertar de outras vivências relacionadas, como a lembrança da cena representada por **O**c no esquema, em relação à qual o sonhador teria, por exemplo, apenas vagas recordações ou, eventualmente, nenhuma, nada sabendo dizer sobre ela.

Na sequência, digamos que as tentativas de análise ou consideração mais detida sobre o conteúdo **O**c sejam acompanhadas de manifestações de desconforto ou outras dificuldades por parte do sonhador na continuação do trabalho associativo. Ora, a partir de considerações teóricas anteriores, sabemos tratar-se aí de manifestações da resistência, indicadas no esquema pela notação **R1**, em negrito. Em outras palavras, embora ainda em seus inícios, o trabalho analítico desenvolvido até aqui teria desvelado um conteúdo mnêmico que pode apresentar alguma importância para a posterior compreensão do sentido do sonho. Todavia, devido aos obstáculos impostos pela resistência, que dificultam a continuidade da análise pela trilha associativa aberta até aqui, do mesmo modo que no trabalho com as neuroses, caberia ao terapeuta abster-se de qualquer forma de insistência, convidando o sonhador a retomar as associações a partir de novo fragmento onírico.

Conforme o esquema *supra*, a retomada do trabalho interpretativo poderia se dar a partir de um segundo fragmento onírico, por exemplo, pela comunicação de F.O.2, cujo conteúdo corresponderia ao elemento mnêmico Od. Ao entregar-se ao jogo de associação livre, digamos que o sonhador comunique o despertar da lembrança de uma nova cena, designada pelo elemento mnêmico condensado **O**e, cuja apreciação e análise leve ao despertar de uma vivência a ela associada, **O**f. Como na etapa anterior, digamos que, ao deparar-se com o conteúdo da vivência **O**f, o sonhador manifeste outras dificuldades em prosseguir com o trabalho associativo desse ponto em diante. Novamente, a suposição seria a de que o trabalho interpretativo estaria sendo confrontado pela resistência, designada no esquema por **R2**, motivo pelo qual o terapeuta deixaria de insistir na apreciação do material despertado, convidando o sonhador a retomar as associações a partir de outro fragmento onírico.

Antes de prosseguir, talvez valha lembrar as razões que justificariam uma postura abstinente e acolhedora por parte do terapeuta em face das resistências do sonhador. Essa postura seria idêntica à adotada no tratamento de neuroses, pois, de acordo com os pressupostos teóricos que embasam a interpretação de sonhos e a técnica terapêutica, o terapeuta sabe que o aprofundamento do trabalho associativo só pode se dar mediante um afrouxamento da resistência. Quer dizer, por compreender que se trata de material mnêmico mantido inacessível pelas barreiras da resistência, Freud é levado a reconhecer que insistências e outras formas de pressão por parte do terapeuta, visando reabrir artificialmente as trilhas associativas que conduziriam ao reprimido, não se mostrariam apenas inócuas, mas tenderiam a reforçar a resistência. Destarte, como no manejo do tratamento de neuroses, o conhecimento sobre as particularidades da repressão e da resistência, ao tempo que justifica sua postura abstinente e acolhedora, proporcionaria ao terapeuta, se não uma convicção, ao menos a suspeita de que, sob tais interrupções, no trabalho associativo encontrar-se-iam conteúdos de importância diferenciada para a compreensão do sonho.

Assim, o sonhador recomeçaria o trabalho associativo a partir de um novo elemento do conteúdo manifesto, por exemplo, o relatado em F.O.3, cujo registro mnêmico se encontra indicado no esquema por Og. Digamos que a apreciação das características desse fragmento leve à recordação de uma determinada cena indicada por **O**h, cuja análise conduziria ao despertar da lembrança de outras vivências, designadas pelo complexo representacional **O**i. Suponhamos que a apreciação das cenas aí evocadas seja acompanhada por novas dificuldades ou recusas por parte do sonhador em prosseguir com as análises, obstáculos que assinalariam outra manifestação de resistência, indicada por **R3** no esquema. Analogamente às etapas anteriores, em acolhimento às dificuldades impostas pela resistência operante no sonhador, o trabalho associativo seria retomado a partir de outro fragmento onírico.

Conforme ilustrado pelo esquema, a análise do sonho prosseguiria com a apreciação do fragmento onírico relatado em F.O.4, cujos conteúdos mnêmicos corresponderiam a Oj. Guiado pela regra de associação livre, suponhamos que o sonhador tenha despertada a lembrança **O**k, de cuja consideração seria levado a recordar-se de **O**l e, em seguida, de **O**m, ponto a partir do qual as associações se depararami com novos obstáculos impostos pela resistência, conforme indicado pela notação **R4**. Como nas etapas anteriores, o trabalho de interpretação seguiria assim sucessivamente a partir de outros fragmentos oníricos singulares comunicados pelo sonhador.

Nessa esquematização sobre o trabalho de interpretação de sonhos, entre os conteúdos desvelados em diferentes etapas da técnica analítica, encontram-se conteúdos mnêmicos de estratos psíquicos sobre os quais a resistência incidiria em intensidades diferentes, sendo menor nas camadas mais periféricas e mais intensas em estratos adjacentes ao núcleo inconsciente, morada dos pensamentos oníricos latentes. Assim, entre as lembranças despertadas ao longo do trabalho associativo do sonhador, correspondentes a elementos mnêmicos indicados o esquema, teríamos recordações de vivências sobre as quais incidiriam diferentes graus de resistência, distribuídas por diferentes estratos intermediários. Assim, conforme o esquema, as representações ou complexos representacionais **O**b, **O**e, **O**h, **O**k, **O**f e **O**i encontrar-se-iam em um dos estratos intermediários mais próximos à superfície psíquica, e, por encontrarem-se menos investidos por resistência, teriam sido mais livremente evocados em diferentes etapas das associações livres do sonhador.

Por outro lado, **O**c e **O**m consistiriam em complexos representacionais pertencentes a uma camada psíquica intermediária mais profunda, representada no esquema como adjacente ao núcleo inconsciente. Por apresentarem uma conexão mais íntima com os pensamentos oníricos latentes, tais elementos mnêmicos se encontrariam mais fortemente protegidos pelas forças da resistência ou da censura onírica, o que explicaria as dificuldades experimentadas pelo sonhador para avançar em associações a partir deles. Em outras palavras, ao menos em tese, poder-se-ia esperar que o afrouxamento gradual da resistência proporcionasse o acesso aos conteúdos nucleares e o desvelamento dos pensamentos oníricos latentes que explicariam o sonho. Por isso, conforme já assinalado em relação às potencialidades da técnica psicanalítica das neuroses, a inferência que naturalmente se nos apresenta a partir dessas considerações não seria outra senão a de que a diminuição da resistência psíquica se impõe como condição para algum sucesso também na interpretação de sonhos.

De todo modo, os pontos em que cada etapa da análise teria sido interrompida por interposições da resistência permitiriam ao terapeuta inferir sobre o seu envolvimento com conteúdos psíquicos significativos para o desvelamento do sentido do sonho. Tal inferência seria justificada pelo conhecimento psicanalítico sobre o papel da resistência, que, como vimos, não atuaria de modo mais intenso senão sobre conteúdos psíquicos mais intimamente conectados ao núcleo inconsciente, por intermédio dos quais os pensamentos oníricos latentes poderiam vir a ser desvelados.

Assim, os conteúdos psíquicos intermediários, despertados ao longo de diferentes etapas da análise de um sonho — análise que não se esgotaria em uma única sessão, mas pode requerer inúmeras ao longo de meses ou mesmo anos —, poderiam mostrar-se úteis à composição de um quadro psíquico relativamente novo. Em nossa esquematização, por exemplo, a partir de quatro fragmentos do conteúdo manifesto, o trabalho analítico teria possibilitado o desvelamento de dois conjuntos representacionais mais significativos que, embora ainda intermediários, devem lançar alguma luz sobre o sentido do sonho. Ou seja, mesmo que não leve ao desvelamento dos pensamentos oníricos latentes, a descoberta desses novos conteúdos proporcionaria algum conhecimento parcial relevante sobre o sentido do sonho, potencializando avanços subsequentes no trabalho de interpretação.

4. Sobre algumas orientações de Freud para quem pretende interpretar os próprios sonhos (um complemento aos comentários sobre a autoanálise), seguido de observações sobre os limites da interpretação

Os comentários a seguir são baseados em passagens da seção A, intitulada *O esquecimento do sonho*, do capítulo teórico de *A interpretação dos sonhos*, de 1900 (Freud, 1900/2019e, pp. 572-575). Entre os argumentos apresentados em defesa da técnica proposta, Freud oferece nesse texto algumas orientações breves para quem pretende interpretar os próprios sonhos, não deixando de considerar as dificuldades do procedimento e os próprios limites da interpretação. Dado o caráter autoanalítico do assunto, antes de entrar no exame dessas recomendações, faremos uma breve retomada de observações já conhecidas para, a partir do exemplo de Freud, situar o papel da interpretação de sonhos na autoanálise.

4.1. A interpretação de sonhos na autoanálise de Freud

Na apresentação sobre o percurso intelectual inicial do autor, vimos que por volta de 1897 ele teria mergulhado na perscrutação de sua própria vida psíquica, orientando-se ao longo dessa experiência autoanalítica pelo mesmo método de observação, escuta e análise então recém-estabelecido no tratamento de neuroses. Ou seja, o autor teria se entregado a um exercício de associação espontânea de ideias e buscado apreender os movimentos psíquicos que percebia em si próprio, acolhendo as recordações e os demais conteúdos sensoriais despertados e analisando-os, como procedia em conjunto com o paciente em relação aos pensamentos espontâneos por ele comunicados, a fim de tentar descobrir o seu sentido. Em suma, a técnica empregada na autoanálise seria idêntica à utilizada na prática clínica com pacientes neuróticos.

Aprendemos também que as ocorrências comunicadas pelo paciente não estariam restritas às recordações de vivências supostas como relacionadas ao quadro clínico, cujas lembranças seriam inicialmente inacessíveis, mas, dada a espontaneidade visada pela regra fundamental da associação livre, entre o material despertado incluir-se-iam igualmente relatos de sonhos, recentes ou antigos. Aliás, longe de um interesse prévio pelos fenômenos oníricos, teriam sido os próprios relatos espontâneos de sonhos por parte de pacientes que teriam despertado a atenção de Freud para a importância do conteúdo das vivências oníricas relatadas para a compreensão do quadro clínico.

Quer dizer, fundado na identidade metapsicológica segundo a qual sonho e sintoma consistem apenas em modalidades distintas de formações substitutivas, tanto a escuta e apreciação dos pensamentos espontâneos comunicados pelo paciente como a análise e interpretação de sonhos por ele relatados integram o método freudiano de desvelamento de conteúdos inconscientes no trabalho clínico. Portanto, assim como a entrega à associação livre e a apreciação dos conteúdos recordados na atividade autoanalítica teriam consistido em uma replicação da técnica empregada no tratamento de doentes neuróticos, para tentar descobrir o sentido inconsciente de vivências oníricas próprias, Freud lança mão da mesma técnica empregada na interpretação de sonhos relatados por pacientes, que parte da análise do conteúdo manifesto para tentar chegar ao conteúdo latente.

No entanto, também como indicado na apresentação sobre o percurso intelectual do autor, vimos que particularmente em relação aos sonhos um sucesso inaugural no emprego da técnica de interpretação teria sido atribuído não ao trabalho com sonhos de pacientes, mas à análise de um sonho próprio, decifrado em meados de 1895. Por sua importância, vale recordar do relato exposto na carta a Fliess de 12 de junho de 1900, redigida no mesmo local em que teria se hospedado cinco verões antes, a mansão de Bellevue, então situada nos arredores de Viena. Numa visada retrospectiva, provavelmente estimulado pelo contexto, Freud relembra da data em que, na mesma hospedaria, teria tido sucesso no emprego de um método capaz de desvelar o sentido inconsciente dos sonhos.

Lembranças desse acontecimento de 1895, despertadas no verão de 1900 e associadas à materialização da demonstração da técnica de interpretação no recém-publicado livro dos sonhos, teriam alimentado a fantasia de que, em algum ponto do futuro, fosse-lhe outorgada uma homenagem por esse feito inaugural, registrando de maneira jocosa até mesmo os dizeres a serem inscritos em uma placa que poderia vir a ser instalada no local do evento histórico. "Aqui, no dia 24 de julho de 1895, o segredo do sonho se revelou ao Dr. Sigm. Freud" (Masson, 1985/1986, p. 418). Conforme assinalado quando da primeira menção a esse relato freudiano, a placa com os dizeres imaginados por Freud foi instalada em 1977 no local em que ficava a mansão de Bellevue, onde Freud teria passado os verões de 1895 e 1900.

Como também já foi indicado, posteriormente, em *A interpretação dos sonhos*, de 1900, além da análise de outras vivências oníricas próprias, o sonho objeto dessa interpretação *princeps*, denominado sonho de injeção de Irma, seria utilizado como um modelo para exemplificar o procedimento de interpretação, no capítulo segundo, intitulado *O método de interpretação dos sonhos: Análise de uma amostra de sonho* (Freud, 1900/2019b). Quer dizer, Freud lança mão de um sonho próprio e de sua interpretação inaugural para demonstrar o emprego da técnica psicanalítica, evidenciando assim a importância de sua autoanálise na constituição da psicanálise.

Entre outras coisas, a referência do autor a uma experiência pessoal com a interpretação de sonhos indicaria que em algum grau sua autoanálise teria se iniciado bem antes de 1897, época em que vimos relatada a Fliess a investigação autoanalítica em curso, descrita como uma modalidade de análise em que o terapeuta toma a si próprio como paciente. Mas, principalmente, como buscamos indicar em comentários sobre as diferentes frentes de investigação evidenciadas por suas reflexões iniciais, ao menos desde 1895, paralelamente aos esforços envidados, após o abandono da hipnose, para tentar estabelecer uma técnica de tratamento de neuroses conduzida com o paciente em estado normal de vigília, sobretudo o trabalho de análise de vivências oníricas próprias teria proporcionado a Freud um domínio em relação à técnica de interpretação de sonhos.

Com base nessa experiência, além da inspiração que o acompanhamento do manejo descrito na análise do sonho de injeção de Irma pode proporcionar aos interessados em compreender a técnica freudiana, na mencionada seção do capítulo sétimo do livro sobre os sonhos, o autor oferece algumas orientações para quem deseja interpretar os próprios sonhos. Dado que nessa exposição ele não deixa de considerar alguns obstáculos inerentes ao trabalho de interpretação, seu comentário pode servir também como um complemento mais realista do que o manejo ideal descrito nas seções precedentes em relação às dificuldades encontradas no desvelamento do sentido inconsciente dos sonhos.

4.2. Algumas orientações de Freud para quem deseja interpretar os próprios sonhos

Para introduzir o assunto, diz o autor: "Seguem agora, sem ordem rigorosa, mais algumas observações que tenho a fazer sobre a interpretação dos sonhos, que talvez sirvam como orientação para o leitor que queira verificar minhas teorias aplicando-as a seus próprios sonhos" (Freud,

1900/2019e, p. 572). A primeira orientação diz respeito ao esforço e à perseverança requeridos para levar a cabo a interpretação de vivências oníricas próprias, pois, como observa, "Ninguém deve esperar que a interpretação de seus sonhos caia do céu sem esforço próprio" (Freud, 1900/2019e, p. 572). Quer dizer, como em outras atividades científicas, o domínio da técnica de interpretação exigiria treino, sobretudo em função das características do material psíquico com que se lida. Conforme aprendemos pelo estudo da concepção dinâmica de clivagem psíquica, forças contrárias buscariam impedir o desvelamento de desejos inconscientes, sobretudo os reprimidos, por isso, comparado ao esforço recordativo requerido para a apreensão de conteúdos psíquicos não reprimidos, em razão da interposição de resistências "É consideravelmente mais difícil apoderar-se das 'representações indesejadas'" (Freud, 1900/2019e, p. 572).

Daí, analogamente à regra fundamental do tratamento de neuroses, em relação à qual se espera a subordinação do paciente, na interpretação de sonhos próprios, para tentar reduzir a intensidade das forças resistentes e criar condições psíquicas favoráveis ao despertar de conteúdos cuja exteriorização é indesejada pela resistência, cabe à pessoa buscar entregar-se à associação livre. Para tanto, como o paciente em tratamento, é necessário que o autoanalista de sonhos se esforce por abandonar a tendência dominante entre os processos psíquicos conscientes, abrindo mão da crítica racional e de julgamentos baseados na realidade ou em preconceitos e conveniências de outra natureza. (Mais à frente, no mesmo texto, Freud descreve claramente a adoção da regra fundamental na análise de sonhos próprios, mas como essa descrição é feita a partir da consideração de uma nova conceituação metapsicológica, postergaremos a reprodução das palavras do autor e seus comentários para a seção seguinte).

Em termos psicodinâmicos, com o estabelecimento dessa regra psicanalítica, Freud buscaria justamente neutralizar ao máximo possível os poderes da resistência, visando uma diminuição na intensidade do conflito interno e a criação de condições psíquicas mais favoráveis à emergência de ocorrências espontâneas associadas ao conteúdo onírico latente. Sobre o papel da regra fundamental na interpretação de sonhos próprios, assevera o autor:

> Quem pretender isso terá de fazer suas as expectativas expostas neste livro e, seguindo as regras aqui apresentadas, procurar sustar dentro de si toda crítica, todo preconcebimento, toda tomada de partido afetiva ou intelectual durante o trabalho. Deverá ter em mente o preceito estabelecido por Claude Bernard para o experimentador num laboratório fisiológico: "*Travailler comme une bête*" [Trabalhar como uma besta][52], isto é, com a mesma persistência e a mesma despreocupação quanto ao resultado". (Freud, 1900/2019e, pp. 572-573).

Quer dizer, como um paciente que atende à regra da associação livre, cabe ao autoanalista entregar-se ao jogo de associações de ideias possibilitado requerido pela regra fundamental da psicanálise e analisar cada uma das ocorrências despertadas a partir de um elemento do conteúdo manifesto. Obviamente, dependendo do fluxo das associações produzidas, para evitar o regresso de conteúdos ao esquecimento repressivo, poder-se-ia recorrer a anotações ou gravações a fim de registrar as ocorrências despertadas. Para o autor, o rebaixamento da crítica egoica e a consequente redução de expectativas racionais que caracterizam o estado de entrega do sonhador ao livre jogo de associação de ideias fariam do exercício de interpretação de sonhos uma atividade análoga à do experimentador de laboratório, que realizaria seu trabalho com persistência, mas

---

[52] Esclarecimentos entre colchetes do tradutor.

sem preocupação pelo resultado imediato. Por isso, conclui, "Quem seguir essas recomendações já não achará tão difícil a tarefa" (Freud, 1900/2019e, p. 573).

Em razão dessas particularidades técnicas, Freud considera que a interpretação de um sonho não costuma ser alcançada mediante uma única tentativa; ao contrário, diante de evidências de esgotamento psíquico decorrente de esforços exigidos pelo trabalho interpretativo, que poderia também sinalizar interferências da resistência, interrupções ou recuos estratégicos tornam-se oportunos, a fim de que avanços até conteúdos de camadas psíquicas mais profundas possam ser conquistados em etapas subsequentes. A essa estratégia desenvolvida por etapas, que pode levar vários dias, semanas ou mesmo meses, o autor denomina de interpretação fracionada dos sonhos. Em suas palavras:

> A interpretação de um sonho nem sempre se faz de uma vez; não raro, após seguirmos uma cadeia de associações sentimos nossa capacidade esgotada, o sonho nada mais nos dirá nesse dia; é bom interromper e retomar o trabalho outro dia. Então outra parte do conteúdo do sonho atrairá nossa atenção, e teremos acesso a uma nova camada de pensamentos oníricos. Podemos chamar isso a interpretação "fracionada" dos sonhos. (Freud, 1900/2019e, p. 573).

Em outra recomendação Freud considera o caso em que múltiplos sonhos são recordados pelo sonhador. Aqui, a sugestão é a de que, "Com frequência, um sonho subsequente permite confirmar e levar adiante a interpretação dada ao primeiro" (Freud, 1900/2019e, p. 575). Por exemplo, para os casos em que uma diversidade de sonhos transcorre ao longo de semanas ou meses, a orientação é a de reuni-los e submetê-los a uma interpretação em bloco, pois a suposição seria de que teriam sido formados a partir de pensamentos oníricos comuns. Em apoio a essa orientação, o autor esclarece que em geral um determinado conteúdo exibido como central em um sonho pode, no seguinte, passar a figurar como acessório ou marginal, ou vice-versa, sinalizando uma complementaridade entre eles. Esse seria igualmente o caso de diferentes sonhos recordados como vivenciados em uma mesma noite, que "devem, de modo geral, ser tratados como um todo no trabalho de interpretação" (Freud, 1900/2019e, p. 575).

4.3. O problema da sobreinterpretação e a relativização das potencialidades da interpretação

Outra observação tem a ver com a hipótese da sobreinterpretação ou superinterpretação [Überdeutung]. O autor considera que, mesmo quando se chega a uma interpretação aparentemente completa de um sonho, isto é, ao desvelamento de conteúdos inconscientes que confeririam um sentido coerente aos contrassensos que compõem os fragmentos do sonho manifesto, pode haver ainda uma outra interpretação do mesmo sonho, talvez mais coerente e abrangente, a que o autor denomina sobreinterpretação. Escreve ele:

> O mais difícil é levar o iniciante na interpretação dos sonhos a reconhecer o fato de que sua tarefa não está plenamente realizada quando ele tem em mãos uma interpretação do sonho completa, que faz sentido, é coerente e explica todos os elementos do conteúdo do sonho. É possível que haja ainda outra, uma sobreinterpretação do mesmo sonho, que lhe escapou. Realmente não é fácil ter uma noção da riqueza de pensamentos inconscientes que lutam por expressão em nossa mente e crer na habilidade que tem o trabalho do sonho de utilizar expressões de múltiplos sentidos, de "matar sete moscas com um só golpe". (Freud, 1900/2019e, p. 573).

Tal hipótese decorreria da complexidade inerente ao trabalho do sonho, como as operações do mecanismo de condensação, mediante o qual, conforme aprendemos, conteúdos de múltiplos elementos mnêmicos derivados dos pensamentos oníricos latentes podem ver-se condensados junto ao conteúdo de uma determinada representação, pertencente a outra cadeia associativa, cujos conteúdos híbridos condensados podem ser total ou parcialmente submetidos a deslocamentos e novas condensações, que resultariam em deformações difíceis de ser desfeitas pela análise (cf. o verbete *Sobre-interpretação*; Laplanche; Pontalis, 1967/2001, pp. 489-490). Quer dizer, ao levantar a hipótese da sobreinterpretação, enfatizando as inúmeras possibilidades de deformação disponibilizadas pelo trabalho do sonho aos pensamentos oníricos inconscientes, não estaria o autor chamando atenção para as dificuldades reais implicadas na técnica e a necessidade de refletir sobre os limites da interpretação de sonhos?

De fato, Freud acrescenta outras considerações nessa direção. Por exemplo, em relação à pergunta se todos os sonhos são interpretáveis, ele considera que não, que nem todos os sonhos são passíveis de interpretação. Tal negativa seria justificada pela própria concepção psicodinâmica do autor, pois é necessário considerar que o exercício de interpretação consiste em uma luta interna — como dizia acerca de sua experiência autoanalítica e reencontramos em considerações sobre o trabalho de elaboração das resistências por parte do paciente — na qual uma parte do Eu, municiada das capacidades psíquicas e conhecimentos e experiência disponíveis, entra em combate contra outras forças operantes em si mesmo. Ou seja, uma luta entre um desejo consciente de saber e os obstáculos impostos pelas resistências internas, cujas motivações restariam desconhecidas pela consciência, como se tornaria claro a partir das formulações sobre o processo de constituição do próprio Eu, propostas em *O eu e o id*, de 1923. Assim, as possibilidades de sucesso no trabalho de interpretação de sonhos próprios ficariam na dependência da superação do conflito psíquico e do predomínio da parte consciente do Eu e seu desejo de saber sobre as forças da resistência que operariam de forma inconsciente. Leiamos as palavras do autor:

> Não se deve esquecer que no trabalho de interpretação temos contra nós os poderes psíquicos responsáveis pela deformação do sonho. Assim, é uma questão de relação de forças se nós, com nosso interesse intelectual, nossa capacidade de autossuperação, nossos conhecimentos psicológicos e nossa prática na interpretação dos sonhos, conseguimos predominar sobre as resistências internas. Em certa medida, isso sempre é possível, pelo menos até o ponto de nos convencermos de que o sonho é uma formação dotada de sentido e, muitas vezes, de adquirirmos também uma noção desse sentido. (Freud, 1900/2019e, p. 574).

Em outras palavras, diante do conflito psíquico e das deformações subjacentes ao conteúdo manifesto de um sonho, ao menos em certa medida, o trabalho de interpretação consegue obter sucesso sobre a resistência, sobrepujá-la, revelando um sentido em relação ao qual o intérprete de sonhos pode mostrar-se satisfeito. Quer dizer, para além de sobreinterpretações possíveis, parece que o critério pelo qual uma interpretação de um sonho próprio é considerada válida proviria do convencimento do autoanalista em relação ao resultado obtido, isto é, se ele proporciona um conhecimento coerente e satisfatório sobre o sentido do sonho.

4.4. A hipótese do umbigo do sonho e os limites da interpretação

Finalmente, entre suas orientações ao pretendente de intérprete de sonho, Freud menciona o que seria não apenas outra dificuldade, mas o encontro com o que denomina umbigo do sonho, uma fronteira além da qual a análise parece não poder avançar, defrontando-se com o desconhecido, em suma, um ponto que assinalaria o limite da interpretação. Nas palavras do autor:

> Com frequência, até mesmo nos sonhos mais bem interpretados há um ponto que temos de deixar obscuro, pois na interpretação percebemos que ali há um novelo de pensamentos oníricos que não é possível desembaraçar, mas que também não contribui muito para o [esclarecimento do] conteúdo do sonho [manifesto]. Esse, então, é o umbigo do sonho, o ponto em que ele assenta no desconhecido. (Freud, 1900/2019e, p. 574).

Com a suposição de um umbigo do sonho [*Nabel des Traums*], Freud estaria reconhecendo cabalmente os limites da interpretação diante da complexidade das operações psíquicas que envolvem as produções oníricas. Por mais que a tarefa interpretativa avance sucessivamente de uma ocorrência espontânea a outra na análise do conteúdo manifesto, chegar-se-ia a uma espécie de ponto cego, constituído de um emaranhado de pensamentos oníricos, uma espécie de ponto nodal hipercondensado, cujo desvelamento permaneceria inconcluso.

Conforme aprendemos, um ponto nodal resultaria da convergência associativa de múltiplos elementos mnêmicos, cujos conteúdos se veriam mesclados ao conteúdo de uma representação terceira, dando origem a um material mnêmico híbrido e altamente complexo. Significa dizer que, a esse novelo de pensamentos oníricos hipercondensados, o umbigo do sonho, encontrar-se-iam conectados múltiplos feixes associativos de representações, que se perderiam pela psique inconsciente. Nas palavras do autor:

> Os pensamentos oníricos que encontramos na interpretação têm de permanecer geralmente inconclusos e ramificados em todas as direções na emaranhada rede do nosso mundo de pensamentos. O desejo do sonho surge então de um ponto mais denso desse tecido, como o cogumelo de seu micélio. (Freud, 1900/2019e, p. 575).

Para tentar tornar mais facilmente apreensível sua compreensão sobre a distribuição das múltiplas ramificações de pensamentos oníricos subumbilicais, Freud lança mão da metáfora do cogumelo e seu micélio. A imagem do micélio como uma ramificação de filamentos radiculares disseminados em todas as direções do substrato terroso, conformando uma rede de radículas por meio da qual seriam absorvidos os nutrientes necessários ao crescimento do cogumelo, conviria aos objetivos do autor, senão vejamos.

A ideia é a de que, ao avançar até o ponto considerado o umbigo do sonho, o trabalho de interpretação não conseguiria desembaraçar o novelo de pensamentos que o constitui, e, mesmo quando evocados em associação livre, conforme observa, parecem não contribuir para o desvelamento de novos sentidos em relação ao conteúdo manifesto. Para além do umbigo do sonho e a ele conectados, encontrar-se-iam múltiplos feixes associativos de pensamentos oníricos que se irradiariam, como escreve, "em todas as direções na emaranhada rede de pensamentos" inconscientes. Mediante a suposição dessa rede de representações subumbilicais, Freud sugere que o desejo onírico emergiria de "um ponto mais denso desse tecido, como o cogumelo de seu micélio".

Significa dizer que, de acordo com a linguagem das hipóteses sobre a dinâmica das representações e a estratificação do psiquismo, o umbigo do sonho poderia ser comparado a um ponto nodal hipercondensado nessa rede de representações inconscientes, de cujos conteúdos mnêmicos aí condensados emergiria o desejo e os pensamentos propulsores de um sonho — ou de vários, ao longo de uma noite, semana ou meses, como vimos antes.

Nesse sentido, poder-se-ia dizer que a dimensão psíquica inconsciente acessível à interpretação seria perpassada por trilhas associativas originadas no umbigo do sonho, cujas ramificações tenderiam a espraiar-se de modo centrífugo por entre os estratos psíquicos intermediários, sendo submetidos a deformações, até alcançarem exteriorização como conteúdo manifesto. Ou seja, nos termos da mais nova metáfora freudiana, por obra do trabalho do sonho governado pelo princípio de prazer, eflorescências psíquicas do desejo onírico latente brotariam na forma de trilhas associativas emanadas do umbigo do sonho como o cogumelo que brota de seu micélio.

Por outro lado, a novidade entre as descrições de Freud consistiria em sugerir um submundo psíquico aquém do umbigo do sonho. Ou seja, como os filamentos do micélio espraiados pelo substrato terroso, restaria desconhecida uma rede de pensamentos oníricos inconscientes não alcançáveis pela interpretação. Tentemos representar esquematicamente essas hipóteses (Figura 56).

Figura 56 - Esquema do umbigo do sonho como limite da interpretação

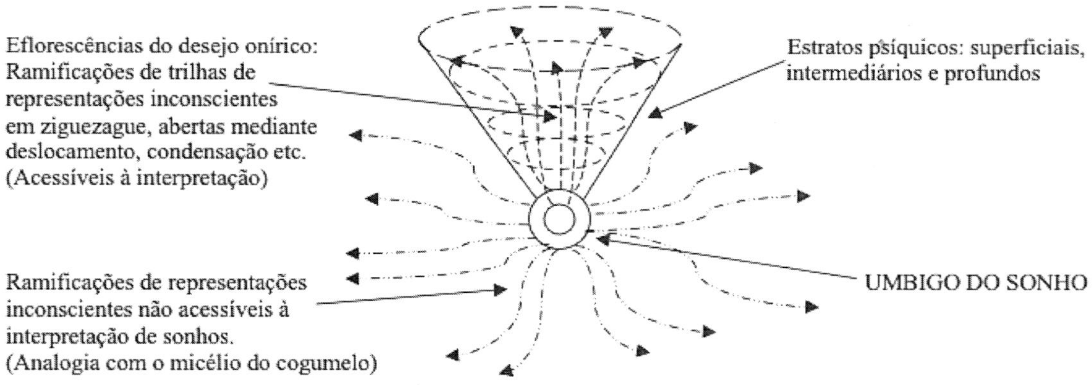

Fonte: O autor

Em nossa abordagem introdutória, aprendemos que caberia ao trabalho de interpretação percorrer o caminho inverso ao do trabalho do sonho, buscando, por meio da análise e apreciação dos conteúdos evocados em associação livre, desfazer condensações, deslocamentos e outras deformações produzidas ao longo do processo de fabricação do sonho, a fim de desvelar o desejo onírico latente. Vemos agora que, como um novelo de pensamentos emaranhados ou um ponto nodal hipercondensado a destacar-se da complexa rede de representações inconscientes, o umbigo do sonho assinalaria uma fronteira além da qual se deteria a interpretação. Significa dizer que uma multiplicidade de pensamentos oníricos não acessíveis à análise restaria disseminada em todas as direções do espaço psíquico inconsciente, através de ramificações de trilhas associativas conectadas sob o umbigo do sonho, subentendo a permanência de uma rede complexa de representações subumbilicais desconhecidas, não acessíveis à interpretação.

Assim, se, por um lado, mediante suas recomendações técnicas a quem deseja interpretar os próprios sonhos, Freud oferece indicações sobre alguns caminhos a seguir para se chegar a um desvelamento satisfatório e convincente em relação ao sentido do sonho manifesto, por outro, ao considerar a hipótese de um umbigo do sonho, ele não deixa de alertar sobre os limites da técnica de interpretação proposta. De todo modo, do ponto de vista da elaboração teórica, sobretudo a exploração da metáfora freudiana do cogumelo e seu micélio, para tentar tornar mais clara a hipótese do umbigo do sonho como limite da interpretação, viria reforçar nossa suspeita acerca da importância, fertilidade e operacionalidade das hipóteses sobre a dinâmica das representações e a estratificação do psiquismo, e não só para as investigações iniciais de Freud sobre as neuroses, mas mesmo entre as reflexões já mais elaboradas sobre os sonhos e as possibilidades da técnica de interpretação apresentadas no livro de 1900.

CAPÍTULO XVII

ALGUNS ELEMENTOS PARA PENSAR A FUNDAMENTAÇÃO TEÓRICA DO MÉTODO DA PSICANÁLISE

Neste capítulo de encerramento, buscaremos reunir algumas suposições teóricas já reiteradamente mencionadas, implicadas na tese da identidade entre sonho e sintoma, a fim de verificar se uma síntese das formulações freudianas sobre as formações substitutivas do inconsciente pode servir de ponto de partida para uma reflexão sobre a fundamentação metapsicológica do método psicanalítico. Para tanto, buscaremos inicialmente destacar algumas ideias vistas como essenciais da concepção freudiana sobre as formações substitutivas, conforme expostas ao longo deste volume, com o objetivo de tentar traçar os contornos do campo fenomenal que Freud parece delinear como próprio à investigação pelos métodos da nascente psicanálise. A partir daí, procuraremos apoio em algumas indicações textuais constantes do capítulo sétimo de *A interpretação dos sonhos*, de 1900, que, embora breves, constituem formulações teóricas que consideramos imprescindíveis para esse balanço final.

1. Síntese esquemática da concepção freudiana das formações substitutivas do inconsciente a partir da tese da identidade entre sonho e sintoma: preliminares a uma justificação teórica da técnica

Comecemos perguntando-nos sobre o que nos ensinaram as demonstrações de Freud sobre essa identidade teórica e técnica, que, como vimos, não se restringe a sonho e sintoma, mas inclui outros fenômenos, como os pensamentos espontâneos comunicados pelo paciente, os atos falhos, os chistes, a transferência etc., categorizados como formações substitutivas do inconsciente. Ora, aprendemos que o processo de produção dessa vasta série de fenômenos substitutivos pode ser explicado por uma concepção geral, que, até onde foi possível avançar na explicitação das hipóteses iniciais de Freud, conseguiria ser expressa pela conceituação relativa ao processo de deformação nas neuroses e fenômenos afins, ao trabalho do sonho e, embora tenhamos apenas resvalado no assunto, ao processo de sublimação nas produções artísticas e socioculturais em geral.

Depois, vimos que, em função desse denominador teórico comum, os determinantes inconscientes subjacentes a toda essa série de manifestações psíquicas seriam passíveis de desvelamento mediante o emprego de uma técnica analítica e interpretativa única, obviamente, efetuando modulações necessárias à especificidade de cada modalidade de formação substitutiva. Vimos ainda que esse trabalho de análise e interpretação seria efetuado em direção inversa ao seguido pelo processo de deformação na produção de sintoma ou pelo trabalho do sonho. Daí, para ficar apenas entre os fenômenos oníricos e os neuróticos, a compreensão freudiana de uma identidade não apenas teórica entre sonho e sintoma, mas a demonstração de que a interpretação de sonhos se baseia na mesma regra fundamental que guia o tratamento de neuroses. Considerando essas equivalências teóricas e técnicas, tentemos representar esquematicamente o que se poderia compreender como o campo de investigação inicialmente outorgado por Freud à psicanálise (Figura 57).

Figura 57 - Esquema para o campo abarcado pela teoria e pela técnica psicanalíticas

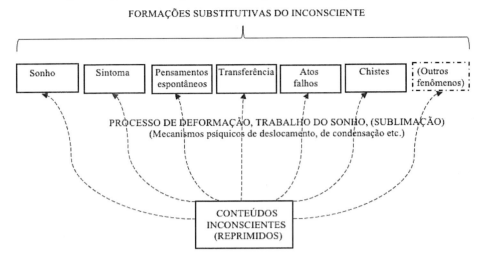

Fonte: O autor

Convém esclarecer alguns elementos do esquema. Comecemos pelo emprego entre parênteses do complemento reprimido. Aprendemos que a repressão constitui uma hipótese central nas explicações freudianas sobre a patologia neurótica, particularmente evidenciada pela perspectiva histórica de *Cinco lições de psicanálise*, de 1910. Em vista do caráter proibitivo da repressão e de sua derivada, a resistência, conteúdos inconscientes reprimidos são impedidos em seu anseio por realização mediante exteriorização motora ou consciente, situação designada pelo conceito de conflito psíquico. Daí a intervenção do processo de deformação do reprimido na produção de sintomas, de ocorrências espontâneas comunicadas pelo paciente neurótico em tratamento e de manifestações transferenciais na situação clínica. Todos esses fenômenos relacionados às neuroses seriam compreendidos como resultantes da exteriorização deformada de conteúdos inconscientes reprimidos.

No entanto, nas demais formações substitutivas examinadas, caracterizadas como fenômenos normais, como os sonhos, os atos falhos e os chistes, embora tenhamos seguido Freud e nomeado seus determinantes como conteúdos inconscientes, não foi possível avançar o suficiente, nesses estudos limitados ao período de nascimento da psicanálise, na explicitação dos fundamentos metapsicológicos necessários à demonstração do papel específico neles desempenhado por conteúdos reprimidos. Tais esclarecimentos precisarão aguardar a explicitação das formulações sobre a teoria dos instintos, o papel das vivências edípicas infantis e sua articulação com as hipóteses sobre as transformações do aparelho psíquico ao longo do desenvolvimento do indivíduo, a partir das quais Freud começaria a compreender a repressão como um evento constitutivo da psique humana, normal e patológica. Assim, para sinalizar essa indefinição nos estudos realizados até agora, em relação ao papel desempenhado por conteúdos inconscientes reprimidos na formação de sonhos e de outras manifestações psíquicas típicas da dita normalidade, empregamos reprimido entre parênteses.

Sobre a grafia do termo "sublimação" também entre parênteses. Embora não tenhamos apresentado senão escassos comentários sobre os processos sublimatórios, julgamos que ele merece ser situado, ao menos entre parênteses, ao lado das outras duas denominações utilizadas por Freud para designar os processos psíquicos centrais na explicação das formações substitutivas. Isso porque, analogamente aos processos inicialmente distinguidos por Freud como os responsáveis pela transmutação de conteúdos inconscientes e sua exteriorização na forma de sintoma, de sonho e de outros fenômenos substitutivos figurados no esquema, com o progresso de suas investigações, o processo de sublimação adquiriria estatuto metapsicológico equivalente ao da deformação e do trabalho do sonho.

Conforme vimos ao considerar alguns dos destinos alternativos do reprimido possibilitados pelo tratamento psicanalítico, na medida em que graças à sublimação a energia instintual de um desejo inconsciente, inconciliável com as regras vigentes na coletividade, pode ser aproveitada e transfigurada em produções artísticas substitutivas, a suposição freudiana seria a de que tais operações psíquicas serviriam à manutenção da saúde psíquica da pessoa detentora de dons artísticos. Como se estendesse as descobertas sobre o processo de sublimação às suas investigações sobre a cultura e a sociedade, nossa sugestão é a de que, além das produções artísticas, Freud terminaria por compreender igualmente as produções religiosas, científicas e socioculturais em geral como formações substitutivas.

Daí a razão do emprego, no esquema, de linhas pontilhadas para figurar um agrupamento no qual se incluiriam as produções psíquicas e outros fenômenos substitutivos, que, ao lado dos já examinados, viriam a ser subsumidos à categoria das formações substitutivas do inconsciente. Na medida em que essas sugestões se verificassem corretas, significaria que a identidade demonstrada por Freud entre a técnica de desvelamento do sentido oculto dos sonhos e a técnica de tratamento de neuroses — que inclui a escuta dos pensamentos espontâneos comunicados pelo paciente, a apreciação das manifestações transferenciais, além da análise dos chistes e dos atos falhos — deveria ser igualmente válida para a interpretação de fenômenos culturais e sociais em geral.

2. Elementos para uma fundamentação metapsicológica do método psicanalítico

Os comentários a seguir são baseados em passagens da já citada seção A, intitulada *O esquecimento do sonho*, do capítulo final de *A interpretação dos sonhos*, de 1900, dedicado à apresentação das hipóteses que constituiriam uma psicologia dos processos oníricos. Trata-se, na realidade, de passagens que se seguem às comentadas no capítulo anterior, sobre as orientações de Freud para quem deseja interpretar os próprios sonhos. Antes de iniciar a exposição de suas hipóteses metapsicológicas sobre o aparelho psíquico, o que é feito na seção B e seguintes do capítulo sétimo do livro dos sonhos, ao final da seção A o autor considera algumas objeções que se poderia levantar contra a técnica de interpretação proposta, e apresenta argumentos a fim de defender e reafirmar a pertinência do método psicanalítico.

Os elementos conceituais que interessam ser destacados se encontram descritos entre alguns desses argumentos, razão pela qual buscaremos acompanhá-los. Apesar de a discussão girar em torno da técnica de interpretação de sonhos e da técnica de tratamento de neuroses, em vista da abrangência da tese da identidade teórica entre sonho e sintoma, que recobriria todo o campo dos fenômenos compreendidos como formações substitutivas do inconsciente, consideramos as formulações conceituais aí apresentadas por Freud como válidas para pensar os fundamentos do método psicanalítico em geral.

Começaremos pelo exame dos argumentos relacionados à hipótese do determinismo psíquico, pois é justamente ao considerá-lo que o autor introduz um conceito imprescindível não apenas para reforçar sua concepção sobre o dinamismo inerente à psique e explicar de maneira mais detalhada o conflito psíquico, mas sobretudo para fundamentar por meio de conceitos mais precisos a regra fundamental de associação livre. Trata-se do conceito de representações com meta ou com objetivo, cujo papel na sobredeterminação do sintoma já fora preliminarmente anunciado em comentários apresentados na seção 4.3 do Capítulo XI. Informados sobre o conceito, consideraremos, em seguida, uma nova distinção descritiva introduzida pelo autor, mediante a qual distingue as associações superficiais e as associações profundas, dois níveis associativos distintos e comandados por representações com objetivos opostos. Por fim, de posse do conceito de representações com meta e da distinção entre associações superficiais e associações profundas, examinaremos duas teses consideradas pelo autor como os dois pilares metapsicológicos do método da psicanálise.

2.1. A noção de representação com meta e o sentido do determinismo psíquico

Para contestar possíveis objeções à aleatoriedade das associações de ideias na interpretação de sonhos, Freud busca justificar sua concepção sobre o determinismo psíquico por meio da explicitação de agentes psíquicos mais específicos, que comandariam a emergência de pensamentos espontâneos produzidos em associação livre. Para tanto, o autor introduz o conceito de representações com meta ou representações com objetivo [*Zielvorstellungen*] (cf. o já referido verbete *Representação-meta*; Laplanche & Pontalis, 1967/2001, pp. 451-452). Por meio desse conceito, Freud designa as representações-guia ou representações condutoras dos processos psíquicos que, no caso de conteúdos inconscientes reprimidos, por exemplo, abririam trilhas associativas por entre as representações de estratos intermediários, guiando-os até sua exteriorização psíquica e/ou somática, a fim de alcançar sua meta, isto é, a realização de desejo.

Como se pode inferir, em vista da clivagem que caracteriza a psique, expressa pela concepção geral de um conflito entre consciente e inconsciente, o conceito de representações com meta não designa apenas as representações condutoras ligadas ao desejo inconsciente reprimido. Elas designam também as representações-guia associadas à consciência, relacionadas à moralidade e a outras referências que nutrem o sentido de realidade do Eu, cuja meta seria oposta aos objetivos do desejo reprimido. Em suma, Freud concebe tanto representações com meta inconscientes — ligadas ao desejo reprimido — como representações com meta conscientes ou pré-conscientes — relacionadas à resistência. Mediante a distinção dessa categoria de representações, ele buscará não apenas justificar sua concepção sobre o determinismo psíquico, mas aprofundar os argumentos para sintetizar sua compreensão sobre os fundamentos da técnica psicanalítica. Sigamos, portanto, passo a passo e acompanhemos sua argumentação.

Em vista da chance de reforçar os argumentos em defesa da pertinência do método psicanalítico, possibilitada pela consideração da objeção sobre o caráter aleatório das associações livres, para melhor situá-la e analisá-la, Freud volta a descrever o procedimento de interpretação de sonhos próprios. Leiamos suas palavras:

> Agora precisamos lidar com outra série de objeções ao nosso método de interpretação dos sonhos. Nosso procedimento consiste em abandonar todas as representações com meta que costumam dominar nossa reflexão, dirigir nossa atenção para um elemento onírico e anotar o que pode nos vir de pensamentos involuntários acerca dele. Depois tomamos outro componente do conteúdo onírico, repetimos com ele o mesmo trabalho e nos deixamos

guiar por nossos pensamentos, despreocupados com a direção em que eles nos levam, e assim passamos de uma coisa a outra. Nisso abrigamos a expectativa confiante de que no final, sem nossa interferência ativa, daremos com os pensamentos oníricos dos quais surgiu o sonho. (Freud, 1900/2019e, pp. 576-577).

Como se pode verificar, o autor reapresenta a descrição do já conhecido procedimento analítico a ser empregado na interpretação de sonhos próprios, que vale igualmente para a análise de sonhos e de sintomas de pacientes neuróticos em tratamento. Vimos que, em atendimento à regra fundamental da psicanálise, é necessário que a pessoa suspenda o juízo baseado na moralidade e em outras referências estabelecidas pela realidade, e deixe-se levar pelo fluxo livre de ideias, registrando todos os pensamentos, lembranças e outros conteúdos que espontaneamente lhe ocorrem em relação a um elemento do sonho manifesto. Na medida em que as associações se depararem com resistências, tal procedimento seria reiniciado a partir de outro elemento do conteúdo manifesto, e assim sucessivamente. Com base nesse procedimento, a expectativa é a de que se consiga chegar ao desvelamento dos pensamentos oníricos inconscientes.

Ora, se esse procedimento já era de nosso conhecimento, qual seria a novidade contida na descrição de Freud? Conforme anunciado, trata-se justamente da introdução de um novo conceito, o de representações com objetivo ou representações com meta, mediante o qual pode formular uma explicação mais detalhada sobre as modificações psicodinâmicas possibilitadas pela regra fundamental de associação livre. Com isso, poderá apresentar uma fundamentação consistente não apenas para o manejo da técnica na interpretação de sonho e no tratamento de neuroses, mas para o método psicanalítico em geral, como veremos destacar-se ao longo de sua argumentação.

Assim, para reforçar seus argumentos em defesa do método psicanalítico, Freud considera que, diante do procedimento de interpretação antes descrito, uma objeção que se poderia interpor seria a seguinte: se a análise parte de um elemento qualquer do sonho relatado e segue dele por associações aleatórias de representações, então esse procedimento é capaz de produzir para um sonho a interpretação que se desejar. Apesar de extensa, vale ler o relato freudiano, pois, ao tempo que a objeção acerca da arbitrariedade da interpretação pode ser vista como plausível e, de modo geral, pertinente, sua contestação por Freud evidenciaria, se não também a força, a importância e coerência das hipóteses sobre as representações com meta na compreensão psicodinâmica do determinismo psíquico e do sentido da técnica de interpretação psicanalítica. Escreve ele:

> Contra isso os críticos argumentam da seguinte maneira. O fato de um elemento do sonho nos conduzir a algum lugar não é tão admirável assim; toda representação pode ser associada a algo. Notável é que nesse fluxo de pensamentos arbitrário e sem meta se chegue justamente aos pensamentos oníricos. Provavelmente isso é um autoengano; seguimos a cadeia de associações a partir daquele elemento até notarmos que por algum motivo ela é interrompida; quando tomamos o segundo elemento, é natural que o caráter originalmente irrestrito da associação sofra alguma limitação. Ainda temos na memória a cadeia de pensamentos anterior, de modo que na análise da segunda representação onírica deparamos mais facilmente com associações que têm algo em comum com as da primeira sequência. Então imaginamos ter encontrado um pensamento que é um ponto de conexão entre dois elementos do sonho. Como nos permitimos toda liberdade para ligar pensamentos e excluímos apenas as transições de uma representação para outra que atuam no pensamento normal, não será difícil, afinal, a partir de uma série de "pensamentos intermediários" preparar

algo que chamamos de pensamentos oníricos e que, sem nenhuma garantia, pois não os conhecemos de outra forma, dizemos ser o substituto psíquico do sonho. Mas tudo, nisso, é completamente arbitrário, um uso aparentemente engenhoso do acaso, e quem quer que empreenda esse esforço inútil pode, dessa maneira, excogitar para o sonho qualquer interpretação que quiser. (Freud, 1900/2019e, p. 577).

Contra essas objeções, Freud invoca alguns argumentos que valem a pena ser lidos na íntegra, pois constituem um elo de transição para outras formulações conceituais que interessam ser destacadas. Leiamos, então, os argumentos do autor para depois comentá-los:

> Se realmente fizerem tais objeções, poderemos, em nossa defesa, invocar a impressão deixada por nossas interpretações oníricas, as surpreendentes ligações com outros elementos do sonho que emergem quando examinamos uma das representações, e a improbabilidade de que algo que explica o sonho tão exaustivamente como nossa interpretação seja adquirido de outra forma que não seguindo ligações psíquicas preestabelecidas. (Freud, 1900/2019e, p. 578).

Quer dizer, como se mantivesse uma atitude inicialmente defensiva, nosso autor lança mão de argumentos de caráter preponderantemente estético para tentar se contrapor à acusação de que a interpretação proposta consistiria em um procedimento aleatório. Argumenta ele que seria improvável que uma técnica de interpretação cujos resultados preencheriam tão bem as lacunas do sonho manifesto não pudessem ter sido obtida senão ao perseguir as cadeias associativas de representações preestabelecidas. Prosseguindo numa atitude defensiva, complementa ele:

> Poderíamos também lembrar, em nossa justificação, que o procedimento na interpretação dos sonhos é idêntico ao utilizado na resolução dos sintomas histéricos, em que a exatidão do método é garantida pelo surgimento e desaparecimento dos sintomas em seu local, ou seja, que as explicações do texto encontram amparo nas ilustrações. (Freud, 1900/2019e, p. 578).

Outro argumento invocado por Freud é o da identidade entre a técnica da interpretação de sonhos com a técnica da análise dos sintomas. Ou seja, ele recorre a conhecimentos estabelecidos, argumentando que, como o procedimento utilizado na análise de sonhos é idêntica à técnica empregada no tratamento de neuroses, na qual o desvelamento do reprimido proporcionaria a dissolução do sintoma, então, os pensamentos oníricos desvelados pela interpretação devem igualmente corresponder ao sentido do sonho.

Mas é na sequência da argumentação que Freud assume uma postura mais propositiva em relação ao determinismo psíquico. Para tanto, começa por colocar em xeque a própria validade da objeção levantada em relação à arbitrariedade do método de interpretação, terminando por demonstrar a ilegitimidade da crítica. Em seus termos: "Mas não temos por que eludir o problema de como é possível alcançar uma meta preexistente seguindo uma cadeia de pensamentos arbitrária e sem meta, pois embora não possamos resolver esse problema, somos capazes de eliminá-lo por completo" (Freud, 1900/2019e, p. 578). Isso porque, a partir da compreensão dinâmica sobre os processos psíquicos, complementa o autor,

> É demonstravelmente incorreto afirmar que nos entregamos a um fluxo de representações sem meta quando, como sucede no trabalho de interpretação dos sonhos, abandonamos nossa reflexão e permitimos que surjam representações involuntárias. É possível mostrar que podemos rejeitar apenas representações com meta já conhecidas e que, com a cessação destas, representações com meta desconhecidas – ou inconscientes, como dizemos de forma

imprecisa – imediatamente passam a predominar e determinam o curso das representações involuntárias. (Freud, 1900/2019e, p. 578).

Quer dizer, com base nas descobertas realizadas ao longo de suas investigações sobre as neuroses, os sonhos e outros fenômenos substitutivos, não haveria nada de aleatório na psique. Afinal, em razão do conflito psíquico instalado a partir da repressão de um desejo considerado inconciliável com as representações egoicas, com a submissão à regra fundamental da associação livre, isto é, com a suspensão ou ao menos um afrouxamento das resistências que mantêm as representações reprimidas afastadas da esfera da consciência, estas encontrariam condições facilitadas para tomar o controle do fluxo associativo. Daí o argumento de Freud segundo o qual, ao nos deixarmos levar pela associação livre, só podemos abrir mão de representações com meta conhecidas, isto é, representações relacionadas à moralidade e ao senso de realidade, ao que se seguiria o predomínio de representações com metas desconhecidas ou inconscientes. Por isso, conclui o autor, "Por mais que tenhamos influência em nossa vida psíquica, não podemos pensar sem representações com meta; e tampouco sei de estados de desordem psíquica em que isso acontece" (Freud, 1900/2019e, p. 578).

Nesse ponto da argumentação, Freud insere uma nota de pé de página, contendo uma extensa citação extraída de estudo de outro autor, mediante a qual visa assinalar uma convergência entre sua compreensão sobre o papel das representações com meta nos processos psíquicos e as ideias de um filósofo alemão que décadas antes havia apresentado uma formulação metafísica sobre o inconsciente. Diz a nota inserida em 1914:

> Apenas depois soube que Eduard von Hartmann tem a mesma concepção sobre esse importante tema da psicologia: "Ao discutir o papel do inconsciente na criação artística (1890, v. 1, seção B, capítulo V), Eduard von Hartmann expressou com palavras claras a lei da associação de ideias orientada por representações com meta inconscientes, mas sem se dar conta da extensão dessa lei. [...]". (Freud, 1900/2019e, pp. 578-579, nota 9).

A compreensão de que representações com meta desconhecidas ou inconscientes passam a governar o curso das associações de ideias quando as representações com meta conhecidas são abandonadas ou afrouxadas é reveladora de um importante aspecto da concepção freudiana sobre a associação de ideias. Ao contrário de um curso associativo determinado por supostas leis mecânicas do pensamento, como encontradas, por exemplo, no associacionismo britânico, o reconhecimento de tendências opostas entre as representações com meta conscientes e as representações com meta inconscientes, cada uma impulsionada por motivações psíquicas próprias, faz da abordagem dinâmica de Freud sobre as associações de ideias uma concepção intencional.

Assim, ao contrário do que poderíamos ter pensado quando do exame da introdução da regra fundamental no tratamento de neuroses, não se trataria, nos pensamentos espontâneos comunicados pelo paciente em tratamento, de ocorrências psíquicas absolutamente livres. Tratar-se-ia, ao contrário, da expressão de conteúdos psíquicos determinados por representações com meta inconscientes, como se poderia dizer de forma mais precisa agora. Com isso, Freud pode fundamentar de forma mais clara sua concepção sobre o determinismo psíquico, segundo a qual não há no psiquismo curso de pensamento que não seja governado por representações com meta, sejam elas conscientes ou inconscientes.

2.2. A distinção entre dois níveis de associação de ideias: as associações superficiais e as associações profundas

A partir da justificação do determinismo psíquico pelo conceito de representações com meta, Freud considera que talvez apenas em patologias graves, caracterizadas por danos cerebrais que comprometam o funcionamento psíquico, pudéssemos cogitar um fluxo aleatório de representações, ou seja, uma forma de associação de ideias desprovida de meta. Porém, no caso de patologias funcionais como as neuroses e fenômenos normais como os sonhos, o caráter inadequado e incompreensível de suas manifestações pode ser explicado pela teoria psicanalítica. Leiamos suas palavras:

> Nesse ponto, os psiquiatras deixaram precocemente de crer na solidez da estrutura psíquica. Sei que uma sequência de pensamentos desregrada, destituída de representações com meta, não ocorre nem no âmbito da histeria e da paranoia nem na formação ou na resolução dos sonhos. Talvez o jogo livre das representações numa cadeia associativa casual se manifeste em processos orgânicos destrutivos do cérebro; mas o que é visto como tal nas psiconeuroses sempre pode ser explicado pela ação da censura sobre uma série de pensamentos, que é empurrada para primeiro plano pelas representações com meta que permanecem ocultas. (Freud, 1900/2019e, pp. 579-580).

Assim, para Freud, o que se manifesta como um "jogo livre das representações numa cadeia associativa", no caso dos sonhos e das neuroses, precisa ser compreendido como efeito da resistência — ou da censura, na conceituação da teoria dos sonhos —, que impõe a deformação de conteúdos inconscientes, fazendo aflorar no plano da consciência elementos distorcidos que tornam os fenômenos substitutivos incompreensíveis, como no caso do sintoma, do conteúdo manifesto do sonho etc.

O autor distingue, então, dois níveis de associação de ideias, um nível superficial e um nível profundo, distinção que possibilita complementar suas descrições sobre os processos psíquicos subjacentes à técnica psicanalítica de desvelamento de conteúdos inconscientes. Em relação às características das associações superficiais, esclarece:

> Como sinal infalível de associação livre de representações com meta considerou-se o caso de representações (ou imagens) que aparecem vinculadas pelos laços da chamada associação superficial, ou seja, por assonância, ambiguidade verbal, coincidência temporal sem relação interna de sentido, por todas as associações que nos permitimos usar nos chistes e nos jogos de palavras. (Freud, 1900/2019e, p. 580).

De acordo com a caracterização do autor, as associações superficiais resultariam da ação de mecanismos como os de deslocamento e de condensação, que vimos em operação ao examinar o processo de deformação na produção de sintoma, mas que atuariam igualmente nos processos psíquicos que dão origem a fenômenos normais como os sonhos, os atos falhos e os chistes. Quer dizer, o autor designa como associações superficiais as conexões de representações realizadas, entre outros meios mencionados na citação, por exemplo, por semelhança fonética entre palavras, que podem resultar em lapsos linguísticos ou servir à elaboração de chistes ou sonhos. Freud prossegue, deixando mais clara a abrangência das conexões representacionais que designa por associações superficiais:

Essa caracterização se aplica às ligações de pensamentos que nos levam [na interpretação de sonhos] dos elementos do conteúdo onírico [conteúdo manifesto] aos pensamentos intermediários e destes aos pensamentos oníricos propriamente [conteúdo latente]; em muitas análises de sonho encontramos exemplos disso que nos surpreenderam. Não havia ligação solta demais nem chiste ruim demais que não pudesse formar a ponte de um pensamento para outro. (Freud, 1900/2019e, p. 580).

Quer dizer, as associações superficiais abarcariam desde os encadeamentos de conteúdos mnêmicos facilmente evocáveis na análise de um sonho ou de um sintoma, caracterizados como lacunares e desprovidos de sentido aparente, até as conexões associativas de representações de estratos psíquicos intermediários, mediante os quais se poderia alcançar os pensamentos oníricos latentes determinantes de um sonho ou desvelar o desejo reprimido que sustentaria um sintoma. Em outras palavras, por associações superficiais Freud não entende apenas o que se poderia imaginar como conexões associativas entre elementos presentes apenas na camada mais periférica da psique, mais facilmente acessíveis à consciência, mas incluem-se nessa categoria também as representações de estratos intermediários, distorcidas por mecanismos como o deslocamento e a condensação, e que se tornariam evocáveis apenas com o progresso do tratamento ou da interpretação de um sonho.

Em suma, do ponto de vista da técnica de interpretação de sonhos, por exemplo, as associações superficiais abarcariam também as ligações de representações intermediárias que, analisadas, possibilitariam chegar até as associações profundas que conectam os pensamentos oníricos latentes. Daí a conclusão que justificaria o trabalho de interpretação, enfatizada pelo autor: "*Sempre que um elemento psíquico é vinculado a outro por meio de uma associação superficial e chocante, há também uma ligação correta e mais profunda entre os dois, que está sujeita* à *resistência da censura*" (Freud, 1900/2019e, pp. 580-581). Tentemos figurar esses dois níveis de associação de representações por meio de um esquema (Figura 58).

Figura 58 - Esquema para as associações superficiais e as associações profundas

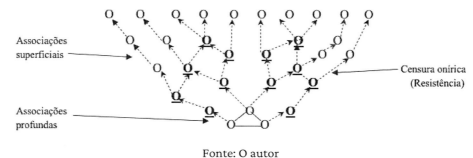

Fonte: O autor

Dito de outro modo, associações superficiais e associações profundas não seriam apenas designações distintas para dois níveis de associação de representações, mas elas encontrar-se-iam dinamicamente afastadas devido à interrupção das conexões associativas normais existentes entre ambas, imposta pela censura onírica ou, no caso das neuroses, pela resistência. Em relação ao fator dinâmico que afastaria as associações profundas das associações superficiais, esclarece o autor:

A pressão da censura, não a suspensão das representações com meta, é razão verdadeira para o predomínio das associações superficiais. Elas substituem as associações profundas quando a censura torna intransitáveis essas vias de conexão normais. É como se um obstáculo enorme numa região montanhosa, uma inundação, por exemplo, bloqueasse as estradas grandes e largas; o tráfego seria mantido nas trilhas íngremes e desconfortáveis normalmente utilizadas só pelos caçadores. (Freud, 1900/2019e, p. 581).

Ao final, Freud faz um balanço dos argumentos apresentados contra as objeções levantadas no início, encerrando a discussão da Seção A com algumas considerações adicionais em que contrapõe a trajetória do trabalho de interpretação à do trabalho do sonho, reforçando a distinção entre os dois níveis de associação de representações. Por se tratar de uma atividade realizada em vigília, a trajetória da interpretação seria inversa à do trabalho noturno do sonho; ela partiria das associações superficiais, acessíveis à vida psíquica consciente, buscando desvelar os pensamentos oníricos latentes envolvidos nas associações profundas. Escreve ele:

Dessas objeções, apenas uma coisa é certa e permanece: não precisamos supor que todas as associações do trabalho de interpretação se deram também no trabalho noturno do sonho. Interpretando no estado de vigília, fazemos um caminho que retrocede dos elementos oníricos [isto é, do conteúdo manifesto do sonho] para os pensamentos oníricos [inconscientes]. O trabalho do sonho percorreu o caminho inverso, e não é nada provável que esses caminhos sejam transitáveis nos dois sentidos. Acontece, isto sim, que durante o dia, através de novas ligações de pensamentos, perfuramos poços que encontram os pensamentos intermediários e os pensamentos oníricos ora num lugar, ora em outro. Podemos ver como o novo material de pensamentos do dia se insere nas sequências interpretativas, e também é provável que o aumento da resistência, ocorrido desde a noite, obrigue a desvios novos e mais longos. O número ou tipo de pensamento colateral que assim tecemos durante o dia é totalmente irrelevante do ponto de vista psicológico, desde que nos levem aos pensamentos oníricos que buscamos. (Freud, 1900/2019e, pp. 582-583).

2.3. Freud e os dois pilares metapsicológicos do método da psicanálise

Antes de finalizar a Seção A com o balanço recém-indicado, Freud extrai uma importante conclusão da argumentação sobre o determinismo psíquico. Ele articula o conceito de representações com meta à distinção entre associações superficiais e associações profundas, oferecendo-nos uma síntese das pressuposições teóricas subjacentes à técnica. Leiamos suas palavras para depois analisá-las:

A psicanálise das neuroses faz uso abundante das duas teses – a de que, [3] com o abandono das representações com meta conscientes, o domínio sobre o curso das representações passa para as representações com meta ocultas, e a de que [4] as associações superficiais apenas substituem, por deslocamento, as associações mais profundas e reprimidas. [5] Essas duas teses se tornam, inclusive, pilares da técnica psicanalítica. [1] Quando instruo um paciente a deixar toda reflexão e me dizer tudo o que lhe passar pela mente, me atenho ao pressuposto de que ele não consegue abrir mão das representações com meta do tratamento e me vejo autorizado a inferir que as coisas aparentemente mais inocentes e arbitrárias que ele me conta estão relacionadas à sua doença. [2] Outra representação com meta de que o paciente não tem ideia é a relativa à minha pessoa. [6] A avaliação plena e a demonstração minuciosa das duas teses fazem parte da exposição da técnica psicanalítica como método terapêutico. (Freud, 1900/2019e, p. 582).

Comecemos pela consideração das descrições relativas ao emprego da técnica no tratamento de neuroses, para tratar depois das duas proposições teóricas destacadas por Freud como seu fundamento. Para facilitar o acompanhamento, os comentários estão ordenados de acordo com a numeração entre colchetes inserida na citação.

Segundo o autor, [1] quando solicita ao paciente em tratamento que deixe de lado a tendência reflexiva e comunique tudo o que lhe ocorre, a pressuposição que o guia no manejo se centra no entendimento sobre o papel das representações com meta. Com base nessa compreensão, esclarece que, ao seguir a regra fundamental da psicanálise, embora possa abrir mão das representações com meta conscientes, sobre as quais teria algum controle, o paciente não conseguiria intervir sobre as representações com meta desconhecidas; particularmente, o paciente não conseguiria inibir o curso de pensamento guiado pelas representações inconscientes relacionadas ao sofrimento que o acomete e que justificaria o tratamento.

Por isso, conclui reiterando o entendimento já conhecido sobre o papel das ocorrências espontâneas como via de acesso ao desvelamento de conteúdos inconscientes reprimidos: "me vejo autorizado a inferir que as coisas aparentemente mais inocentes e arbitrárias que ele me conta estão relacionadas à sua doença". Conforme aprendemos acerca do caráter substitutivo dos pensamentos espontâneos comunicados pelo paciente, essa conclusão ratifica a compreensão psicodinâmica que fundamenta a associação livre e justifica a valorização pela escuta terapêutica de todas as ocorrências comunicadas, mesmo as mais inocentes e banais, como indiretamente relacionadas ao sofrimento psíquico que o acomete.

Ainda em relação ao manejo da técnica de tratamento, o autor complementa: [2] "Outra representação com meta de que o paciente não tem ideia é a relativa à minha pessoa". Como também vimos ao examinar o fenômeno da transferência na situação clínica, tratar-se-ia das representações com meta que comandariam as manifestações afetivas de cunho amoroso e/ou hostil endereçadas à figura do terapeuta. Aprendemos que, como modalidade de formação substitutiva, tais manifestações afetivas seriam compreendidas como expressão deformada de desejos inconscientes reprimidos, responsáveis pela sustentação do quadro neurótico.

Tudo se passaria como se o afeto associado a um desejo reprimido sofresse deslocamento, sendo transferido desde a representação do objeto interditado pela repressão para um objeto substituto, no caso, a figura do terapeuta, por meio do qual buscaria obter satisfação, realizar o desejo. Como se pode inferir, Freud estaria dando destaque às representações com meta inconscientes, correspondentes ao desejo reprimido, que comandariam o trabalho psíquico baseado em deslocamentos, condensações e outros mecanismos, do qual resultariam as manifestações transferenciais.

Mas, além dessa descrição mais bem fundamentada, mediante a qual ratifica o manejo proposto pela psicanálise para o tratamento de neuroses, nesse parágrafo conclusivo de sua argumentação, Freud dá destaque a duas teses teóricas que sustentariam o método psicanalítico.

A primeira tese estabelece que [3] "com o abandono das representações com meta conscientes, o domínio sobre o curso das representações passa para as representações com meta ocultas". Trata-se, como vimos, da compreensão teórica que justificaria a regra fundamental de associação livre. Esse entendimento estaria baseado no conceito de representações com meta, que designam os elementos mnêmicos que governam o curso das associações. Assim, também como aprendemos, na medida em que a concepção freudiana sobre o conflito psíquico e a clivagem psíquica pressupõe, numa descrição aqui simplificada, a existência de tendências opostas entre inconsciente e consciente, haveria representações com meta inconscientes tanto quanto representações com meta conscientes. Daí a conclusão do autor segundo a qual, em decorrência do abandono ou afrouxamento das representações com meta conscientes, o fluxo associativo tenderia a ser dominado por representações com meta inconscientes.

A segunda tese, que complementa a primeira, [4] estabelece que "as associações superficiais apenas substituem, por deslocamento, as associações mais profundas e reprimidas". Como vimos, a recente distinção apresentada por Freud entre associações superficiais e associações profundas poderia ser compreendida como uma elaboração conceitual da compreensão adquirida desde meados de 1895, em relação ao processo de deformação na produção de sintoma e de sonhos, possibilitada pelas hipóteses sobre a dinâmica das representações e da estratificação do psiquismo. Quer dizer, na medida em que as associações profundas designariam, por exemplo, o complexo associativo do desejo reprimido no núcleo patogênico inconsciente, como procuramos ilustrar pelo esquema simplificado anteriormente, as associações superficiais compreenderiam as conexões deformadoras estabelecidas entre representações de estratos intermediários até as camadas mais periféricas da psique.

Em suma, como vimos a partir do estudo sobre o processo de deformação nas neuroses, sobretudo mecanismos psíquicos de deslocamento e de condensação seriam os responsáveis pelas transformações efetuadas sobre as associações profundas até sua expressão na forma de associações superficiais, como as exibidas pelos pensamentos espontâneos comunicados pelo paciente no tratamento. No caso do trabalho do sonho, além do deslocamento e da condensação, vimos que Freud teria distinguido outros mecanismos psíquicos que operariam sobre as associações profundas — os pensamentos oníricos —, como a consideração pela representabilidade e a elaboração secundária, transformando-as até o ponto em que se manifestariam de modo deformado como associações superficiais. E, na medida em que seriam essas associações superficiais lacunares e desfiguradas que teriam lugar entre as ocorrências espontâneas produzidas pelo sonhador, como as trilhas íngremes em uma região montanhosa inundada, elas consistiriam nas únicas vias disponíveis através das quais, mediante o emprego da técnica psicanalítica, poder-se-ia alcançar as associações profundas.

Como Freud enfatiza, além de serem amplamente utilizadas pela psicanálise, [5] "Essas duas teses se tornam, inclusive, pilares da técnica psicanalítica". Em outras palavras, não se trataria de apenas mais duas formulações teóricas entre as demais conhecidas a partir dos estudos realizados até agora, mas, na medida em que são elevadas à categoria de pilares metapsicológicos da técnica, consistem em duas teses imprescindíveis a uma reflexão sobre os fundamentos do método freudiano. Por isso, o autor conclui, [6] "A avaliação plena e a demonstração minuciosa das duas teses fazem parte da exposição da técnica psicanalítica como método terapêutico".

Esta conclusão de Freud merece, no entanto, algumas observações, pois poder-se-ia perguntar: será que, ao considerar as duas teses em questão como relativas à "exposição da técnica psicanalítica como método terapêutico", estaria ele querendo fazer crer que tais fundamentos se restringem à técnica empregada na terapia psicanalítica das neuroses? Ora, se assim fosse, como falar do delineamento de um novo campo fenomenal e do desenho de um método cujo alcance não estaria restrito ao desvelamento de conteúdos inconscientes no tratamento de neuroses, como se depreende das generalizações teóricas e técnicas defendidas pelo autor?

Para tentar problematizar a questão, vejamos o que os estudos realizados nos ensinaram acerca da abrangência da técnica psicanalítica. Lembremos primeiro as próprias indicações de Freud, segundo as quais, embora o manejo da transferência e a escuta dos pensamentos espontâneos comunicados pelo paciente se encontrem no centro do procedimento terapêutico da psicanálise, os resultados obtidos com a interpretação de sonhos no trabalho clínico, assim como o desvelamento do sentido inconsciente de possíveis lapsos verbais cometidos por pacientes, incluir-se-iam entre os objetivos terapêuticos do tratamento de neuroses. E, ainda que os chistes não tenham sido mencionados entre os fenômenos elencados, se se cogitar que mesmo uma tirada espirituosa porventura enunciada no curso do tratamento constituiria material a ser interpretado, veríamos que todas as formações substitutivas descritas na *terceira* das *Cinco lições de psicanálise*, e examinadas ao longo deste volume, seriam objetos potenciais de uma escuta e análise a serviço dos interesses do tratamento. Numa outra direção, também a autoanálise e seus resultados estariam incluídos entre os objetivos terapêuticos da psicanálise.

Em segundo lugar, lembremos que, do ponto de vista teórico, as manifestações psíquicas relacionadas à patologia neurótica propriamente dita constituem apenas uma parte dos fenômenos explicados pela metapsicologia freudiana em construção. Ela recobriria também as manifestações psíquicas consideradas normais do ser humano. Para além, portanto, da disjunção entre normal e patológico, vimos que, desde as hipóteses iniciais sobre a dinâmica das representações, o autor teria sido levado a reconhecer as dificuldades ou mesmo a impossibilidade de distinguir, dentre a rede complexa de representações que povoam a psique, os conteúdos mnêmicos responsáveis pela eclosão de uma patologia neurótica, daqueles pertencentes às atividades normais do Eu. Tais suposições teriam sido corroboradas por demonstrações sobre o caráter híbrido de fenômenos psíquicos como os sonhos, os atos falhos, os chistes, entre outros, que, apesar de serem considerados normais, partilhariam em seu processo de formação de mecanismos típicos de manifestações patológicas.

Assim, embora o estabelecimento de uma técnica terapêutica eficaz no tratamento de perturbações neuróticas consistisse no objetivo principal no período de gestação da psicanálise, vimos que as descobertas sobre o processo de deformação e a compreensão do sintoma como uma formação substitutiva deformada do reprimido teriam possibilitado a Freud estender suas hipóteses teóricas para a explicação da série de fenômenos descritos como formações substitutivas do inconsciente. As implicações decorrentes dessa generalização teórica para a extensão do alcance da técnica psicanalítica são reconhecidas pelo próprio autor, como puderam ser exploradas por meio do exemplo da identidade entre a técnica de interpretação de sonhos e a técnica de tratamento de neuroses. Ou seja, por terem seu processo de produção explicado por um único conjunto de pressupostos teóricos, a técnica empregada no desvelamento das motivações inconscientes subjacentes a uma vasta série de fenômenos substitutivos também deveria ser compartilhada.

Nesse sentido, apesar de não termos senão tocado no processo de sublimação, responsável pela produção de outros fenômenos que viriam a ser subsumidos à categoria das formações substitutivas, como as produções artísticas, religiosas, científicas e socioculturais em geral, com base nas generalizações teóricas e técnicas defendidas pelo autor, não disporíamos de razões suficientes para considerar que a técnica psicanalítica, mediante adaptações às particularidades de cada caso, pode mostrar-se efetiva também na investigação de motivações inconscientes subjacentes a fenômenos resultantes de processos sublimatórios? Assim, se explicitações mais amplas e detalhadas sobre os fenômenos substitutivos se revelarem convergentes com a leitura aqui sugerida, os dois pilares metapsicológicos forjados por Freud, mais do que alicerces de uma técnica terapêutica, não poderiam ser compreendidos como os fundamentos do método psicanalítico, compreendido como um procedimento apropriado ao desvelamento de motivações inconscientes subjacentes à vasta série de fenômenos reconhecidos como formações substitutivas?[53]

---

[53] Meu reconhecimento e gratidão ao professor Osmyr Faria Gabbi Jr., que nos idos de FFPP/Unicamp, em tradução própria realizada diretamente do alemão, apresentou-nos a essas pérolas da metapsicologia, ocultas em meio às discussões sobre o esquecimento do sonho. Desde então, essas indicações de Freud sobre os alicerces metapsicológicos do método psicanalítico tornaram-se um farol em nossas reflexões e pesquisas sobre os fundamentos da psicanálise. Como os comentários aqui apresentados consistem apenas em breves apontamentos sobre o assunto, vale mencionar o estudo introdutório mais extenso de Maria Rosa Ferrucci Monção, *A constituição do método terapêutico da psicanálise: Interdependência entre técnica e teoria em Freud*, dissertação de mestrado posteriormente publicada na forma de livro (Monção, 2019).

CONSIDERAÇÕES FINAIS

O objetivo era examinar o processo de nascimento da psicanálise a partir das indicações de Freud em *Cinco lições de psicanálise*, de 1910. Para tanto, depois de apresentar alguns esclarecimentos preliminares sobre aspectos da vida e da obra inicial do autor, priorizamos a explicitação das articulações internas do trabalho criativo de Freud que desembocaria no estabelecimento de uma nova abordagem terapêutica e na elaboração de uma concepção dinâmica sobre a clivagem psíquica nas neuroses. Ao longo desse trabalho, o autor teria se dado conta de que as descobertas sobre o papel dos processos psíquicos inconscientes e o dispositivo técnico neles fundado não se aplicariam apenas à patologia neurótica, mas que era possível explicar fenômenos psíquicos não patológicos, como os sonhos, e desvelar o seu sentido mediante o emprego da mesma técnica desenvolvida para a resolução de sintomas.

Se, com a formulação do conceito de repressão, Freud pôde fixar a pedra fundamental da psicanálise como técnica terapêutica e teoria sobre a clivagem dinâmica da psique, com a articulação dos conceitos dele derivados e as descobertas sobre o processo de deformação, responsável pela transfiguração de conteúdos inconscientes reprimidos e sua expressão como sintoma, sonhos e outras manifestações psíquicas, nosso autor consideraria ter encontrado justificativas para subsumir um amplo espectro de fenômenos a uma categoria conceitual única, a das formações substitutivas do inconsciente. Mais: com base nesse denominador teórico comum e no reconhecimento inicial de uma identidade entre a técnica empregada na interpretação de sonhos e a técnica utilizada no tratamento de neuroses, os demais fenômenos substitutivos precisariam ser vistos como passíveis de análise e interpretação mediante o emprego daqueles mesmos procedimentos técnicos, adaptados obviamente à especificidade de cada caso.

Ora, ao estender o alcance explicativo da conceituação lentamente forjada ao longo do trabalho com as neuroses e os sonhos para a explicação e desvelamento do sentido inconsciente de uma série cada vez mais ampla de fenômenos psíquicos, não estaria Freud outorgando à psicanálise um método de análise e interpretação e delineando um campo de investigação *sui generis*? Tentemos resumir as linhas básicas que unem essas duas realizações, a fim de obtermos um vislumbre sobre alguns dos desenvolvimentos que se apresentariam como tarefa para estudos subsequentes.

A perspectiva histórica que organiza a exposição de Freud em *Cinco lições*, das quais foram examinadas neste volume apenas as *três primeiras* e *partes da quinta lição*, revela que, desde sua gestação, a psicanálise constitui-se em técnica terapêutica e teoria sobre a clivagem dinâmica da psique. Segundo as indicações do autor, o início de seu trabalho com as neuroses teria sido pautado pelas hipóteses teóricas e recursos técnicos compartilhados por Breuer, derivados dos resultados do tratamento do caso Anna O.

No que concerne à técnica, nosso autor teria adotado o método catártico desenvolvido por Breuer, baseado na indução do paciente à hipnose; do lado da teoria, a suposição era a de que o sintoma seria expressão de traumas psíquicos, compreendidos como lembranças de vivências desagradáveis, cujo afeto não teria sido adequadamente eliminado, mas retido em áreas da psique inacessíveis à consciência. Tais hipóteses seriam tributárias da noção de dissociação da consciência, oriunda das proposições de Janet, e justificariam o procedimento catártico.

Dificuldades encontradas no manejo da técnica hipnótica teriam obrigado Freud a abandonar a hipnose e, portanto, a abrir mão do método catártico, deparando-se com novos obstáculos e incertezas na condução do trabalho clínico. Os impasses com a técnica propiciariam, no entanto, condições favoráveis à guinada freudiana rumo a uma trajetória independente, afastando-se de concepções como as de Breuer e Janet. Freud teria encontrado nas demonstrações experimentais de Bernheim sobre a sugestão pós-hipnótica o apoio necessário para prosseguir com o trabalho clínico.

O médico francês teria demonstrado que lembranças de vivências tidas em estado de sonambulismo hipnótico, supostas por outros autores como separadas da consciência normal e inacessíveis senão mediante hipnose, podiam ser posteriormente recordadas pelo enfermo em seu estado normal de consciência; para tanto, além de injunções e incentivos para que se esforçasse em recordar-se do ocorrido sob hipnose, Bernheim recorreria a uma leve pressão sobre testa do paciente.

Capturado pelo impacto das demonstrações do médico de Nancy, Freud não só passaria a conduzir o tratamento com o paciente em estado normal de vigília, como imitaria o artifício técnico da pressão na testa. Ao mesmo tempo, ao preservar a suposição breueriana de que as motivações do sofrimento se encontrariam em lembranças de vivências carregadas de afeto traumático, ele incentivaria o paciente, assegurando-o de que era capaz, a empenhar-se no trabalho de recordação de vivências que pudessem auxiliar na compreensão do quadro clínico e na resolução dos sintomas.

A pressão na testa consistiria em artifício adicional, com vistas a potencializar o esforço recordativo do paciente e precipitar o despertar das lembranças. Ao longo desses ensaios com a nova técnica de tratamento em vigília, Freud efetuaria modulações no manejo, por exemplo, chegando a abrir mão de sugestões e incentivos verbais e, sobretudo, do artifício da pressão na testa, passando apenas a solicitar que o paciente comunicasse tudo o que lhe ocorresse. Como procuramos mostrar, tais desenvolvimentos prefigurariam a adoção da associação livre, a regra fundamental da clínica freudiana.

Por sua vez, reflexões sobre certos fenômenos observados ao longo dos ensaios com a nova técnica de tratamento em vigília impulsionariam o desenvolvimento de uma concepção teórica igualmente inovadora. Freud teria se deparado com fenômenos então não verificados no uso do método catártico de Breuer — provavelmente porque encobertos pela submissão do enfermo ao sonambulismo hipnótico —, como recusas e outras dificuldades apresentadas pelo paciente para prosseguir com o trabalho recordativo. Esses fenômenos clínicos inauditos seriam logo categorizados e reunidos sob o conceito de resistência.

A partir daí, interrogações sobre as motivações ou a fonte das resistências do paciente teriam aberto um caminho para as descobertas freudianas subsequentes e a formulação de conceitos como o de repressão, para designar o mecanismo psíquico mediante o qual um desejo inconciliável é expulso da consciência. Os motivos da repressão explicariam assim a manutenção de uma resistência duradoura contrária ao retorno do desejo reprimido. Da articulação desses dois conceitos básicos da concepção inicial de Freud sobre as neuroses — resistência e repressão —, e de seu confronto com os fatos clínicos, resultaria uma compreensão abrangente sobre o caráter dinâmico dos processos psíquicos, expressa pela hipótese de um conflito psíquico instalado no âmago da psique neurótica.

Fundamentada empiricamente, a articulação dos conceitos de resistência, de repressão e de conflito psíquico desembocaria numa concepção sobre a clivagem dinâmica da psique, alternativa à suposição então corrente de uma dissociação psíquica, baseada, em última instância, em fatores orgânicos ou hereditários, conforme as proposições de Janet, compartilhadas por Breuer e outros. Longe de uma visão estática de dissociação psíquica entre uma consciência normal e uma suposta segunda consciência, na concepção dinâmica de clivagem psíquica defendida por Freud a parte desconhecida da psique passa a ser descrita não mais como um mero estado psíquico secundário ou um subconsciente, mas denominado propriamente inconsciente, dada a autonomia conferida a essa dimensão da psique em relação à consciência.

Na dimensão inconsciente da psique, encontrar-se-iam os desejos reprimidos não satisfeitos, cuja exteriorização é obstaculizada pela resistência, compreendida como sustentada pelas mesmas motivações que teriam custeado o desencadeamento da repressão. A outra porção da psique, a parte consciente, seria habitada por representações morais e de outros valores e crenças que compõem o sentido de realidade manifesto pelo Eu, fontes da resistência contrária às tendências oriundas do inconsciente[54].

Lembremos que as representações reprimidas associadas ao desejo inconsciente precisam ser compreendidas como investidas por afeto ou excitações, cujo efeito aprazível proporcionado pela descarga teria sido interditado. Lembremos também que, de acordo com as hipóteses freudianas sobre a regulação da economia psíquica, da retenção de excitações ou acúmulo de tensão interna resultam sensações desprazíveis, enquanto que, da eliminação de excitações acumuladas ou realização de desejo, resultam sensações de prazer. Assim, em razão da regulação pela tendência a evitar desprazer — o princípio de prazer —, embora não sejam admitidos pela consciência, por encontrarem-se investidos de afeto desprazível, os desejos inconscientes reprimidos buscariam a todo custo realizar desejo, ocupando todas as vias possíveis de exteriorização, motoras e psíquicas, deparando-se, no entanto, com as barreiras impostas pela resistência contra a livre manifestação de conteúdos reprimidos.

Vimos que essa visão dinâmica da psique implicaria uma nova maneira de compreender o sintoma neurótico. Embora tenha preservado de Breuer as descobertas sobre o vínculo entre sintoma histérico e trauma psíquico, com base na compreensão dinâmica segundo a qual a repressão de um desejo leva à instalação de um conflito psíquico entre os impulsos instintuais reprimidos e a resistência do Eu, Freud compreende que traumático se torna o desejo interditado e mantido inconsciente. No novo quadro teórico, o sintoma passa, portanto, a ser concebido como expressão de um desejo reprimido. Em vista, porém, da discrepância verificada entre o conteúdo de um desejo reprimido e a configuração apresentada por um sintoma manifesto — seja ele corporal ou psíquico —, restaria por esclarecer os fatores psíquicos intervenientes, responsáveis pela deformação do desejo inconsciente.

Na leitura aqui apresentada, a explicitação do processo de deformação do reprimido revelou-se uma tarefa imprescindível, não apenas para esclarecer o sentido desfigurado e inconsciente do sintoma, mas sobretudo para a compreensão de sua definição por Freud como uma formação substitutiva deformada do reprimido. Ao orientarmo-nos pelas indicações constantes de *Cinco*

---

[54] Não custa reforçar a observação, repetidamente feita ao longo das discussões, segundo a qual, a partir da teoria do aparelho psíquico formulada em *A interpretação dos sonhos*, de 1900, além do inconsciente propriamente reprimido, Freud distingue um segundo tipo de inconsciente, denominado pré-consciente, cujos conteúdos, por não se encontrarem reprimidos, tornar-se-iam mais facilmente conscientes. Além dessa segunda modalidade de inconsciente, conceitualmente proposta em 1900, a partir de 1923, em *O eu e o id*, Freud é levado a admitir um terceiro tipo de inconsciente, distinto do pré-consciente e do inconsciente reprimido, o Id, cujos conteúdos não teriam jamais roçado à consciência e, portanto, não teriam sofrido repressão. O conceito de Id recobriria, assim, uma dimensão inconsciente habitada por conteúdos psíquicos inatos e/ou originados a partir de processos endógenos, em todo caso, não reprimidos. Ao longo desses desenvolvimentos tardios, a dimensão moral humana, assignada de forma vaga em nossas discussões ao âmbito da consciência, teria sua gênese explicada pela metapsicologia freudiana e seus conteúdos associados a uma das instâncias da psique, à instância superegoica.

lições, foi possível principalmente mostrar como Freud, a partir das descobertas sobre o processo de deformação do reprimido nas neuroses, estende as pressuposições teóricas que explicariam o caráter substitutivo do sintoma para a compreensão de outros fenômenos como formações substitutivas. Como vimos, além dos pensamentos espontâneos comunicados pelo paciente neurótico em tratamento, os sonhos, os atos falhos, os chistes, a transferência etc. seriam logo demonstrados como manifestações psíquicas substitutivas análogas ao sintoma.

Apesar da importância do processo de deformação, deparamo-nos com dificuldades ao buscar compreender o enigma da transformação do reprimido em sintoma, pois em *Cinco lições* Freud não fornece descrições suficientes para esclarecer esse processo complexo. Em seus relatos, embora mencione os mecanismos psíquicos de condensação e de deslocamento, ele remete o leitor às concepções sobre o aparelho psíquico apresentadas em *A interpretação dos sonhos*, de 1900, que não puderam ser examinadas neste volume. Para preencher essa lacuna e tentar compreender aproximativamente o processo de deformação do reprimido na produção de sintoma, buscamos apoio em algumas hipóteses sobre a dinâmica das representações e a estratificação do psiquismo, formuladas por Freud ainda nos estágios iniciais de suas reflexões sobre as neuroses, presentes em *A psicoterapia da histeria*, capítulo sobre a técnica de tratamento, constante da obra conjunta com Breuer, *Estudos sobre a histeria* de 1895.

Vimos que, para tentar formar uma ideia sobre o estado de coisas psíquico correspondente ao curso tortuoso exibido pelo trabalho associativo do paciente, Freud concebe a psique como um espaço recortado por estratos concêntricos, nos quais as representações estariam distribuídas de acordo com o grau de resistência. Nas camadas mais periféricas, encontrar-se-iam as representações correspondentes a lembranças de vivências mais facilmente evocáveis, sobre as quais incidiria uma resistência mais fraca, enquanto o estrato nuclear seria habitado pelas representações relacionadas ao desejo reprimido, altamente resistentes ao trabalho associativo do paciente.

Entre o núcleo e as camadas periféricas, encontrar-se-iam estratos psíquicos intermediários, nos quais estariam dispostos os elementos mnêmicos afetados em diferentes graus pela resistência. Do núcleo à periferia do espaço psíquico, as representações estariam conectadas umas às outras por trilhas associativas. As comunicações do paciente revelariam, porém, que não se trataria de cursos lineares, mas de conexões associativas em zigue-zague, constatação empírica que levaria o autor a representar o espaço psíquico como que perpassado por um emaranhado de trilhas associativas, como árvores genealógicas invertidas entrelaçadas.

Para tentar obter uma compreensão aproximativa acerca do modo de trabalho do processo de deformação do reprimido na produção de neuroses, buscamos sugerir, a partir das intuições metapsicológicas iniciais de Freud sobre a dinâmica das representações, que uma rede complexa de trilhas associativas resultaria da abertura de desvios ou conexões alternativas entre as representações, levadas a efeito por mecanismos psíquicos como os mencionados por Freud em *Cinco lições*. Em razão da obstrução pelas forças da resistência, mediante o trabalho de condensação e de deslocamento, por exemplo, seriam estabelecidas novas conexões, que serviriam de desvios em relação às trilhas associativas originais, que ligariam o desejo reprimido aos estratos superficiais acessíveis à consciência. Mediante tais operações psíquicas, o conteúdo do desejo reprimido — constituído de representações prenhes de excitações desprazíveis a impulsionar a descarga por toda e qualquer via associativa — ver-se-ia como que espraiado e mesclado ao conteúdo de inúmeras representações alheias, resultando daí sua deformação, o que o tornaria irreconhecível ao manifestar-se como sintoma.

Mas, além de ser compreendida como efeito das imposições da resistência, na medida em que os disfarces e encobrimentos proporcionados pela mesclagem com representações alheias serviriam à veiculação de investimentos instintuais do desejo reprimido, o processo de deformação explicaria também o prazer oculto, auferido inconscientemente pela via do sintoma. Por isso, mais do que uma mera expressão de conteúdos traumáticos, na fórmula mais precisa de Freud, baseada nas hipóteses sobre a dinâmica das representações num psiquismo estratificado, o sintoma consistiria em uma formação substitutiva deformada a serviço da realização de um desejo inconsciente reprimido.

Assim, a consideração do processo de deformação revela-se central não apenas ao esclarecimento dessa nova concepção de sintoma, mas principalmente para a compreensão do raciocínio mediante o qual Freud busca expandir o alcance da teoria psicanalítica em elaboração. Porque, se o estabelecimento de uma técnica terapêutica inovadora e as formulações sobre a resistência, a repressão e o conflito psíquico embasam uma concepção igualmente inédita de clivagem dinâmica da psique, com as descobertas sobre o processo de deformação, Freud teria encontrado justificativas teóricas e empíricas para estender o modelo explicativo do sintoma para a compreensão de outros fenômenos psíquicos como formações substitutivas.

É importante compreender o significado dessa generalização na evolução das reflexões freudianas, porque, por meio da expansão do alcance explicativo das formulações teóricas iniciais sobre as neuroses, Freud busca realizar as potencialidades heurísticas que teria enxergado em sua abordagem psicodinâmica dos processos psíquicos, ampliando assim os contornos do campo fenomenal abarcado pela metapsicologia em construção. Nesse sentido, investigações sobre os fenômenos oníricos, desde o início conduzidas lado a lado com as investigações sobre as neuroses, desembocariam no reconhecimento da centralidade da deformação também no processo de formação de sonhos, no denominado trabalho do sonho.

Guiados pelas indicações do autor, buscamos mostrar que, ao promover a transformação de pensamentos oníricos latentes em conteúdo manifesto, o trabalho do sonho consistiria num homólogo do processo de deformação na produção de sintoma. Destarte, a extensão do modelo explicativo do sintoma possibilitaria a Freud, inicialmente, compreender também os sonhos como uma formação substitutiva deformada de conteúdos inconscientes. Daí que, do ponto de vista da teoria psicanalítica em elaboração, embora distintos em sua aparência, sonhos e sintomas seriam considerados idênticos.

Entre essas formulações iniciais despontariam, portanto, dois conceitos-chave para a compreensão do programa de pesquisas subsequente de Freud, o conceito de deformação e o conceito de formação substitutiva. Em relação ao caráter substitutivo das formações psíquicas derivadas do processo de deformação, sua compreensão teria possibilitado a Freud reunir, sob uma mesma categoria metapsicológica, além de sonhos e sintomas, uma vasta série de fenômenos investigados pela psicanálise, como os pensamentos espontâneos comunicados pelo paciente, os chistes, os atos falhos, a transferência, todos subsumidos à categoria das formações substitutivas deformadas do inconsciente. Os resultados das pesquisas freudianas podem ser constatados pela rica produção tornada pública imediatamente após a publicação da obra magna sobre os sonhos de 1900, como as formulações sobre os atos falhos em 1901 e os chistes em 1905.

De acordo com essa leitura, ao estender a concepção sobre as formações substitutivas, inicialmente fundada em hipóteses teóricas sobre o processo de deformação no sintoma neurótico, para a compreensão de uma vasta série de fenômenos psíquicos, Freud começaria a circunscrever um território fenomenal cujos objetos, apesar da diversidade em sua forma de manifestação, seriam explicados por um denominador teórico comum, pela conceituação metapsicológica em elaboração. Ou seja, embora o objetivo inicial de Freud — ao menos a partir da perspectiva histórica sugerida por *Cinco lições de psicanálise*, de 1910 — consistisse em tratar de pacientes neuróticos e encontrar uma explicação logicamente consistente para as neuroses, ao compreender o papel do processo de deformação e o caráter substitutivo do sintoma neurótico e dos sonhos, ele teria encontrado um ponto de apoio, a partir do qual promoveria a expansão do alcance explicativo da teoria psicanalítica, terminando por demonstrar sua efetividade ao dar conta de um vasto espectro de fenômenos de fundo psíquico, sejam eles patológicos funcionais, como as neuroses, ou considerados normais, como os sonhos, os atos falhos, os chistes e outros fenômenos.

Como aprendemos, a vocação teórica é, porém, apenas uma das aspirações originais da psicanálise freudiana. Justificado pelas implicações contidas na mencionada generalização teórica, expressa pela tese da identidade entre sonho e sintoma, Freud compreenderia que a técnica desenvolvida para o tratamento de neuroses, baseada na escuta dos pensamentos espontâneos comunicados pelo paciente, pode ser legitimamente estendida não apenas para a análise e interpretação de sonhos, mas também para o desvelamento do sentido oculto de atos falhos, chistes e outras formações substitutivas do inconsciente. Dito de outro modo, para Freud, a identidade metapsicológica entre as formações substitutivas do inconsciente justificaria o emprego ampliado da técnica psicanalítica originalmente estabelecida para tratar de sintomas e interpretar sonhos. Daí a leitura aqui proposta, segundo a qual as indicações de Freud em *Cinco lições de psicanálise*, de 1910, sugeririam o delineamento de um campo epistêmico e o desenho de um método próprio à nascente psicanálise.

A suposição seria, portanto, a de que, em vista da interdependência entre técnica e teoria, verificada desde as reflexões iniciais de Freud, ao fincar a pedra fundamental do edifício psicanalítico, as reflexões do autor prosseguiriam num círculo virtuoso ao longo dos estágios de amadurecimento e expansão da disciplina. Nesse sentido, os grandes temas de teoria psicanalítica a serem examinados na sequência dessa reconstrução sobre o nascimento da psicanálise — a teoria do aparelho psíquico, a teoria dos instintos e as remodelações teóricas posteriores a 1920 — consistiriam em exemplos parciais da evolução das reflexões psicanalíticas de Freud. Por outro lado, como ilustrado pelo impulso para o estabelecimento da regra fundamental da associação livre, proveniente da elaboração teórica da descoberta clínica da resistência, e as novas modulações introduzidas na técnica de tratamento, impostas pela descoberta da transferência, dever-se-ia esperar dos desenvolvimentos subsequentes, na concepção teórica, a introdução de novas modulações, ampliações ou revisões ao regramento prático da psicanálise.

Assim, a partir dos estudos apresentados neste volume, se projetarmos essa linha de pensamento, os desenvolvimentos exibidos pela obra freudiana madura e tardia, atestariam uma expansão e abrangência ainda maiores visadas pela teoria e pelo método psicanalíticos. Para além das neuroses e outras manifestações psíquicas consideradas normais, como sonhos, atos falhos e chistes, foi assinalado que Freud buscaria não apenas explicar metapsicologicamente, mas também compreender — isto é, analisar e interpretar de acordo com o método psicanalítico — o sentido inconsciente subjacente a uma série ainda mais ampla de fenômenos, como as manifestações artísticas, religiosas e socioculturais em geral. Poder-se-ia perguntar, portanto, se: não deveriam esses fenômenos ser igualmente subsumidos à categoria das formações substitutivas do inconsciente? Ora, se for assim, será que a obra freudiana, desenvolvida ao longo de uma vida, não teria de ser compreendida como expressão de novos discernimentos, progressivamente adquiridos por meio de um aprofundamento investigativo realizado sobre um campo de pesquisas previamente delineado na etapa de nascimento da psicanálise?

REFERÊNCIAS

Anzieu, D. (1989). *A auto-análise de Freud e a descoberta da psicanálise* (F. F. Settineri, Trad.). Artes Médicas. (Trabalho original publicado em 1959).

Bernfeld, S. (1944). Freud's earliest theories and the School of Helmholz. *The Psychoanalytic Quarterly*, 3, 341-362.

Bettelheim, B. (1993). *Freud e a alma humana* (A. Cabral, Trad.). Cultrix. (Trabalho original publicado em 1982).

Bick, R. (Org.). (1989). *Freud e a cocaína*: Com notas de Anna Freud (C. Martinelli, M. Gama, Trads.). Espaço e Tempo. (Trabalho original publicado em 1974).

Boerlich, W. (Org.). (1995). *As cartas de Sigmund Freud para Eduard Silberstein, 1871-1881* (F. Meurer, Trad.). Imago. (Trabalho original publicado em 1989).

Bonnet, G. (2006). *L'Autonalyse*. Puf.

Bourguignon, A. (1991a). O conceito de renegação em Freud: Alucinação negativa, renegação da realidade e escotomização. In A. Bourguignon, *O conceito de renegação em Freud e outros ensaios* (V. Ribeiro, Trad., pp. 45-73). Jorge Zahar Editor. (Trabalho original publicado em 1980).

Bourguignon, A. (1991b). Traduzir Freud? A singularidade de uma história. In A. Bourguignon, *O conceito de renegação em Freud e outros ensaios* (V. Ribeiro, Trad., pp. 177-202). Jorge Zahar Editor. (Trabalho original publicado em 1983).

Breuer, J. (2016a). Srta. Anna O. (Breuer). In S. Freud, *Sigmund Freud: Obras completas* (L. Barreto, Trad., P. C. Souza, Rev. téc., Vol. 2, pp. 40-74). Companhia das Letras. (Trabalho original publicado em 1895).

Breuer, J. (2016b). Considerações teóricas (1895). In S. Freud, *Sigmund Freud: Obras completas* (L. Barreto, Trad., P. C. Souza, Rev. téc., Vol. 2, pp. 261-357). Companhia das Letras. (Trabalho original publicado em 1895).

Breuer, J., & Freud, S. (2016a). Estudos sobre a histeria. In S. Freud, *Sigmund Freud: Obras completas* (L. Barreto, Trad., P. C. Souza, Rev. téc., Vol. 2). Companhia das Letras. (Trabalho original publicado em 1895).

Breuer, J., & Freud, S. (2016b). Sobre o mecanismo psíquico dos fenômenos histéricos: Comunicação preliminar. In S. Freud, *Sigmund Freud: Obras completas* (L. Barreto, Trad., P. C. Souza, Rev. téc., Vol. 2, pp. 18-38). Companhia das Letras. (Trabalho original publicado em 1893).

Caropreso, F. (2008). *O nascimento da metapsicologia: representação e consciência na obra inicial de Freud*. EdUFSCar.

Carvalho, V. O. & Ferretti, M. G. (Org.). (2024). *A cientificidade da psicanálise: novos velhos horizontes*. Blucher.

Devereux, G. (2012). *De l'angoisse à la méthode dans les sciences du comportement* [Da angústia ao método nas ciências do comportamento]. Flammarion. (Trabalho original publicado em 1967).

Ferenczi, S. (1970). La technique psychanalytique. In S. Ferenczi, *Psychanlyse II: Oeuvres completes 1913-1919* (J. Dupont, M. Viliker & P. Garnier, Trads., pp. 327-337). Payot. (Trabalho original publicado em 1919).

Ferenczi, S. (1974). Le problème de l'affirmation du déplaisir. In S. Ferenczi, *Psychanlyse III: Oeuvres completes 1919-1926* (J. Dupont & M. Viliker, Trads., pp. 389-400). Payot. (Trabalho original publicado em 1926).

Ferenczi, S. (1982a). Elasticité de la technique psychanalytique. In S. Ferenczi, *Psychanalyse IV: Oeuvres completes 1927-1933* (L'Equipe du Coq Héron, J. Dupont, S. Hommel, P. Sabourin, F. Samson & B. This, Trads., pp. 125-138). Payot. (Trabalho original publicado em 1928).

Ferenczi, S. (1982b). Confusion de langue entre les adultes et l'enfant. In S. Ferenczi, *Psychanalyse IV: Oeuvres completes 1927-1933* (L'Equipe du Coq Héron, J. Dupont, S. Hommel, P. Sabourin, F. Samson & B. This, Trads., pp. 53-65). Payot. (Trabalho original publicado em 1933).

Freud, S. (1940ss.). *Sigmund Freud Gesammelte Werke* (A. Freud et al., Orgs., 18 Vols.). Imago Publishing.

Freud, S. (1969ss.). *Sigmund Freud Studienausgabe* (A. Mitscherlich, A. Richards, J. Strachey & I. Gubrich--Simitis, Orgs., 11 Vols.). S. Fischer.

Freud, S. (1953ss.). *The standard edition of the complete psychological works of Sigmund Freud* (J. Strachey, Trans. and Org., 24 Vols.). The Hogarth Press; The Institute of Psycho-Analysis.

Freud, S. (1970ss.). *Edição standard brasileira das obras psicológicas completas de Freud* (J. Salomão, Trad., 24 Vols.). Imago.

Freud, S. (1976ss.). *Sigmund Freud: Obras completas* (J. Strachey, Org., comentários e notas, J. L. Etchverry, Trad., 25 Vols.). Amorrortu Editores.

Freud, S. (1982). *Correspondência de amor e outras cartas, 1873-1939* (E. L. Freud, Ed., A. S. Santos, Trad.). Nova Fronteira. (Trabalho original publicado em 1960).

Freud, S. (1986a). Rascunho E: Como se origina a angústia. Anexado à carta a Fliess de 6 de junho de 1894. In J. M. Masson (Ed.), *A correspondência completa de Sigmund Freud para Wilhelm Fliess, 1887-1904* (V. Ribeiro, Trad., pp. 78-83). Imago.

Freud, S. (1986b). Rascunho G: Melancolia. Anexado à carta a Fliess de 7 de janeiro de 1895. In J. M. Masson (Ed.), *A correspondência completa de Sigmund Freud para Wilhelm Fliess, 1887-1904* (V. Ribeiro, Trad., pp. 98-106). Imago.

Freud, S. (1986c). Rascunho H: Paranoia. Anexado à carta a Fliess de 24 de janeiro de 1895. In J. M. Masson (Ed.), *A correspondência completa de Sigmund Freud para Wilhelm Fliess, 1887-1904* (V. Ribeiro, Trad., pp. 108-113). Imago.

Freud, S. (1986d). Rascunho K: As neuroses de defesa (um conto de fadas natalino). Anexado à carta a Fliess de 1 de janeiro de 1896. In J. M. Masson (Ed.), *A correspondência completa de Sigmund Freud para Wilhelm Fliess, 1887-1904* (V. Ribeiro, Trad., pp. 163-170). Imago.

Freud, S. (1987a). *Sigmund Freud Gesammelte Werke, Nachtragsband. Texten aus der Jahren 1885-1938* (A. Richards, Org., I. Grubrich-Simitis, Colab., 1 Vol.). S. Fischer.

Freud, S. (1987b). *Neuroses de transferência: Uma síntese* (I. Gubrich-Simitis, Org., A. Eksterman, Trad.). Imago. (Trabalho original publicado em 1985).

Freud, S. (1992). *Zur Auffassung der Aphasien: Eine kritische Studie* (P. Vogel, Org., I. Meyer-Palmedo, Rev., W. Leuschner, Introd.). Fischer Taschenbuch Verlag.

Freud, S. (2003a). Projeto de uma psicologia (O. F. Gabbi Jr., Trad.). In O. F. Gabbi Jr., *Notas a projeto de uma psicologia: As origens utilitaristas da psicanálise* (pp. 171-260). Imago. (Trabalho original publicado em 1950).

Freud, S. (2003b). Vinhetas do caso Emma (Seção 4, A proton pseudos histérica, da Parte II, Psicopatologia) (O. F. Gabbi Jr., Trad.). In O. F. Gabbi Jr., *Notas a projeto de uma psicologia: As origens utilitaristas da psicanálise* (pp. 227-229). Imago. (Trabalho original publicado em 1950).

Freud, S. (2004ss.). *Obras psicológicas de Sigmund Freud: Escritos sobre a psicologia do inconsciente* (L. A. Hanns, Coord. Ger. da Trad., 3 Vols.). Imago.

Freud, S. (2006a). Informe de mis estudios en Paris y Berlin, realizados con una beca de viaje del Fondo de Jubileo de la Universidad (Octubre de 1885 – marzo de 1886). In J. Strachey (Org.). *Sigmund Freud: Obras completas* (J. L. Etcheverry, Trad., Vol. 1, pp. 1-15). Amorrortu. (Trabalho original publicado em 1886).

Freud, S. (2006b). Prólogo a la traducción de J.-M. Charcot, Leçons sur les maladies du système nerveux (1886). In J. Strachey (Org.). *Sigmund Freud: Obras completas* (J. L. Etcheverry, Trad., Vol. 1, pp. 17-22). Amorrortu. (Trabalho original publicado em 1886).

Freud, S. (2006c). Histeria. In J. Strachey (Org.). *Sigmund Freud: Obras completas* (J. L. Etcheverry, Trad., Vol. 1, pp. 41-66). Amorrortu. (Trabalho original publicado em 1888).

Freud, S. (2006d). Prólogo a la traducción de H. Bernheim, De la suggestion et de ses applications à la thérapeutique. In J. Strachey (Org.). *Sigmund Freud: Obras completas* (J. L. Etcheverry, Trad., Vol. 1, pp. 77-94). Amorrortu. (Trabalho original publicado em 1888).

Freud, S. (2006e). Tratamiento psíquico (tratamiento del alma). In J. Strachey (Org.). *Sigmund Freud: Obras completas* (J. L. Etcheverry, Trad., Vol. 1, pp. 101-132). Amorrortu. (Trabalho original publicado em 1890).

Freud, S. (2006f). Un caso de curación por hipnosis: Con algunas puntualizaciones sobre la génesis de síntomas histéricos por obra de la "voluntad contraria". In J. Strachey (Org.). *Sigmund Freud: Obras completas* (J. L. Etcheverry, Trad., Vol. 1, pp. 147-162). Amorrortu. (Trabalho original publicado em 1892-1893).

Freud, S. (2006g). Bosquejos de la "Comunicación preliminar" de 1893: (C) Sobre la teoria del ataque histérico. In J. Strachey (Org.). *Sigmund Freud: Obras completas* (J. L. Etcheverry, Trad., Vol. 1, pp. 179-190). Amorrortu. (Trabalho original publicado em 1940-1941).

Freud, S. (2006h). Algunas consideraciones con miras a un estudio comparativo de las parálisis motrices orgánicas e histéricas. In J. Strachey (Org.). *Sigmund Freud: Obras completas* (J. L. Etcheverry, Trad., Vol. 1, pp. 191-210). Amorrortu. (Trabalho original publicado em 1893).

Freud, S (2006i). Sumario de los trabajos científicos del docente adscrito Dr. Sigm. Freud, 1877-1897. In J. Strachey (Org.). *Sigmund Freud: Obras completas* (J. L. Etcheverry, Trad., Vol. 3, pp. 219-250). Amorrortu. (Trabalho original publicado em 1897).

Freud, S. (2010a). Formulações sobre os dois princípios do funcionamento psíquico. In S. Freud, *Obras completas* (P. C. Souza, Trad., Vol. 10, pp. 108-121). Companhia das Letras. (Trabalho original publicado em 1911).

Freud, S. (2010b). O uso da interpretação de sonhos na psicanálise. In S. Freud, *Obras completas* (P. C. Souza, Trad., Vol. 10, pp. 122-132). Companhia das Letras. (Trabalho original publicado em 1911).

Freud, S. (2010c). A dinâmica da transferência. In S. Freud, *Obras completas* (P. C. Souza, Trad., Vol. 10, pp. 133-146). Companhia das Letras. (Trabalho original publicado em 1912).

Freud, S. (2010d). Recomendações ao médico que pratica a psicanálise. In S. Freud, *Obras completas* (P. C. Souza, Trad., Vol. 10, pp. 147-162). Companhia das Letras. (Trabalho original publicado em 1912).

Freud, S. (2010e). Recordar, repetir e elaborar. In S. Freud, *Obras completas* (P. C. Souza, Trad., Vol. 10, pp. 193-209). Companhia das Letras. (Trabalho original publicado em 1914).

Freud, S. (2010f). Observações sobre o amor de transferência. In S. Freud, *Obras completas* (P. C. Souza, Trad., Vol. 10, pp. 210-228). Companhia das Letras. (Trabalho original publicado em 1915).

Freud, S. (2010g). Algumas observações sobre o conceito de inconsciente na psicanálise. In S. Freud, *Sigmund Freud: Obras completas* (P. C. Souza, Trad., Vol. 10, pp. 255-267). Companhia das Letras. (Trabalho original publicado em 1912).

Freud, S. (2010h). Os instintos e seus destinos. In S. Freud, *Sigmund Freud: Obras completas* (P. C. Souza, Trad., Vol. 12, pp. 51-81). Companhia das Letras. (Trabalho original publicado em 1915).

Freud, S. (2010i). A repressão. In S. Freud, *Sigmund Freud: Obras completas* (P. C. Souza, Trad., Vol. 12, pp. 81-98). Companhia das Letras. (Trabalho original publicado em 1915).

Freud, S. (2010j). O inconsciente. In S. Freud, *Sigmund Freud: Obras completas* (P. C. Souza, Trad., Vol. 12, pp. 99-150). Companhia das Letras. (Trabalho original publicado em 1915).

Freud, S. (2010k). A justificação do inconsciente. In S. Freud, *Sigmund Freud: Obras completas* (P. C. Souza, Trad., Vol. 12, pp. 101-108). Companhia das Letras. (Trabalho original publicado em 1915).

Freud, S. (2010l). Complemento metapsicológico à teoria dos sonhos. In S. Freud, *Sigmund Freud: Obras completas* (P. C. Souza, Trad., Vol. 12, pp. 151-169). Companhia das Letras. (Trabalho original publicado em 1915).

Freud, S. (2010m). Luto e melancolia In S. Freud, *Sigmund Freud: Obras completas* (P. C. Souza, Trad., Vol. 12, pp. 170-194). Companhia das Letras. (Trabalho original publicado em 1917).

Freud, S. (2010n). Além do princípio do prazer. In S. Freud, *Sigmund Freud: Obras completas* (P. C. Souza, Trad., Vol. 14, pp. 161-239). Companhia das Letras. (Trabalho original publicado em 1920).

Freud, S. (2010o). Mal-estar na civilização. In S. Freud, *Sigmund Freud: Obras completas* (P. C. Souza, Trad., Vol. 18, pp. 9-89). Companhia das Letras. (Trabalho original publicado em 1930).

Freud, S. (2010p). Revisão da teoria do sonho. In S. Freud, *Sigmund Freud: Obras completas* (P. C. Souza, Trad., Vol. 18, Conferência XXIX, pp. 126-157). Companhia das Letras. (Trabalho original publicado em 1933).

Freud, S. (2010q). *O mal-estar na cultura* (R. Zwick, Trad., M. Seligmann-Silva, Rev. téc. e pref., P. Endo & E. Souza, Ensaio bibliogr., Coleção L&PM Pocket). L&PM. (Trabalho original publicado em 1930).

Freud, S. (2010ss.). *Sigmund Freud: Obras completas* (P. C. Souza, Trad., 20 Vols.). Companhia das Letras.

Freud, S. (2011a). "Psicanálise" e "Teoria da Libido" (Dois verbetes para um dicionário de sexologia, 1923). In S. Freud, *Sigmund Freud: Obras completas* (P. C. Souza, Trad., Vol. 15, pp. 273-308). Companhia das Letras. (Trabalho original publicado em 1923).

Freud, S. (2011b). O eu e o id. In S. Freud, *Sigmund Freud: Obras completas* (P. C. Souza, Trad., Vol. 16, pp. 13-74). Companhia das Letras. (Trabalho original publicado em 1923).

Freud, S. (2011c). Autobiografia. In S. Freud, *Sigmund Freud: Obras completas* (P. C. Souza, Trad., Vol. 16, pp. 75-167). Companhia das Letras. (Trabalho original publicado em 1925).

Freud, S. (2011d). A perda da realidade na neurose e na psicose. In S. Freud, *Sigmund Freud: Obras completas* (P. C. Souza, Trad., Vol. 16, pp. 214-221). Companhia das Letras. (Trabalho original publicado em 1924).

Freud, S. (2012a). Totem e tabu. In S. Freud, *Sigmund Freud: Obras completas* (P. C. Souza, Trad., Vol. 11, pp. 13-244). Companhia das Letras. (Trabalho original publicado em 1912-1913).

Freud, S. (2012b). Contribuição à história do movimento psicanalítico. In S. Freud, *Sigmund Freud: Obras completas* (P. C. Souza, Trad., Vol. 11, pp. 245-327). Companhia das Letras. (Trabalho original publicado em 1914).

Freud, S. (2012c). O Moisés de Michelangelo. In S. Freud, *Sigmund Freud: Obras completas* (P. C. Souza, Vol. 11, pp. 373-412). Companhia das Letras. (Trabalho original publicado em 1914).

Freud, S. (2012d). Sobre a psicologia do colegial. In S. Freud, *Sigmund Freud: Obras completas* (P. C. Souza, Trad., Vol. 11, pp. 418-423). Companhia das Letras. (Trabalho original publicado em 1914).

Freud, S. (2013a). *Sobre a concepção das afasias: Um estudo crítico* (E. B. Rossi, Trad.). Autêntica. (Trabalho original publicado em 1891).

Freud, S. (2013b). *A interpretação dos sonhos* (R. Zwick, Trad.). L&PM. (Trabalho original publicado em 1900).

Freud, S. (2013c). Cinco lições de psicanálise. In S. Freud, *Sigmund Freud: Obras completas* (P. C. Souza, Trad., Vol. 9, pp. 220-286). Companhia das Letras. (Trabalho original publicado em 1910).

Freud, S. (2013d). Sobre o sentido antitético das palavras primitivas. In S. Freud, *Sigmund Freud: Obras completas* (P. C. Souza, Trad., Vol. 9, pp. 302-312). Companhia das Letras. (Trabalho original publicado em 1910).

Freud, S. (2014a). Conferências introdutórias à psicanálise. In S. Freud, *Sigmund Freud: Obras completas* (S. Tellaroli, Trad., Vol. 13). Companhia das Letras. (Trabalho original publicado em 1916-1917).

Freud, S. (2014b) O fetichismo (1927). In S. Freud, *Sigmund Freud: Obras completas* (P. C. Souza, Trad., Vol. 17, pp. 302-310). Companhia das Letras. (Trabalho original publicado em 1927).

Freud, S. (2015a). O delírio e os sonhos na Gradiva de W. Jensen. In S. Freud, *Sigmund Freud: Obras completas* (P. C. Souza, Trad., Vol. 8, pp. 13-122). Companhia das Letras. (Trabalho original publicado em 1907).

Freud, S. (2015b). O escritor e a fantasia. In S. Freud, *Sigmund Freud: Obras completas* (P. C. Souza, Trad., Vol. 8, pp. 325-338). Companhia das Letras. (Trabalho original publicado em 1908).

Freud, S. (2016a). Emmy von N..., 40 anos, da Livônia. In S. Freud, *Sigmund Freud: Obras completas* (L. Barreto, Trad., P. C. Souza, Rev. téc., Vol. 2, pp. 75-154). Companhia das Letras. (Trabalho original publicado em 1895).

Freud, S. (2016b). Miss Lucy R., 30 anos. In S. Freud, *Sigmund Freud: Obras completas* (L. Barreto, Trad., P. C. Souza, Rev. téc., Vol. 2, pp. 155-179). Companhia das Letras. (Trabalho original publicado em 1895).

Freud, S. (2016c). Katharina... In S. Freud, *Sigmund Freud: Obras completas* (L. Barreto, Trad., P. C. Souza, Rev. téc., Vol. 2, pp. 189-193). Companhia das Letras. (Trabalho original publicado em 1895).

Freud, S. (2016d). Senhorita Elisabeth von R... In S. Freud, *Sigmund Freud: Obras completas* (L. Barreto, Trad., P. C. Souza, Rev. téc., Vol. 2, pp. 194-260). Companhia das Letras. (Trabalho original publicado em 1895).

Freud, S. (2016e). Psicoterapia da histeria. In S. Freud, *Sigmund Freud: Obras completas* (L. Barreto, Trad., P. C. Souza, Rev. téc., Vol. 2, pp. 358-427). Companhia das Letras. (Trabalho original publicado em 1895).

Freud, S. (2016f). Três ensaios sobre a teoria da sexualidade. In S. Freud, *Sigmund Freud: Obras completas* (P. C. Souza, Trad., Vol. 6, pp. 13-172). Companhia das Letras. (Trabalho original publicado em 1905).

Freud, S. (2016g). Prefácio à terceira edição de Três ensaios sobre a teoria da sexualidade. In S. Freud, *Sigmund Freud: Obras completas* (P. C. Souza, Trad., Vol. 6, pp. 14-16). Companhia das Letras. (Trabalho original publicado em 1914).

Freud, S. (2016h). Análise fragmentária de uma histeria ("o caso Dora"). In S. Freud, *Sigmund Freud: Obras completas* (P. C. Souza, Trad., Vol. 6, pp. 173-320). Companhia das Letras. (Trabalho original publicado em 1905).

Freud, S. (2017a). O chiste e sua relação com o inconsciente. In S. Freud, *Sigmund Freud: Obras completas* (F. C. Mattos & P. C. Souza, Trads., Vol. 7). Companhia das Letras. (Trabalho original publicado em 1905).

Freud, S. (2017b). *Arte, literatura e os artistas*. (E. Chaves, Trad., Coleção Obras incompletas de Sigmund Freud). Autêntica Editora.

Freud, S. (2018a). Algumas lições elementares de psicanálise. In S. Freud, *Sigmund Freud: Obras completas* (P. C. Souza, Trad., Vol. 19, pp. 351-360). Companhia das Letras. (Trabalho original publicado em 1940).

Freud, S. (2018b). Moisés e o monoteísmo: Três ensaios. In S. Freud, *Sigmund Freud: Obras completas* (P. C. Souza, Trad., Vol. 19, pp. 13-188). Companhia das Letras. (Trabalho original publicado em 1939).

Freud, S. (2019a). A interpretação dos sonhos. In S. Freud, *Sigmund Freud: Obras completas* (P. C. Souza, Trad., Vol. 4). Companhia das Letras. (Trabalho original publicado em 1900).

Freud, S. (2019b). O método de interpretação dos sonhos: análise de uma amostra de sonho. In S. Freud, *Sigmund Freud: Obras completas* (P. C. Souza, Trad., Vol. 4, pp. 127-154). Companhia das Letras. (Trabalho original publicado em 1900).

Freud, S. (2019c). A deformação onírica. In S. Freud, *Sigmund Freud: Obras completas* (P. C. Souza, Trad., Vol. 4, pp. 167-197). Companhia das Letras. (Trabalho original publicado em 1900).

Freud, S. (2019d). O trabalho do sonho. In S. Freud, *Sigmund Freud: Obras completas* (P. C. Souza, Vol. 4, pp. 318-557). Companhia das Letras. (Trabalho original publicado em 1900).

Freud, S. (2019e). Psicologia dos processos oníricos. In S. Freud, *Sigmund Freud: Obras completas* (P. C. Souza, Trad., Vol. 4, pp. 558-675). Companhia das Letras. (Trabalho original publicado em 1900).

Freud, S. (2021). Psicopatologia da vida cotidiana. In S. Freud, *Sigmund Freud: Obras completas* (P. C. Souza, Trad., Vol. 5, pp. 13-376). Companhia das Letras. (Trabalho original publicado em 1901).

Freud, S. (2023a). Charcot. In S. Freud, *Sigmund Freud: Obras completas* (P. C. Souza, Trad., Vol. 3, pp. 15-31). Companhia das Letras. (Trabalho original publicado em 1893).

Freud, S. (2023b). Sobre o mecanismo psíquico dos fenômenos histéricos (1893). In S. Freud, *Sigmund Freud: Obras completas* (P. C. Souza, Trad., Vol. 3, pp. 32-48). Companhia das Letras. (Trabalho original publicado em 1893).

Freud, S. (2023c). As neuropsicoses de defesa: Ensaio de uma teoria psicológica da histeria adquirida, de muitas fobias e obsessões, e certas psicoses alucinatórias. In S. Freud, *Sigmund Freud: Obras completas* (P. C. Souza, Trad., Vol. 3, pp. 49-67). Companhia das Letras. (Trabalho original publicado em 1894).

Freud, S. (2023d). Obsessões e fobias: Seu mecanismo psíquico e sua etiologia. In S. Freud, *Sigmund Freud: Obras completas* (P. C. Souza, Trad., Vol. 3, pp. 68-80). Companhia das Letras. (Trabalho original publicado em 1895).

Freud, S. (2023e). Sobre os motivos para separar da neurastenia um complexo de sintomas, a "neurose de angústia". In S. Freud, *Sigmund Freud: Obras completas* (P. C. Souza, Trad., Vol. 3, pp. 81-115). Companhia das Letras. (Trabalho original publicado em 1895).

Freud, S. (2023f). A crítica à "neurose de angústia". In S. Freud, *Sigmund Freud: Obras completas* (P. C. Souza, Trad., Vol. 3, pp. 116-138). Companhia das Letras. (Trabalho original publicado em 1895).

Freud, S. (2023g). A hereditariedade e a etiologia das neuroses. In S. Freud, *Sigmund Freud: Obras completas* (P. C. Souza, Trad., Vol. 3, pp. 139-158). Companhia das Letras. (Trabalho original publicado em 1896).

Freud, S. (2023h). Novas observações sobre as neuropsicoses de defesa. In S. Freud, *Sigmund Freud: Obras completas* (P. C. Souza, Trad., Vol. 3, pp. 159-190). Companhia das Letras. (Trabalho original publicado em 1896).

Freud, S. (2023i). A etiologia da histeria. In S. Freud, *Sigmund Freud: Obras completas* (P. C. Souza, Trad., Vol. 3, pp. 191-231). Companhia das Letras. (Trabalho original publicado em 1896).

Freud, S. (2023j). O mecanismo psíquico do esquecimento. In S. Freud, *Sigmund Freud: Obras completas* (P. C. Souza, Trad., Vol. 3, pp. 263-274). Companhia das Letras. (Trabalho original publicado em 1898).

Freud, S. (2023k). Lembranças encobridoras. In S. Freud, *Sigmund Freud: Obras completas* (P. C. Souza, Trad., Vol. 3, pp. 275-303). Companhia das Letras. (Trabalho original publicado em 1899).

Freud, S. (2024). *The revised standard edition of the complete psychological works of Sigmund Freud* (M. Solms, Rev. and Ed.; J. Strachey, Trans. and Org., 24 Vols.). Rowman & Littlefield Publishers; British Psychoanalytical Society.

Gabbi Jr. O. F. (2003). *Notas a projeto de uma psicologia: As origens utilitaristas da psicanálise*. Imago.

Garcia-Roza, L. A. (2004). O projeto de 1895. In L. A. Garcia-Roza, *Introdução à metapsicologia freudiana, 1: Sobre as afasias, O projeto de 1895* (pp. 69-195). Jorge Zahar Editor.

Grubrich-Simitis, I. (1995). *De volta aos textos de Freud: Dando voz aos documentos mudos* (I. Lohbauer & S. K. Lages, Trads.). Imago. (Trabalho original publicado em 1993).

Hanns, L. A. (1996). *Dicionário comentado do alemão de Freud.* Rio de Janeiro: Imago.

Hanns, L. A. (2004). Os critérios de tradução adotados. In S. Freud, *Obras psicológicas de Sigmund Freud: Escritos de psicologia do inconsciente* (L. A. Hanns, Coord. ger. da trad., Vol. 1, pp. 15-60). Imago.

Jones, E. (1970). *Hamlet e o complexo de Édipo* (A. Cabral, Trad.). Zahar. (Trabalho original publicado em 1949).

Jones, E. (1989). *A vida e a obra de Sigmund Freud* (J. C. Guimarães, Trad., 3 Vols.). Imago. (Trabalho original publicado em 1953, 1955, 1957).

Kemper, J. (1997). *Standard Freud: Uma avaliação crítica do reducionismo nas edições da obra freudiana.* Relume Dumará.

Laplanche, J. (1988). Da teoria da sedução restrita à teoria da sedução generalizada. In J. Laplanche. *Teoria da sedução generalizada e outros ensaios* (D. Vasconcellos, Trad., pp. 108-125). Artes Médicas. (Trabalho original publicado em 1986).

Laplanche, J. (2001). Pulsão e instinto: Oposições, apoios e entrecruzamentos. In M. R. Cardoso (Org.). *Adolescência: Reflexões psicanalíticas* (pp. 13-28). Nau Editora; Faperj. (Trabalho original publicado em 2000).

Laplanche, J., Cotet, S. & Bourguignon, A. (1992). *Traduzir Freud* (C. Berliner, Trad.). Martins Fontes. (Trabalho original publicado em 1989).

Laplanche, J. & Pontalis, J.-B. (2001). *Vocabulário da psicanálise* (P. Tamen, Trad.). Martins Fontes. (Trabalho original publicado em 1967).

Leupold-Löwenthal, H., Lobner, H. & Scholz-Strasser, I (1994). *Sigmund Freud Museum: Wien IX. Berggasse 19.* Verlag Christian Brandstätter.

Malcolm, J. (1983). *Nos arquivos de Freud.* Record.

Mannoni, O. (1994). *Freud, uma biografia ilustrada* (M. L. X. A. Borges, Trad., M. A. C. Jorge, Rev. téc.). Jorge Zahar. (Trabalho original publicado em 1968).

Masson, J. M. (1984). *Atentado a verdade: A supressão da teoria da sedução por Freud.* José Olympio.

Masson, J. M. (Ed.). (1986). *A correspondência completa de Sigmund Freud para Wilhelm Fliess, 1887-1904* (V. Ribeiro, Trad.). Imago. (Trabalho original publicado em 1985).

Mezan, R. (2007). Que tipo de ciência é, afinal, a psicanálise? *Natureza Humana, 9*(2), 319-359.

Mijolla, A. (Org). (2005). *Dicionário internacional da psicanálise* (A. Cabral, Trad., 2 Vols.). Imago. (Trabalho original publicado em 2002).

Monção, M. R. F. (2019). *A associação é livre? Interdependência entre* técnica e teoria em Freud. Appris.

Monzani, L. R. (1989a). *Freud, o movimento de um pensamento* (2. ed.). Editora da Unicamp.

Monzani, L. R. (1989b). Sedução e fantasia. In L. R. Monzani, *Freud: O movimento de um pensamento* (pp. 27-55). Editora da Unicamp.

Orston, D. G. (Org.). (1999a). *Traduzindo Freud* (C. Serra, Trad.). Imago. (Trabalho original publicado em 1992).

Orston, D. G. (1999b). Aprimorando o Freud de Strachey. In D. G. Orston (Org.). *Traduzindo Freud* (C. Serra, Trad., pp. 21-46). Imago. (Trabalho original publicado em 1992).

Shakespeare, W. (1997). *Hamlet* (M. Fernandes, Trad.). L&PM.

Simanke, R. T. (2007). *Mente, cérebro e consciência nos primórdios da metapsicologia freudiana: Uma análise do Projeto de uma psicologia (1895)* (Vol. 1). EdUFSCar.

Simanke, R. T. (2009). A psicanálise freudiana e a dualidade entre ciências naturais e ciências humanas. *Scientiae Studia, 7*(2), 221-235.

Sófocles. (2011). *Édipo rei* (T. Vieira, Trad.). 2. ed. Perspectiva.

Souza, P. C. (2010). *As palavras de Freud: O vocabulário freudiano e suas versões*. Companhia das Letras.

Stengel, E. (1953). Introduction. In Freud, S., *On aphasia, a critical study* (E. Stengel, Trans.). International Universities Press.

Strachey, J. (2006a). Introducción: Trabajos sobre hipnosis y sugestión (1888-1892). In S. Freud, *Sigmund Freud: Obras completas* (J. L. Etcheverry, Trad., Vol. 1, pp. 69-75). Amorrortu. (Trabalho original publicado em 1966).

Strachey, J. (2006b). Nota introductoria a Freud, S.: Prólogo a la traducción de H. Bernheim, De la sugestion (1888). In S. Freud, *Sigmund Freud: Obras completas* (J. L. Etcheverry, Trad., Vol. 1, pp. 79-80). Amorrortu. (Trabalho original publicado em 1966).

Strachey, J. (2006c). Nota introductoria a Freud, S.: Prólogo y notas de la traducción de J.-M. Charcot, Leçons du mardi de la Salpêtrière (1887-1888) (1892-94). In S. Freud, *Sigmund Freud: Obras completas* (J. L. Etcheverry, Trad., Vol. 1, pp. 165-166). Amorrortu. (Trabalho original publicado em 1966).

Strachey, J. (2006d). Nota introductoria a Sobre el mecanismo psíquico de fenómenos histéricos (1893). In S. Freud, *Sigmund Freud: Obras completas* (J. L. Etcheverry, Trad., Vol. 3, pp. 27-28). Amorrortu. (Trabalho original publicado em 1962).

Strachey, J. (2006e). Nota introductoria a Sobre los recuerdos encubridores. In S. Freud, *Sigmund Freud: Obras completas* (J. L. Etcheverry, Trad., Vol. 3, pp. 293-295). Amorrortu. (Trabalho original publicado em 1962).

Strachey, J. (2006f). Nota introductoria a Cinco conferencias sobre psicoanálisis. In S. Freud, *Sigmund Freud: Obras completas* (J. L. Etcheverry, Trad., Vol. 11, pp. 3-5). Amorrortu Editores. (Trabalho original publicado em 1957).

Trillat, E. (1991). *História da histeria* (C. Berliner, Trad.). Escuta. (Trabalho original publicado em 1986).

Wahrig, G. (Org.). (2000). *Wahrig. Wörterbuch der deutschen Sprachen*. (4. ed.). DTV.

Zwick, R. (2010). Sobre a tradução de um termo empregado por Freud. In S. Freud, *O mal-estar na cultura* (R. Zwick, Trad., pp. 189-191). L&PM.